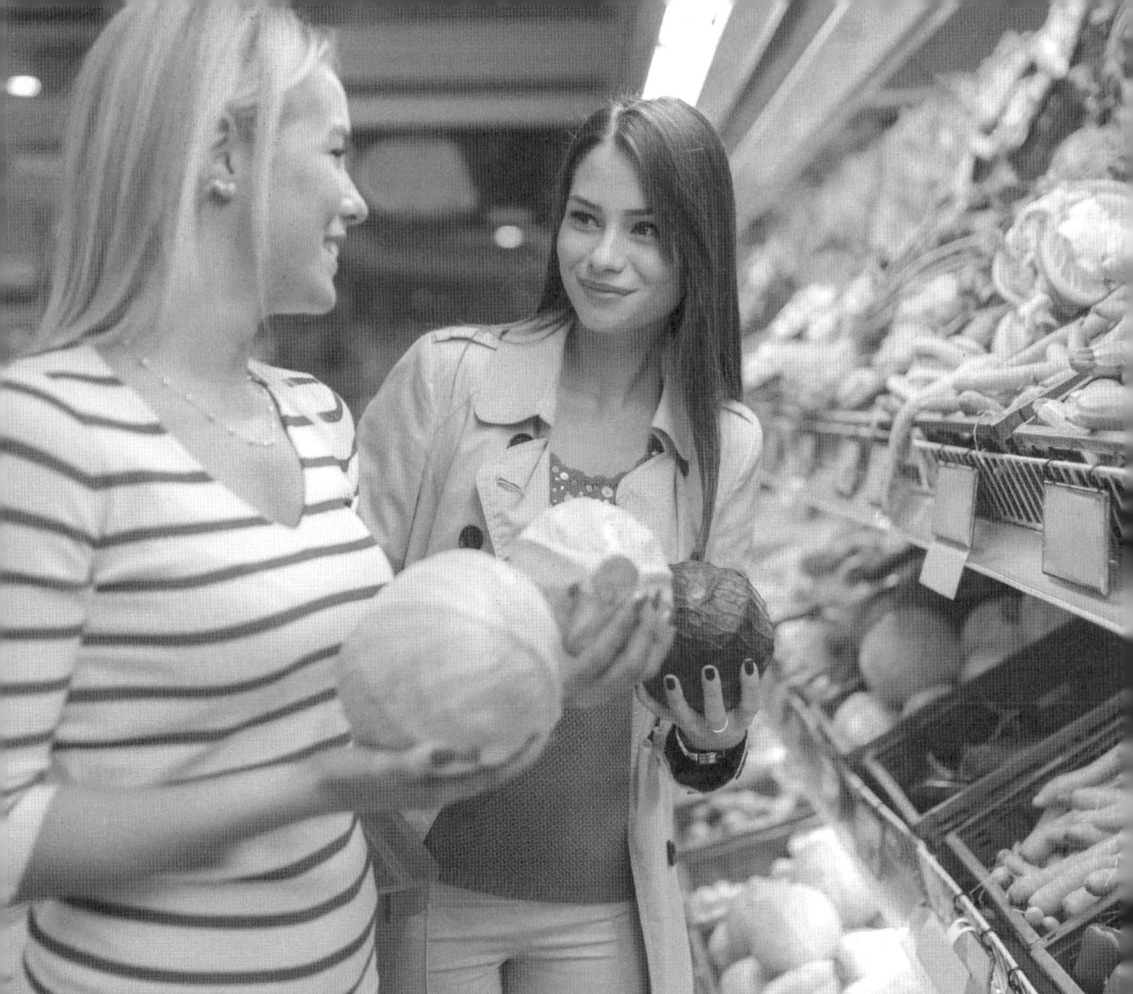

인체 10개 시스템으로 이해하는 비만, 당뇨
심혈관질환, 아토피, 우울증의 치유원리

채식치유학 3판

THE VEGETARIAN DIET AND HEALING

이광조 박사

서리태

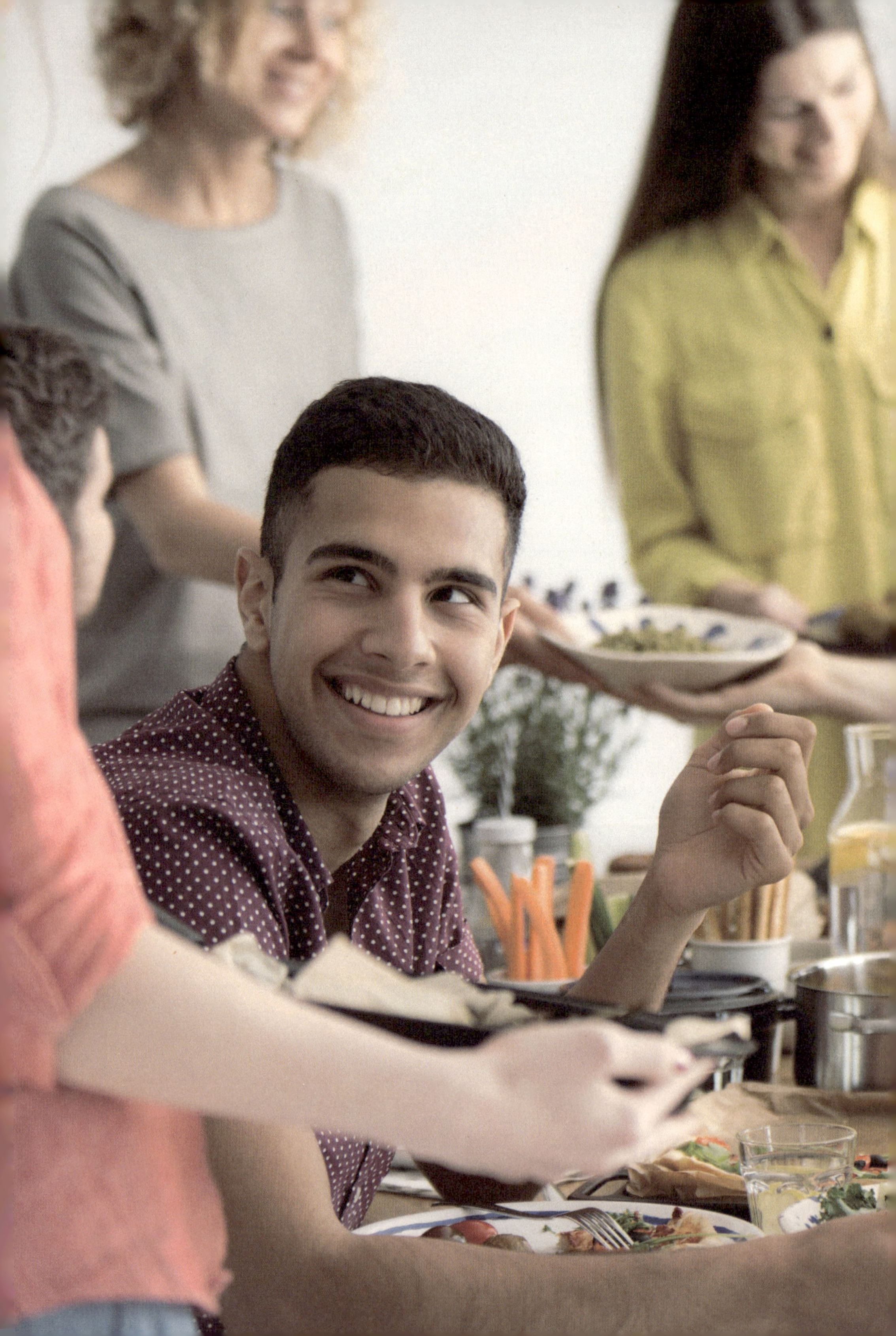

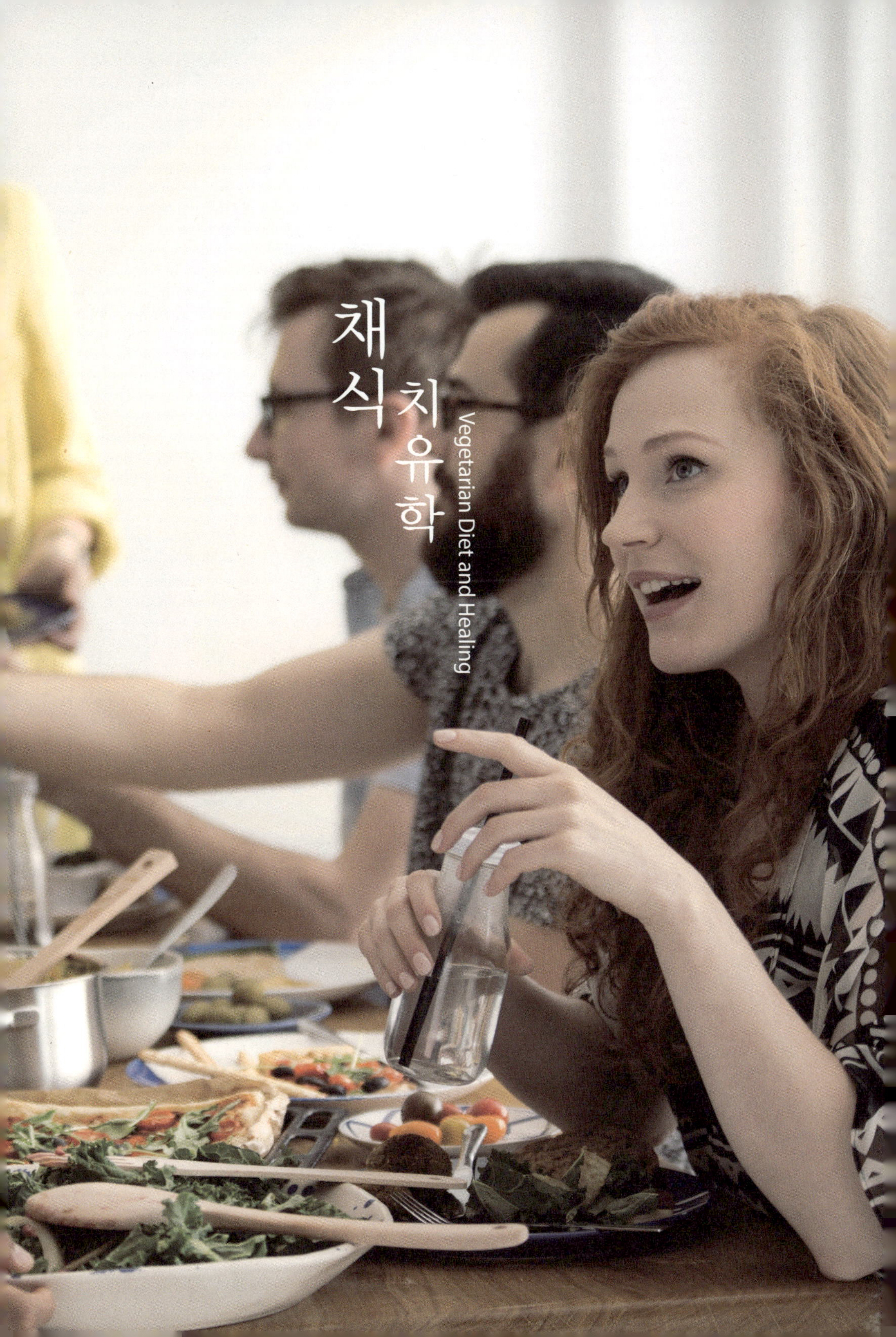
채식
치유학
Vegetarian Diet and Healing

채식치유학. 3판

정가 35,000 원

초판 1쇄발행 | 2014년 9월 28일
2판 1쇄발행 | 2017년 4월 28일
3판 1쇄발행 | 2018년 5월 20일
3판 2쇄발행 | 2018년 7월 20일

지은이	우제 이광조
펴낸곳	(도) 서리태
발행인	이광조
주소	서울시 용산구 효창동 2-3
전화	02-714-6259
E-mail	soypaper@daum.net
홈페이지	http://soypaper.co.kr/
출판등록일	2012년11월4일
등록번호	제 106-90-82728
교정, 편집	임유정
ISBN	979-11-86079-31-7

채식 치유학

Vegetarian Diet and Healing

인사말

음식과 영양은 인체의 모든 구성성분과 에너지원으로, 생명의 유지와 건강에 핵심적 요소이다. 따라서 무엇을 먹는가에 따라서 건강하기도 하고 병에 들기도 한다는 것은 당연하다. 그리고 이미 병든 몸일지라도 바른 음식을 섭취함으로써 원래의 건강한 상태로 회복될 수 있다. 이것은 우리몸의 원래 자연상태가 건강이라는 것을 받아들인다면 쉽게 이해할 수 있는 사실이다.

100세 수명시대에 건강은 더욱 중요한 의미를 가지게 되었다. 이와함께 유익한 음식에 대한 정보들도 더욱 가치를 갖게 되었다. 본고는 영양과 식품, 그리고 건강과 관련된 과학적 연구보고들을 골격계, 신경계, 내분비계, 면역계 등 인체의 10개 시스템으로 분류하여 체계적이고 정확한 정보를 제공하고자 기획되었다.

본고의 최종 결론은 첫째, 현미나 통밀과 같은 통곡류를 섭취할 것. 둘째, 콩, 견과류, 종실류를 섭취할 것. 셋째, 신선한 채소와 과일을 먹을것이라는 세가지로 요약될 수 있다. 단지 이를 실천함으로써 당뇨, 심혈관질환, 아토피, 비만, 골다공증, 우울증 등에서 고통받는 수많은 사람들이 거짓말과 같이 원래의 건강상태로 회복되는 것을 스스로 확인하게 될 것이다.

건강한 음식을 섭취하기 위해서는 의사의 처방이나 값비싼 약물, 복잡한 도구나 시설, 많은 경제적 부담이 필요하지 않다. 본고는 과학적 연구에 대한 정보를 제공함으로써, 이성에 근거한 합리적 판단을 돕고자 하였다. 여러분의 소중한 삶을 성공적으로 이끌기 위해 필요한 건강에 본고가 조그마한 도움이 되길 바란다. 여러분의 승리를 기원한다.

저자소개

이 광 조

1999년 한국에서 처음으로 하이텔 통신에서 채식동호회를 제안하여 만들었다. 같은해에 우리나라에서는 처음으로 채식캠페인을 종로 1가와 마로니에 공원에서 하였다. 캠페인 중심의 채식운동을 하던 중 학문적으로 채식의 영양적 측면에 대한 이해가 필요함을 느끼고 2004년 서울대학교 식품영양학과에 진학하여 2014년 식품영양학 박사학위를 받았다.

서울대에 대학원생으로 재학 중에는 서울대채식인모임을 구성하여 카페를 운영하였고, 서울대와 동국대에 채식뷔페의 필요성을 제안하여 채식부페의 교내 개설에 도움을 주었다.

저서로는 과학과 초월의 길목에서(서리태,2017), 채식의 대사증후군 예방효과(서리태, 2015), 국가의료비와 세계의 채식정책(서리태, 2015), 채식이야기(연합뉴스, 2003년), 우리 몸은 채식을 원한다(현암사, 2006년), 역사 속의 채식인(살림출판사, 2008) 등이 있으며 사찰음식학술대회 등 다수의 채식강연을 통해 채식의 유익을 널리 알리고 있다. 현재 한국채식영양연구소 소장으로 재직중이며, 영양의 신경내분비학적 효과들에 대해 연구를 하고 있다.

채식영양학의 길로 이끄신 고(故) 송숙자선생님과

채식벗 배복기(자유영혼 심심)에게

이 글을 바칩니다.

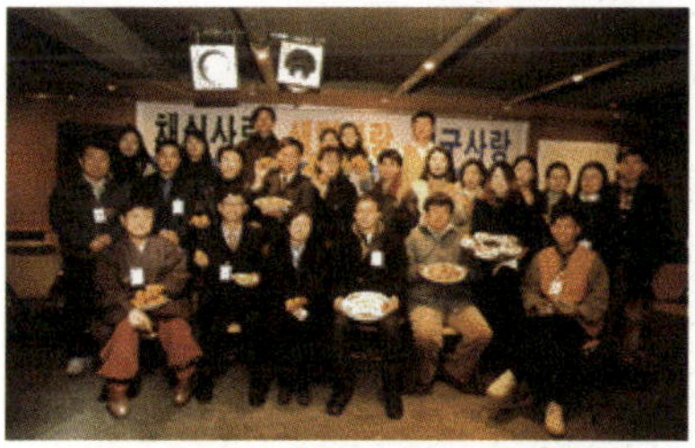

1999년 하이텔 채식동호회 첫모임,
인사동 느티나무 카페에서

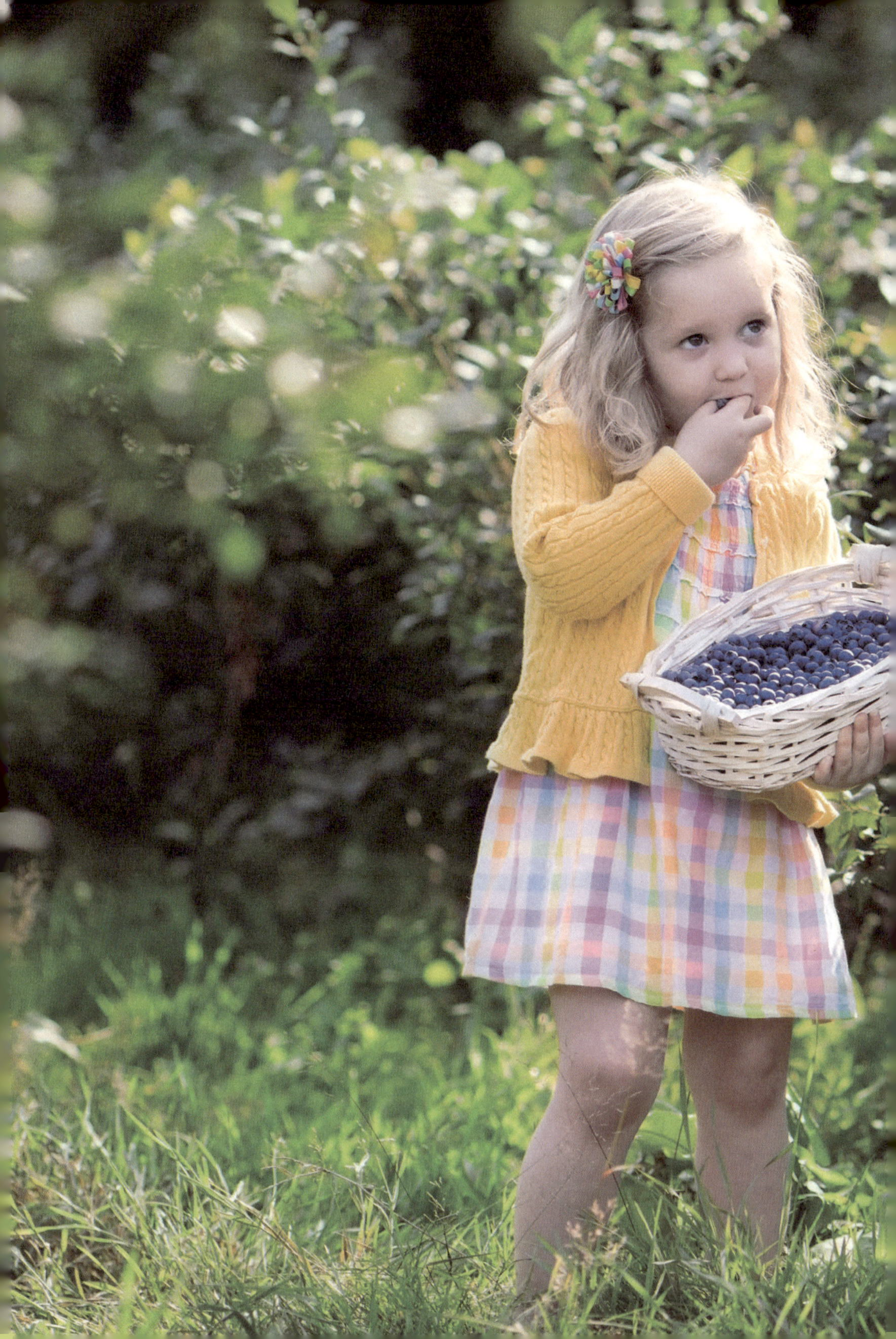

서 론

Introduction

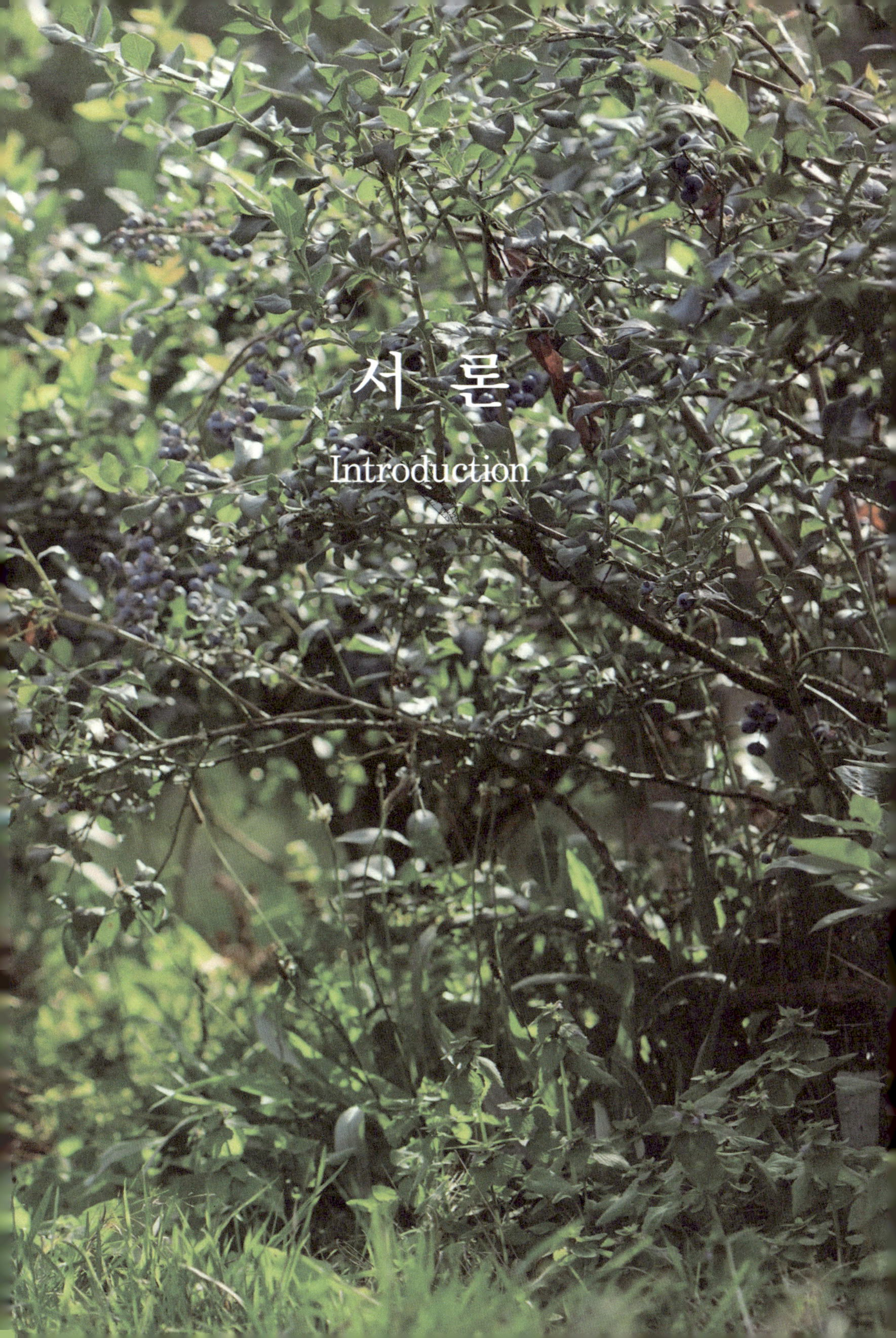

0.1 증가하는 의료비용과 증가하는 채식의 장점들

거의 예외없이 산업화된 나라들은 국민소득이 증가하면서 동물성식품의 섭취량이 증가하는데 이와함께 비만, 암, 당뇨, 심혈관질환, 골다공증, 자가면역질환, 아토피, 천식, 류마티스 관절염, 우울증 등 많은 만성질환들이 증가한다. 우리나라에서도 산업화와 함께 최근 몇십년간 의료비용이 지속적으로 증가하고 있는데 국민건강보험공단 건강보험정책연구원의 추계에 의하면, 2030년에는 국민건강보험의 누적적자가 400조에 다다를 것으로 추정하고 있다.

동물성식품과 식물성식품이라는 두가지의 식품 카테고리는 상반된 영양소들로 그룹을 만들기에, 음식과 영양소가 인체 전반에 미치는 영향을 이해하는데 매우 흥미롭고도 훌륭한 연구주제가 된다. 간단한 예로 동물성식품은 단백질과 지질이 중심이 되며 콜레스테롤과 중성지방수치가 높다. 반면 섬유소는 없다. 이에 대비하여 식물성식품은 섬유소가 풍부하고, 파이토케미칼과 항산화제가 풍부하다. 이외에도 다양한 차이가 있는데 본고 전반에 걸쳐서 소개가 될 것이다.

본서의 주제는 '채식'인데, '채식이냐 육식이냐'와 같이 개인의 기호와 관련된 단편적인 논쟁으로 받아들이기보다는 건강한 국가 · 국민 · 사회를 위한 바람직한 식생활에 대한, 증거에 기반한 이성적인 논의라는 관점이 보다 정확할 것이다. 우리의 몸을 구성하고, 에너지를 공급하는 것은 식품과 영양이기 때문에 건강과 국민보건, 의료비의 논의에서 식품과 영양은 핵심적 역할을 하며, 동물성과 식물성의 비교분석은 특히 중요하다.

식품의약품안전처의 발표에 의하면 한국인의 1인당 연간 섭취육류량은 1969년 2.5kg에 지나지 않았는데, 2013년에는 44kg으로 17배 증가하였다. 하루 단위로 계산하면 1969년 하루평균 6.6g에 불과했던 육류섭취량이 2013년에는 120g이 된다. 과도한 육류섭취는 과잉열량, 포화지방, 콜레스테롤 등으로 인하여 결국 다양한 질병들로 이어지곤 한다. 그러함에도 불구하고 단백질을 공급하기 위해서는 고기를 먹어야만 한다라는 허황된 미신들이 아직도 떠돌면서 사람들을 잘못된 길로 안내하고 있다. 참고로 세계영양학회에서는 단백질의 하루권장량(g)을 자신의 몸무게에 0.8을 곱하도록 한다. 만약 60킬로그램의 몸무게를 가졌다면 60곱하기 0.8을 하여 48그램이면 충분하며, 하루 세번식사면 한끼에 16그램인 셈이다 이것을 동물성식품으로만 공급해야 하는 하등의 이유도 없다.

0.2 인류, 특히 한국인은 오랜시간 채식위주로 살아왔다.

역사적으로 인류, 특히 우리나라 사람들은 오랫동안 거의 채식위주의 생활을 해 왔다. 이것은 지역적으로 쌀농사가 발달된 것과 함께 종교적으로 불교의 영향이 컸던 것으로 보인다. 삼국유사에는 백제 제 29대 법왕이 전 국민에게 살생을 금하였다고 나온다.

"백제 제 29대 법왕의 이름은 선 또는 효순이라고도 한다. 개황 10년 기미 (599년)에 즉위했는데, 이해 겨울에 조칙을 내려 살생을 금지시키고 민가에서 기르는 매나 새매 따위를 놓아주고, 또 물고기 잡는 기구를 불태워버리고 고기 잡는 것을 일체 금지했다."

삼국사기 신라본기에는 법흥왕이 온 국민에게 살생을 금하는 기록이 나온다.

"법흥왕 16년(529년)에 영을 내려 살생을 금지시켰다."

몽고 침입 후 육류섭취가 조금씩 늘어났고, 조선시대에도 그리 많은 육식은 하지 않은 것으로 나타난다.

0.3 채식에 대한 이해수준에 따라 관점이 달라진다.

사람들은 막연히 채식으로 영양이 부족하지 않다든가, 반대로 어떤 영양소는 매우 부족할 것이라는 생각을 한다. 이 물음은 개인적으로는 지속적인 채식을 위한 중요한 정보이며, 학교급식과 같은 사회적 채식 공급을 위한 논의에서 핵심적인 요소이다. 축적되는 연구결과들에 의하면 채식영양에 관한 정보의 정도는 채식에 대한 관점과 행동에 직접적인 영향을 준다.

지난 2004년 서울대학교에서는 600여명의 재학생들을 대상으로 설문조사가 진행되었다. '영양적 불균형' 때문에 채식을 하지 않는다고 응답한 학생이 18%를 차지한 반면, 채식을 하는 학생들의 동기 중 49%는 '건강을 위해서'였다 [1]. 이러한 채식영양에 대한 상반된 관점과 이어지는 행동은 일반인뿐만 아니라 전문가인 영양사들 내에서도 나타나는데, 그것은 채식에 대한 영양학적 정보의 양에 따라 많은 영향을 받고 있다.

1999년 덩컨(Duncan)과 버그먼(Bergman)은 미국의 워싱턴주, 네브라스카주 그리고 버몬트주의 등록된 영양사 182명을 대상으로 채식에 대한 그들의 지식과 견해를 물었다. 설문결과에 의하면 채식에 대한 지식의 양과 태도 사이에는 높은 양의 상관관계를 가지고 있었다 [2]. 즉, 채식에 대한 지식이 많을수록 채식에 대한 관점은 긍정적으로 나타나고 있었다(상관계수 $r=0.434$, $p<0.01$).

그리고 설문 당시 또는 그 이전에 채식을 하였던 영양사들은 그렇지 않은 영양사들에 비해 채식에 대해 보다 많은 정보를 가지고 있었고 동시에 보다 긍정적인 관점을 가지고 있었다. 채식에 대해 부정적인 견해를 가지고 있는 영양사들은 전체 응답자의 3분의 1 정도였는데 영양사로서 일한 햇수가 길수록 채식에 대해 부정적인 반응을 나타냈다. 저자들은 다음과 같은 구절로 연구를 정리하고 있다. "과거에 비해 점점 많은 사람들이 채식을 하고 있고 영양사에게 식이적인 정보를 요청하는 경우가 많아지고 있다. 따라서 영양사들은 채식식이에 대해 긍정적인 영향을 줄 기회를 더 가지게 되었으나 설문에 응한 영양사의 3분의 1은 채식에 대한 영양적인 정보에 대해 적절히 답변하지 못하고 있다."

영양사로의 근무기간이 오랠수록 채식에 대해 부정적인 인식이 크다는 연구결과에서 볼 수 있듯이, 일반인보다 오히려 영양전문가들의 채식에 대한 관점이 부정적일 수 있다. 2004년 진상현 등의 연구보고에 의하면 일반학생과 영양학 전공학생들 간의 채식비율은 10%대 5%로 일반학생이 오히려 두 배나 많이 채식을 하고 있었다 [1]. 뿐만 아니라 이들의 설문조사에 의하면 채식식당 도입에서 일반학생들은 53%의 찬성율을 보였으나 영양학 전공학생들은 단지 29%의 찬성에 그치고 있었다. 저자들은 이러한 결과에 근거하여, 영양학을 전공하는 학생들이 영양사로서 현장에서 활동할 때 오히려 채식도입에 부정적 요인이 될 가능성이 있음을 언급하고 있다.

0.4 북미영양협회, "채식은 영양을 충분히 공급한다"

채식의 영양학적 안전성은 이미 서구 선진국의 영양학계에서는 공인된지 오래다. 서구에서는 1970년대 이후로 급증하는 채식인구에 주목하고 채식으로 인체가 필요로 하는 영양을 충분히 공급할 수 있는지를 연구해왔다. 뿐만 아니라 채식에 대한 긍정적인 입장은 연구집단을 넘어서서 공신력 있는 영양단체와 정부기관에서도 공식적으로 표명되고 있다. 2003년 미국과 캐나다 영양사협회에서는 공동으로 '채식에 관한 미국과 캐나다 협회의 입장'이라는 제목의 논문을 통해 다음과 같이 밝히고 있다.

"인생의 주요 시기를 유아기, 아동기, 청소년기, 임신, 수유기로 볼 때, 각종 채식 식단은 각 주기에 필요한 영양소를 만족시킬 수 있고, 정상적인 성장을 할 수 있게 해 준다. 아동기나 청소년기에 있어서 채식은 장기적으로 건강한 식습관을 길러주고, 영양 면에서도 콜레스테롤, 포화지방산 및 총 지방 섭취를 적게 해 주고 과일, 채소 등을 통해 식이섬유 섭취를 높여주는 이점이 있다. 채식아동들은 또한 비채식아동보다 날씬하면서도 혈청 콜레스테롤수치가 더 낮은 것으로 알려져 있다 [3]."

미국 국민건강과 영양 설문(National Health and Nutrition Examination Survey (1999~2004))과 같은 대규모 조사에서도 채식인의 영양은 아무런 문제가 없었다. 19세 이상의 1만 3천명을 대상으로 한 이 연구결과에 의하면 섬유소, 비타민 A, C, E, 티아민, 리보플래빈, 엽산, 칼슘, 마그네슘 그리고 철 모두에서 비채식인보다 채식인이 높은 수치를 나타내고 있었다 [4].

뿐만 아니라 미 농무부(USDA) 홈페이지에는 채식을 통해 얻어지는 건강상의 이점과 함께 어떻게 채식을 하면 좋은지에 대해 친절하게 소개까지 되고 있다.

우리나라에서도 다행히 채식에 관한 사회적 움직임은 부분적이기는 하지만 긍정적이다. 가장 대표적인 예는 학교급식 현장인데, 작년 2010년 10월에는 서울대학교에서, 2011년 6월에는 동국대에서 학교 내에 채식뷔페를 운영하여 많은 학생과 교직원들의 뜨거운 호응을 받고 있다. 뿐만 아니라 2011년 최초로 전라북도교육청은 늘어나는 아토피 학생과 환경 친화적인 녹색 식생활을 명분으로 하여 몇년간 도내 수십개의 초 · 중 · 고등학교를 지정, 채식의 날을 성공적으로 시범 운영하였다. 그러나 이와 같은 채식에 대한 바람직한 사회적 변화가 있음에도 우리나라에서는 아직껏 채식영양에 대한 정리와 정보 제공이 이루어지지 못하고 있는 것이 현실이다. 따라서 본고는 이러한 정보요구에 응답하고자 한다.

0.5 우리 몸은 채식에 적합한 구조와 생리를 가지고 있다.

우리 인간의 역사에 비해 매우 오랜 시간 동안 진행되어온 진화의 요동 속에서 보다 다양한 스펙트럼의 영양급원을 확보하는 것은 생존에 있어 매우 장점으로 작용할 것이다. 그러함에도 우리 몸의 기본적인 구조와 생리현상을 가만히 살펴보면 보다 긴 안목에서 우리 몸과 정신의 진화방향을 추정해볼 수 있다.

채식동물에만 생성된다는 침속의 아밀라아제, 육식동물은 합성하지 못하는 DHA와 EPA를 인간은 리놀렌산을 이용하여 만들어낸다. 육식동물에 비해 10분의 1밖에 되지 않는 위의 산성도, 얇은 살갗도 쉽게 찢지 못할 납작하고 얇은 손톱과 치아구조, 곡물이나 풀을 갈기 쉽도록 되어 있는 넓적한 어금니, (어금니는 육식동물에는 없다) 게다가 윗턱과 아래턱이 서로 좌우로 이동할 수 있는 구조. (육식동물은 먹이를 물면 좌우로 갈지 못해 머리를 흔들어야 한다)

무엇보다 본능적인 감성이 관련되어 있다. 한 채식인이 말한 바와 같이 어린 아기에게 사과와 토끼를 가져다 주었을 때 토끼를 보고 입맛을 다시면서 침을 흘리는가? 잔인하게 죽어가는 생명들을 볼때 고개 돌리고 가슴 아파하는 연민은 인간이 본능적으로 생명을 소중히 하고 아끼는 고등한 존재임을 단적으로 증명한다.

보다 넓은 스펙트럼의 먹이를 먹고 소화할 수 있는 능력은 진화과정에서 이롭게 작용할 수 있다. 특히나 먹이가 부족한 빙하기와 같은 때에는 식물성인지 동물성인지를 고민할 여력이 없었을 것이다. 그러나 다른 동물의 살을 먹고도 바로 죽지는 않는 소나 토끼의 사례에서 보듯이, 인간이 고기를 먹을 수 있기에 육류섭취가 필요하다고 할 수는 없다.

오히려 인체에는 식물성 식이패턴이 보다 적합하다. 이러한 주장은 앞으로 본서에서 소개할 다양한 과학적 실험과 연구에 근거한 구체적인 증거들에 의해 입증될 것이다. 원래 우리 인간은 식물성 식이를 기반으로 하였기에, 식물성 식단으로 돌아가면 건강한 상태를 자연스럽게 되찾게 된다. 우리 몸은 참으로 정교하게 만들어져서 영양과 공기와 같은 몇 가지 조건만 맞추어 주면 놀라울 정도의 강력한 복원력을 확인시켜 준다. 건강한 신체와 정신은 오랜 시간동안 다듬어져온 우리 인간과 생명계의 소중한 유산이며, 언제든 환경을 만들어준다면 되찾을 수 있는 것이다. 이것을 확신하는데 본고가 조그마한 도움이 될 수 있기를 기대한다.

0.6 초고령화사회 채식패러다임으로 대비해야 한다.

머지 않아 우리나라는 초고령화사회에 진입하게 된다. 미국 통계국의 보고에 의하면 2050년 한국의 65세이상 인구비율은 이미 35.9%로 일본에 이어 2위이다. 10명중 4명이 65세 이상이 된다는 것이다. 1980년 65세 인구비율은 3.8%에 불과하였지만 2000년에는 7%로 고령화사회에 진입하였고, 2026년에는 21% 이상인 초고령사회에 진입하게 된다. 현재 의료비는 매년 100조원인데, 2030년에는 의료비 누적적자가 400조가 될 것으로 될 것이다. 서구 선진국은 인체에 적합한 채식식이를 정책적으로 권장해 나가고 있다. 의료비파산으로 인한 개인적, 국가적 재난을 영양적으로 예방할

정책이 이제 필요하다.

본고에서는 골격계, 비뇨계, 심혈관계, 소화계, 신경계, 호흡계, 생식계, 면역계, 내분비계, 피부계의 10개 인체시스템으로 구성하여 각 시스템에 채식이 어떻게 긍정적인 영향을 미치는가를 설명하고, 구체적인 연구결과를 소개한다. 이를 통해 보다 체계적이고 종합적으로 채식의 치유원리와 과정을 이해할 수 있을 것이다. 각 장의 내용은 자체완결구조로 구성되어 있기에 관심있는 어떤 부분부터 읽어나가도 된다.

인체의 모든 세포들은 혈관을 통해 연결되어 있으며 혈액(피)을 통해 영양소와 산소를 공급받고 노폐물을 제거해나간다. 따라서 인체의 많은 시스템에서 하나가 개선된다는 것은 곧 다른 나머지 시스템도 함께 긍정적인 방향으로 변화한다는 의미가 된다. 즉, 인체가 통합된 전체로 상호영향을 주고 받는다는 사실은 인체의 어떠한 시스템을 건강하게 만들더라도 동일한 채식식단이 효과적이라는 것을 받아들이는데 도움이 된다. 이것은 부작용과 불완전한 제한된 효능을 가진 약물과는 다른 영양요법의 장점 중 하나이다. 영양요법은 안전하고 완전하며 자연 속에서 오랜시간동안 검증되어 온 것이다.

0.7. 시스템에 대한 이해

본고는 채식식이의 건강에 대한 이점을 10개의 인체 시스템이라는 체계와 관점속에서 이해하도록 구성되었다. 인체의 경우 시스템은 원자, 분자, 고분자, 세포소기관, 세포, 조직, 기관, 인체시스템, 인체라는 몇가지의 다른 차원들의 시스템으로 해석할 수 있다. 이들 각 시스템 차원들의 상호작용에 대한 이해는 하나의 유기체로서 인간시스템을 이해하는데 중요하다. 따라서 시스템에 대한 개념들을 먼저 살펴보는 것이 본고의 내용을 이해하는데 도움이 될 것이다.

시스템(system)은 한자어로 계(系)라고 번역된다. 사전적 의미로 시스템은 각 구성요소들이 상호작용 또는 상호의존함으로써 복잡하게 얽힌 하나로서의 집합체이다. 일반적으로 하나의 시스템은 원과 같이 닫힌 도형으로 표시된다. 원의 내부는 시스템 내부가 되고, 원의 밖은 환경 또는 외계가 된다. 그리고 시스템 내부와 외부 사이에는 경계면이 있다. 시스템은 종종 구성원들 사이에 어떠한 연결이 있는 구성블럭으로서 모델화 되거나 시각화 될 수도 있다. 예를 들면 태양과 지구 사이에 태양복사선을 점선으로 나타내는 것이다. 태양과 지구 각각은 크기와 구성분, 특성이 다르지만, 태양복사선에 의해 연결되고 이로 인해서 태양계라는 하나의 시스템으로 간주될 수도 있다. 즉, 관찰자가 어떠한 부분을 하나의 시스템으로 설정할 것인지는 임의적인 것이지만, 하나의 시스템은 내부에 각 구성요소들의 상호작용이나 상호의존이 복잡하게 존재한다.

시스템의 특성들

대부분의 시스템은 다음과 같은 몇가지의 공통적인 특성을 가진다. 첫째, 시스템은 부분들과 과정들에 의해 정의되는 구조들을 가진다. 예를 들어 태양계라고 하면 구성 부분들은 태양과 지구, 그리고 다른 행성들이 부분들이 된

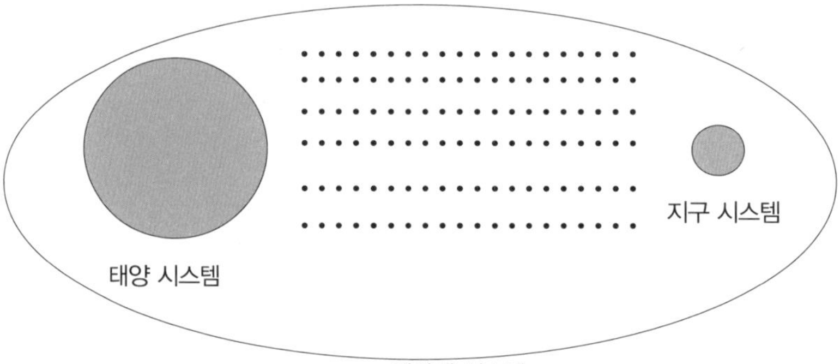

그림 0-1. 다양한 시스템의 예

다. 그리고 이들간에 태양복사선과 같은 에너지의 전달과정들이 있다. 둘째, 시스템은 실체의 일반화이다. 셋째, 시스템은 같은 방법으로 어떠한 기능을 하는 경향이 있다. 이것은 물질, 또는 에너지의 투입(input)과 산출(output), 그리고 시스템 내에서의 처리와 변화라는 측면을 의미한다. 넷째, 시스템 내의 여러 가지 각 부분들은 이들 사이에 구조적으로 관련을 가지고 있을 뿐만 아니라 기능적으로도 관련되어 있다. 다섯째, 부분들 사이에 존재하는 기능의 관련성은 에너지나 물질의 어떠한 형태의 흐름과 전달을 의미한다. 여섯째, 하나의 시스템은 바깥 환경(outside environment)과의 경계(boundary)를 넘어서 여러 가지 다양한 투입과 산출과정을 통해 다른 시스템이나 환경과 물질이나 에너지를 교환한다. 일곱째, 기능적인 관계는 추진력(driving force)의 존재로 인하여 발생할 수 있다. 여덟째, 시스템을 구성하는 각 부분들은 결합의 수준들이 제각기 다르지만 어느정도로 잘 결합된 수준을 보인다. 시스템의 경계 안쪽, 즉

* 대부분의 시스템은 여덟가지 공통적인 특성을 가진다.

1. 부분과 과정들
2. 실체
3. 같은 기능
4. 부분들의 구조적, 기능적 연관
5. 에너지나 물질들의 흐름과 전달
6. 외부환경과 사이에 에너지, 물질의 이동
7. 추진력
8. 고도의 결합수준

시스템 내부에서는 세가지의 특성들을 발견할 수 있다.

첫번째는 구성요소들(elements)로서 시스템을 구성하는 각 부분들이 있다. 부분은 시스템에 따라서 원자나 분자처럼 작은 것일수도 있고, 또는 태양이나 은하계처럼 보다 큰 성분일수 있다. 지구라는 시스템이라면 강, 바다, 대륙, 맨틀, 핵 등이 하나의 구성요소로 간주될 수 있으며, 집이라는 시스템이라면 방, 부엌, 거실 등이 하나의 구성요소가 된다. 두 번째는 속성들(attributes)로서 질량, 갯수, 크기, 색, 부피 등처럼 인식하거나 측정할 수 있는 요소들의 특성들이다. 세 번째는 관계로 요소들이나 속성들 사이에 발생하는 관련성들이다. 이러한 관련성들은 원인과 결과라는 인과관계의 기본이 된다. 시스템의 상태는 이들 세가지 특성들에 의해 표현되고 결정될 수 있다. 즉, 시스템의 요소들, 속성들, 관계들에 의해서 그 시스템의 상태는 규정되고 정의될 수 있다.

시스템 내부에는 구성요소들, 속성들, 관계라는 세가지 특성들이 있다.

1. 구성요소 -〉 부분들
2. 속성 -〉 측정이나 인식 가능한 특성
3. 관계 -〉 요소들간의 관련성

시스템의 세가지 종류: 고립계 닫힌계, 개방계

시스템은 사회체계에서 구성원들의 행동을 통제하거나 지켜야 하는 집합체를 의미하기도 한다. 19세기에 프랑스 과학자 카르노는 열역학을 연구하면서 자연과학에 "시스템"이라는 개념을 도입하였다. 에너지와 물질의 이동여부에 근거하여 과학자들은 시스템을 고립계(Isolated System), 닫힌계(Closed System), 개방계(Open System)이라는 세가지 종류를 분류하였다. 고립계는 시스템이 경계면 너머로 어떠한 상호작용을 하지 않는 것이다. 즉, 경계면을 넘어서서 시스템 내부와 외부사이에는 어떠한 물질이나 에너지, 정보의 이동이 없다.

닫힌계는 시스템과 외부환경사이에 에너지의 이동은 있지만 물질의 이동은 없는 것이다. 개방계는 물질과 에너지가 외부환경과 시스템 사이에 전달되는 경우이다. 대부분의 생태계는 개방계이며 인체시스템도 포함된다. 개방계의 특성을 이해하는데 동적평형은 중요한 개념이 된다. 즉, 시스템의 내부로 들어가는 것과 나가는 것이 동일한 양일 때 시스템 내부는 일정한 상태를 유지하게 되는데, 이것을 동적평형이라 한다. 동적평형의 반대개념은 정적평형이 되는데, 이것은 고립계처럼 시스템 내부로 들어가는것과 나가는 것이 없는 상태일 때 시스템 내부가 일정한 상태를 유지하는 것이다. 생명체의 경우 끊임없이 물질과 에너지가 들어가고 나가는데, 성인의 경우 일정한 몸무게를 유지할수

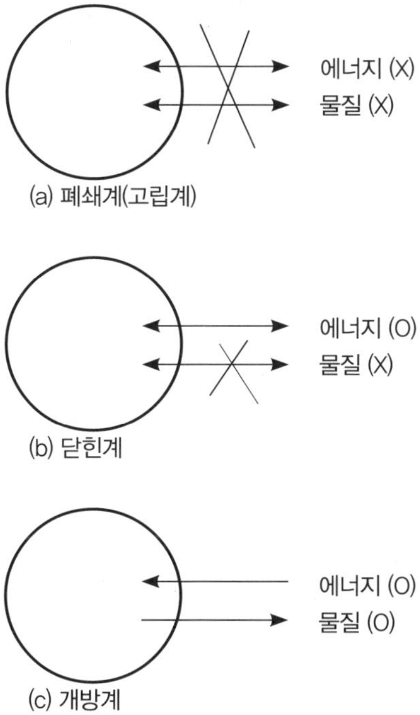

그림 0-2. 시스템의 세가지 종류, 폐쇄계(a), 닫힌계(b), 개방계(c)

세포소기관, 세포, 조직, 기관, 인체 등 생명체의 각 시스템 단위들은 모두 개방계이며, 수직적으로 수평적으로 시스템들간에 상호작용을 한다.

있는것도 바로 섭취와 배설이 동일한 속도로 이루어지는 동적평형(dynamic equibrium)으로 인해서이다.

생물시스템의 특징

모든 생명체의 기본단위는 세포이며 인체는 50조개의 세포로 구성된다. 이들 세포는 200여 가지의 종류들로 분화되어 크기와 구조와 기능을 달리한다(표0-1). 하나의 유기체가 생존하기 위해서 수행되어야 하는 기능들에는 다음과 같은 것들이 있다.

1. 세포호흡에 사용되기 위해서 산소를 얻고, 이산화탄소를 부산물로 배출시켜야 한다.
2. 당과 다른 영양소들을 얻기위해 음식을 섭취하고 소화할 수 있어야 한다.
3. 모든 세포들에게 산소나 영양소와 같은 필요한 물질들을 이동시킬 수 있어야 한다.
4. 신체, 세포들로부터 생성되는 독성 노폐물들을 제거할 수 있어야 한다.

표 0-1. 인체의 여러 가지 세포들의 크기

세포종류	평균부피 (μm^3)
정자세포	30
적혈구	100
림프세포	130
호중구	300
췌장의 베타세포	1,000
섬유아세포	2,000
뼈의 파골세포	4,000
기관지의 대식세포	5,000
심장의 근육세포	15,000
난자세포	4,000,000

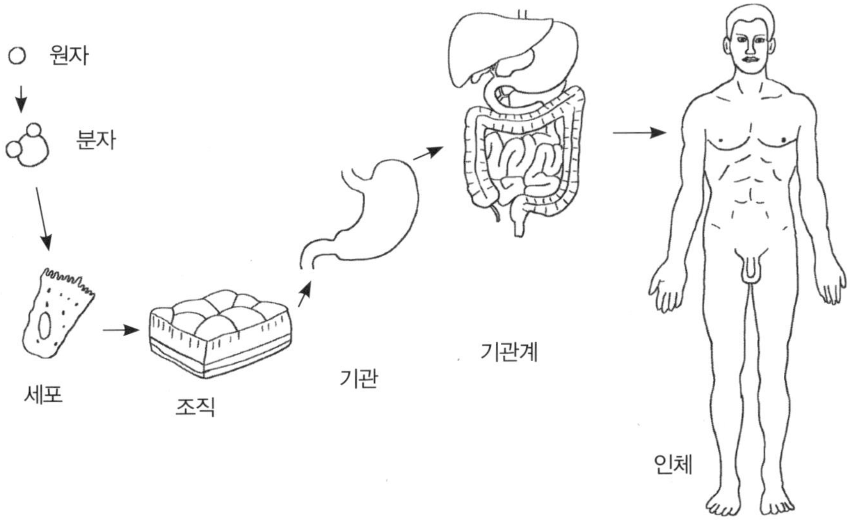

그림 0-3. 다양한 수준의 시스템

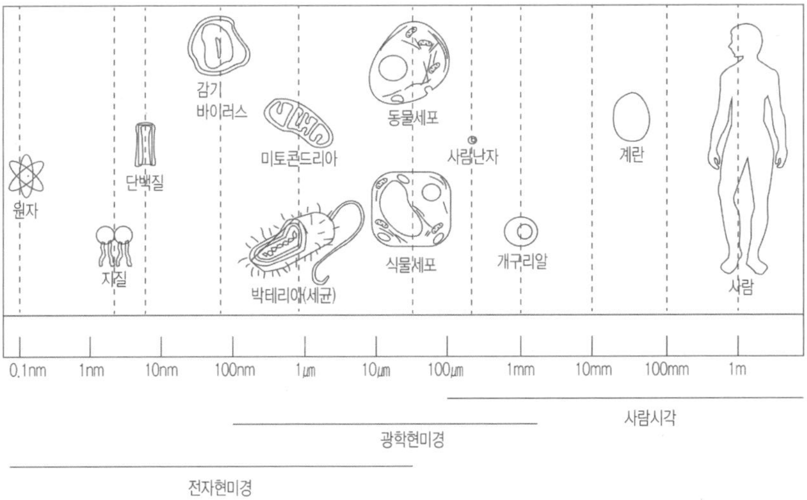

그림 0-4. 생명체 시스템의 크기 비교

5. 환경에 반응할 수 있어야 한다.
6. 침입자와 싸울 수 있어야 한다.
7. 종의 생존을 위해서 각 개체들은 재생산을 할 수 있어야 한다.

인체의 10가지 시스템

시스템은 관심을 가지는 수준에 따라 다양하게 정의할 수 있다. 세포안의 소기관을 하나의 시스템으로 설정할수도 있으며, 보다 크게 세포를 하나의 시스템으로 간주할수도 있다. 더 나아가 세포들은 모여서 조직을 이루고, 조직들은 모여서 기관을 이루며 이들 각각을 시스템으로 정의하고 연구할 수 있다. 이들 각 수준에 따른 시스템들은 지방(지질)을 경계로 하는데 그 중요한 원인 중 하나는 인체의 대략 70%가 물로 이루어져 있기 때문이다. 즉, 인체 전반의 구조와 생리를 이해하는 과정에서 물과 지방이라는 분자의 구조와 기능의 특성은 핵심적인 요소가 된다.

인체는 각 구성요소들의 긴밀한 관계와 기능에 근거하여 10개의 시스템으로 나눌수 있다(그림 0-5). 본고에서는 10개의 시스템을 각각 하나의 장으로 분류하여 채식의 유익에 대해 설명을 하였다.

1장. 골격계(Skeletal system) : 신체를 지지하며 칼슘 등 미네랄을 저장한 후 필요할때 공급한다. 신경계의 명령에 따라 움직일 수 있도록 한다. 두개골, 치아, 척추, 늑골, 골반, 치골, 대퇴골 등이 포함된다.

2장. 신장계/비뇨계(Renal System/Urinary System) : 세포들로부터 배출된 노폐물들을 혈액으로부터 받아서 청소한다. 체내의 미네랄 농도를 조절한다. 신장과 방광이 포함된다.

3장. 심혈관계/순환계(Cardiovascular/Circulatory System) : 산소, 영양소, 호

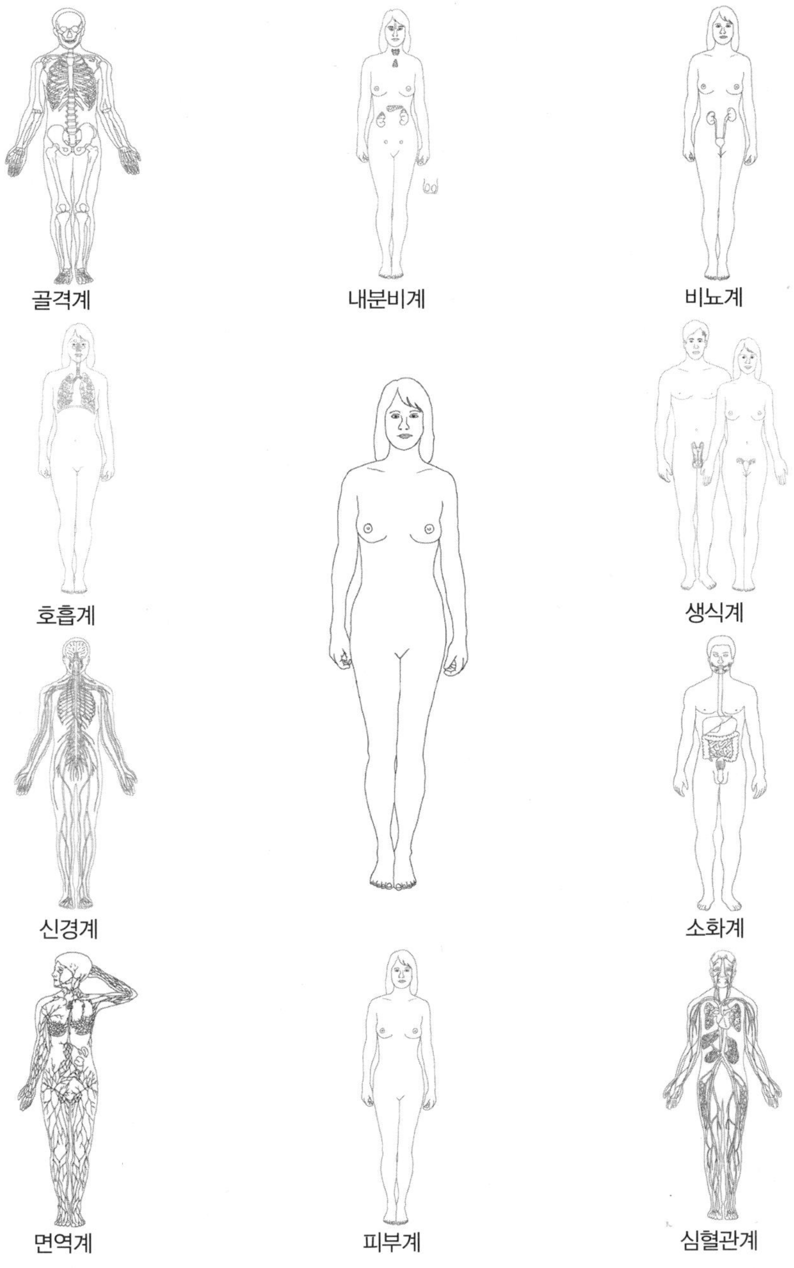

그림 0-5. 인체를 구성하는 10개 시스템

르몬들, 노폐물들을 신체 시스템들 사이에 이동시킨다. 심장(heart), 동맥(arteries), 정맥(veins)이 포함된다.

4장. 소화계/배설계(Digestive System/Excretory System) : 음식을 섭취하고 분해하여 영양소를 이용할 수 있도록 한다. 고체노폐물을 배출시킨다. 입(mouth), 식도(esophagus), 위(stomach), 장(intestines)이 포함된다.

5장. 신경계(Nervous System) : 인지, 감정, 사상, 환경에 대한 급속한 반응을 하도록 한다. 뇌와 신경들이 포함된다.

6장. 호흡계(Respiratory System) : 세포와 환경사이에 기체교환을 하도록 한다. 기도(trachea)와 폐(lung)가 포함된다.

7장. 생식계(Reproductive System) : 자손을 생산할 수 있도록 한다. 난소, 유선(mammary glands (breasts)), 음경(penis), 고환(testes)이 포함된다.

8장. 림프계/면역계(Lymphatic System/Immune System) : 감염과 싸운다. 신체에 침투해있는 림프관들(lymphatic vessels)이 포함된다.

9장. 내분비계(Endocrine System) : 신체 시스템들이 필요한 협동적인 작용을 할수 있도록 화학적인 신호들을 분비한다. 송과선, 뇌하수체선, 갑상선, 부신선들, 췌장 난소와 정소 등 호르몬 분비조직들이 포함된다.

10장. 피부 시스템 / 외분비 시스템(Integumentary System/Exocrine System) : 신체를 덮고, 외부와의 교환을 조절한다. 피부, 머리카락, 손톱, 땀, 피부 위에 있는 물질들을 분비하는 다른 선들(glands)이 포함된다.

출 처

1. 진상현, 고은주: 채식에 대한 영양학 전공자와 일반 대학생의 인식 불균형. 환경사회학연구 2004, 7:115–139.

2. Duncan K, Bergman EA: Knowledge and Attitudes of Registered Dietitians Concerning Vegetarian Diets. Nutrition Research, 19:1741–1748.

3. American Dietetic A, Dietitians of C: Position of the American Dietetic Association and Dietitians of Canada: Vegetarian Diets. Can J Diet Pract Res 2003, 64:62–81.

4. Farmer B, Larson BT, Fulgoni VL, III, Rainville AJ, Liepa GU: A Vegetarian Dietary Pattern as a Nutrient–Dense Approach to Weight Management: An Analysis of the National Health and Nutrition Examination Survey 1999–2004. Journal of the American Dietetic Association, 111:819–827.

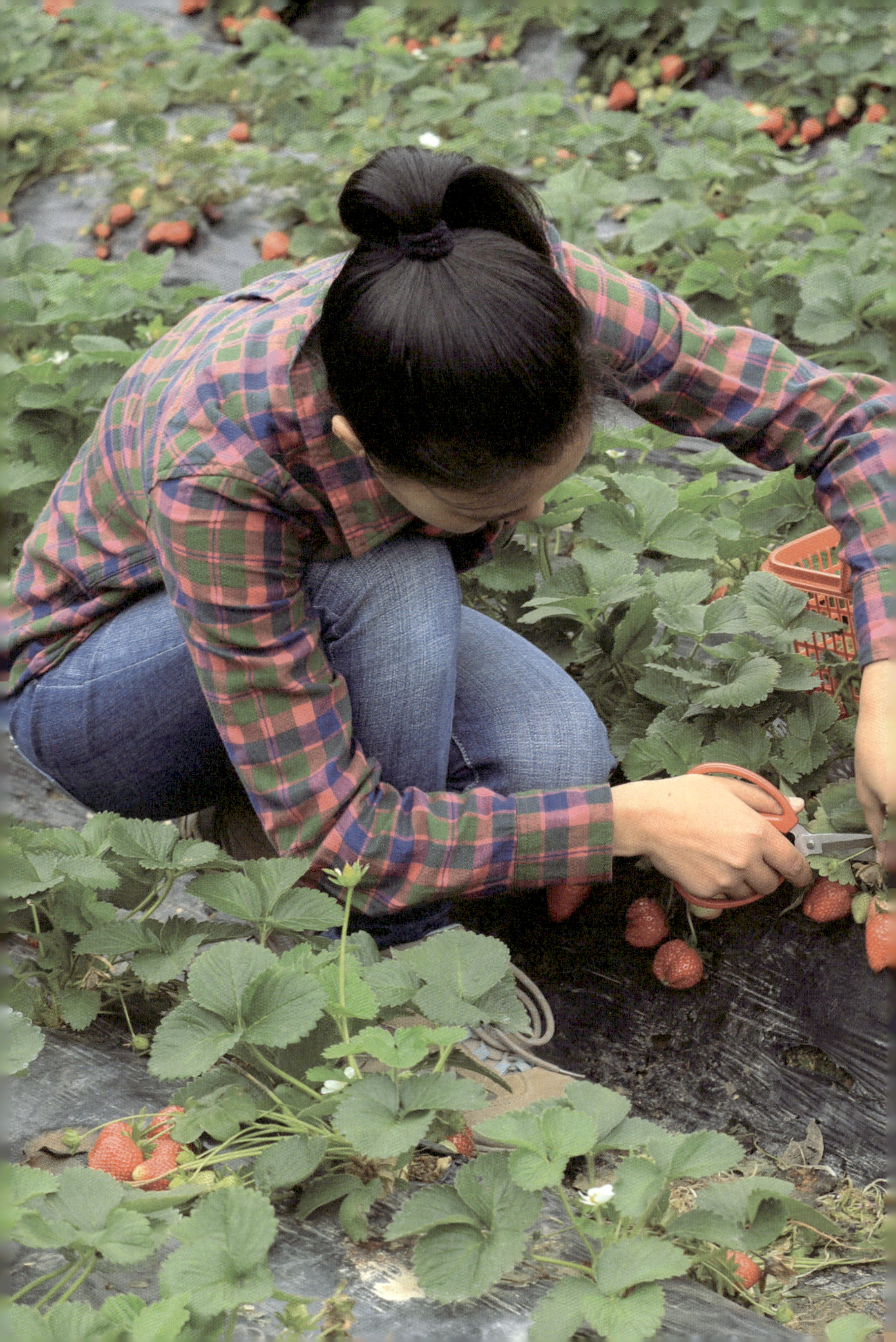

차 례

Contents

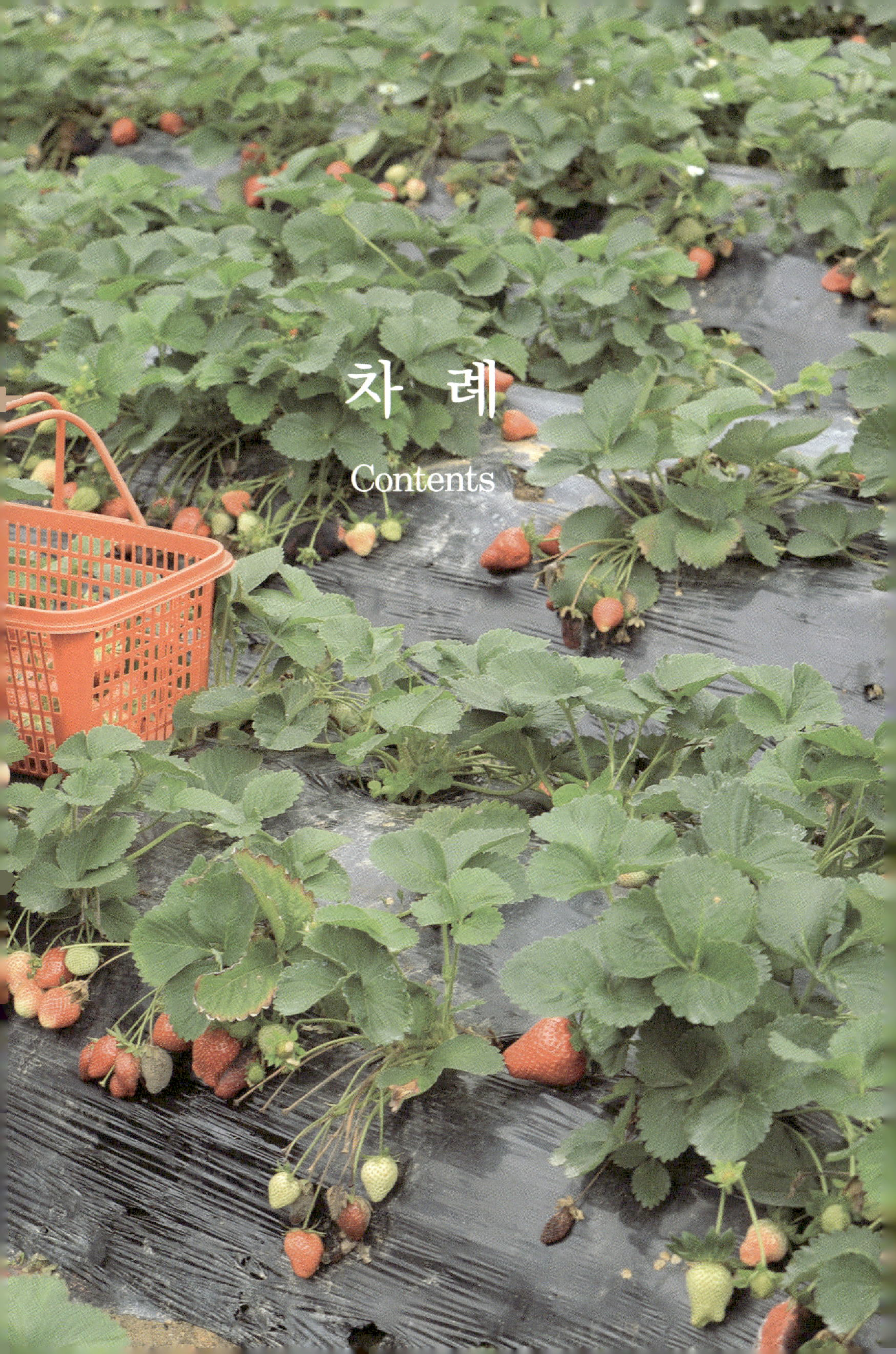

채식 치유학 (3판)

1장. 골격계와 채식

2장. 비뇨계와 채식

3장. 심혈관계와 채식

4장. 소화계와 채식

5장. 신경계와 채식

6장. 호흡계와 채식

7장. 생식계와 채식

8장. 면역계와 채식

9장. 내분비계와 채식

10장. 피부계와 채식

11장. 영양권장량의 이해

12장. 예방영양학과 채식

에필로그

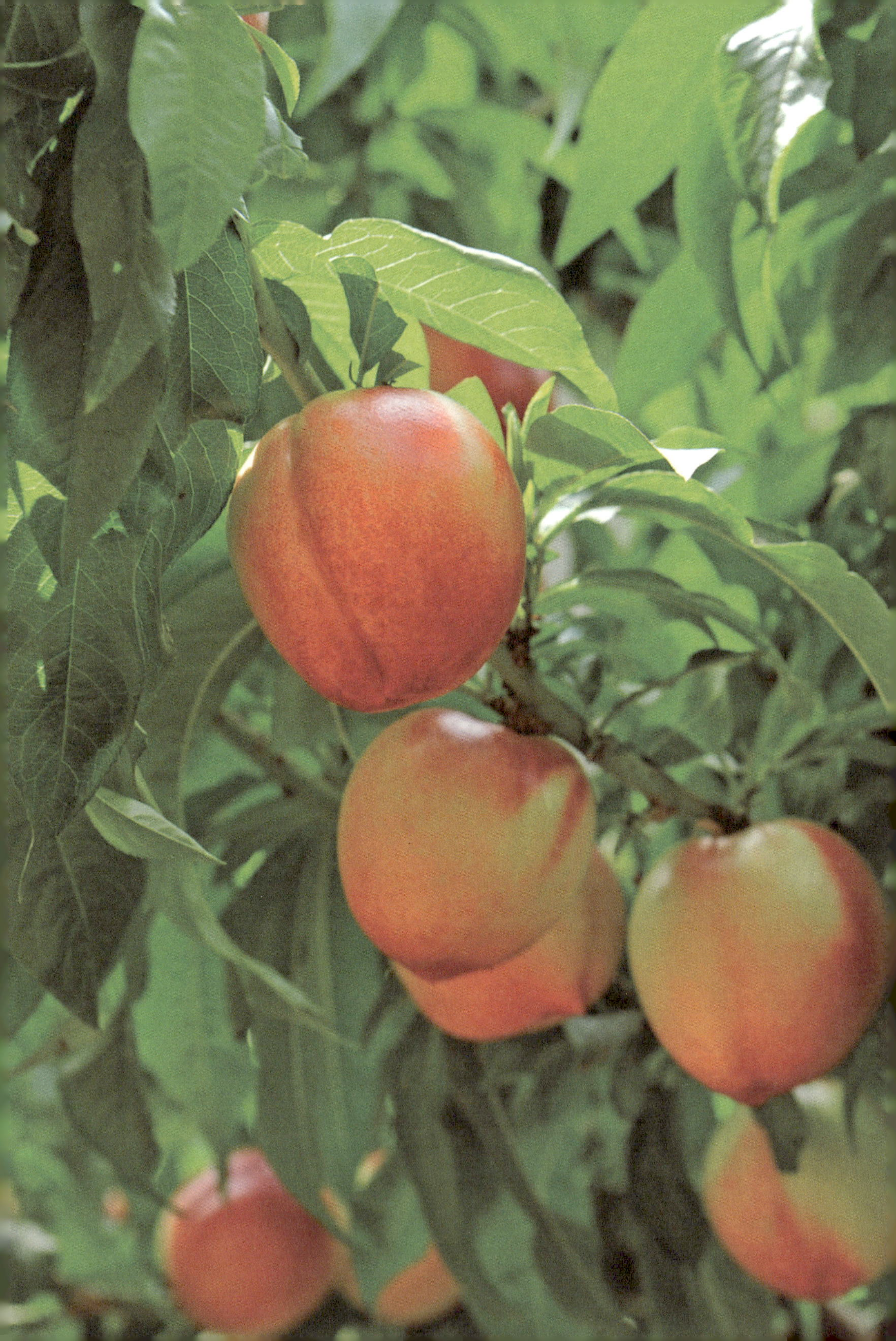

1장. 골격계와 채식

Skeletal System and Vegetarian Diet

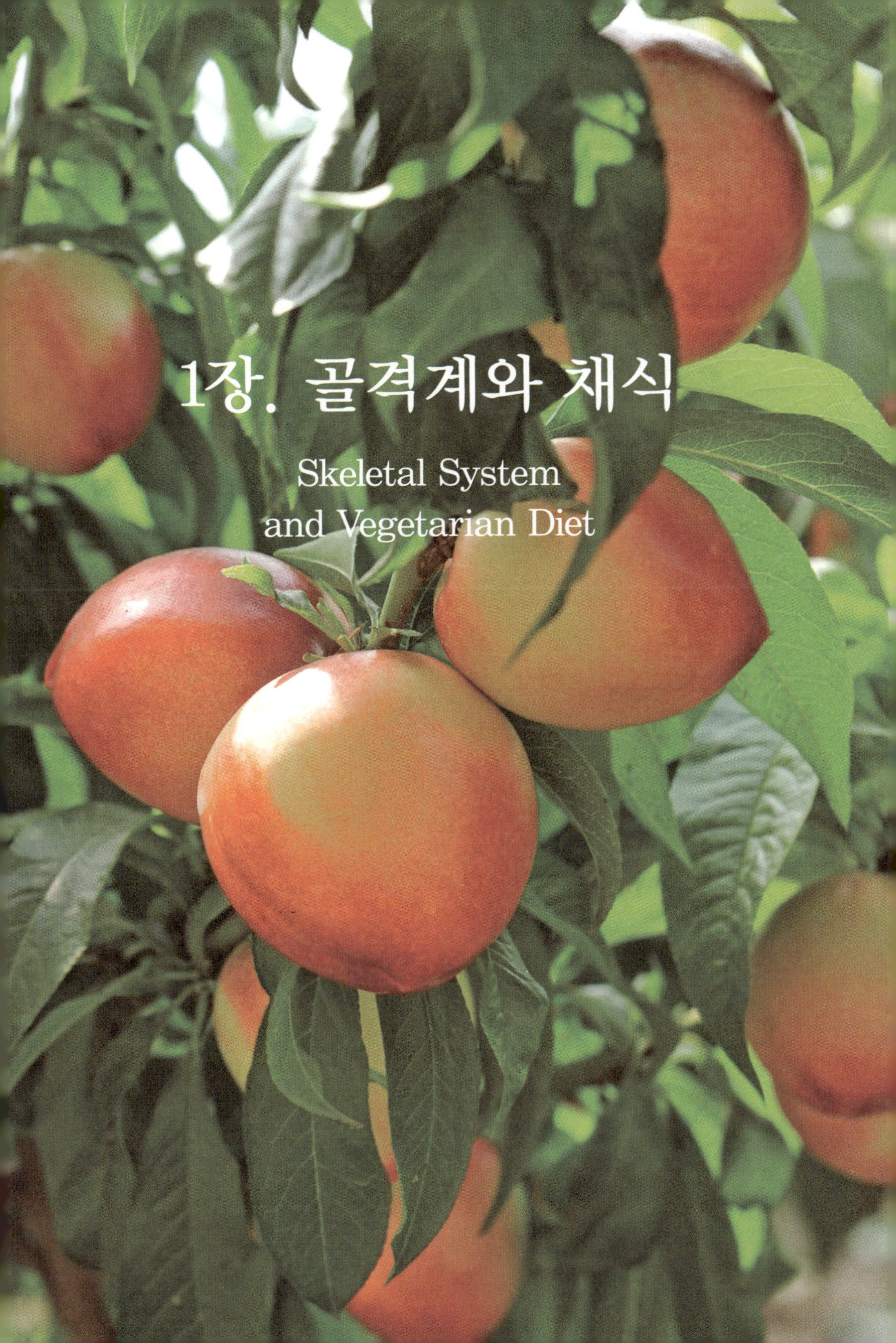

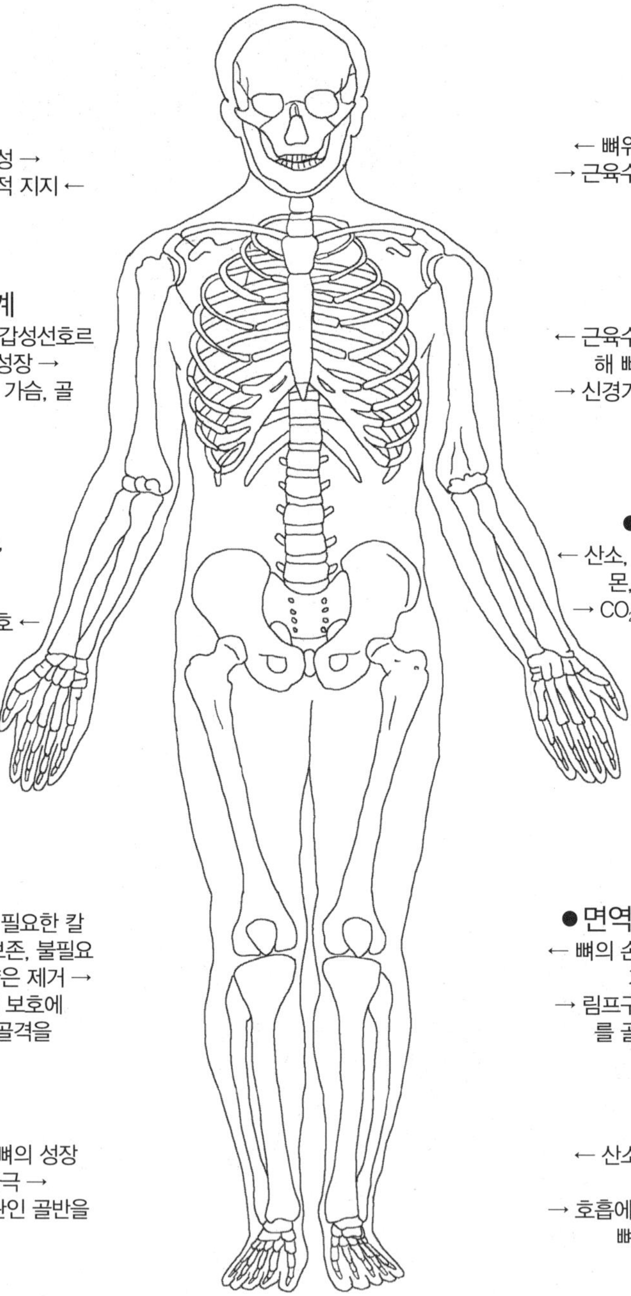

● 피부계
비타민D_3 합성 →
피부의 구조적 지지 ←

● 내분비계
성장호르몬, 갑성선호르몬조절로 뼈성장 →
내분비계(뇌, 가슴, 골반) 보호 ←

● 소화계
영양소, 칼슘, 인 공급 →
간, 위, 장을 갈비뼈가 보호 ←

● 비뇨계
뼈의 성장에 필요한 칼슘, 인산을 보존, 불필요하게 많은 양은 제거 →
신장, 뇨관의 보호에 필요한 수직골격을 제공 ←

● 생식계
성호르몬은 뼈의 성장과 유지를 자극 →
여성생식기관인 골반을 보호 ←

● 근육계
← 뼈위치의 안정화
→ 근육수축에 필요한 칼슘제공

● 신경계
← 근육수축조절에 의해 뼈위치를 조절
→ 신경기능에 필요한 칼슘제공

● 심혈관계
← 산소, 영양소, 호르몬, 혈구를 공급
→ CO_2, 노폐물제거

● 면역계/림프계
← 뼈의 손상을 림프구가 수리, 방어
→ 림프구와 면역세포를 골수에서 생산

● 호흡계
← 산소를 공급하고 CO_2를 제거
→ 호흡에 중요한 갈비뼈운동, 폐보호

1장. 골격계와 채식

1.1. 뼈의 기능과 리모델링

뼈에 대한 일반적인 오해에는 크게 두 가지가 있다. 뼈는 단지 몸을 지탱해주는 골격의 역할만 한다는 오해와 뼈가 단단하게 한번 만들어지면 계속 그대로 사용된다는 오해이다. 그러나 뼈는 인체내부의 기본구조를 유지해주는 신체지지기능 이외에도 뇌 · 척수 · 심장 · 폐 등을 안전하게 하는 보호기능, 골격근을 부착하여 운동의 지렛대 역할을 하는 운동기능, 칼슘 · 인 등 각종 미네랄을 저장하는 저장기능, 백혈구 · 적혈구 · 혈소판을 만들어 내는 조혈기능 등 인체 내에서 다양한 역할을 하고 있다.

뿐만 아니라 단단하게만 보이는 뼈는 대사활동이 정지해 있는 것 같으나 끊임없이 소멸되고 생성되는 매우 다이나믹한 구조이기도 하다. 이러한 역동성은 뼈의 내부에 많은 혈관과 신경이 연결되어 있고 노화된 뼈기질을 제거하고 새롭게 만들어나가는 파골세포와 조골세포가 작동함으로써 가능해진다.

뼈는 뼈세포와 뼈기질(matrix)로 구성되는데 뼈세포는 다시 조골세포와 파골세포로 나뉜다. 조골세포(osteoblast)는 세포바깥부분에 콜라겐이라는 단백질을 격자모양으로 만들고 거기에 칼슘, 마그네슘, 인 등의 뼈성분을 부착시켜 뼈를 새롭게 만들어낸다(그림 1-1). 반면 파골세포는 뼈의 계속적인 성장을 위해 기존의 뼈성분을 용해 · 분해하여 뼈기질을 흡수

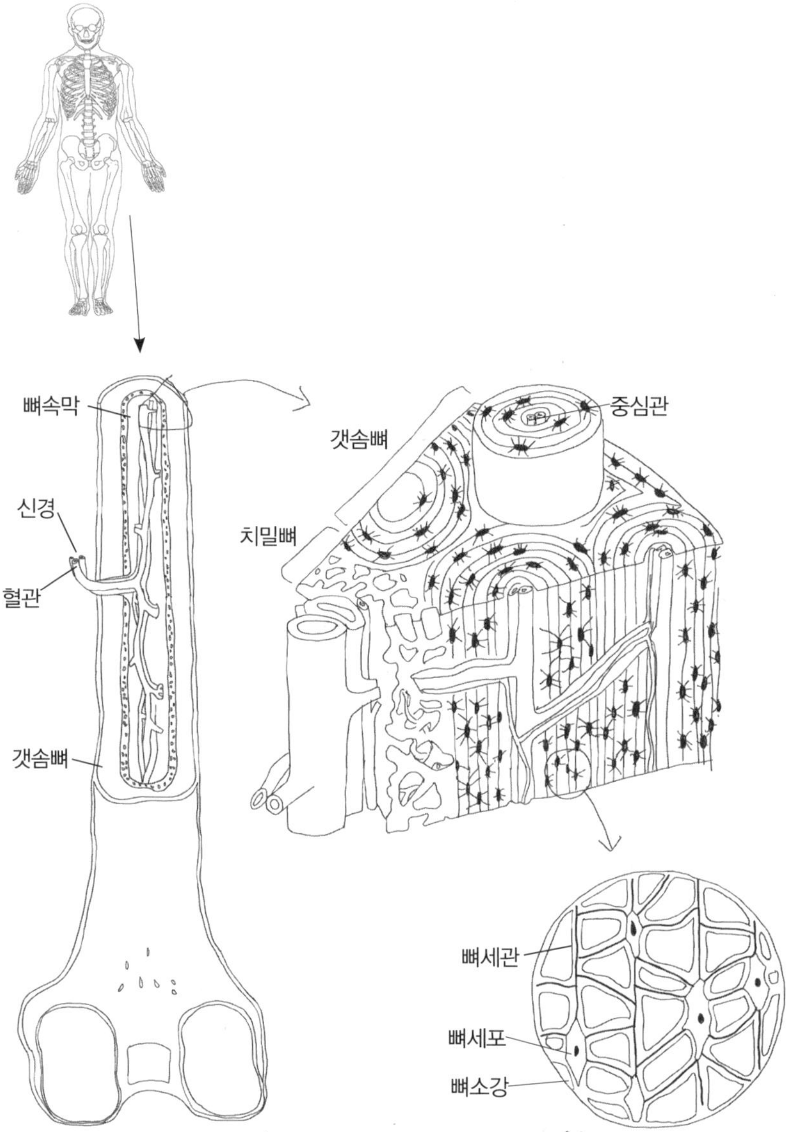

그림 1-1. 뼈의 구조

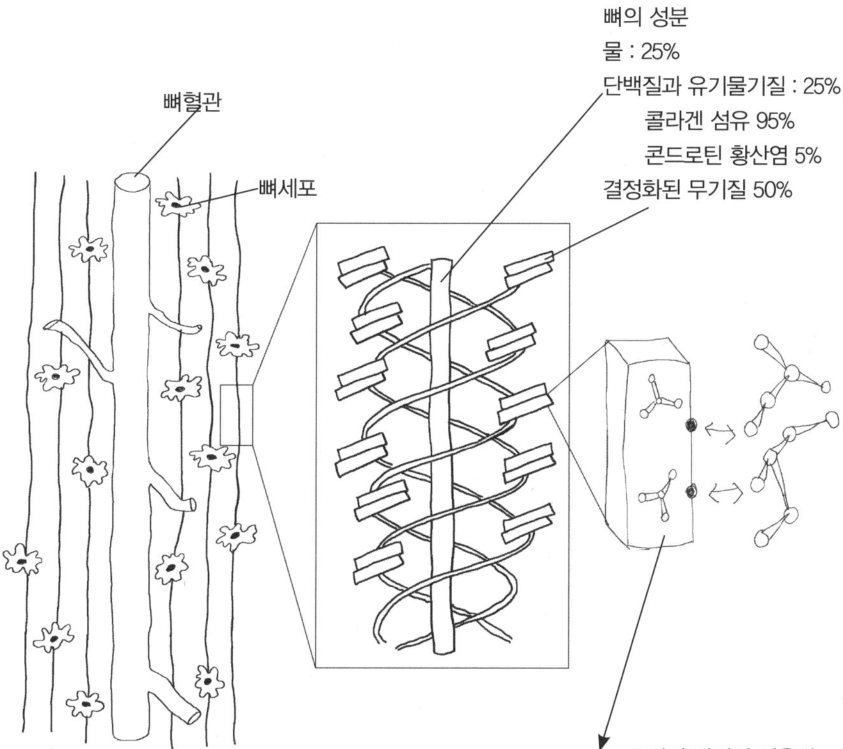

무기질 결정의 이온식

$$M_{10}(ZO_4)_6X_2$$

예: $Ca_{10}(PO_4)_6(OH)_2$

- M: Ca, Sr, Ba, Cd, Pb, Mg, Na, K, H,...
- Z: P, CO3, V, As, S, Si, Ge, Cr, B, ...
- X: OH, CO3, O, BO2, F, Cl, Br, ...

그림 1-2. 골세포와 기질의 성분

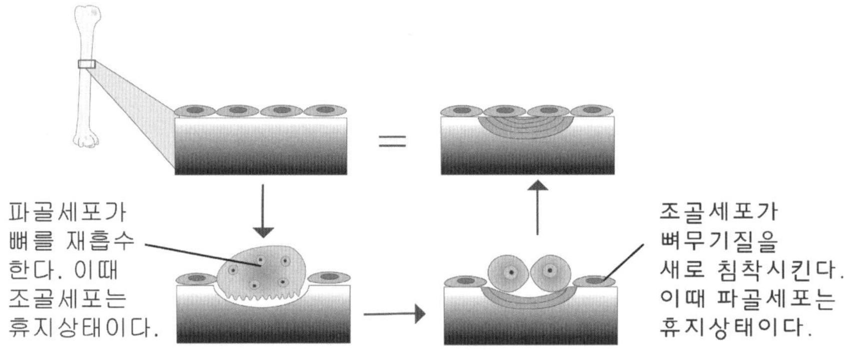

그림 1-3. 건강한 성인의 동적평형인 뼈 리모델링 과정

(resorption)한다. 정상성인의 경우 매일 700mg의 칼슘이 뼈에서 나가고 들어오는데 매년 전체 뼈질량의 15%내지 20%에 해당한다. 이러한 과정을 뼈의 리모델링(remodeling)이라 한다(그림 1-3).

골다공증은 대표적인 노인성질환으로 알려져 있는데, 최근에는 젊은층에서도 빈번하게 나타나고 있다. 골다공증은 뼈의 구성물이 감소하면서 뼈의 강도가 약해지고 이로 인해서 골절이 쉽게 일어나는 상태를 말한다. 여기서 뼈의 구성물이란 미네랄 성분으로 칼슘과 무기질을 의미한다. 골다공증은 대사성 뼈질환으로 다양한 요소에 의해 영향을 받게 된다.

뼈의 건강은 육체적인 운동, 유전적인 요인, 호르몬, 영양상태 등 여러가지 요인에 의해 영향을 받는다. 특히 적절한 종류의 식품과 적절한 양의 영양섭취는 호르몬과 유전적 요인의 발현에 영향을 줄 수 있고 특히 산-염기 균형이 중요하다.

1.2. 뼈의 건강과 산-염기의 항상성

2016년 영국의 천문학 연구진들은 우주에 있는 은하의 수가 2조개에 달한다고 추정하였다. 이것은 허블 우주망원경과 지상망원경으로 관측한 자료들, 그리고 컴퓨터를 이용한 3차원 영상모델링기법 등을 종합한 계산이었다. 1개의 은하에는 태양과 같은 항성이 1천억개 정도이니 우주에는 2조 곱하기 1천억개 정도의 핵융합을 하여 물질을 빛으로 변환시키는 별들이 있는 셈이다. 지구는 태양과 같은 항성 주위를 공전하는 행성인데, 지구 이외의 행성에 생명체가 살수 있는지의 기준중 하나는 물의 존재여부이다.

물분자는 수소결합이라는 독특한 결합방식을 가지며, 생명체분자들 사이 곳곳에서 구조와 기능을 조절한다. 예를 들어 DNA의 이중나선 사이의 틈에 물분자들이 어떤 상태로 결합되어 있는가에 따라 이중나선의 구조와 기능이 달라진다. 단백질이나 탄수화물, 지질의 저장이나 구조에서도 물분자는 반드시 필요하다. 인체의 갓 태어난 아기들은 75%가 물로 구성되어 있으며 노화가 되어 사망할 즈음에는 65%까지 수분함량이 낮아지게 된다. 이것은 생명체의 구조와 기능에서 물분자의 중요성을 암시한다.

물의 분자식은 H_2O인데, 이것은 수소원자 2개와 산소원자 1개가 결합되어 있다는 표시이다. 자연상태에서 물분자의 일부는 수소H^+양이온과 수산화OH^-음이온으로 같은 갯수로 분리되며 이 상태가 산염기의 기준인 중성이다. 물의 자연상태에서 균형을 이루는 H^+와 OH^-이온상태에서 H^+가 보다 많아지면 산성이라고 하고 반면 OH^-가 많아지면 염기성이라고 한다. 생명체의 효소활동과 다양한 화학반응은 H^+와 OH^-의 농도에 따라 달라지며, 따라서 생명체들은 산과 염기의 균형을 맞추려는 다양한 장치를 마련하였다. 인체의 경우 대표적인 조절방법은 폐의 호흡계와 신장의 비뇨계이다.

인체세포의 모든 활동은 혈액의 pH가 7.35에서 7.45 사이일 때 정상적으로 작동한다. 인체는 이 범위를 유지하려고 완충계, CO_2배출, 비뇨계의 세가지 메커니즘을 이용한다. 완충계의 중심은 뼈의 무기질이며 따라서 뼈의 건강에 산-염기의 항상성은 매우 중요한 영향을 주게 된다. 성인의 신체에 칼슘은 1,000g내지 1,500g이 있는데 99%는 뼈와 치아에 나머지 1%는 혈액과 연조직에 있다. 그런데 만약 어떠한 이유로 혈액이 산성화되면 인체는 pH 7.35에서 7.45를 유지하기 위해 뼈의 칼슘과 무기질을 방출하게 된다. 칼슘을 중심으로 한 뼈무기질이 산성화된 혈액에 대한 방어작용을 할 것이라는 이론은 이미 1880년대 후반에 있었으나 구체적인 실험증거들은 1960년대말 1970년대초에 나타나기 시작한다.

1969년 바젤(Barzel)과 조지(Jowsey)는 쥐에게 산성인 염화암모늄(NH_4Cl)을 섭취시켰는데 쥐의 뼈밀도는 점차 감소하여 골다공증으로 진행되었다(그림 1-4). 그들의 산-염기 균형가설은 산성인 염화암모늄과 동시에 염기인 탄산수소칼륨($KHCO_3$)을 가하자 뼈의 손실이 중단됨으로써 더욱 확실해졌다 [1,2].

그렇다면 산은 대체 어떤 메커니즘으로 인체 내의 뼈를 손상시키게 된 것일까? 이 물음에 답하는 중요한 실험은 1986년 아넷(Arnett)과 뎀프스터(Dempster)에 의해 진행되었다. 이들은 시험관에서 쥐의 뼈세포를 조직배양하고 배양배지의 pH를 낮추었다(산성화). 그러자 파골세포의 활동성이 증가하면서 뼈의 재흡수량이 급격히 증가하였다(그림 1-5) [3] .

앞에서 살펴본 바와 같이 파골세포는 뼈의 계속적인 흡수와 생성이라는 리모델링과정에서 뼈기질을 흡수하는 세포이다. 그런데 혈액이 산성화(산혈증)되는 산성환경은 신체에서 파골세포에 의한 뼈의 재흡수를 비정상적

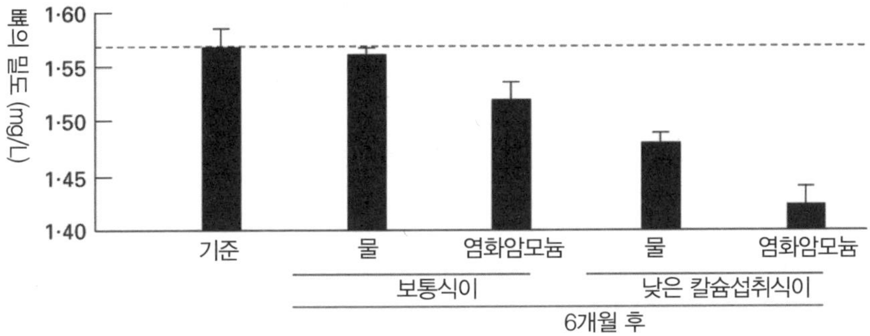

그림 1-4. 산성인 염화암모늄의 장기간 섭취로 인한 뼈밀도의 감소

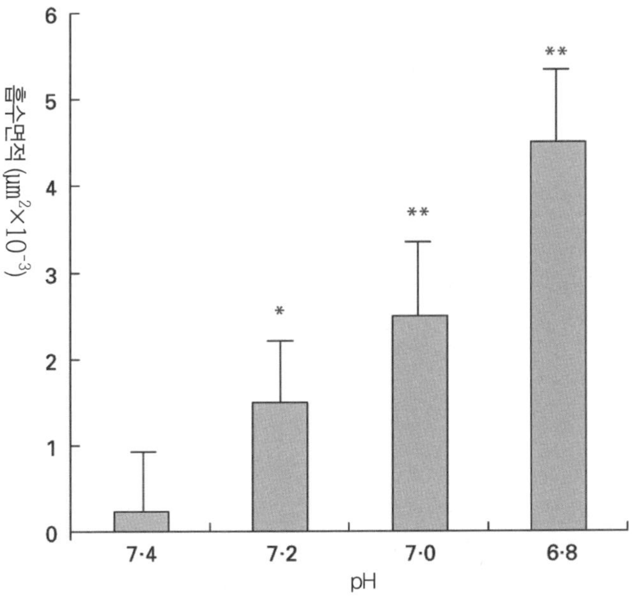

그림 1-5. 세포외액의 pH감소(산성도증가)에 의한 파골세포의 뼈기질 흡수면적의 증가

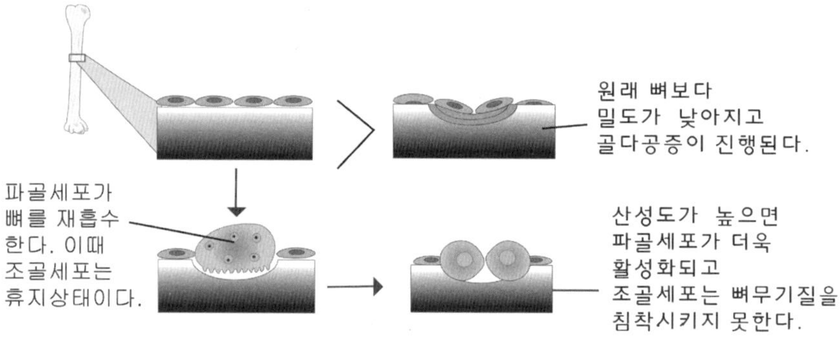

그림 1-6. 산성식품섭취로 인한 골다공증의 진행과정

으로 촉진함으로써 실질적인 뼈무기질의 순(net)방출을 일으키고 골다공증을 유발하게 되는 것이다 (그림 1-6).

1.3. 식품의 종류와 산 생성

먹는 식품은 우리 몸에서 산을 만들어 내고 사용한다. 따라서 매일 섭취하는 식품은 인체의 산-염기 항상성에 영향을 미치게 될 것이며 뼈 건강에 중요한 요인이 될 것이다. 따라서 식품의 종류에 따라 산 부담정도가 달라지지 않을까? 라는 물음은 자연스럽다.

레머(Remer)와 만츠(Manz)는 1995년 여러 가지 식품의 산성정도를 조사하여 잠재적인 신장부담을 조사하였는데 이에 의하면 육류는 100g당 8mEq 정도를 생산해 내어 매우 강한 산성으로 작용하는 반면 과일과 채소등은 신장 산부담이 (-)값으로 나타나 인체의 뼈건강에 유익한 알칼리

표 1-1. 여러가지 식품의 잠재적인 신장 산부담(Remer & Manz, 1995)

식품	산부하 (mEq/100g)	식품	산부하 (mEq/100g)
과일과 주스		유제품과 계란	
사과	-2.2	우유	0.7
건포도	-21.0	요구르트	1.5
포도주스	-1.0	체다치즈	26.4
레몬주스	-2.5	코티지치즈	8.7
채소, 곡물		계란 (노른자)	23.4
시금치	-14.0	육류,생선	
브로콜리	-1.2	쇠고기	7.8
당근	-4.9	닭고기	8.7
감자	-4.0	돼지고기	7.9
백밀	3.7	간 소시지	10.6
현미	12.5	연어	7.1

** -값이 클수록 산부담이 적으며, +값이 클수록 신장에 산부담이 크다*

성식품으로 나타났다 [4].

주목할만한 점은 치즈의 높은 신장 산부담 수치이다. 체다치즈의 경우 26.4로 육류의 세 배 정도나 높게 인체에 산부담을 안긴다 (표 1-1). 계란 역시 23.4로 매우 높은데 이들 식품은 유란채식인들이 즐겨먹고 섭취량 또한 많은 식품들이다.

1.4. 동물성단백질 섭취와 칼슘 밸런스

육류를 섭취하는 것이 뼈건강에 나쁘다는 증거는 있는가? 이를 이해하기 위해 우선 영양학에서 섭취량 설정 근거중 하나인 밸런스 개념을 알아보자. 밸런스는 양과 음이 있는데, 양의 밸런스는 섭취하는 양과 배설되는 양을 조사하여 섭취되는 양이 배설되는 양보다 많은 경우이다. 반면 섭취되는 양보다 배출되는 양이 많으면 음의 밸런스라 한다. 여기서 섭취는 고체뿐만 아니라 음료수를 통한 것도 포함되며 배출은 대변과 소변, 땀, 침 등을 모두 합한 수치이다. 즉, 섭취량이 적더라도 양의 밸런스면 인체는 칼슘을 실제로는 흡수 · 저장하게 된 것이고, 섭취량이 많더라도 음의 밸런스면 인체 내에서 칼슘이 빠져나간 셈이 된다 (그림 1-7).

1968년 워치만(Wachman)과 번스타인(Bernstein)은 세계의 각국의 동물성단백질 섭취와 골다공증의 관계를 조사하였는데, 동물성단백질의 섭취가 많을수록 골다공증으로 인한 엉덩이(대퇴골) 골절이 많다는 것을 발견했다. 그림 1-8에서 보면 남아프리카의 일일 칼슘섭취 추정치는 200mg 이하임에도 골절발생은 10만명당 10명 이하인 반면 5배 이상 많은 칼슘을 섭취하

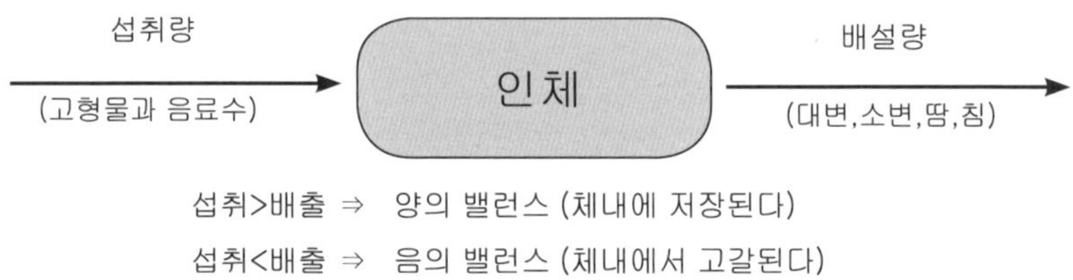

그림 1-7. 섭취량과 배설량의 밸런스

는 미국이나 영국, 핀란드 등은 골절이 10만명당 100명을 넘어서고 있다(그림 1-8)[5,6].

이러한 사실은 1981년 한 연구진에 의한 실험으로 더욱 분명해진다. 그림 1-9에서 볼 수 있듯이 환자가 하루 48g의 단백질섭취로 단지 500mg의 칼슘섭취시에는 칼슘이 양의 밸런스(인체에 저장)가 되었다. 그러나 칼슘섭취가 1,400mg이고 142g의 단백질을 섭취한 경우 칼슘밸런스는 음의 밸런스(인체에서 칼슘이 빠져나옴)였다. 3분의 1 남짓한 칼슘섭취일지라도 단백질섭취가 적으면 칼슘은 오히려 인체에 저장되고 뼈의 골밀도는 더욱 높아져 건강해지는 것이었다 [7].

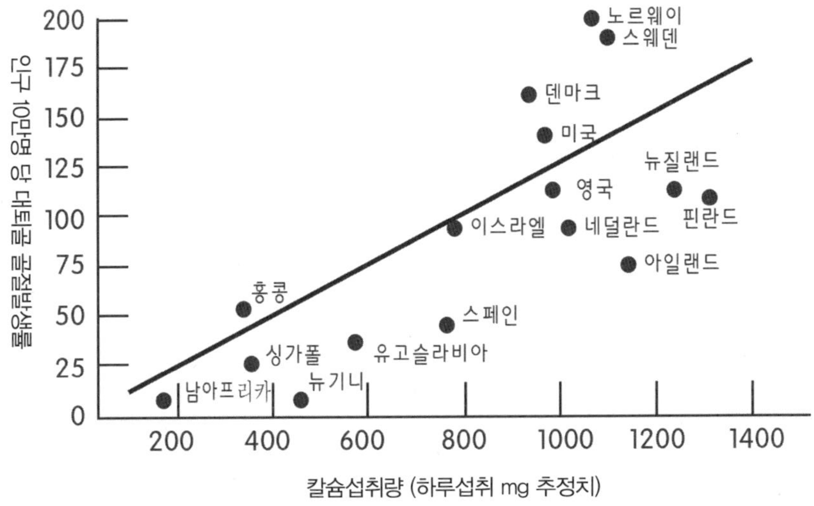

그림 1-8. 칼슘섭취량과 대퇴골 골절발생률의 비례관계

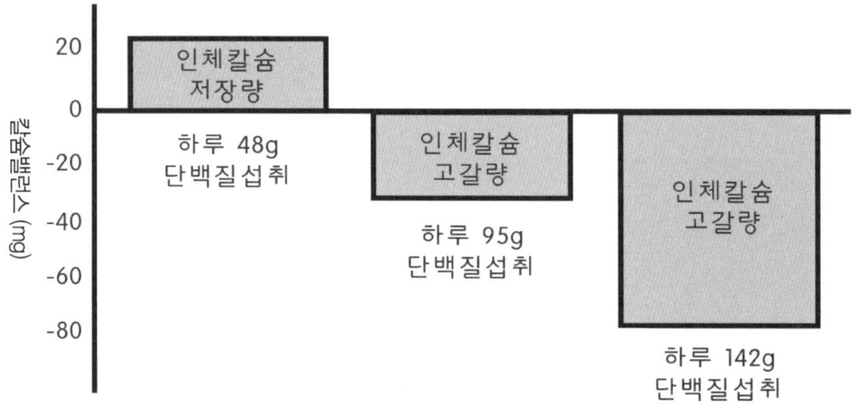

그림 1-9. 단백질 섭취량과 체내의 칼슘 밸런스

하루에 섭취하는 단백질의 양이 많아지면서 오히려 칼슘섭취량보다 칼슘배설량이 많아진다.

육류중심의 고단백 식이는 체내에서 많은 수소이온을 생성시키고 따라서 인체의 골격은 산-염기 완충작용을 위해 계속해서 칼슘을 방출하게 된다라는 증거는 계속해서 나오고 있다. 1998년 프라세토(Frassetto)와 그 동료들은 채식을 하지 않는 성인 20명을 대상으로 섭취하는 칼륨에 대한 단백질의 비(단백질/칼륨)와 신장에서 생성되는 산의 양을 측정하였는데 칼륨량을 기준으로 단백질섭취량이 많을수록 신장에 부담이 되는 산의 농도가 높아졌다(그림 1-10). 이는 체내의 산 생성이 많아지고 따라서 뼈무기질이 방출될 가능성이 높다고 해석될 수 있다[8]. 동물성단백질에 많은 황이 포함된 아미노산, 메티오닌과 시스테인은 황산과 수소로 변화하고, 유기산과 함께 혈액을 산성화시킨다. 아이러니하게도 식물성단백질이 질이 낮다라는 편견은 메티오닌과 시스테인 함량이 적기 때문이다.

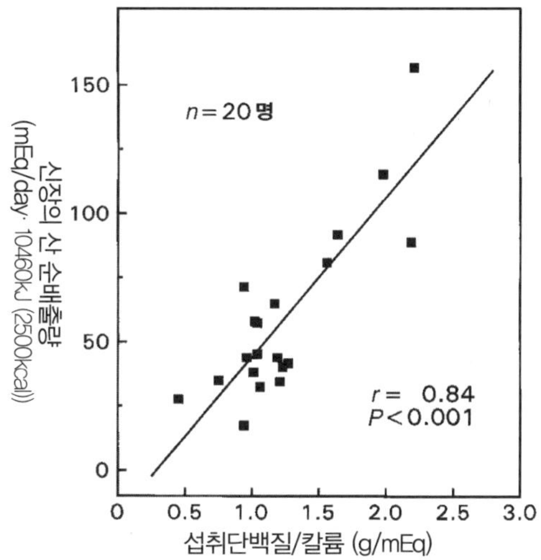

그림 1-10. 섭취하는 단백질/칼륨의 비율과 신장의 산 순배출량 (RNAE)

높은 황아미노산과 함께 고기단백질에 많은 인산도 칼슘손실과 관련된다. 칼슘은 인산과 1:1의 비율로 인체에 흡수되는데 인산이 많은 경우 칼슘의 흡수는 감소하게 된다. 반면 콩 중심의 채식식이는 칼슘의 손실이 적다(표 1-2).

1998년의 한 연구에 의하면 동물성단백질을 섭취하였을 때 150mg의 칼슘이 빠져나갔으나 콩 중심의 채식은 103mg만이 빠져나갔다.

단백질 자체가 신장의 사구체 여과속도를 증가시켜 뼈의 손실을 촉진하기도 한다. 신장은 매일 8,000mg의 칼슘을 여과하는데 정상인의 경우 98%를 재흡수하고 나머지는 소변으로 배출하게 된다. 그런데 고단백식이는 여과속도를 증가시켜 실질적인 손실량이 많아지게 된다. 따라서 단백질 섭취를 2배로 하면 칼슘배설도 두배가 된다.

1990년 코네티컷대학 연구진은 단백질 섭취량이 50g 증가할 때 칼슘 배출이 60mg증가하는 것을 발견했는데 이는 평균적으로 단백질 1g당 1mg의 칼슘이 손실되는 셈이다. 인체의 저장된 총 칼슘량은 뼈와 치아를 모두 합하여 1,000g내지 1,500g일 뿐인데 산성식품의 섭취를 통해 미량이라 할지라도 생애에 걸친 칼슘의 음의 밸런스는 인체에 저장된 뼈를 고갈시키게 되며 결국 골다공증의 결과를 만들게 된다. 단백질은 필요량만 섭취해야 하며 이는 식물성 식품으로 충분히 안전하게 공급된다.

표 1-2. 여러 가지 식품의 칼슘과 인의 비율

식품	칼슘 (mg)	인 (mg)	칼슘/인
다이어트 콜라	0	41	0.1이하
티본스테이크 (90g)	6	198	0.1이하
연어 (90g)	8	279	0.1이하
감자 (90g)	4	43	0.1
두부 (반컵)	258	239	1.1
우유 (1컵)	290	228	1.3
참깨 (1티스푼)	88	57	1.6
시금치 (반컵)	277	91	3.0
순무채 (반컵)	194	44	4.4
케일 (1컵)	179	36	4.9

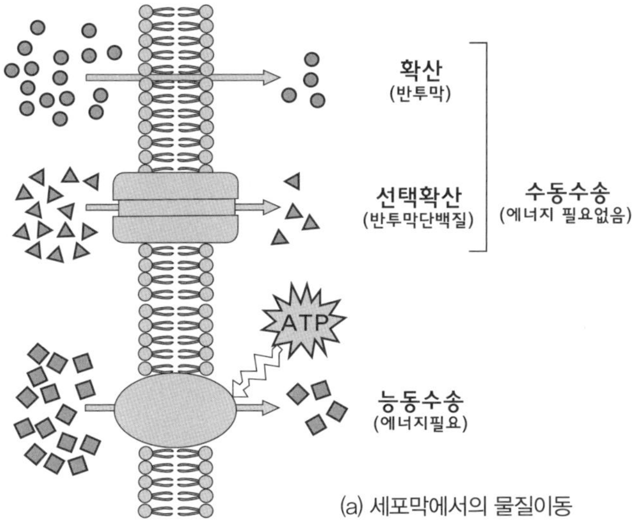

(a) 세포막에서의 물질이동

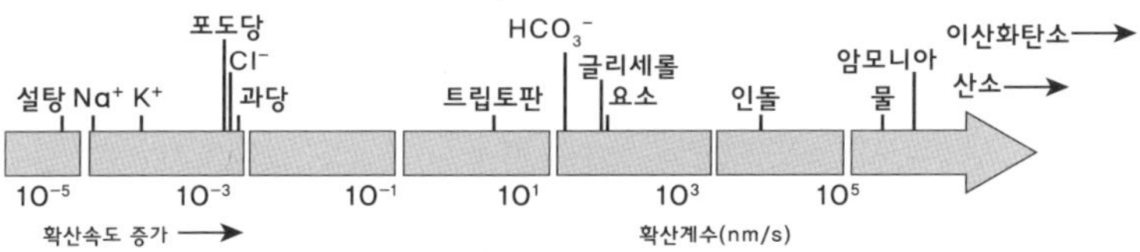

(b) 체내 물질들의 다양한 확산속도

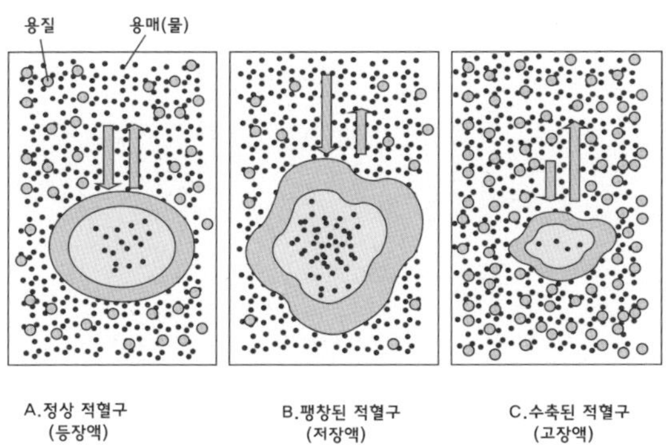

(c) 세포환경농도에 따른 세포의 부피변화

그림 1-11. 세포막에서 물질의 이동(a), 물질의 확산속도(b), 바깥 농도에 따른 세포의 안정성(c)

1.5. 채식인과 칼슘 밸런스

그렇다면 채식식이는 칼슘흡수에 있어 양의 밸런스를 나타낼 것인가? 2003년 독일의 연구진은 육체적 성장이 거의 정점에 이른 19세에서 24세 연령대인 7명의 여성과 1명의 남성을 대상으로 완전채식을 10일간, 유란채식을 10일간 공급하고 그들의 칼슘 총섭취량, 대변배설량, 소변배설량을 조사하고 칼슘밸런스를 계산하였다.공급한 식사는 개인별로 요구되는 에너지를 충족시키는 정도의 양이었다. 표 1-3에 제시된 바와 같이 완전채식인에 공급된 평균칼슘은 843mg인 반면 유란채식인에게 공급된 양은 1,322mg으로 큰 차이가 났다. 대략적인 칼슘흡수율은 완전채식인이 26%였고, 유란채식인은 24%였다. 그림 1-12은 칼슘 밸런스를 나타낸 것으로, 완전채식인이 일일 27mg에서 252mg으로 평균 119mg 양의 밸런스였고, 유란채식인은 32mg에서 283mg으로 평균 211mg 양의 밸런스였다 [9]. 이들이 내린 결론은 현대 서구인들은 건강한 상태를 유지할 수 있을 정도의 저열량 고칼슘식이를 선호하는데 영양적으로 조화된 채식은 그것이 완

표 1-3. 완전채식인과 유란채식인의 칼슘 밸런스 (1일 평균±SD)

그룹	완전채식	유란채식	P
대상자수	8	8	
칼슘섭취량 (mg)	843±140	1322±303	<0.01
칼슘 대변배출량 (mg)	637±224	1002±267	<0.05
칼슘흡수량	205±112	320±135	NS
칼슘흡수 (%)	26±15	24±8	NS
칼슘 소변배출량	87±67	110±46	NS
칼슘 밸런스 (mg)	119±113	211±136	NS
칼슘 밸런스 (%)	15±14	16±9	NS
데옥시피리디놀린 (nmol)	105±31	98±23	NS

전채식이든 유란채식이든 이러한 요구를 충족시킨다는 것이다. 식물성식품 중 과일과 채소가 풍부한 채식식이는 특히나 골다공증을 예방하고 건강한 뼈를 유지하는데 중요하다.

또다른 연구로서, 1997년 아펠 등은 과일과 채소의 섭취가 3.6 서빙(*1 serving은 한끼에 먹을 수 있는 정도의 양)일 때 157mg이 소변으로 나갔으나 9.5 서빙으로 증가시켰을때는 110mg으로 배설되는 양이 줄어드는 것을 발견하였다. 이는 과일, 채소로 인해 체내의 산이 적게 생성되었고 따라서 완충작용을 위한 칼슘배설이 적어졌기 때문이다 [10].

지금보다 훨씬 채식인에 대한 편견이 심했고, 채식식품을 선택하기 곤란했을 1980년대에 200명의 유란채식인과 비채식인을 대상으로 조사한 골무기질질량 측정은 뼈건강에 대해 시사하는 바가 크다. 이 연구는 200명의 유란채식인과 72명의 비채식인을 대상으로 20세에서 49세까지의 여성을 대상으로 진행되었다. 그림 1-13과 그림 1-14에서 볼 수 있듯이, 대략 50세 정도까지는 유란채식인과 비채식인의 골무기질질량에 큰 차이가 없고 모두 골절범위에서 벗어나 뼈 건강에는 문제가 없었다 [10].

그러나 50세 이후로는 채식인의 골무기질은 크게 감소하지 않고 여전히 골절범위 밖에 있어 건강한 상태를 유지하고 있지만, 비채식인의 골무기질질량은 급격히 낮아지면서 60세가 넘으면 뼈의 밀도가 골절영역 이하로까지 감소하게 된다(그림 1-13). 즉, 50세부터 89세 사이에서 비채식인에 비해 채식인의 골질량은 더욱 건강한 상태로 나타났다 [10]. 이는 계속된 육류의 산성식단으로 인해 젊어서 저장해 놓은 뼈를 조금씩 고갈시킨 결과일 것이다. 그리고 성장호르몬은 신체내의 산성작용을 약화시키는데 이에 근거하면 젊어서의 육류섭취는 성장호르몬으로 인해 산성작용이 완화되지만 노화와 함께 성장호르몬이 감소하면서 육류로 인한 산성작용이 골밀도를 낮추었을 것으로 추정된다.

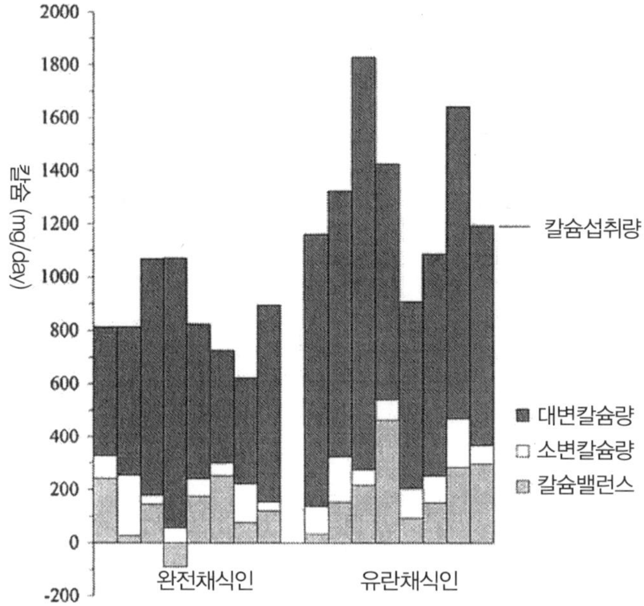

그림 1-12. 채식 식이패턴과 칼슘 밸런스

완전채식인과 유란채식인은 대부분 칼슘밸런드가 양(+)의 값을 갖는다. 이것은 배설량보다 섭취량이 많다는 의미이다.

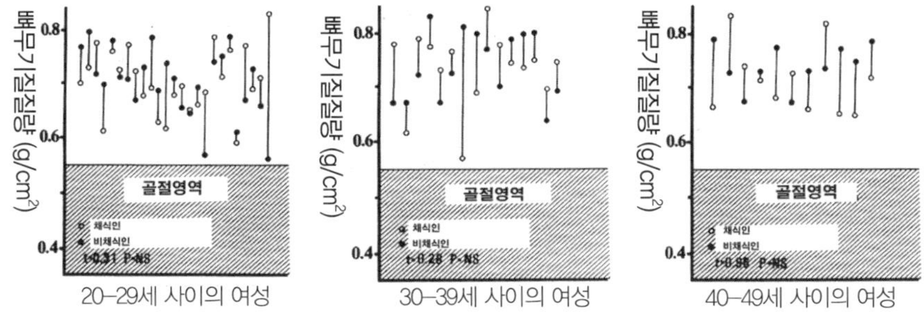

그림 1–13. 채식하는 여성과 비채식여성의 뼈무기질 질량비교

(N.S. 두 그룹간에 통계적으로 유의한 차이가 없음)

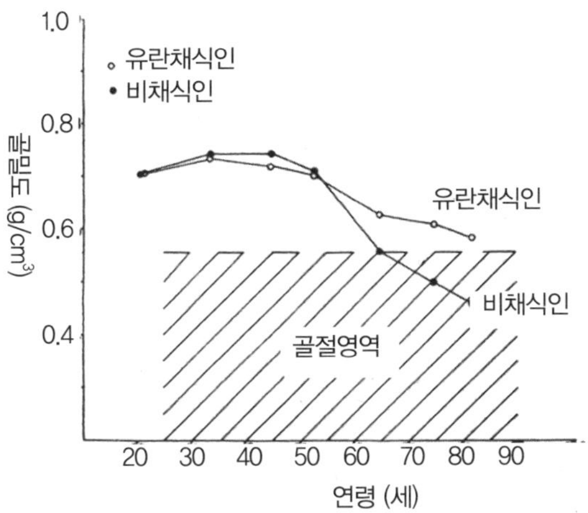

그림 1–14. 연령에 따른 채식인과 비채식인의 골밀도변화 추세

50세부터 비채식인의 골밀도는 급격히 낮아지며, 65세 부근에서부터는 골절영역까지 감소하게 된다. 하지만 채식인은 노화과정에서도 골밀도는 급격히 낮아지지 않으며 80세가 되어서도 골절기준보다 높은 수치의 골밀도를 유지하고 있다.

1.6. 채식식품의 칼슘량과 흡수율

우리의 일반적인 선입견과 달리 서리태(224mg/100g), 깨(1,237), 고구마줄기(1,552), 냉이(145), 토란대(709), 호박고지(165), 케일(320) 등 콩류, 종실류, 채소류 거의 모든 품목에서 채식식품은 높은 칼슘함량을 가진다(표 1-4). 반면 소고기는 100g당 6mg, 돼지고기 8mg, 닭고기 5mg이며 계란조차도 100mg을 넘지 못한다.

그렇다면 이 풍부한 칼슘 함유에도 불구하고 식물성 칼슘은 흡수율이 낮다라는 주장은 사실인가? 과학적인 연구결과는 그것이 미신이라고 말한다. 보통 채식식단에서 칼슘흡수를 저해하는 요소로 드는 것은 옥살산, 섬유소, 피틴산 세가지인데 실제로 칼슘의 흡수를 방해한다는 옥살산이 많은 시금치, 비트라 할지라도 칼슘흡수율은 25%에서 35%로 일정하다. 그리고 보통 콩과식품의 칼슘흡수율은 20%이고 엽채소는 50% 이상을 흡수한다. 따라서 식물성식품으로 인한 칼슘저해는 현실적으로 불필요한 것이다.

채식인의 일반적 식이는 비채식인에 비해 두 배 정도 많은 섬유소와 피틴산을 섭취한다. 하지만 실제실험결과에 의하면 이들 식품으로 인한 칼슘흡수저해는 관찰되지 않는다. 왜냐하면 피틴산은 이미 칼슘과 결합된 상태로 존재하기 때문에 다른 칼슘과 결합하지 않기 때문이다. 섬유소에 의한 칼슘흡수 저해실험은 1942년에 실시된 것으로 알려져 있으며 추가적인 연구없이 근 70년 이상 인용되어 온 것이다.

칼슘흡수라는 주제와 관련된 것은 총섬유소이기 보다는 불용성섬유소가 중요한 주제가 될 수 있다. 그래서 총 섬유소가 많은 케일일지라도 불용성섬유의 함량은 적기 때문에 칼슘흡수가 잘된다. 불용성섬유는 주로 단순화(정제)하지 않은 않은 통곡류 등에 많이 있다. 그러나 통곡류는 흡수율이 낮아질지라도 총 함유된 칼슘이 많다. 따라서 실제로 흡수되는 양은 단순곡

표 1-4. 칼슘이 특히 많은 식품 (가식부100g 당) [11]

식품	서리태	흑태	노란콩	녹두
mg	224	220	246	107
식품	두부	밤콩	유부	붉은팥
mg	126	239	295	128
식품	들깨	참깨	고구마줄기	갓김치
mg	351	1,245	1,552	118
식품	깻잎	냉이	달래	무말랭이
mg	325	145	124	310
식품	시래기	비름나물	쑥갓	케일
mg	335	236	119	320
식품	토란대	호박고지	무화과	검정참깨
mg	709	165	171	1,237

가식부란 식품중에서 먹을수 있는 부위를 의미한다.
*(*100g당 칼슘함량은 쇠고기 6mg, 돼지고기 8mg, 닭고기 5mg이며 육류가공품은 40mg이상이 되지 않는다. 계란도 100mg을 넘지 않는다.)*

물(백미,백밀)보다 오히려 더욱 많게 된다.

결론은 채식식품에 섬유소, 피틴산, 옥살산이 많이 함유되어 있지만 실제 칼슘흡수의 방해작용은 크지 않다. 단적인 예가 콩인데 콩은 앞의 세 가지가 많지만 칼슘흡수가 잘 되어 흡수율이 20%대에 이르며 채식을 위주로 하는 나라의 국민들에게 골다공증은 희귀한 질환이다.

또다른 예로 식단구성이 완전히 다른 에스키모인과 코카서스인의 비교를 들 수 있다. 전통적인 식단에서 에스키모인은 고기를 많이 섭취하며 코카서스인은 육류섭취가 매우 적고 거의 채식으로 알려져 있다. 에스키모 노인여성보다 코카서스 노인여성은 골질량이 높다. 그러나 젊은 에스키모 여성은 젊은 코카서스 백인여성과 골질량이 유사하였다. 코카서스인 중에서도 고기섭취가 많은 여성들은 채식을 하는 코카서스여성들보다 골무기질질량이 낮았다.

1.7. 칼슘섭취와 영양권장량의 허구

현대영양학에서 칼슘권장량설정은 세가지 요소를 전제로 하고 있다. 첫째는 보통성인은 매일 200mg에서 250mg을 소변과 대변으로 잃는다는 것이며 두 번째 전제는 섭취하는 칼슘 중 30%내지 40%만을 인체에서 흡수한다는 것이다. 이에 근거하여 음식으로 섭취해야 하는 양은 하루 800mg으로 계산한다. 세번째는 영양권장량은 상위 97.5%의 섭취자를 대상으로 한다.

그러나 이 세가지 전제는 모순점을 안고 있다. 첫째, 칼슘의 흡수비율은 섭취량과 성장시기에 따라 매우 큰 변화가 있다. 예를 들어 칼슘을 많이 섭취하게 되면 흡수율은 오히려 감소하여 15%에 이른다. 또한 생애 시기중 급격히 성장하여 칼슘에 대한 필요가 매우 높은 유아의 경우 칼슘흡수율은 75%까지 이르게 된다 [12].

두 번째, 서구의 영양권장량은 유제품의 섭취를 전제로 하지 않을 때에는 칼슘을 섭취할 수 없게 되어 있다. 미국의 경우 섭취칼슘의 75%를 유제품이 제공하고 있다. 하지만 세계인의 3분의 2는 유제품을 소화하기 어려

표 1-5. 단백질섭취량과 소변칼슘배설량의 비례관계

식이 기간	총섭취열량 중 단백질 %	소변의 칼슘배설량 (mg/24시간)		
		낮음	중간	높음
15일	1%/12%/25%	51	99	161
4일	8%/12%/25%	108	129	196
15일	8%/16%/24%	168	240	301
15일	8%/16%/24%	217	303	426
15일	8%/16%/24%	168	240	301

표 1-6. 유당분해효소가 퇴화한 비율

민족	유당분해효소 퇴화율
반투족	90%
필리핀인	90%
태국인	90%
일본인	85%
대만인	85%
아랍인	78%
페루인	70%
핀란드인	18%
덴마크인	2%

우며 소화할 수 있는 북유럽인 중심의 나머지 3분의 1도 영양 인류학적으로는 1만년전에야 유전적 변이로 가능해진 것으로 추정한다 [13].

표 1-6에서 볼 수 있듯이 우리나라 사람들과 비슷한 유전자를 가지고 있는 아시아인인 태국인은 90%가 일본인은 85%가 5세 이후에 유당분해효소가 퇴화하고 있다. 육류와 유제품을 많이 섭취할수록 체내의 칼슘유출을 높이며, 따라서 칼슘의 흡수율이 감소될 것이며, 섭취해야 하는 요구량은 늘어나게 된다. 육류와 유제품 중심의 식이는 칼슘고갈이라는 악순환의 시작단추를 누르는 것이 된다. 이러한 측면에서도 현재의 칼슘권장량은 전혀 타당하지 않다.

세번째는 영양권장량이라는 개념에 대한 오해이다. 영양권장량은 평균값이 아니다. 오히려 영양권장량의 기준값 설정은 결핍을 예방하기 위한 목적에서 사람들의 섭취필요량을 정규분포로 가정하고, 상위 97.5%의 사람들에게 충족되는 양을 기준으로 한다(그림 1-15). 영양권장량에서 대략 20내지 30%를 뺀 값이 평균값이 된다. 따라서 어떤 집단의 평균섭취량

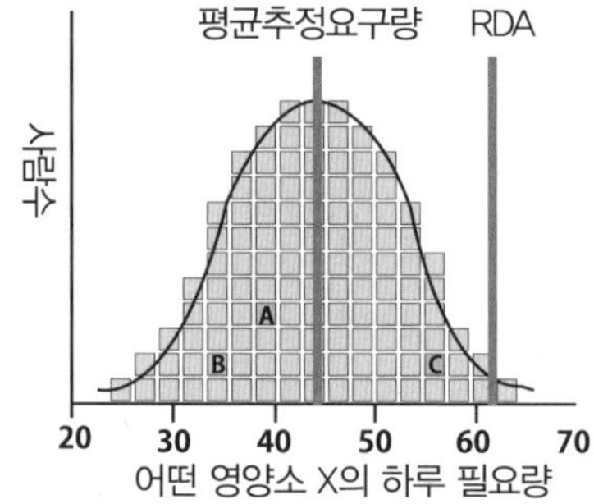

그림 1-15. 영양소의 섭취권장량 기준과 정상적인 사람들의 섭취분포

사람 A, B, C 모두 섭취권장량에 미치지 못하는 양을 섭취하지만 부족하다고 하지 않는다. 하위 2.5%와 상위 2.5%를 제외한 나머지 사람들은 정상적인 섭취범위 내에서 영양을 공급받고 있다고 해석한다.

은 당연히 권장량보다 낮아야 정상인 것이다. 우리나라의 현재 칼슘섭취 평균량은 영양권장량을 기준을 평균으로 바꾼다면 적정한 값이 된다(그림 1-16). 과잉칼슘섭취는 심혈관내 침착과 백내장과 같은 문제를 일으킬 수 있다. 따라서 채식위주의 알칼리식품을 섭취하여 실질적인 흡수율을 높여 칼슘섭취에서 양의 밸런스를 도모하는 것이 보다 지혜로운 방법인 것이다.

그림 1-17은 2013년 기준으로 한국인의 영양섭취량을 나타낸 것인데, 칼슘과 칼륨을 제외한 대부분의 측정 항목이 100%를 넘어서고 있는것을 알수 있다. 단백질은 남성의 경우 권장량의 178%, 여성은 141%로 과잉섭취하고 있었는데, 이것은 상위 97.5%를 기준으로 한 것이기에 평균값을 기준으로 한다면 남녀모두 두배 이상을 섭취하는 셈이다. 단백질은 지방이나 탄수화물처럼 저장되기 어렵기에 단백질의 질소원자는 암모니아로 변환되고 다시 안전한 상태인 요소로 되어야 하는데, 과잉섭취할 경우 요소로 변환되지 못한 암모니아들이 신체전반을 손상시키는데 역할을 하게 된다.

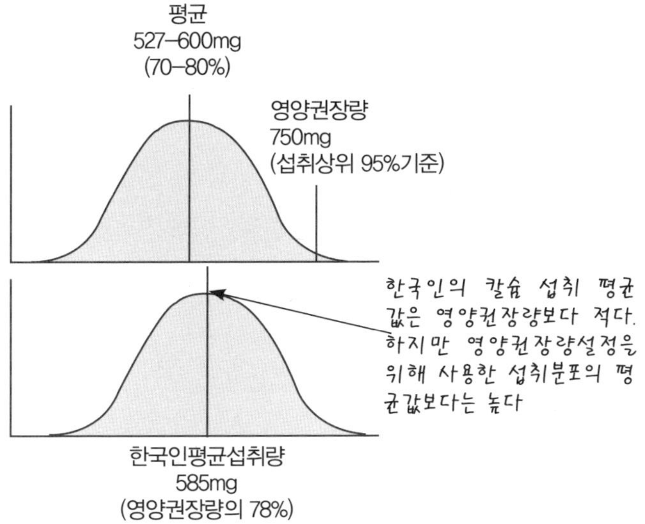

그림 1-16. 칼슘의 영양권장량과 한국인의 평균섭취량의 비교

영양섭취권장량은 상위 97.5%를 기준으로 하는 것이다. 따라서 어떤 집단의 평균섭취량은 반드시 섭취권장량보다 적어야 한다.

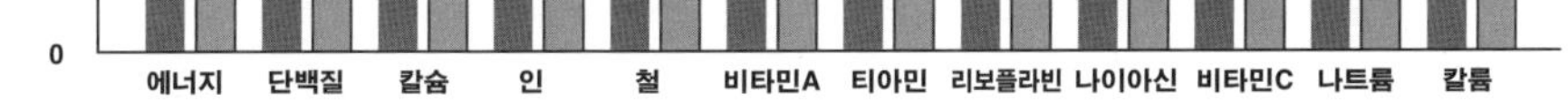

그림 1-17. 한국인의 영양섭취량 (2013년 기준)

영양섭취기준에 대한 섭취비율. 영양섭취기준에 대한 개인별 영양소섭취량 백분율의 평균값. 만 1세 이상 * 영양섭취기준: 2010년 한국인 영양섭취기준 개정판(한국영양학회 2010) 에너지는 필요추정량. 나트륨, 칼륨은 충분섭취량, 기타는 권장섭취량을 기준으로 함. 칼슘과 칼륨을 제외하고 모두 권장섭취량보다도 높음. 따라서 매우 심각한 과잉영양상태라 할 수 있음

1.8. 결론

채식 식이는 골다공증을 감소시킨다. 알칼리성인 채식식품은 인체에 산 부담을 주지 않고 따라서 뼈에서 칼슘유출을 만들어내지 않는다. 반면 비채식식이는 과도한 단백질로 인하여 인체를 산성화시키고 인체는 산을 중화하기 위한 완충장치로 인체의 뼈에서 칼슘과 무기질을 빌려온다. 매일의 양이 적을지라도 생애에 걸쳐 지속되면서 결국은 골다공증으로 이어진다.

2010년 우리나라의 골다공증 환자는 이미 200만명이 넘어선 것으로 추산되고 있으며 그 증가속도는 더욱 가파르게 올라가고 있다. 골다공증은 요통, 신장축소, 노화촉진, 척추, 대퇴골경부골절등의 고통을 안기며 칼슘이 신경계에 중요한 물질이기에 우울증과 신경장애를 유발하기도 한다.

식이 이외에 골밀도가 낮아지는 요인으로는 유전, 생활스타일, 운동, 성호르몬, 약물복용 등의 원인이 있겠으나 어떠한 상황에서도 채식중심의 식이에 의한 예방은 첫번째로 중요하다 하겠다.

출 처

1. New SA: Intake of Fruit and Vegetables: Implications for Bone Health. Proc Nutr Soc 2003, 62:889–899.
2. Barzel US, Jowsey J: The Effects of Chronic Acid and Alkali Administration on Bone Turnover in Adult Rats. Clin Sci 1969, 36:517–524.
3. Arnett TR, Dempster DW: Effect of pH on Bone Resorption by Rat Osteoclasts in vitro. Endocrinology 1986, 119:119–124.
4. Remer T, Manz F: Potential Renal Acid Load of Foods and its Influence on Urine pH. Journal of the American Dietetic Association, 95:791–797.
5. Hegsted DM: Calcium and Osteoporosis. J Nutr 1986, 116:2316–2319.
6. Abelow BJ, Holford TR, Insogna KL: Cross–Cultural Association Between Dietary Animal Protein and Hip Fracture: a Hypothesis. Calcif Tissue Int 1992, 50:14–18.
7. Linkswiler HM, Zemel MB, Hegsted M, Schuette S: Protein–Induced Hypercalciuria. Fed Proc 1981, 40:2429–2433.
8. Frassetto LA, Todd KM, Morris RC, Jr., Sebastian A: Estimation of Net Endogenous Noncarbonic Acid Production in Humans from Diet Potassium and Protein Contents. Am J Clin Nutr 1998, 68:576–583.
9. Kohlenberg–Mueller K, Raschka L: Calcium Balance in Young Adults on a Vegan and Lactovegetarian Diet. J Bone Miner Metab 2003, 21:28–33.
10. Marsh AG, Sanchez TV, Midkelsen O, Keiser J, Mayor G: Cortical Bone Density of Adult Lacto–Ovo–Vegetarian and Omnivorous Women. J Am Diet Assoc 1980, 76:148–151.
11. 서민자, 전은자: 영양급식과 조리. 서울: 홍익제, 1997.
12. Abrams SA: Calcium Absorption in Infants and Small Children: Methods of Determination and Recent Findings. Nutrients 2010, 2:474–480.
13. Bayless TM, Rothfeld B, Massa C, Wise L, Paige D, Bedine MS: Lactose and Milk Intolerance: Clinical Implications. N Engl J Med 1975, 292:1156–1159.
14. Kerstetter JE, Mitnick ME, Gundberg CM, Caseria DM, Ellison AF, Carpenter TO, Insogna KL: Changes in Bone Turnover in Young Women Consuming Different Levels of Dietary Protein. J Clin Endocrinol Metab 1999, 84:1052–1055.
15. Denke MA: Metabolic Effects of High–Protein, Low–Carbohydrate Diets. Am J Cardiol 2001, 88:59–61.

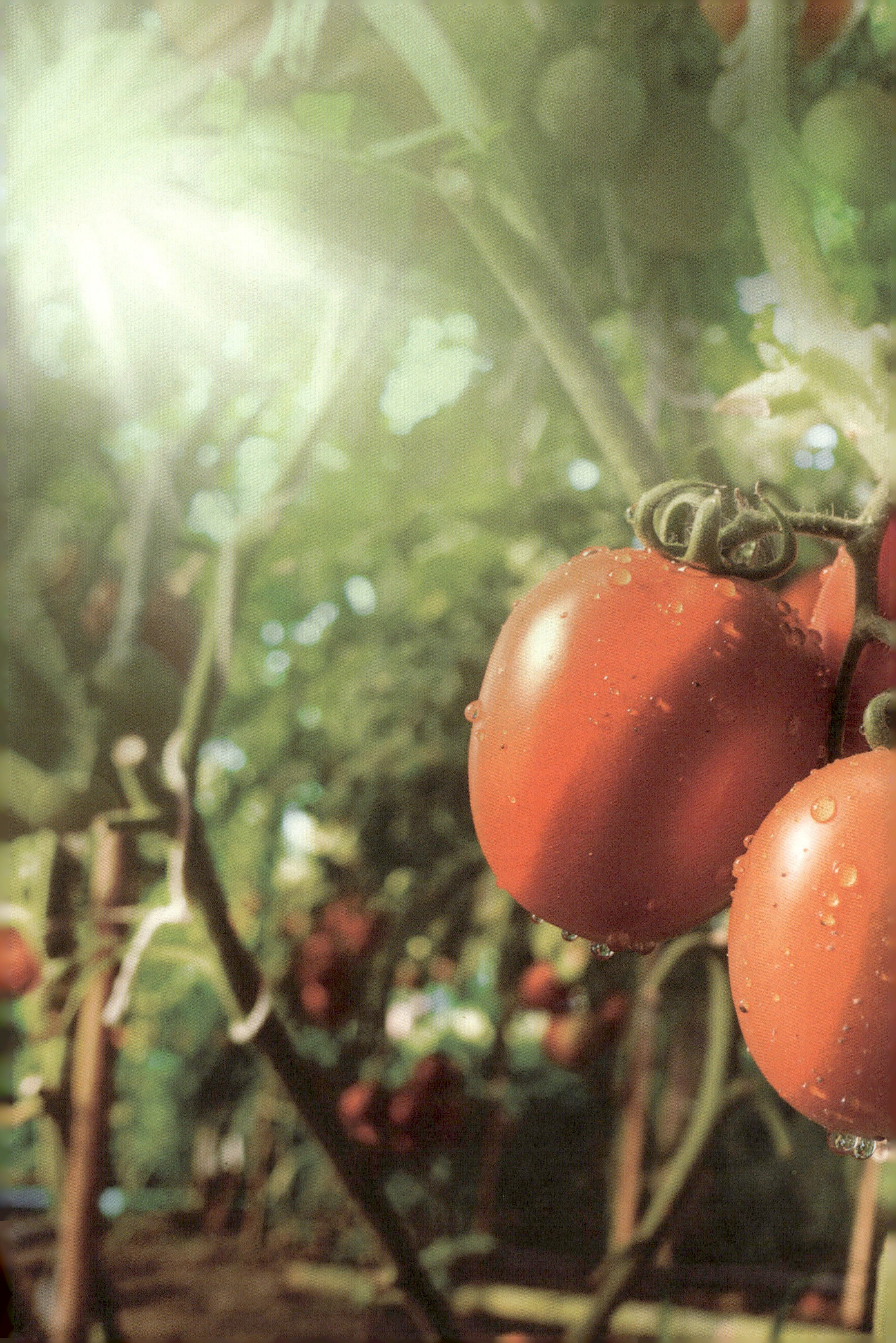

2장. 비뇨계와 채식

Urinary System and Vegetarian Diet

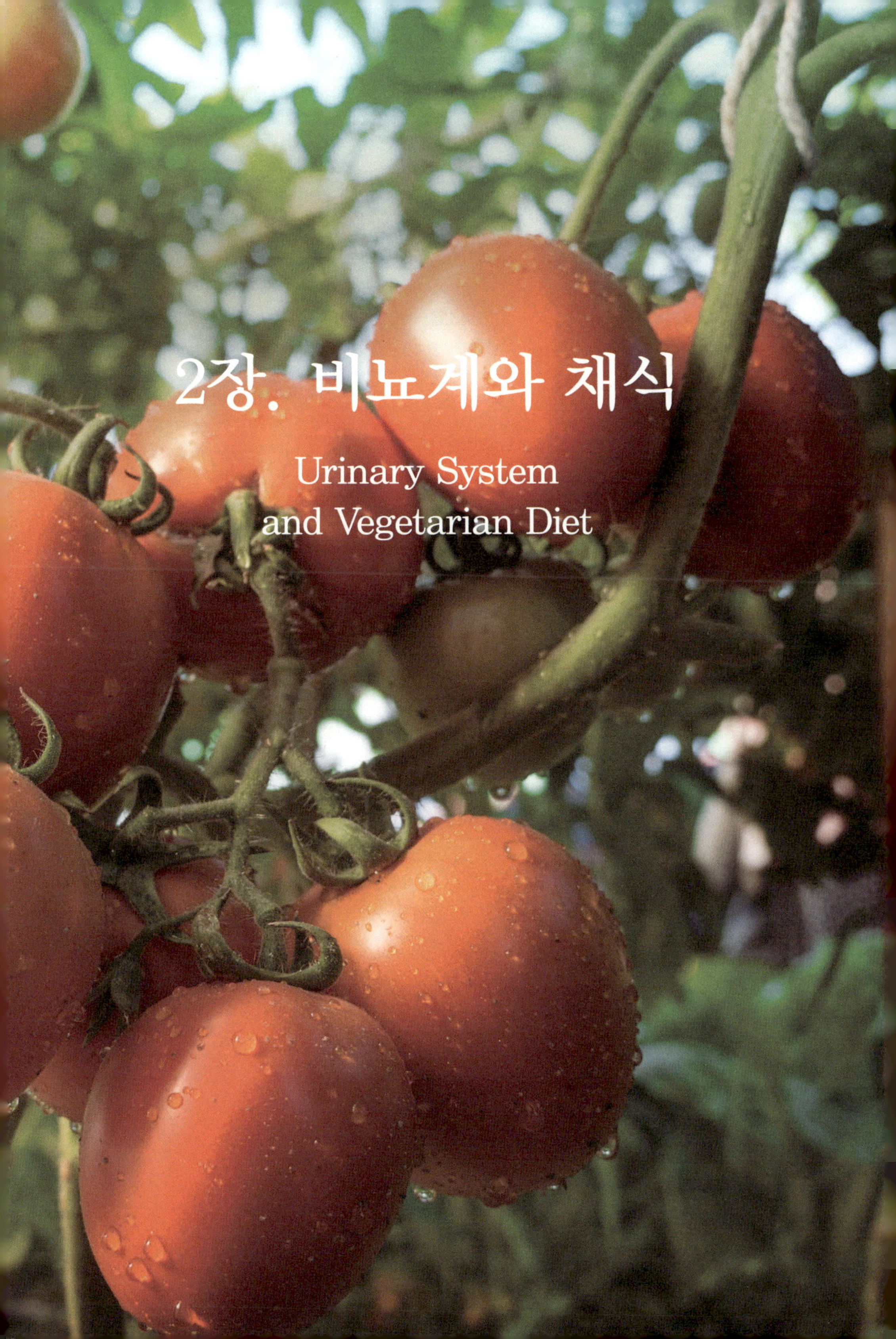

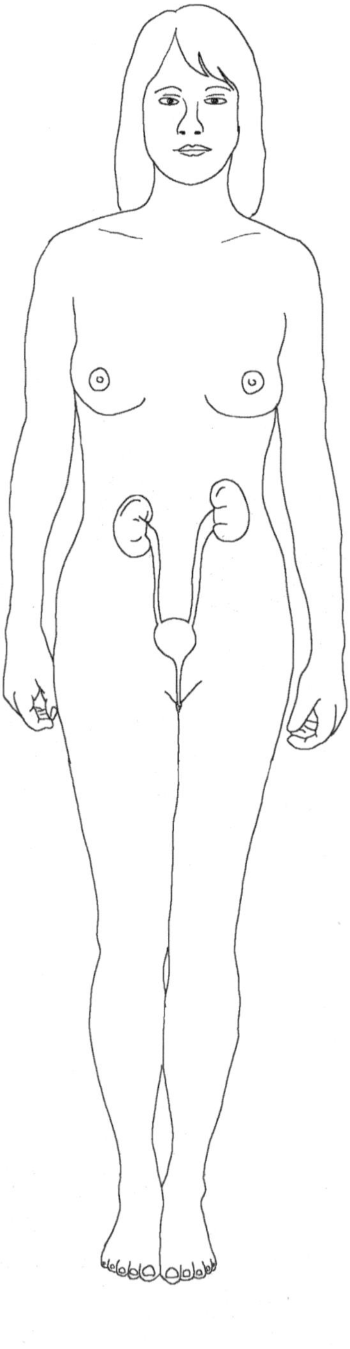

● 피부계
땀선은 물과 수분을 제거 케라틴화 된 표피는 과도한 액체손실을 방지→
● 내분비계
알도스테론과 ADH는 신장에서 혈액속도와 전해질의 재흡수를 조절함 →
신장세포는 혈압이 낮아질때 레닌을 방출 ←
● 소화계
신장에서 노폐물을 제거하기 위해 혈액농도를 일정하게 하기위해 필요한 물을 흡수함 →
독성물질을 배출하고 간에 의해 생성된 질소 노폐물과 빌리루빈을 배출한다←
● 생식계
부속기관에서 분비물을 방출하여 세균에 의한 남성의 뇨감염방지 →
남성의 뇨관은 정자를 외부로 운반함←
● 골격계
척추는 신장과 뇨관을 보호함 →
뼈의 성장에 필요한 칼슘과 인산을 보호함 ←
● 근육계
← 괄약근은 노관개폐로 배뇨를 조절
→ 근육의 단백질 대사에 의한 노폐물을 제거
● 신경계
← 신장혈압을 조절 방광팽창을 감지하고 배뇨를 조절
● 심혈관계
← 거름작용을 하는모세혈관으로 혈액을 운반하고, 요생성동안 전해질을 재흡수
→ 혈압상승을 위해 레닌분비
● 면역계/림프계
← 뇨관감염에 대한 특별한 방어를 제공
→ 독소와 세포활동에 의한 노폐물을 제거
● 호흡계
← CO_2를 제거하여 pH를 조절함
→ CO_2제거를 도움

2장. 비뇨계와 채식

2.1. 심혈관계의 구조와 기능

비뇨계(배설계)는 신체의 물질대사로 생겨나는 노폐물을 체외로 보내는 작용과 관련된 기관이다. 신체의 조직액은 그 양과 조성이 일정 범위 내에 있어야 하고 체내에서 생성되는 노폐물은 제거되어야 한다. 비뇨계가 이 역할을 하며 신장, 방광, 요도 등으로 구성된다.

신장은 횡격막 아래, 등골 양측에 하나씩 자신의 주먹보다 약간 큰 누에콩 모양의 장기이다. 소엽성기관으로 혈액을 공급하는 혈관이 규칙적으로 배열되어 있고 병소의 범위를 구분하는 기준이 된다. 하나의 무게는 130g~150g으로 체중의 0.5% 정도 밖에 되지 않지만 심장에서 내보내는 전체 혈액 중 25%(분당 1.2~1.3L)의 혈액이 신정맥을 거쳐 신장에 도착하는데 매 시간 400번을 통과하기에 신장을 통과하는 양은 하루 5톤이나 된다.

정상적인 신장의 주요기능은 노폐물제거, 체액조절, 내분비기능이다. 즉, 신장은 요소로 대표되는 신체의 노폐물들을 걸러내고, 전해질 밸런스와 혈액 pH 7.3과 같은 체액을 조절하며, 골수에서 적혈구 생산, 비타민 D 합성 등과 관련된 내분비 역할을 한다. 비뇨계의 중심인 신장은 체액의 정화와 균형을 유지하는 정화기라 할 수 있다.

체내의 노폐물을 걸러내는 원리는 불순물이 들어 있는 용액을 거름종이에 붓는 것과 같다. 거름종이의 미세한 틈보다 작은 불순물은 거름종이를 통과하고 큰 물질은 통과하지 못하게 된다. 신체에서 혈액은 불순물이 포함된 용액이며, 거름종이 역할을 하는 것이 사구체이다. 사구체를 통과한 액을 원뇨라 하고, 원뇨 중 신체에 필요한 물과 무기질이 다시 흡수되고 남은 용액이 방광으로 가서 오줌이 된다.

신체의 좌우 양쪽에 있는 신장은 각각 100만개의 네프론(nephron; 신원)으로 구성되는데, 네프론은 신장의 구조적 기능단위이다(그림 2-1). 네프론은 사구체라는 작은 구조적 단위를 포함하고 있는데 사구체는 일종의 거름종이 역할을 한다. 사구체는 수입세동맥에서 연결되어 나온 모세혈관망이 함몰되어 넓은 표면적을 만든 둥근 구조의 여과단위이다. 이런 구조로 인하여 신장 모세혈관내의 함유 혈액량 30~40ml는 모세혈관의 총표면적 약 $12m^2$에 접촉하여 효율적으로 여과하게 된다. 남성의 경우 사구체 여과율(Glomerular Filtration Rate, GFR)은 $125ml/min/1.73m^2$이고 여성은 이보다 10% 정도 적은데 시간당 17.5L, 하루 180L로 인체의 전 체액량이 4배, 혈장량의 60배인 셈이다.

성인의 혈액은 신장의 사구체를 매 시간마다 400번을 통과하면서 노폐물을 걸러 내는데 분자직경 4nm이하의 전기적 중성물질은 통과되며 8nm(10^{-9}m)이상이거나 전하를 띤 물질은 통과하지 못한다. 사구체라는 거름종이를 통과하지 않고 혈액으로 이용되는 것은 적혈구, 혈소판, 단백질이며 통과하는 것은 요소, 염분, 크레아티닌(근육 에너지원의 노폐물), 요산(세포 대사 노폐물) 등이다. 처음 170리터 정도의 원뇨가 만들어지면 그 중 필요한 영양소와 물은 세뇨관에 재흡수되어 170리터의 1%인 1.5리터 정도만 오줌이 된다. 오줌은 혈장의 4배나 농축이 되어 있으며 성분의 95%는 물이다.

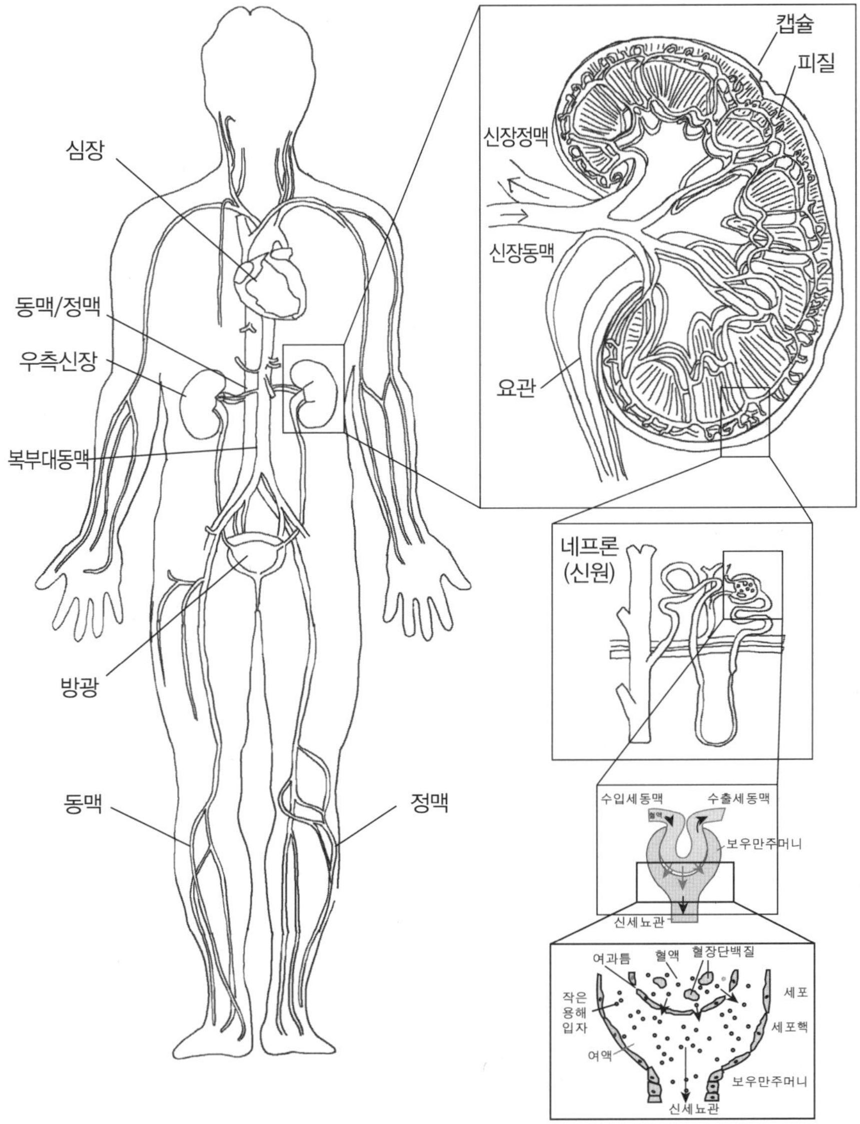

그림 2-1. 신장과 네프론, 보우만주머니, 사구체의 구조

2.2. 신장질환과 저단백식이

신장질환에는 급성신부전증, 만성신부전증, 사구체신염 등이 포함된다. 급성신부전증은 심한 출혈이나 독성물질에 의해 사구체로 혈액에 공급되지 못해 신장기능이 급히 저하되어 소변을 만들지 못하고 노폐물이 체내에 머무는 상태인데 혈뇨, 통증, 소변량감소가 나타난다. 만성신부전증은 사구체신염과 신우신염의 두 가지 주원인이 있는데 고혈압, 요로결석 등에 의해서 발생하며 특징은 네프론이 파괴되는 것인데 단지 5%만 남아 있는 경우도 있다. 네프론은 70%가 파괴되어도 신장기능을 하기에 초기에는 그 증상을 모르는 경우가 많으며 이 때문에 요독증이 발생하고 나서도 치료받지 못해 나중에 감염 등으로 합병증이 발생하는 경우도 흔하다.

사구체신염은 신장염이라고도 하는데 자가면역질환의 일종으로 항원과 항체가 사구체혈관에 쌓여 신장기능이 약화되는 것이다. 이 상태가 계속 진행되면 신부전으로 진행되기도 한다.

여러 가지 신장질환이 있지만 일단 진행이 되면 신장의 기능은 점점 약해지게 되는데 그것은 정상적인 상태의 신장에서 걸러내야 하는 노폐물들이 손상된 신장에서 제거되지 못하고 체내에 순환하며 계속 신장에 부담을 주게 되기 때문이다. 따라서 신장질환치료에서 신장손상속도를 늦추는 것은 매우 중요한 사항이 된다.

그런데 신장병 환자에게 단백질 공급은 일종의 딜레마이다. 신장질환자는 이미 신장이 매우 손상되어 있는 상태이고 단백질이 제대로 걸러내지 못하고 오줌으로 새어나가며, 질병으로 손상된 신장세포를 복구해야 하기에 많은 단백질을 공급받아야 한다. 정상인의 경우 단백질은 사구체를 통과하여 오줌으로 나가지 않는다. 흔히 신장투석환자에서는 단백질-열량의 영양부족이 나타나는데 이것은 흔히 영양의 공급부족과 관련되어 있다고 추정된다. 단백질-칼로리 부족은 사망률을 높이고 병적상태를 악화시킬 수 있기에 단백질-칼로리제한은 더욱 어렵게 된다.

그러나 이와 반대되는 논리도 가능하다. 즉 고단백처방이 질소 밸런스에 있어 적절한가에 대한 물음이다. 왜냐하면 단백질공급이 늘어날수록 체내의 단백질소실이 증가하며 질소 분해속도도 증가하게 된다. 혈장내에 요소가 많아지게 되면 인공투석을 받아야 하는데 과다한 단백질공급은 이미 손상된 상태의 신장기능을 더욱 악화시킬 수 있다. 즉, 신장질환자에게 고단백식이는 단백질 밸런스에서 음의 밸런스로 나타나기에 인체내에서 생성되는 요소의 양을 최소로 하여 양의 밸런스를 도모해야 한다는 관점이다. 참고로 세계식량농업기구(FAO)에서는 하루 섭취되는 단백질의 최소량을 몸무게 1kg당 0.5g으로 설정하고 있으며 정상인을 대상으로 한 미국의 영양권장량은 몸무게 1kg당 0.8g이다. 이러한 상황으로 볼때 신장질환자에게 과도한 단백질은 부담이 될 가능성이 높다. 그렇다면 실제 연구결과는 어떠한가?

저단백식이는 혈청 단백질함량을 증가시킨다

1989년 뉴잉글랜드 의학저널에 저단백식이의 신장질환에 유익한 효과에 대한 연구가 보고되었다. 체내의 불순물을 제거하는 속도가 사구체 여과율인데 정상성인은 125mL/min/1.73m^2 이고 신장(콩팥)질환에 걸리면 그 속도가 점점 낮아진다. 정상적인 신장은 하루에 125리터의 혈장을 여과하는데 이를 1분당으로 환산하면 125mL가 되는 것이다. 사구체여과율을 구하는 공식은 몇가지가 있는데 대개는 크레아티닌의 농도를 이용한다.

노화가 진행되면서 신장의 기능이 약화되는데 평균적으로 1년에 0.75mL/min씩 감소된다. 그러나 고혈압과 같은 질환에 의해 높은 압력으로 신장이 손상된 경우 사구체 사이로 필수적인 영양소들이 빠져나가게 되고 비정상적으로 사구체 여과율이 증가한다.

그림 2-2에서 보면 신장병환자에게 단백질섭취를 제한하지 않고 보통의 식사를 하게 하였을 때에는 사구체 여과율이 120ml/min/1.73m^2 까지 증가하였는데 저단백식이를 시행한 후부터는 사구체 여과율이 감소한 후 일정하게 50ml/min/1.73m^2 을 유지하였다. 이것은 신장의 기능이 개선됨으로써 사구체를 통해 누출되던 영양소가 감소한 것으로 해석될 수 있다.

그렇다면 단백질섭취가 줄어들었으니 체내의 단백질이 부족할 수도 있지 않을까? 체내단백질함량을 아는 대표 지표 중 하나는 혈청 알부민이고 따라서 혈청의 알부민수치가 높다면 단백질은 부족하지 않은 셈이 된다. 조사결과, 저단백식이를 한 후 체내의 알부민수치는 고단백식이때보다 오히려 높아졌다 (그림 2-3) [1]. 그 이유는 소변으로 새어 나가는 단백질량의 급격한 감소 때문이었다. 즉 저단백식이를 하기 전 하루 2,000mg이 소변으로 나갔으나, 저단백식이를 한 1년 후에는 100mg으로 급격히 감소하였다. 즉 손상된 신장으로 소실되던 단백질량이 감소되어 단백질 밸런스는 양의 밸런스로 변한 것이다 (그림 2-4).

2002년 덴마크의 제 1형 당뇨환자 82명을 대상으로 한 당뇨성신장질환연구에서도 비슷한 결과가 나온다. 일반적인 식이는 하루 체중 1kg당 1.02g(1.02g/kg/day)을, 저단백식이는 0.89g을 공급하였다. 4년후 사망하거나 신장의 말기단계까지 악화된 사람은 일반식이의 경우 27%인 반면 저단백식이는 10%로 낮아졌다 [2]. 이들은 보통의 식이단백질 제한은 제 1형 당뇨성 신장질환자의 증상개선효과가 있으며 부가적으로 고혈압에도 유익한 효과가 있었다고 알린다.

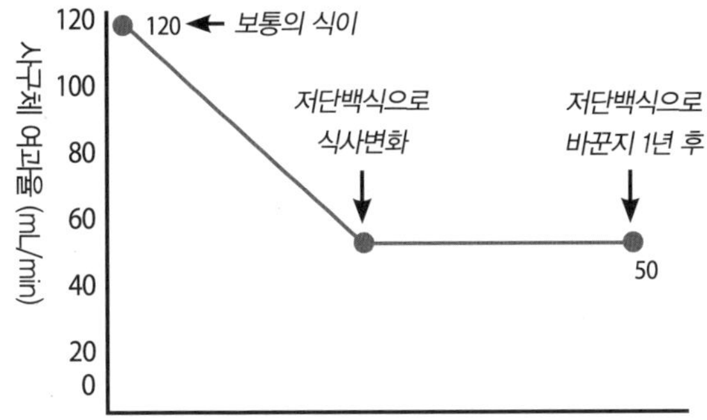

그림 2-2. 저단백식이와 사구체 여과율의 감소

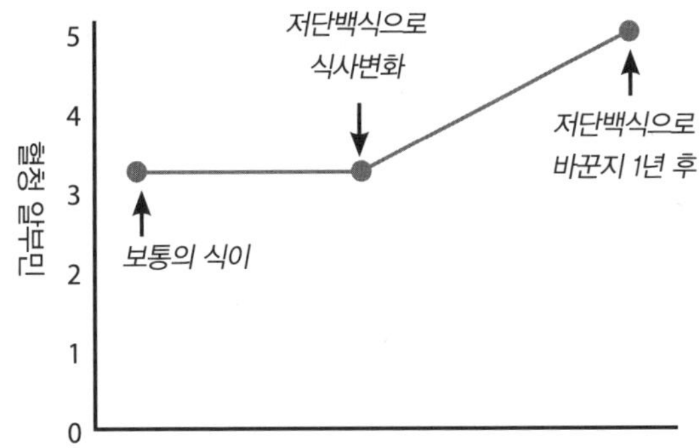

그림 2-3. 저단백식이를 통한 혈청 알부민의 증가

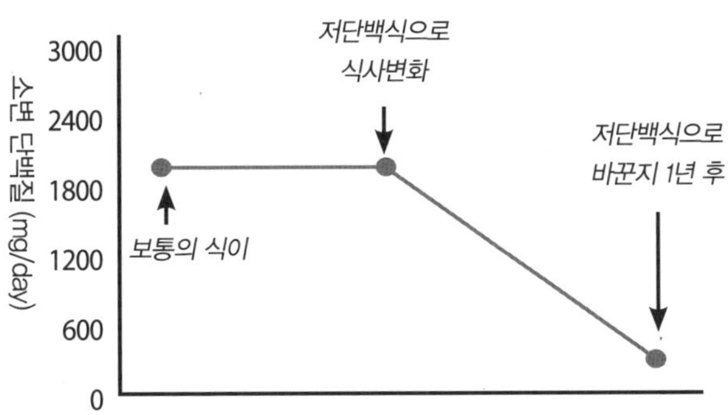

그림 2-4. 저단백식이와 소변으로 나가는 단백질(요단백)의 감소

2.3. 완전채식과 저단백 저인산 식이요법

단백질의 공급제한은 만성신장질환자의 남아있는 신장기능이 더 이상 손상되지 않도록 하며 신장질환으로 인한 합병증을 예방하는 데에도 효과가 있다. 그런데 치료를 목적으로 하는 전통적인 육류가 포함된 단백질 제한 식이는 몇 가지 단점이 있다. 무엇보다 육류가 포함된 저단백식이는 장기적으로 먹기에는 맛이 단조롭고, 가격이 너무 비싸고 외출시에는 공급받기 곤란하다는 것이다. 이러한 문제해결의 관점에서 바소티(Barsotti) 등은 완전채식이 신장이 손상된 환자에게 영양부족 없이 다양한 영양을 공급하는 단백질제한식이로 역할을 할 수 있지 않을까 알아보았다 [3].

완전채식식이는 모든 영양을 식물에서 공급받는데 식물은 단백질/에너지, 인산/에너지의 비율이 동물성식품보다 낮다. 또한 단백질제한 식이에서 중요한 필수아미노산공급은 콩류(발린, 트립토판 함량 낮고 라이신 높음)와 곡류(메티오닌 풍부하고 라이신 적음)를 혼합공급함으로써 요구량을 충족시킬 수 있다 (그림 2-5).

이들은 동물성식품을 통한 전통적인 단백질 제한식이와 완전채식을 통한 단백질제한식이의 필수아미노산 공급량을 계산하였는데 그 양은 두 그룹 모두 영양요구량보다 높은 수치였다 (표 2-1).

이어서 이 연구진은 22명의 신장손상환자를 대상으로 단백질을 제한하지 않은 식이를 하다가 완전채식식이로 전환한 그룹과 동물성단백질제한식이를 하다가 완전채식식이로 전환한 그룹 두 가지로 나누어 관찰하였다. 채식식이는 각각 평균 14.1개월, 12.8개월이었으며 콩류:곡류=1:5.6의 비율로 공급하였다. 단백질공급은 하루 몸무게 1kg당 0.7g이었는데 환자 몸무게 70kg의 경우 곡류에서 36.4g을 콩류에서 6.5g의 단백질을 공급하였

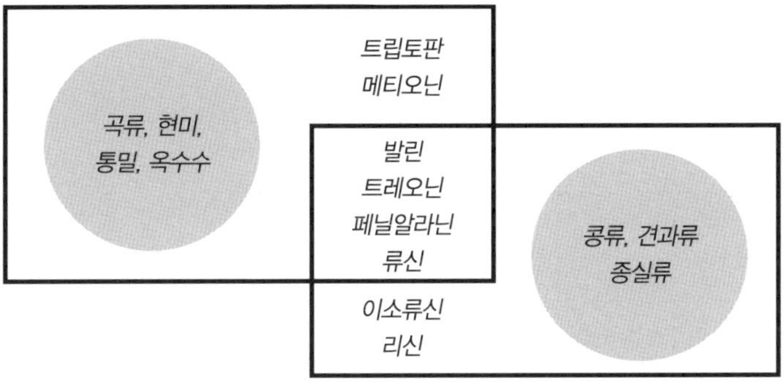

그림 2-5. 채식을 할때 아미노산 균형을 맞추는 단백질 섭취요령

다. 총열량비로 탄수화물은 57%, 지질 34%, 단백질 8%였다.

실험결과를 보면 혈청의 요소농도가 단백질을 제한하지 않은 일반식이를 할때에는 평균 60mg/dl였으나 채식을 14개월 한 후에는 45mg/dl로 낮아졌으며 오줌으로 나가는 요소농도도 18.4mg/dl에서 10.1mg/dl로 매우 낮아진 것을 알 수 있었다. 이는 완전채식을 통한 단백질제한 식이가 매우 효과적임을 의미한다. 동물성단백질제한 식이에서 완전채식단백질제한 식이로 전환한 경우에도 혈청 요소량이 20.9mg/dl에서 16.1mg/dl로 감소를 보이고 있다 (표2-2).

이 실험에서 채소에 풍부한 칼륨으로 인해 고칼륨혈증이 발생하는 문제는 없었다. 고칼륨혈증은 대개 조직괴사에 의해 세포내의 칼륨이 유출되어 발생하며 식물성식품의 풍부한 섬유소로 인해 필요한 양만 적절히 흡수되는 것으로 해석되었다. 또한 탄산칼슘보충제는 장내에서 인산과 결합하여 대변으로 배출되어 중요한 식이요소로 간주되었다.

연구진은 충분한 영양공급과 다양한 식단이라는 장점 이외에도 신장질환에 완전채식이 유익한 이유로 다음의 네 가지를 들었다. 첫째, 식물성식

표 2-1. 필수아미노산의 평균 일일 섭취량 (mg, 12일간 계산)

	육류가 포함된 단백질 제한식이	완전채식	섭취권장량
라이신	3,201	1,787	840
히스티딘	1,099	1,023	–
트레오닌	1,728	1,553	490
발린	2,176	2,039	980
루이신	3,102	3,431	770
이소루신	1,839	1,970	–
메티오닌	1,076	717	–
페닐알라닌	1,753	2,275	210
트립토판	445	469	–

품은 포화지방에 대한 불포화지방의 비율이 높으며, 콜레스테롤이 없어서 신장질환과 지질대사에 유익한 효과를 준다. 둘째, 사구체여과속도, 신장혈장흐름, 알부민의 정화, 면역글로불린G (IgG)의 수치가 동물성단백질에 비해 식물성단백질이 낮다. 셋째, 동일한 양의 단백질을 섭취할 경우 식물성식품의 산(acid) 생성이 더 낮다. 넷째, 채식식이는 혈압을 낮추는데 기여할 수 있다.

표 2-2. 식이변경 후 크레아틴(Cr)과 요소농도의 변화 (mg/dL)

	보통식이	완전채식	동물성제한	완전채식
혈청Cr	2.1	2.3	3.5	4.1
오줌Cr	1,151	1,050	997	916
혈청요소	60	45	86	84
오줌요소	18.4	10.1	20.9	16.1

2.4. 섬유소와 질소 장간순환촉진

우리가 섭취하는 음식의 주요성분은 탄수화물, 지질, 단백질이다. 탄수화물과 지방의 최종산물은 이산화탄소와 물이지만 단백질과 핵산은 질소를 포함하고 있어서 요소와 같은 질소화합물의 형식으로 체외로 배출되어야 한다. 암모니아는 독성이 매우 강하여 혈액 100ml에 5mg만 있어도 사망에 이르게 된다. 따라서 신체에 해를 끼치지 않도록 암모니아는 간에서 요소로 전환되고 신장으로 이동하여 오줌을 통해 배출된다. 요소는 물에 잘 녹지만 배출될 때 물을 함께 잃어 지나칠 경우 병을 발생하게 할 수도 있다.

생리적으로 신체내 요소질소의 제거는 소변과 대변이라는 두가지 경로를 통해 이루어진다. 그림 2-6에서 보듯이 요소는 신장을 경유하여 소변으로 배출되기도 하지만 대장을 통해서도 처리된다. 요소는 장내미생물들에 의해 암모니아로 분해되고 인체가 필요할 경우 다시 흡수되어 비필수아미노산합성에 이용될 수 있는데 이렇게 되면 음식을 통한 단백질의 요구량도 줄어들게 된다. 대장을 통한 요소처리는 쥐, 토끼, 양 등 많은 동물에서 보고되어 왔는데 여기에는 인간도 포함된다. 대략 간에서 생성되는 총 요소의 30%내지 20% 정도가 대장에서 가수분해 될 것이라 추정되고 있다.

인체 내에는 1,000종 이상의 미생물들이 살고 있는데 1g당 대략 10^{11}(1천억)에서 10^{12}(1조)마리 정도이다. 이들 세균총은 주로 산소없이 생존하는 혐기성이며 인체와 공생관계를 유지하고 있다. 이들은 외부에서 침입하는 병원성 미생물에 대해 방어효과를 충분히 가지고 있다고 보이며 박테리아에게 중요한 영양소는 인체가 소화하지 못하고 내려보낸 식이섬유소이다.

그렇다면 식이섬유소를 많이 공급하는것이 신장의 요소처리부담을 덜어

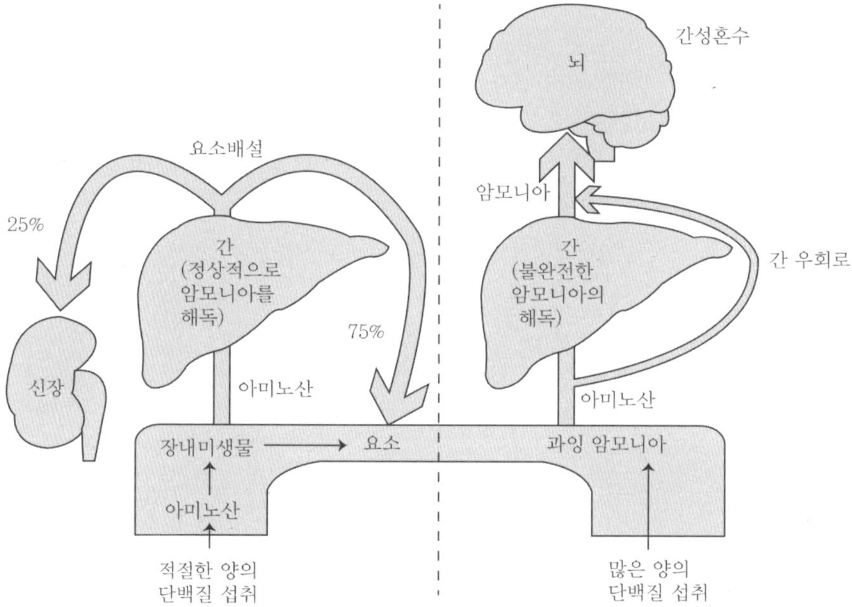

그림 2-6. 질소의 장간순환에서 장내 미생물들에 의한 탄수화물 발효의 영향

줄수 있지 않을까? 즉, 식이섬유는 장내의 유익한 미생물들을 활발히 증식하게 할 것이고 이 미생물들은 장내 요소를 영양소로 이용하게 될 것이며 장내와 혈액의 요소농도기울기가 커져 혈액에서 장내로의 요소이동은 더욱 많아질 것이다 (그림 2-6).

1998년 관련된 실험이 보고되었다. 연구진들은 한 그룹의 쥐에게는 우유단백질인 카제인을 8% 공급하고 다른 한 그룹에는 카제인 14%를 공급하였는데 14%를 공급한 경우 대장으로 방출되는 요소량이 적었다. 그런데

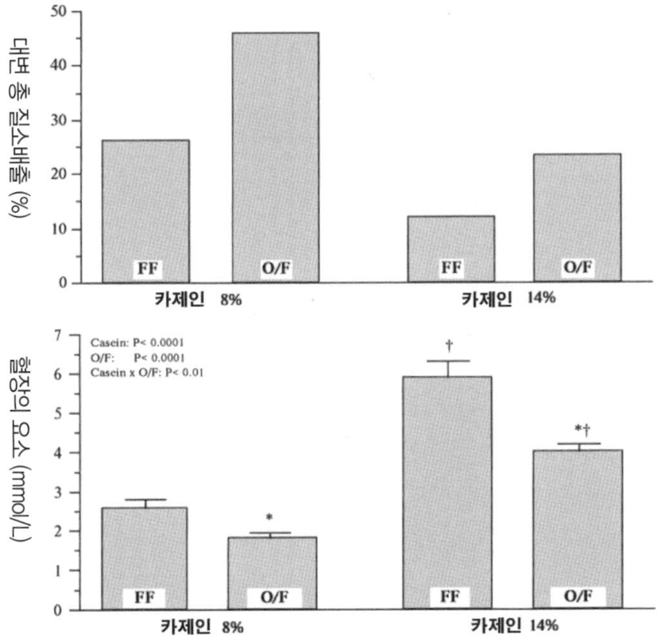

그림 2-7. 섬유소 섭취유무에 따른 맹장에서 질소유출과 혈장요소농도

FF:섬유소 없음, O/F:올리고탄수화물과 섬유소 혼합

카제인 8%일때만 보면 섬유소가 없이 카제인을 공급한 경우(FF)보다 섬유소를 함께 제공한 경우(O/F) 대변으로 배출된 질소량이 많았다. 이러한 결과는 카제인 14%를 공급한 경우 동일하였다.

반면 혈장의 요소농도는 섬유소 없이 카제인을 공급한 경우보다 섬유소를 함께 공급한 경우가 더 낮았다. 즉, 섬유소를 풍부히 공급한 경우 혈장에서 대장으로 요소의 이동이 많았졌고 그 결과 신장의 부담은 적어지게 된 것이다 (그림 2-7).

식이섬유는 요소제거에 대한 이점뿐만 아니라 대장의 박테리아에 의해 아세트산, 부틸산, 프로피온산등의 짧은 사슬지방산을 생성하며, 이것은 대장에서 체내로 재흡수되어 에너지원이나 영양소로 이용될 수 있다. 예를 들어 아세트산은 아미노산, 헴, 지방산, 스테로이드호르몬, 비타민 A, 시트르산의 원료로 쓰일 수 있다. 신장병환자는 단백질섭취량에 비해 높은 열량섭취를 필요로 하는데 이런 점에서 식이섬유는 장점으로 작용하게 된다.

2.5. 칼슘옥살산 요석증

신장결석의 대부분은 칼슘옥살산이다. 칼슘옥살산 요석증은 복합적이고 다양한 요소와 관련되어 있는데 특히 중요한 결정인자는 옥살산, 칼슘, 단백질, 소금, 단순당, 지방, 섬유소와 같은 식이요소이며 물의 섭취량이 또한 중요하다.

요산결석의 재료인 신체내의 옥살산은 외인성과 내인성으로 나뉠 수 있다. 내인성 옥살산은 체중과 직접적으로 비례하는데 비타민 C와 글리옥살산의 두가지 주요급원으로부터 합성된다. 비타민 C가 40%를 글리옥살산에서 50%의 내인성옥살산의 원인이 되는데 만약 체내에 비타민 B6가 충분하면 글리옥살산은 옥살산으로 되지 않고 글리신으로 전환된다. 외생적인 옥살산은 여러가지 식물성식품에서 발견되는데 시금치, 땅콩, 비트뿌리, 초콜릿, 파슬리, 딸기, 밀겨, 차 등은 소변의 옥살산량을 증가시키고 요결석의 위험을 높인다. 소변으로 방출되는 옥살산중 식이 종류에 따른 기여는 20%에서 40%까지 증가한다 [5].

옥살산과 반대로 칼슘은 섭취가 많을수록 요산발생위험이 줄어든다. 왜냐하면 소화관내에서 옥살산과 결합하여 옥살산이 체내로 흡수되는 것을

표 2-3. 여러 가지 식품의 잠재적인 신장 산부담(Remer & Manz,1995)

식품	산부하 (mEq/100g)	식품	산부하 (mEq/100g)
과일과 과일주스		유제품과 계란	
사과	−2.2	우유	0.7
건포도	−21.0	요구르트	1.5
포도주스	−1.0	체다치즈	26.4
레몬주스	−2.5	코티지치즈	8.7
채소, 곡물		계란(노른자)	23.4
시금치	−14.0	육류,생선	
브로콜리	−1.2	쇠고기	7.8
당근	−4.9	닭고기	8.7
감자	−4.0	돼지고기	7.9
백밀	3.7	간 소시지	10.6
현미	12.5	연어	7.1

** 산부하는 −값이 클수록 산부담이 적으며, +값이 클수록 신장에 산부담이 크다*

사전에 차단하기 때문이다. 45,619명의 건강한 남성을 대상으로 조사한 바에 의하면 칼슘섭취와 자연상태의 칼슘옥살산 요석증은 반비례 관계였다.

단백질도 중요하다. 하루 34g의 동물성단백질 섭취를 높였을 때 소변으로 나가는 칼슘량은 23%, 옥살산은 24% 증가하였고 이는 보다 높은 요석 위험을 나타낸다. 이미 골격계에서 알아본 바와 같이 황과 인이 풍부한 동물성식품은 체내를 산성환경으로 만들고 이는 골격계에서 칼슘을 방출시키게 된다. 그리고 방출된 칼슘은 신결석 생성의 위험을 높인다. 칼슘옥살산 결석 생성자는 정상인보다 골절위험이 3.9배나 높았다. 반면 마그네슘, 칼륨, 시트릭산, 무기질, 피틴산 등이 풍부한 채식식이는 소변으로 나가는 요산을 감소시키며 체내를 알칼리화 하는데 이는 요결석생성을 억제시킨다. 하루 75g이상의 고단백식이는 고칼슘뇨증을 일으킨다.

2.6. 고요산혈증, 요산결석, 통풍 그리고 채식식이

요산은 퓨린(purine)에서 합성된다. 따라서 퓨린함량이 많은 식품은 요산 생성을 촉진하며 혈액과 오줌의 요산농도를 증가시킨다. 혈액중에 요산농도가 높아지는 원인은 요산이 과다하게 생성되거나 요산이 정상보다 적게 배출되기 때문인데 고요산혈증원인의 80~90%는 배출저하로 보고되었다. 그러나 섭취하는 양이 많으면 배출에도 문제가 될 것임은 분명하다.

고요산혈증은 통풍과 결석생성의 위험성을 높이게 된다(그림 2-8). 요산이 많은 식품은 고기, 생선, 몇몇 종류의 채소, 모든 알콜음료, 동물의 내장 등이다. 만약 엄격하게 퓨린이 들어가지 않은 식품만 먹게 된다면 혈청의 요산수치를 15~20% 낮출 수 있다.

육류-소, 돼지, 닭, 칠면조, 특히 간과 내장

어류-갑각류, 연체동물 포함

몇몇 채소류- 콩, 팥, 아스파라거스, 시금치, 버섯

모든 알콜류- 특히 맥주

요산결석발생은 칼슘옥살산결석 다음으로 두 번째를 차지하고 있다. 칼슘옥살산결석과 마찬가지로 산성화된 소변과 적은 소변량은 요산결석생성

표 2-4. 서구사회에서 통풍의 증가 [6]

조사연도	조사대상	통풍발생(1000명당)
1960	서구유럽	3
1978	영국	3
1995	영국	10

Arthritis & Rheumatism (2004) 50(8):2400–2414

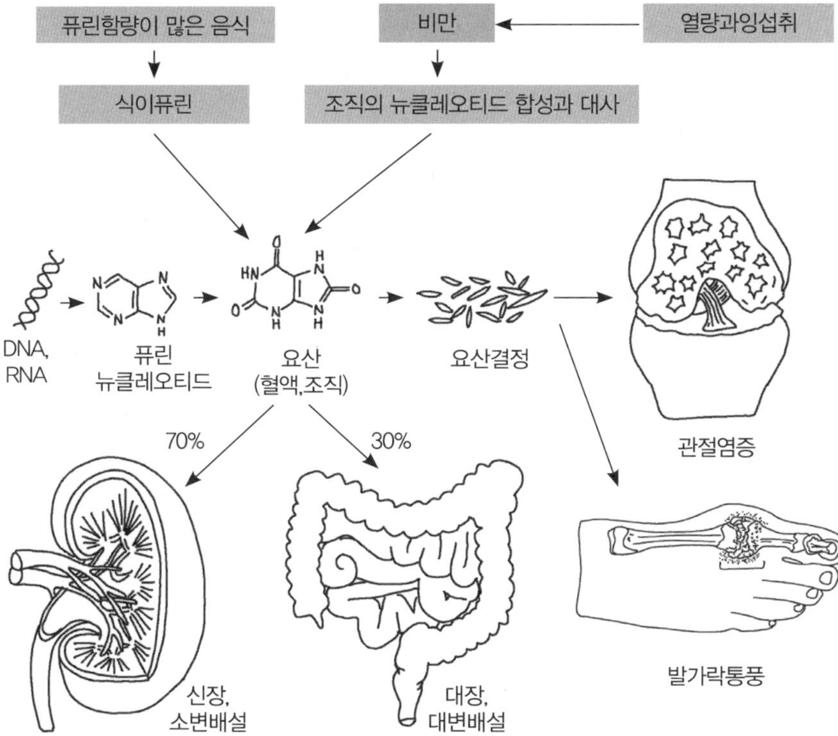

그림 2-8. 요산결정 생성과정과 통풍의 발생

표 2-5. 신결석의 종류

조성	조성	빈도(%)
칼슘옥살산, 인산	대사이상,자연적으로	60–80%
스트루비트	감염	10–15%
요산	고요소혈증, 고요소뇨증,자연적으로	5–10%
시스틴	신관손상	1%

BMJ 2004, 328:1420–4

의 가장 중요한 요인이 된다.

통풍은 관절에서 요산이 결정화되어 염증, 심한 통증을 일으키며 심지어는 환자를 아무것도 할수 없게 무력화시킨다. 통풍은 서구인의 최소 1% 정도가 걸려 있을 정도로 매우 흔한 질병이다. 그러나 40여년 전에는 이렇게 높은 비율은 아니었다. 통풍은 산업화된 서구사회에서 증가하고 있으며 이제는 산업화된 아시아국가들에서도 발생이 증가하고 있다 (표 2-4).

2.7. 채식식이는 통풍에 효과적이다

요산의 원인물질인 퓨린은 몇 가지 식물과 알콜을 제외하고는 동물성식품에 주로 함유되어 있다. 그렇다면 고요산혈증, 요산결석생성, 통풍발생의 방지에 채식식이는 유익한 점이 있지 않을까? 이 물음에 2002년 독일 본 대학의 시에너(Siener)와 헤세(Hesse) 팀이 실험으로 답하게 된다.

연구진은 21세에서 32세까지 평균연령 28세의 건강한 남성자원자를 모집하여 차례로 고기 중심의 서구식이, 보통의 비채식식이, 유란채식식이를 각각 5일간 공급하였다. 서구식이의 특징은 고열량, 고알콜섭취, 고단백질섭취, 음료를 하루 1.5L 이상 섭취하는 것이며 보통의 식이와 채식식이는 각 영양소마다 섭취열량에서 비슷하였으며 음료를 하루 2.5L 마셨다.

그리고 각 실험식이때마다 매 24시간동안의 소변을 채취하여 소변량, pH, 나트륨, 염소, 암모늄, 인산, 황산, 크레아티닌, 요산, 요산의 상대과포화도(relative supersaturation with respect to uric acid)를 측정하였다 (표2-6).

실험결과 고기중심의 서구식이의 평균 요산생성은 3.91mmol/day 였는데 보통의 균형잡힌 비채식단계에서는 2.93mmol/day로 감소하였고 채식식이를 하자 2.58mmol/day로 매우 낮아졌다 [7]. 이것은 육류 중심의 서구식이보다 34%, 일반 비채식식이보다 12%가 감소한 양이다.

섭취하는 소금의 양도 중요한 변수이다. 섭취하는 소금(NaCl)이 2.3g(100mmol) 증가하면 소변으로 방출되는 칼슘은 40mg이다. 콕과 그 동료는 식이소금의 양을 140에서 310mmol로 증가시켰는데 소변으로 방출되는 칼슘량의 34%가 증가하였다. 증가한 소변의 칼슘은 신결석의 위험을 높인다.

오메가-3지방산의 섭취를 늘리는 것은 신결석방지에 도움이 된다. 현대인이 과다하게 섭취하는 오메가-6지방산은 세포막의 인지질에서 아라키돈산을 증가시켜 장내 칼슘의 흡수를 용이하게 만들고 결국 고칼슘뇨증의 결과를 만든다. 오메가-3계열의 다가불포화지방산인 EPA, DHA는 아라

표 2-6. 식이에 따른 소변의 성분변화 [7]

	기준	서구식이	비채식	유란채식	p
소변량 (L/24h)	1.29±0.49	1.48±0.38	2.30±.39	2.45±0.76	〈0.001
pH	6.01±0.47	5.95±0.34	6.51±0.22	6.80±0.21	〈0.001
나트륨 (mmol/d)	159±75	176±40	146±13	102±48	0.045
염소 (mmol/d)	164±66	169±39	139±17	106±43	0.024
암모늄 (mmol/d)	30.8±12.2	38.7±5.1	25.6±6.4	18.7±5.9	〈0.001
인산 (mmol/d)	32.6±8.1	35.4±5.5	29.4±3.5	25.2±6.3	0.043
황산 (mmol/d)	18.5±9.2	22.5±3.1	18.1±1.9	16.1±3.7	0.004
크레아티닌 (mmol/d)	16.1±4.4	16.9±2.00	15.3±1.3	13.8±3.2	0.183
요산 (mmol/d)	3.59±0.94	3.91±0.67	2.93±0.32	2.58±0.52	〈0.001
RS 요산	2.90±2.70	2.71±2.82	0.41±0.41	0.18±0.15	0.009

RS 요산; relative supersaturation with respect to uric acid (요산의 상대과포화도).
Eur J Nutr (2003) 42:332–337

표 2 -7. 식품에 포함된 옥살산의 양과 생물학적이용도

식품	총옥살산(mg/100g)	생물학적이용도(%)
콩제품	5.6–287	2.2–5.4
시금치	957	0.6–2.4
홍차	4–6	1.9–4.7
초콜릿	140	2.6
대황	1,235	4.0

Urol Res (2004) 32:311–316

키돈산을 감소시킨다. 오메가-3로 인한 정상적인 세포막의 유지는 신장, 소화관, 뼈조직의 결합을 정상화시켜 칼슘옥살산 신결석의 생성을 감소시킨다. 하루 2L 이상의 소변량은 소변의 칼슘과 옥살산 농도를 상당히 낮추고 이는 신결석생성을 방지한다.

신장에 대한 산 부하의 측정이기도 한 소변의 pH도 서구식이에서는 6.1인데 비해 비채식으로 전환하면서 6.6으로 채식식이에서는 6.9로 증가하였다. pH가 증가하였다는 것은 알칼리화 되었다는 의미이다. 소변의 pH가 낮을수록, 즉 산성일수록 결석이 쉽게 생기게 된다. 요산과포화도는 요산결정화의 중요한 요인인데 고기중심의 서구식이와 보통식이에서 높았으며 채식식이를 하자 pH가 증가하면서 결정화되는 위험이 급격히 낮아졌는데 그 변화는 2.71 → 0.41 → 0.18로 서구식이에 비해 93%, 보통식이에 비해 55%가 감소한 셈이다. 그리고 채식식이를 할 때 소변의 pH가 증가하면서 소변의 암모니아, 황산, 인산배출은 감소하였다 (그림 2-9).

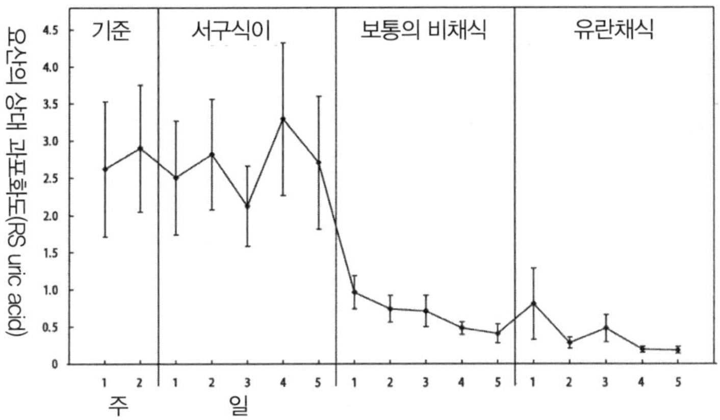

그림 2-9. 식이패턴의 변화와 소변요산의 상대과포화도 (RS uric acid)

2.8. 결론

신장병 환자에게는 신장에 부담을 주어 신장기능을 더욱 악화시키는 고단백식이보다는 인체가 필요로 하는 최소량의 단백질을 공급하여 신장의 부담을 덜어주는 저단백식이가 이롭다. 동물성식품에서 저단백식이를 공급하는 방법은 맛이 없고 단조로우며 가격도 높을뿐더러 외출시 쉽게 구입하기도 어렵다. 완전채식식이는 이러한 문제를 해결할 뿐만 아니라 양질의 지질과 산 생성의 감소 등으로 신장의 부담을 덜어준다.

중장년층에 있어 신장질환의 진행은 종종 당뇨나 심장질환과 연결되어 있는 경우가 많으며 이 때문에 탄수화물과 지질의 공급조절 또한 중요하다. 섬유소가 풍부한 채식식이는 당뇨환자의 혈당수치를 개선하고 심혈관질환자의 혈청 콜레스테롤 수치를 감소시키며 신장기능도 단순탄수화물보다 복합탄수화물에 의해 보존될 수 있다. 만성신장질환자들은 종종 혈장의 총콜레스테롤, 중성지질, 인지질, LDL-콜레스테롤이 높고, HDL-콜레스테롤 수치는 낮은 고지혈증지질을 가지고 있어서 지질공급조절과 지방산 밸런스도 중요하다.

식이섬유소는 배뇨를 원활히 하게 하고, 혈액의 지질감소, 혈당조절개선, 대장암위험 감소, 몇몇 양이온의 이용률 증가 등의 주목할만한 결과를 가져온다. 발효가능한 탄수화물인 섬유소의 양을 증가시킴으로써 대장의 미생물들을 증식시키고 이는 대변을 통해 질소배출을 증가시킬 수 있다. 이러한 식이요법의 장점들은 신장기능이 약화된 신장질환자에게 특히 주목할만한 내용이다. 육류섭취가 증가하는 산업화사회에서는 신결석도 증가하고 있다. 채식식이는 신결석의 원인이 되는 퓨린함량이 낮으며 옥살산을 흡수되기 전에 차단하는 칼슘이 풍부하다.

출 처

1. Chatterjee MR, Quinn LH, Banerjee PP, Poon TC: Rayleigh–Ritz Optimization of the Structure Function for a Kolmogorov Power Density and an Approximate Analytical Solution for the Two–Point Electric Field Correlation Function. Appl Opt 1989, 28:1773–1777.

2. Hansen HP, Tauber–Lassen E, Jensen BR, Parving HH: Effect of Dietary Protein Restriction on Prognosis in Patients with Diabetic Nephropathy. Kidney Int 2002, 62:220–228.

3. Barsotti G, Morelli E, Cupisti A, Meola M, Dani L, Giovannetti S: A Low–Nitrogen Low–Phosphorus Vegan Diet for Patients with Chronic Renal Failure. Nephron 1996, 74:390–394.

4. Parmar MS: Kidney Stones. BMJ 2004, 328:1420–1424.

5. Holmes RP, Assimos DG: The Impact of Dietary Oxalate on Kidney Stone Formation. Urol Res 2004, 32:311–316.

6. Bieber JD, Terkeltaub RA: Gout: On the Brink of Novel Therapeutic Options for an Ancient Disease. Arthritis Rheum 2004, 50:2400–2414.

7. Siener R, Hesse A: The Effect of a Vegetarian and Different Omnivorous Diets on Urinary Risk Factors for Uric Acid Stone Formation. Eur J Nutr 2003, 42:332–337.

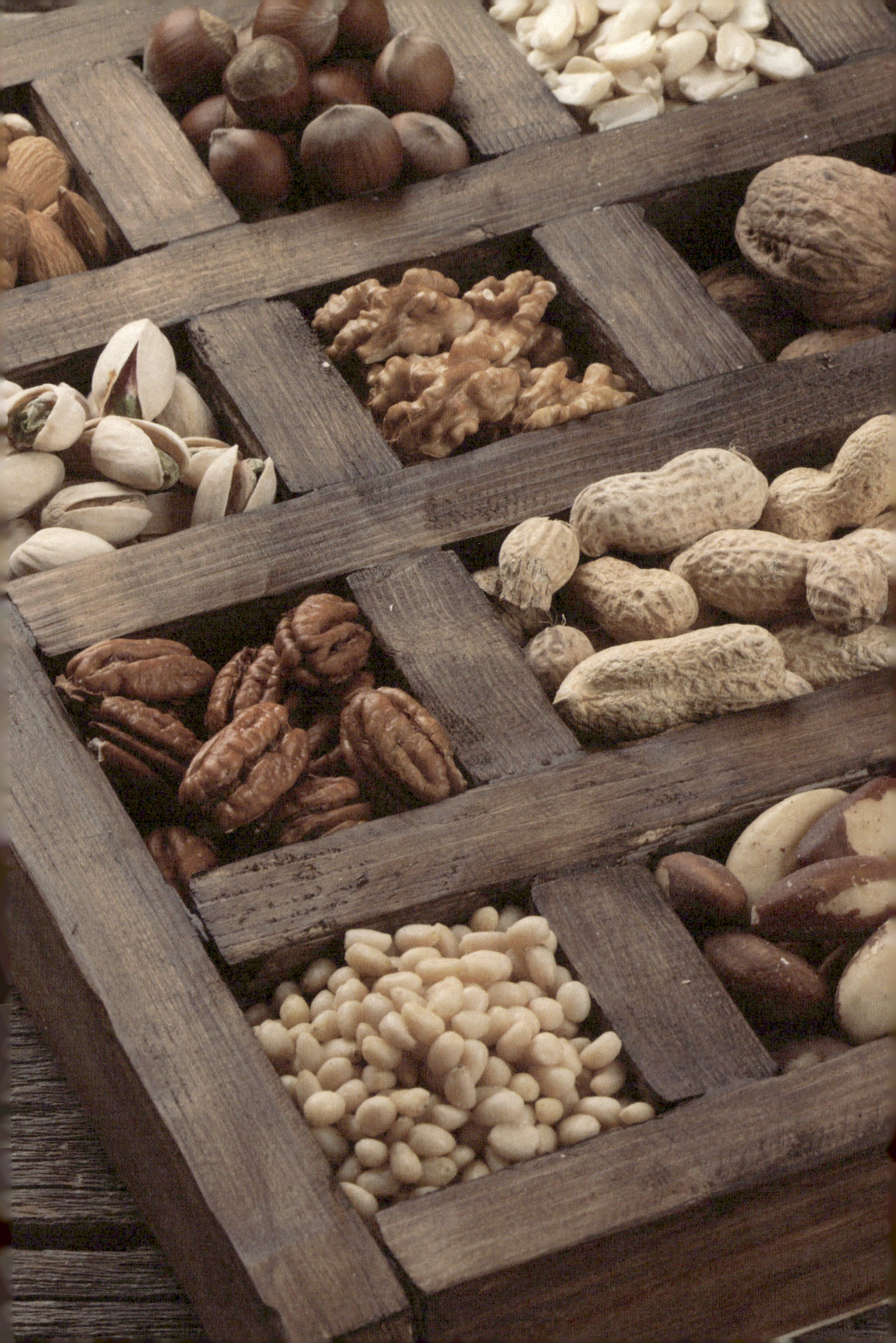

3장. 심혈관계와 채식

Cardiovascular System and Vegetarian Diet

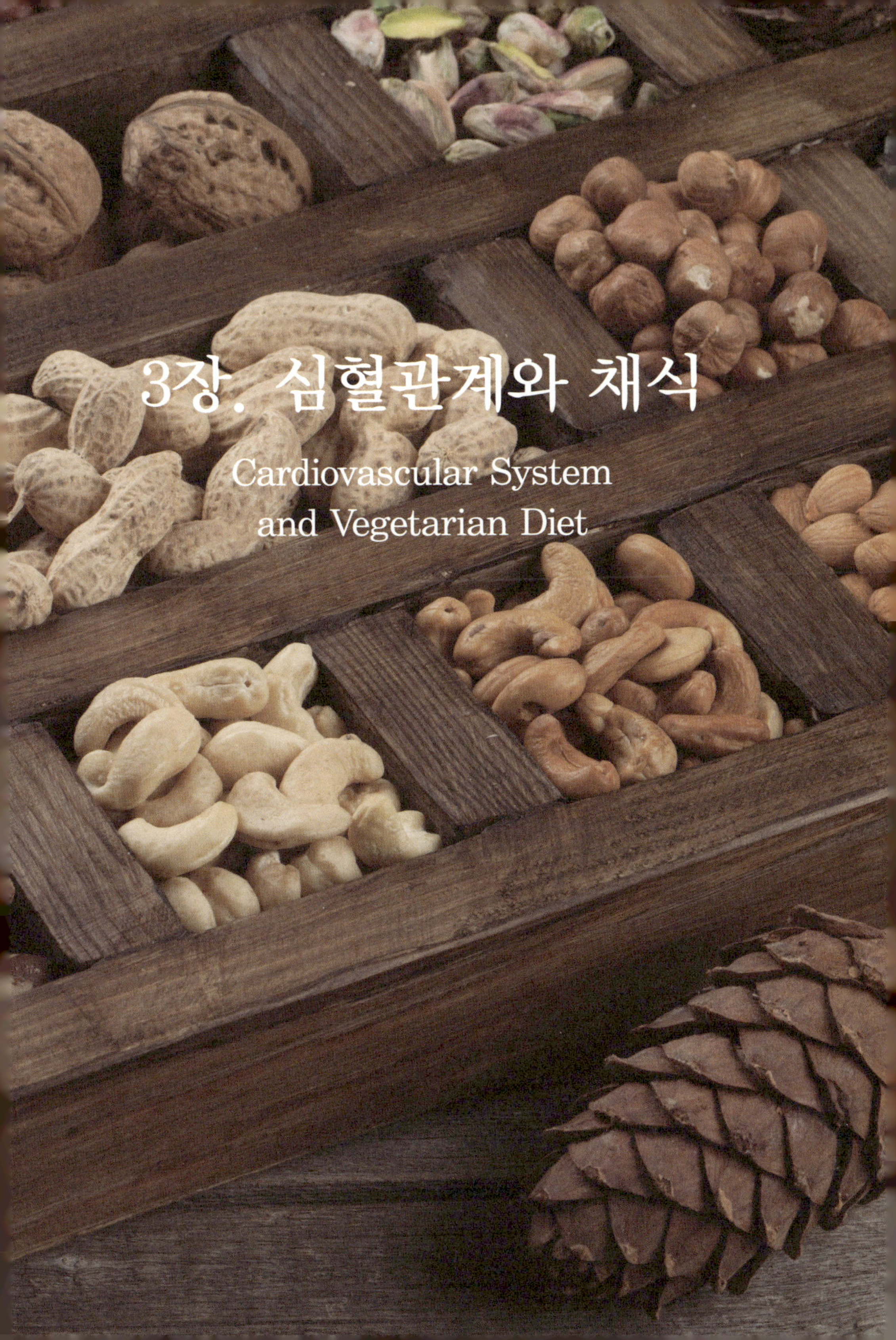

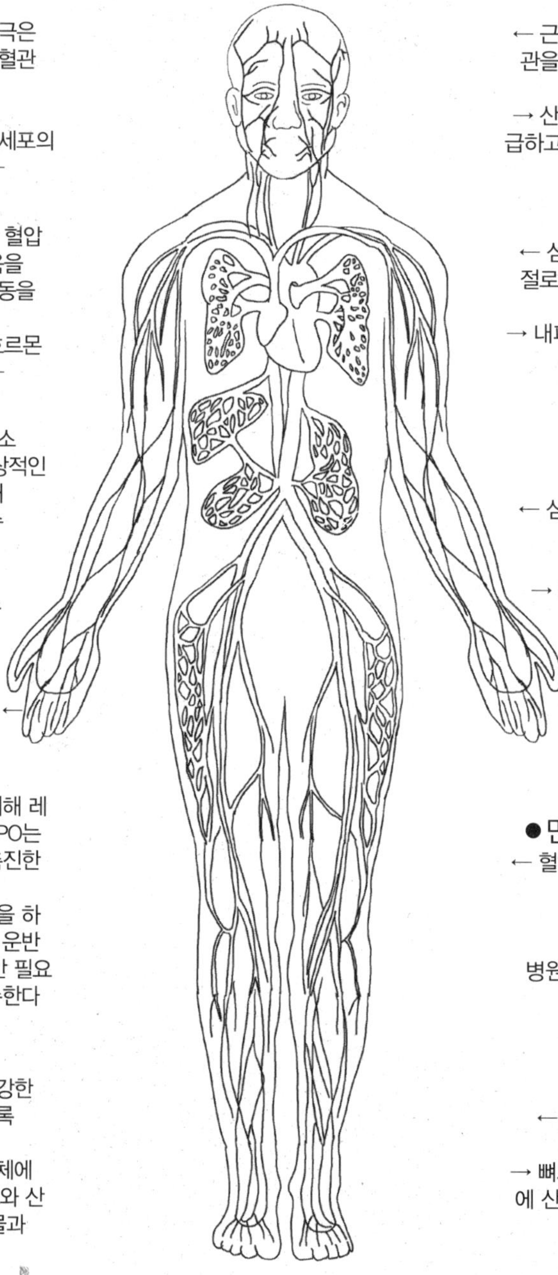

● 피부계

마스트세포의 자극은 혈액흐름과 모세혈관 투과액의 변화를 일으킨다 →
상처부위에 면역세포의 이동을 돕는다 ←

● 내분비계

몇가지 호르몬은 혈압을 올리며 심근육을 자극하고 심장박동을 증가시킨다. →
신체에 골고루 호르몬을 분배시킨다 ←

● 소화계

심혈관계에 영양소를 공급한다, 정상적인 혈액 부피를 위해 물과 이온을 흡수한다 →
소화관 호르몬을 분해한다. 영양소 물, 이온을 흡수하여 운반한다. 영양소와 독소를 간으로 이동한다 ←

● 비뇨계

혈압을 올리기 위해 레닌을 분비하고 EPO는 적혈구 생성을 촉진한다 →
혈액을 거름작용을 하는 모세혈관으로 운반한다. 뇨생성 동안 필요한 질소를 재흡수한다 ←

● 생식계

에스트로겐은 건강한 혈관을 유지하도록 돕는다 →
생식호르몬을 인체에 분배하고, 영양소와 산소를 제공, 노폐물과 CO_2를 제거←

● 근육계

← 근골격의 수축은 혈관을 통한 혈액흐름을 돕는다
→ 산소와 영양소를 공급하고 CO_2와 노폐물을 제거한다

● 신경계

← 심장박동과 혈압조절로 말초조직의 순환을 조절한다.
→ 내피세포는 혈액-뇌 장벽을 유지한다.

● 골격계

← 심장근육의 수축에 필요한 칼슘을 공급한다
→ 뼈의 저장에 필요한 칼슘과 인을 공급한다

● 면역계/림프계

← 혈액속의 독소나 병원체를 제거한다
→ 항체를 운반, 배포하고 병원체를 응집시킨다

● 호흡계

← 산소를 공급하고 CO_2를 제거
→ 뼈와 말초조직 사이에 산소와 CO_2를 제거를 운반한다.

3장. 심혈관계와 채식

3.1. 심혈관계의 구조와 기능

심혈관계(circulatory system)는 펌프(심장), 물질을 운반하는 용액(혈액), 도관(혈관)의 세 부분으로 구성되는데 순환계라고도 한다. 국가에 있어 도로망과 같이 신체에서 순환계는 인체의 50조개가 넘는 세포에 영양소와 산소를 전달하며 세포대사로 발생하는 노폐물과 CO_2를 제거한다.

심장의 무게는 체중의 200분의 1인 대략 300g에 불과하지만 1분에 60회, 하루에 8만 6천 회, 1년에 3천만 회의 박동으로 인체 내 모든 세포에 혈액을 공급하는 중요한 역할을 한다. 심장은 매분 5~6리터의 혈액을 동맥으로 밀어내는데, 이는 하루 6톤에서 10톤의 혈액을 인체에 보내는 셈이며 평생 15만에서 25만 톤의 혈액이 심장을 통과한다.

심장에서 온몸으로 혈액을 내보내는 혈관을 동맥이라 하고 몸에 도달한 혈액을 모아 다시 심장으로 보내는 혈관을 정맥이라 한다. 대개 심장에서 가까운 혈관일수록 굵고 혈액의 이동 속도도 빠르다. 이 때문에 동맥의 벽은 심장의 높은 압력에 견딜 수 있기 위해 탄력성 높은 섬유 구조를 가지는데, 수축기에 이들 섬유는 늘어나서 에너지를 저장하고 이완기에는 그 탄력에너지로 혈액을 신체 각 부분쪽으로 밀어낼 수 있게 된다. 이와 같은 동맥의 탄성으로 인해 단단한 관보다도 혈액의 흐름이 원활히 이루어진다.

심장과 직접 연결된 대동맥의 지름은 3cm 정도이고 심장에서 멀어지면서 지름이 1cm 정도로 감소한다. 대동맥은 각 신체기관으로 연결된 소동맥으로 나뉘어지고 소동맥은 다시 모세혈관으로 분지(分枝)되어 간, 장, 신장, 근육 등 전신의 세포에 도착하여 혈액을 공급하게 된다.

인체에서 가장 큰 대동맥은 탄력섬유가 많아 탄력성동맥이라고도 하며 지름이 1cm이상이다. 심장에서 직접 연결되어 있는 대동맥, 폐동맥간과 대동맥궁인 쇄골하동맥, 총경동맥에서 갈라져 나가는데 크기에 비해 벽은 얇은 편이다.

중동맥은 근육성동맥이라고도 하는데 지름은 0.5mm에서 1cm 이내로 인체에서 가장 많이 차지하는 두꺼운 동맥이다. 인체의 각 기관과 체벽에 분포하는 소동맥들에 혈액을 배분하는 혈관이기에 배분동맥이라고도 한다. 소동맥은 지름 20μm에서 0.5mm 사이로 모세혈관으로 흐르는 혈류를 조절한다.

모세혈관의 지름은 7~10μm(10^{-6}m)로 적혈구 하나나 두 개가 겨우 지나갈 정도이다. 모세혈관은 우리몸에 총 1천억~1천 6백억개가 있으며 총길이는 6만~8만km나 된다. 모세혈관벽은 아주 얇은 한 개의 세포층으로 되어 있는데 이로 인하여 조직과 모세혈관 사이에서 산소와 이산화탄소와 같은 호흡가스, 영양분, 노폐물의 교환이 가능하게 된다. 정상적인 경우에 적혈구나 단백질 등은 통과하지 못하며 백혈구는 아메바운동으로 모세혈관을 구성하는 내피세포의 연결부를 통과할 수 있다.

본고에서는 현대인에게서 심혈관계와 관련된 질환들이 왜 급증하고 있는가에 대한 이해를 위해서, 그리고 어떻게 해서 채식이 심혈관질환에 유익한가에 대한 설명을 위해서 대사증후군에 대한 논의부터 시작하고자 한다.

3.2. 인체의 에너지원들과 지질의 중요성

1900년대 초반 보슈와 하버가 공기중의 질소를 고온, 고압, 촉매를 이용하여 암모니아를 생산하는 방법을 개발하였다. 2차 세계대전 이후 남아도는 전쟁무기 화학공장들은 질소비료공장으로 변환되기 시작하였다. 그리고 1950년대와 1960년대 이후로 질소비료로 대표되는 녹색혁명이 일어나면서 짧은 기간동안 세계적으로 곡물생산이 2.6배 급증하게 된다. 우리나라에서 보릿고개가 사라지기 시작한 시기이기도 하다. 갑자기 생산량이 늘어났지만, 가난한 제 3세계는 수입을 할 경제력이 되지 않기에, 곡물을 과잉생산하게 된 선진국들은 남아도는 곡물들을 가축의 사료로 사용하게 되었다. 값싸진 육류섭취가 늘어나면서 사람들은 고밀도 고열량의 영양을 만성적으로 과잉섭취하게 되었고 이와함께 에너지대사와 관련된 다양한 문제들이 발생하게 되었다. 그것의 기본 메카니즘은 혈액속에서 과잉으로 남아도는 탄수화물과 지질들이 세포내에서 서로 이용되기 위해서 산화경쟁을 하는 것이다. 이것은 신체적으로 당뇨, 심혈관질환, 비만, 신장질환, 혈액순환장애, 뇌졸증 등이 급증하는 결과를, 사회적으로는 의료비용이 급증하면서 국가들의 지속가능성을 위협하게 되는 상황으로 발전하게 된다.

대사증후군은 당뇨, 인슐린저항성, 심혈관질환등이 함께 어울려 다니는 현상을 보고 1988년 레럴드 리븐(Gerald Reaven)이 처음 '대사증후군 X'로 명명한 것에서 유래한다. 그로부터 10년후에는 세계보건기구에서 '대사증후군(metabolic syndrom)'으로 부르면서 공식명칭이 되었다. 대사증후군의 기준은 기관마다 약간씩 차이가 있으나 공통적으로 높은 혈당, (복부)비만, 이상지질혈증(고지혈증), 고혈압 등이 포함된다. 일차적인 치료는 건강한 생활습관이지만 대부분의 경우에 약물처방으로 받으면서 삶의 질이 점점 낮아지곤 한다. 신드롬이라는 명칭에서와 같이 정확한 원인이 규명되어 있지 않고 치료할 수 있는 방법도 아직 밝혀져 있지 않다고 교과서에서는 정리한다. 하지만 대사증후군의 원인은 분명하게 있으며 따라서 해법도 명확하다. 즉, 대사증후군의 근본원인은 과잉열량섭취이고 해법은 열량섭취의 감소이다. 이를 이해하기 위해서 우선 인체의 3대 영양소인 탄수화물, 지질, 단백질의 인체저장량에 대한 이해가 필요하다.

탄수화물과 단백질이 1g당 4kcal를 발생시킴에 비해 지질은 1g 당 9kcal 칼로리의 에너지를 낼 수 있다. 뿐만 아니라 단당류인 포도당형식의 탄수화물은 인체에 저장되기 위해 거대 고분자 다당류인 글리코겐으로 변환되는데, 글리코겐은 간이나 근육에 저장될 때 1g당 2~3g정도의 물을 함께 함유해야 한다 [1]. 이에반해 지질은 저장되는 지방의 단지 10%의 물이 있으면 충분하다. 따라서 지질의 저장효율은 탄수화물에 비해 6배까지 증가하게 된다. 예를 들자면, 지질의 형태로는 5kg면 충분하지만, 동일한 열량을 만들어내기 위해서는 탄수화물로 30kg 이상이 되어야 한다.

이는 동물들뿐만 아니라 수렵과 채집을 통해 생존을 유지하였던 초기 인간에게 매우 큰 장점이었다. 그래서 섭취되는 에너지의 형태가 어떠하든 결국 과잉의 열량은 지질의 형태로 저장하게 된다. 그래서 겨울잠을 자는 동안 곰 같은 경우도 주요 에너지가 지방이다. 인체의 경우에도, 앉아서 사무를 보는 70kg의 몸무게를 가진 남성의 경우, 신체에 저장된 탄수화물은 300내지 400g (1천 5kcal)에 지나지 않지만, 단백질로는 6내지 7kg (2만 5천 kcal)이며 지질로는 13kg (12만 5천 kcal)나 된다 [1] (그림 3-1). 즉, 탄수화물은 12시간 내지 24시간이 지나면 고갈되기 시작하지만 지질로는 두달이상 먹지 않고 살 수 있는 에너지를 공급받을 수 있는 것이다. 즉, 지질은 에너지효율면에서 진화론적으로 매우 많은 장점을 가지고 있다고 할 수 있다.

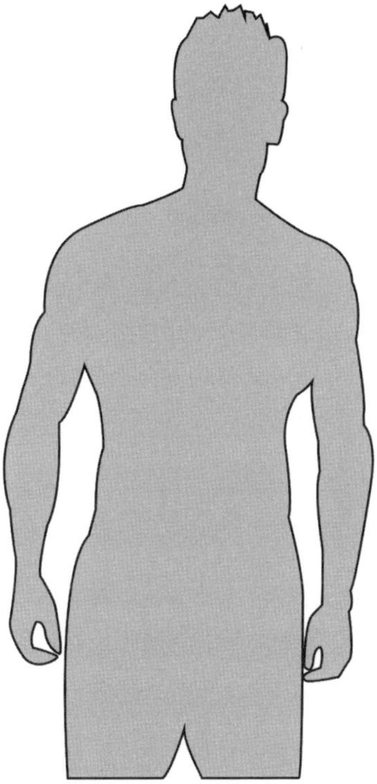

그림 3-1. 인체의 에너지원들의 비교

표 3-1. 보통사람의 체구성과 에너지량

성분	질량 (kg)	에너지 (kcal)	이용가능 시간 (일)
수분과 미네랄	49	–	–
단백질	6.0	24,000	13.0
글리코겐	0.2	800	0.4
지방	15.0	140,000	78
총합	70.0	164,800	91.4

출처: Cahill GF. Starvation in man. N Engl J Med 1970;282:668-75

3.3. 식후와 공복상태에 에너지대사는 다르다.

식후의 에너지상태와 공복에 에너지 상태는 전혀 다른 메카니즘으로 작용한다. 예를 들어 식후에는 탄수화물이 주 에너지원으로 이용되고 인슐린이 방출하게 된다. 그에 반해서 공복상태에서는 성장호르몬이 방출되어 피하에 저장된 지질을 분해함으로써 에너지를 공급받게 되는 것이 정상적인 대사작용으로 알려져 있다. 그런데 문제는 과다한 에너지를 섭취하게 됨으로써 공복상태에서도 소화관에서 계속해서 고열량인 지질에너지가 공급된다는 점이다. 이것이 왜 당뇨와 심혈관질환 등 대사증후군의 주요한 원인이 되는지에 대한 이해를 위해서 "지단백질"이라는 개념의 이해가 필요해진다.

3.4. 지질의 흐름과 지단백질의 중요성

지방조직, 내장 그리고 간은 인체에서 지질의 생성과 이동과 관련이 있는 세가지 주요 기관이다. 이들 기관들 사이에서 지질의 운반은 혈액을 통해서 이루어지며 지단백이 중요한 운반체로서 역할을 한다 [2].

물과 기름은 섞이지 않는다. 지질은 물이 주성분인 혈액속에 녹지 않기 때문에 이를 해결하기 위해 수용성 단백질과 결합하여 혈관내를 이동할 수 있게 된다. 즉, 식후에 음식으로 섭취된 중성지방은 췌장의 지질분해효소에 의해 지방산과 글리세롤로 분해되고, 그런다음 소화관세포에 의해 흡수된다(그림 3-2). 소화관세포내에서 지방산과 글리세롤은 다시 결합하여 중성지방이 되고, 이 중성지방들은 다시 수용성 단백질들에 둘러싸여서 카일로마이크론이라는 거대한 형태로 간문맥을 통해 간에 도달한다. 카일로

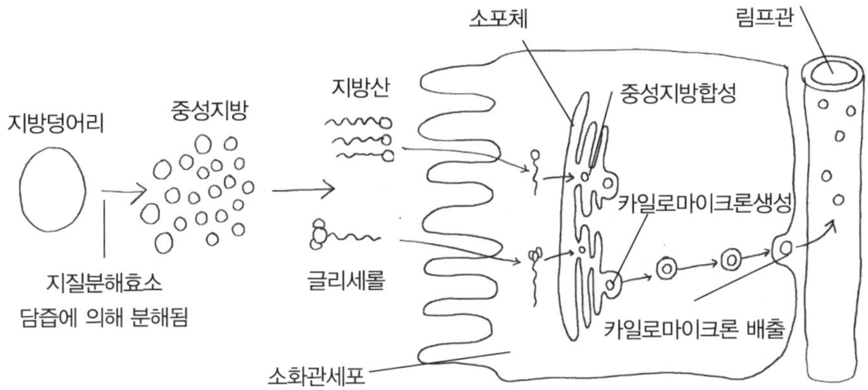

그림 3-2. 중성지방과 유리지방산, 글리세롤, 카일로마이크론의 생성과 이동

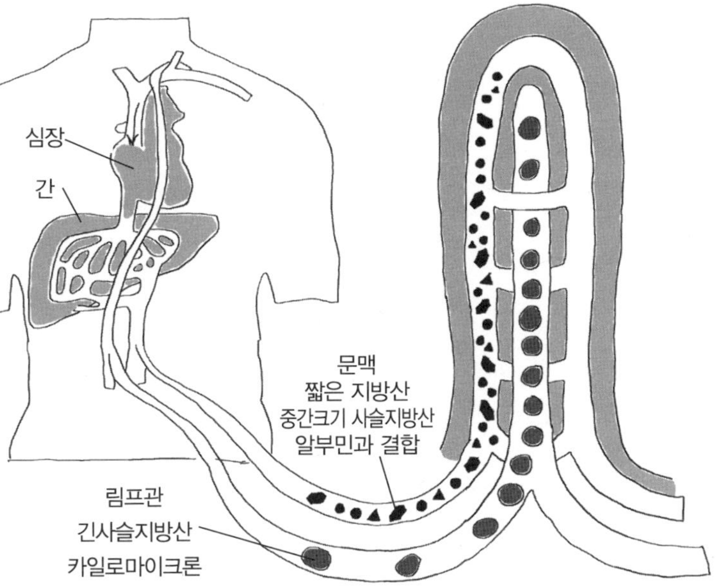

그림 3-3. 중성지방과 다른 영양소의 이동경로

짧은 지방산과 중간크기 사슬지방산은 장세포를 통해 직접 문맥혈액으로들어가 알부민과 결합하여 이동한다. 긴사슬지방산은 카일로마이크론으로 형성된 후 림프관으로 이동하고, 흉부에서 혈액으로 천천히 들어간다.

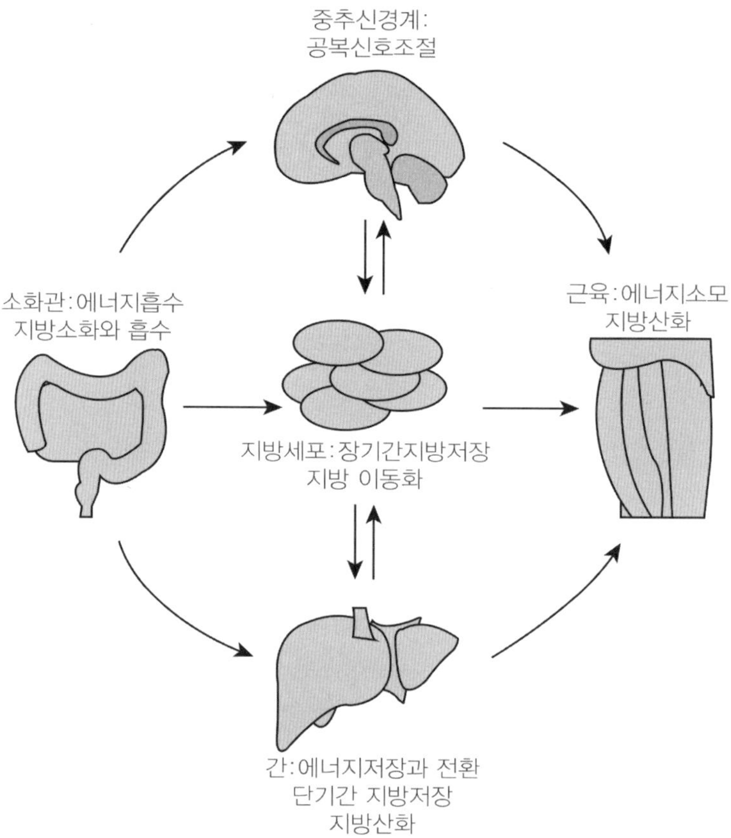

그림 3-4. 인체의 에너지원들의 이동

과잉섭취된 에너지는 지방으로 저장된 후 공복시에 이용된다. 지방세포에 저장된 중성지방은 공복시에 간으로 이동한 후 고밀도지단백이 되어 온몸을 순환하며 필요한 세포에 지방산을 공급한다. 그리고 남은 글리세롤은 케톤체가 되어 뇌세포에 공급된다. 지질의 높은 에너지밀도라는 장점으로 인하여 탄수화물이나 단백질의 경우도 과잉섭취될 경우 최종적으로는 지방으로 저장되는 것을 선호하게 된다. 특히 섬유소가 부족한 백미나 백밀을 섭취할 때 인슐린이 과잉방출되고 이는 중성지방의 합성을 촉진함으로써 비만과 심혈관질환의 위험인자가 된다.

마이크론은 간과 말초세포 그리고 지방세포들에게 중성지방을 전달하여 에너지원으로 이용할 수 있도록 한다 [3,4].

식후와는 달리, 공복상태에서는 지방세포에 저장되어 있던 지질은 지방산과 글리세롤로 분해가 되어 혈중으로 방출되어 간에 도착한다. 간에서 지방산과 글리세롤은 다시 결합하여 중성지방이 되고 초저밀도 지질단백질(Very Low Density Lipoprotein: VLDL)이라는 형태로 간에서 방출되어 혈관을 타고 말초세포들에게 에너지원으로 중성지방을 전달하게 된다 (그림 3-5).

일반적으로 말하는 혈액중의 중성지방이란 카일로마이크론, VLDL, 저밀도 지질단백질(LDL), 고밀도 지질단백질(HDL)에 포함된 중성지방들을 모두 합한 것으로 그 의미는 과도한 지질에너지라고 해석할 수 있다 [5]. 그리고 LDL-콜레스테롤이란 LDL이라는 지단백질에 함유되어 있는 콜레스테롤을 의미한다.

그림 3-7을 보면 VLDL이나 LDL에 비해 매우 부피가 큰 카일로마이크론을 볼수 있다. 대사증후군의 예방과 치유에 카일로마이크론이 주목받는 이유는 만성적으로 열량을 과잉섭취하게 되면, 식사를 하지 않는 공복상태에서도 내장에서 간으로 카일로마이크론이 계속 공급될 수 있고, 이로 인하여 인체전반에서 정상적인 대사과정을 교란할 수 있기 때문이다.

그리고 HDL, 즉 고밀도지단백질이 좋다고 하는 것은 중성지방함량은 적고 단백질비율이 높아서 말초의 남아도는 중성지방과 콜레스테롤을 흡착하여 간으로 되돌려주기 때문이다. 따라서 열량섭취가 적으면 HDL도 높아질 이유가 없게 된다. 뒤에서 살펴보겠지만 채식을 하게 되면 LDL은 낮아지지만 HDL은 거의 변화가 없는 것을 확인하게 된다.

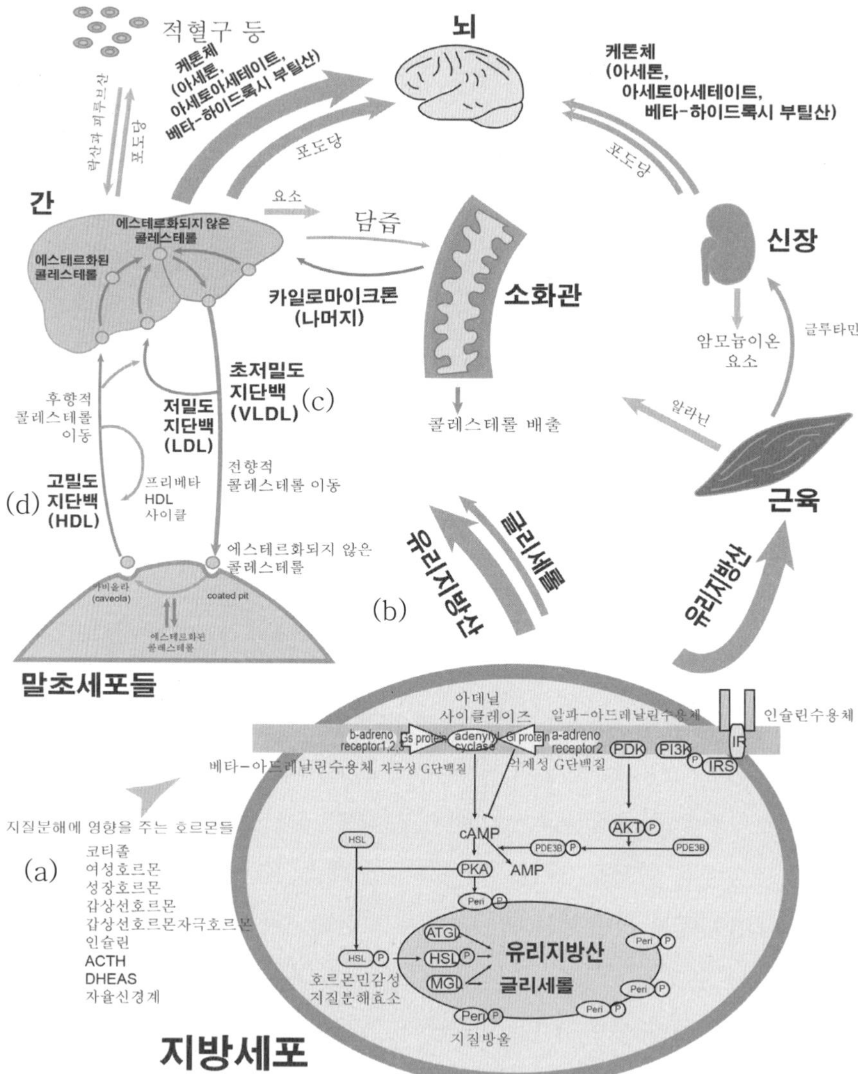

그림 3-5. 공복상태에서 지방의 이동경로들

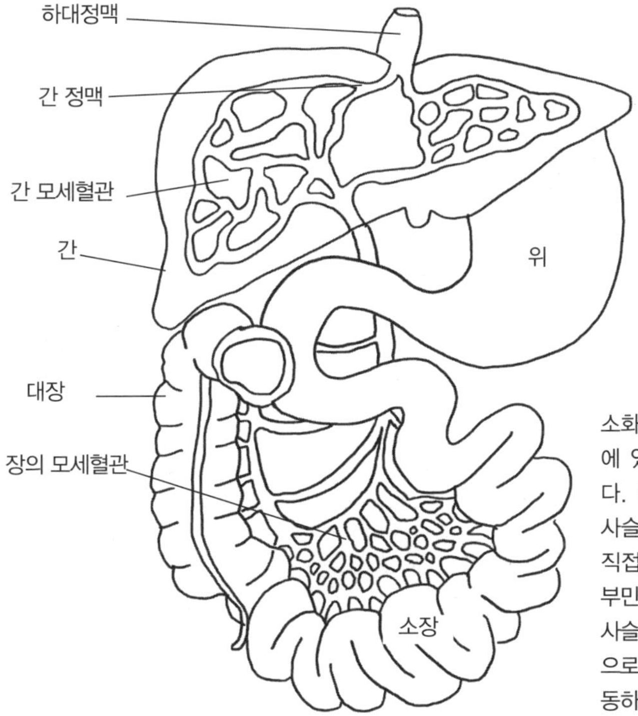

4단계
간정맥은 혈액을 순환계로 운반한다

3단계
간은 혈액속의 내용물을 확인한다.

2단계
분해된 영양소분자들은 간문맥을 통해 간으로 이동한다.

1단계
소화된 영양소는 소장의 융모에 있는 모세혈관으로 흡수된다. 짧은 지방산과 중간크기 사슬지방산은 장세포를 통해 직접 문맥혈액으로들어가 알부민과 결합하여 이동한다. 긴 사슬지방산은 카일로마이크론으로 형성된 후 림프관으로 이동하고, 흉부에서 혈액으로 천천히 들어간다.

그림 3-6. 영양소의 흡수와 이동경로

◀ 그림 3-5. 해설

(a) 몇가지 호르몬들(adrenocorticotrophic hormone: ACTH), 코티솔(cortisol, glucocorticoid), 여성호르몬(estrodiol), 성장호르몬(growth hormone), 갑상선자극호르몬(thyroid stimulating hormone: TSH), 갑상선호르몬(thyroid hormone), 인슐린(insulin) 그리고 자율신경시스템은 지방세포에서 지질분해를 위한 세포신호에 영향을 준다.
(b) 호르몬들에 의해 중성지방이 분해되어 유리지방산이 혈중으로 방출되어 세포들에게 에너지원으로 이용되고, 간으로 이동하여 다시 중성지방으로 합성된다. 간에서 새로 합성된 중성지방은 초저밀도지단백질의 구성원으로 포함되어 혈액내로 방출된다.
(c) 초저밀도지단백질(VLDL)의 성분으로 순환계로 이동한 중성지방은 에너지가 필요한 세포들에게 분해되어 지방산을 공급해주고, 저밀도지단백질(LDL)로 변환된다.
(d)LDL은 다시 간으로 이동하여 중성지방을 얻어 VLDL로 변환하고 다시 혈액중으로 방출된다.
(e) 간과 신장에서 글리세롤을 원료로 하여 합성된 케톤체들은 뇌로 이동하여 에너지원으로 이용된다.

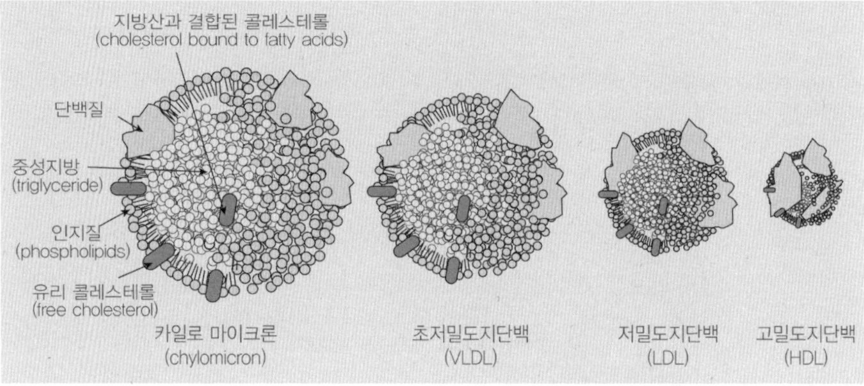

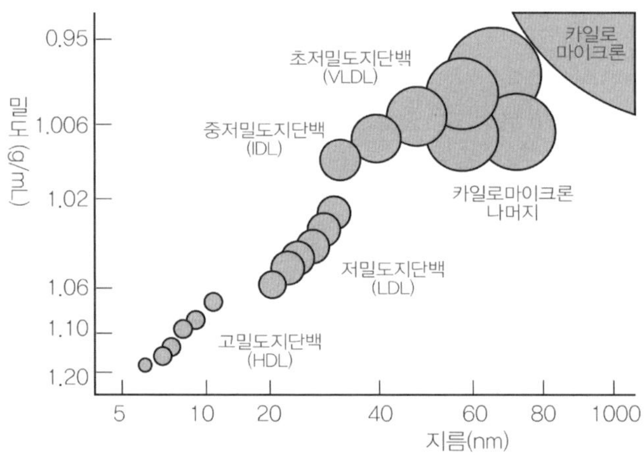

출처:Fauci AS, Kasper DL, Braunwald E, Hauser SL, Longo DL, Jameson JL, Loscalzo JI Harrison' s Principles of Internal Medicine, 17th ed. McGraw-Hill

그림 3-7. 지단백의 크기와 조성

지질은 무극성이기에 혈액내에서 이동하기 위해 수용성단백질과 결합하며 이를 지단백이라고 한다. 카일로마이크론은 단백질의 비율이 적고, 대신 지질의 비율이 높아서 밀도가 작고, 부피가 매우크다. 반면 고밀도지단백질은 단백질의 비율이 높고 지질의 비율은 적어서 밀도가 높으며, 크기가 작다.

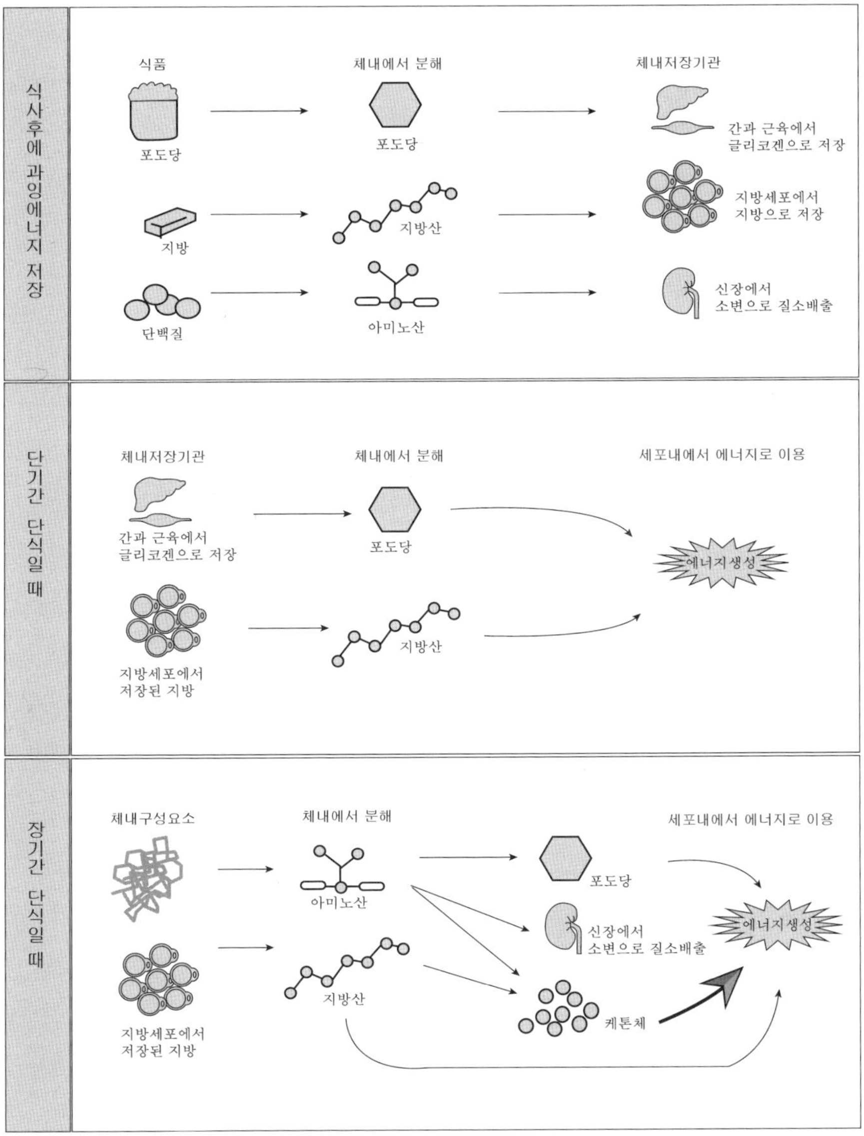

그림 3-8. 식후와 공복, 단식상태에서의 에너지대사

3.5. 고지혈증과 랜들사이클 : 탄수화물과 지질의 산화경쟁

그렇다면 왜 지질의 과잉섭취가 당뇨와 관련이 있을까? 그것은 탄수화물과 지질의 산화경쟁이라는 개념으로 설명될 수 있다. 즉, 우리몸의 에너지생성은 세포내의 미토콘드리아라고 하는 작은 발전기에서 영양소라는 연료를 태움으로서 가능하다. 그런데 지질과 탄수화물은 미토콘드리아에서 서로 연료로 사용되려고 경쟁을 하게 된다 (그림 3-9, 그림 3-10). 이를 랜들이라는 학자가 주장하여 랜들사이클(Randle cycle)이라고 한다 [6].

즉, 고열량음식을 지나치게 많이 섭취하게 될 때, 식후뿐만 아니라 공복상태에서도 소화관에서 지질에너지를 계속 공급하게 된다. 이것은 공복상태에서 피부아래의 피하지방에서 방출되는 지방에너지들과 충돌을 한다. 즉, 지방공급이 많아지면 세포들은 에너지효율이 높기에 지방산화를 선호하며, 혈액속의 포도당을 이용하지 않기에 혈당과 인슐린은 상승하게 된다.

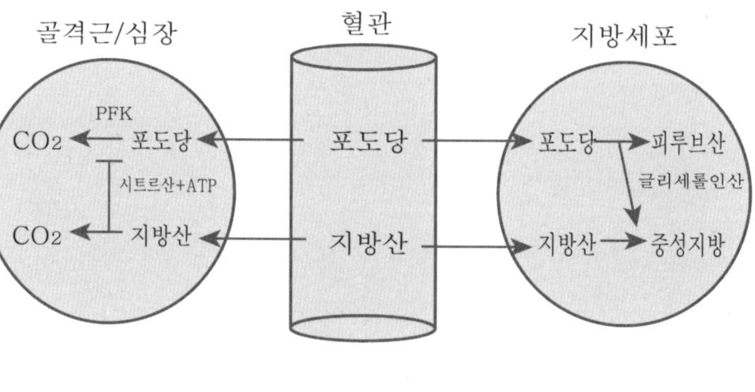

그림 3-9. 지방산과 포도당이 서로 산화경쟁을 하는 랜들사이클 모식도

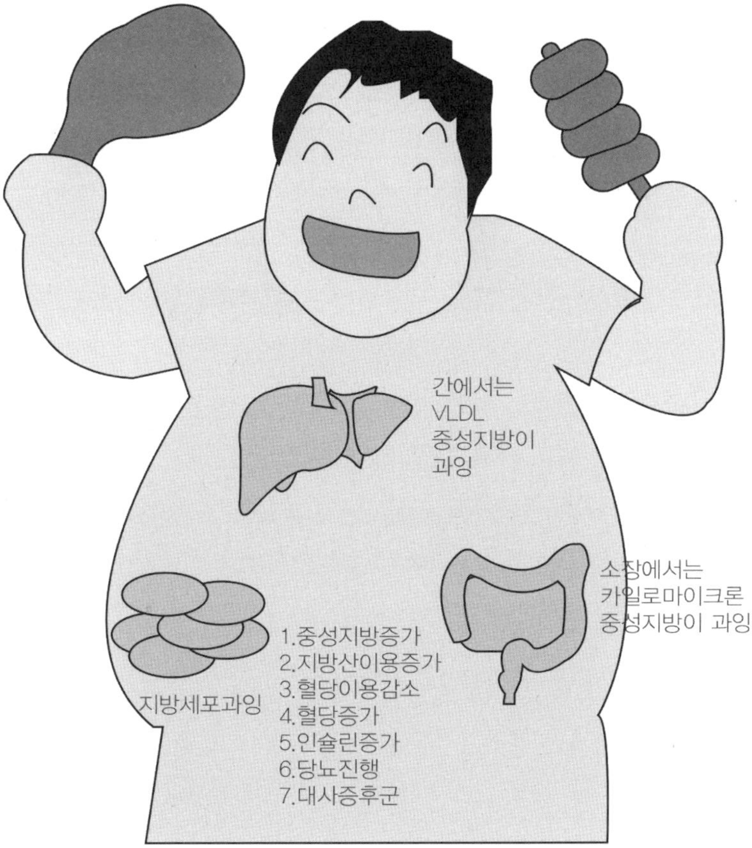

랜들사이클(Randle cycle)과 대사증후군:
세포들은 지방을 우선 에너지원으로 이용하고
혈당을 사용하지 않는다. 이렇게 되면 혈액중에
혈당농도가 상승하고, 인슐린수치도 높아지게 된다.
고지방혈증에서 고인슐린혈증이 흔한 이유이다.

그림 3-10. 영양과잉섭취와 랜들사이클 그리고 대사증후군

표 3-2. 지단백의 크기와 구성인자들

밀도(g/mL)	종류	지름(nm)	단백질(%)	콜레스테롤(%)	인지질(%)	중성지방과 콜레스테롤 에스터(%)
>1.063	HDL	5-15	33	30	29	4
1.019-1.063	LDL	18-28	25	50	21	8
1.006-1.019	IDL	25-50	18	29	22	31
0.95-1.006	VLDL	30-80	10	22	18	50
<0.95	카일로마이크론	100-1000	<2	8	7	84

실재로 혈액내 유리지방산(FFA)의 만성적인 과잉은 에너지대사에서 위험인자가 된다. 연구에 의하면 높은 수치의 유리지방산은 제2형 당뇨, 고혈압, 지질이상, 인슐린저항성, 고요산 그리고 비정상적인 혈전분해와 관련이 있다 [7]. 그리고 비만인들은 흔히 인슐린 저항성을 가지고 있으며, 동시에 그들의 지방산수치는 높아져 있다. 즉, 과잉의 지방산과 탄수화물이 에너지산화과정을 두고 경쟁을 하는 것이다 (그림 3-9).

보덴(Boden)과 그 동료들이 진행한 시험관 연구에서도 지질을 투여한 후에 즉각적으로 지질의 산화가 증가하고, 반면 탄수화물의 산화는 감소하였음을 보고한다 [8]. 그리고 임상적으로도 당뇨환자들은 인슐린-자극성 당 흡수율이 정상인에 비해 40~55% 감소하고 있었다 [9]. 즉, 혈액내에서 지질의 수치가 높을 때 포도당의 이용은 억제되는 것이다.

3.6. 고열량섭취와 대사증후군의 진행과정

포도당의 농도가 높아지면 혈액이 끈근해지고 혈액의 흐름이 느려지고, 이는 곧 신체 말초세포들의 생존에 위협이 되기에 인체는 인슐린을 더욱 많이 방출하게 된다. 인슐린이란 세포의 문을 두드려서 포도당이 들어갈 수 있는 문을 열도록 하는 역할을 한다. 포도당이 세포내로 들어가지 않으니까, 문을 두드리는 인슐린을 계속 많이 만들어서 신호를 주려고 하고, 고인슐린혈증이 된다. 그러나 우리몸의 기관들은 무한히 작동할 수 있는 기계가 아니다. 즉, 과잉생산을 하던 췌장세포는 결국 지쳐서 망가지게 되고, 이제는 인슐린을 생성할 수 없게 된다. 그래서 당뇨환자들은 인슐린을 정기적으로 투여해야 하는 것이다.

종합을 하면, 일반적으로 노화와 함께 신경내분비계가 변화하고, 이때 계속해서 과잉의 열량을 공급하게 되면 지질증가 → 탄수화물과 산화경쟁 → 포도당농도증가 → 인슐린 방출증가 → 고인슐린 혈증 → 췌장손상 → 당뇨. 이런 순서가 진행된다 (그림 3-11). 이것이 아주 단순한 대사증후군의 일반적인 패턴이라고 해석할 수 있겠다. 따라서 심혈관질환, 당뇨, 비만을 해결하는 근원적이고 손쉬운 방법은 열량을 과잉섭취하지 않는 것이다. 포만감을 가지면서도 열량을 제한하는 방법은 육류섭취를 줄이거나 금지하고 대신 섬유소가 풍부한 현미나 통밀을 섭취하는 것이된다.

흥미로운 사실은 식물성식품에 풍부한 다가불포화지방산의 섭취가 증가하면 체내의 중성지방수치가 감소하는 것으로 나타난다. 예를들어 백미가 아니라 현미콩밥을 섭취하게 되면 중성지방수치는 쉽게 감소하게 된다.

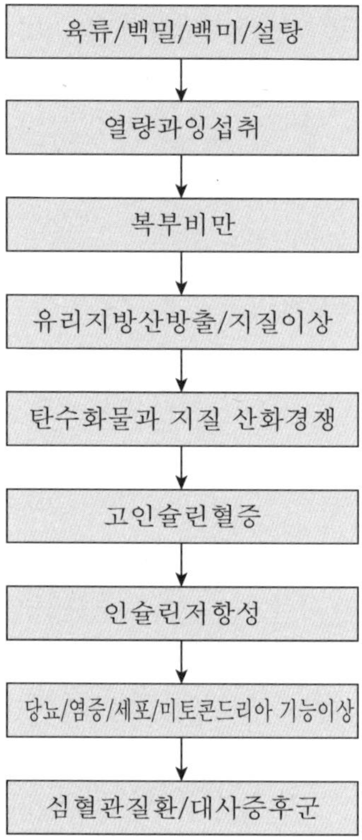

그림 3-11. 노화, 에너지과잉 그리고 대사증후군의 발달과정

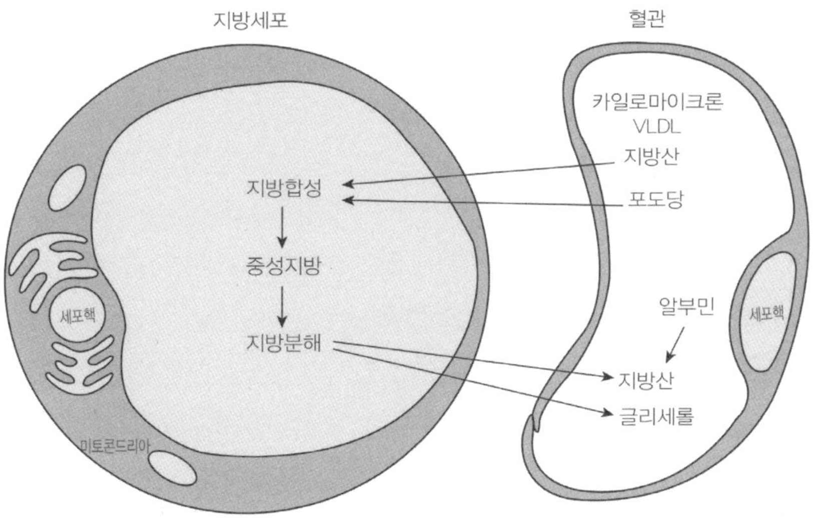

그림 3-12. 지방세포와 현관 사이에서 영양소들의 이동

표 3-3. 체중감소에 따른 지방세포의 크기감소

체중	150kg	100kg	75kg
지방세포수	750억개	750억개	750억개
지방세포크기	0.9μg/세포	0.6μg/세포	0.2μg/세포

출처: 송숙자 [식이요법.삼영출판사]

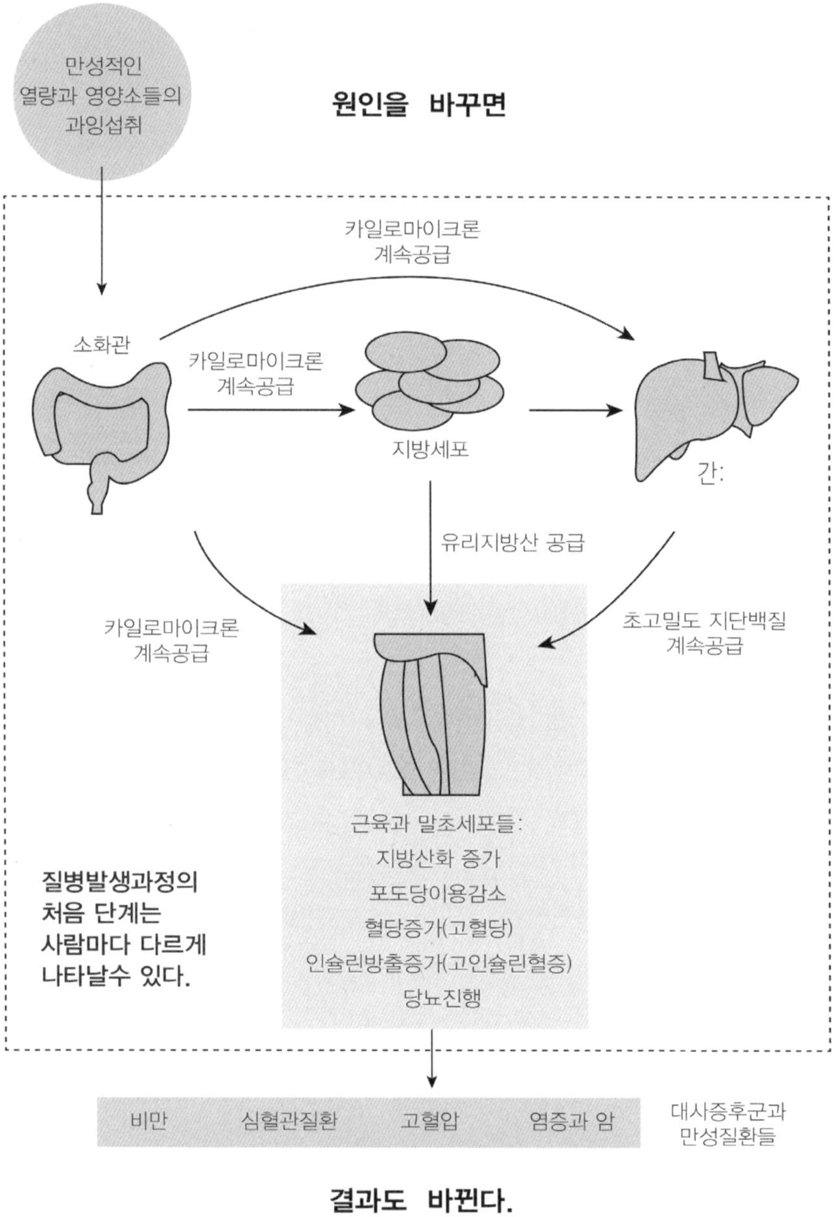

그림 3-13. 랜들사이클과 대사증후군의 진행과정

3.7. 동맥경화의 진행

현대인에게 가장 대표적인 심혈관질환은 동맥경화일 것이다. 그렇다면 동맥경화는 어떻게 발생하는 것일까? 동맥경화는 크게 세 단계 과정을 거쳐 진행된다(그림 3-14). 처음에는 지방질이 대동맥이나 중동맥의 관벽에 침착, 축적되는 단계(fatty streak)이다. 두 번째 단계는 플라크형성단계이다. 즉 지방질이 혈액과 직접 접촉하게 될 때 혈액을 응고시키기에 인체는 자기보호작용을 발동하는데, 동맥벽은 달라붙은 지방에 혈액이 또다시 달라붙는 치명적인 작용을 차단하고자 섬유성덮개로 지방 플라크를 덮게 된다. 세 번째 단계는 형성된 플라크에 궤양이 발생하고, 노출된 지방과 궤양부위에 혈액응고세포인 혈소판이 연쇄적으로 결합을 하는 것인데, 이렇게 되면 혈전에 의해 동맥벽이 완전히 차단, 혈액의 흐름이 끊어지게 된다.

만약 이 상황이 심장박동운동에 에너지를 공급하는 관상동맥에서 발생한다면 이를 관상동맥질환이라 하고, 심근경색, 심장마비로 나타나며 뇌에서 동맥경화가 나타나면 중풍이라 한다. 심각한 문제는 동맥이 절반이상 때로는 70%까지 막힐 때까지도 인체는 자각증세를 느끼지 못한다는 점이다. 동맥이 조금씩 막혀가면서 60% 이상 막혔을때 협심증, 심근경색, 허혈

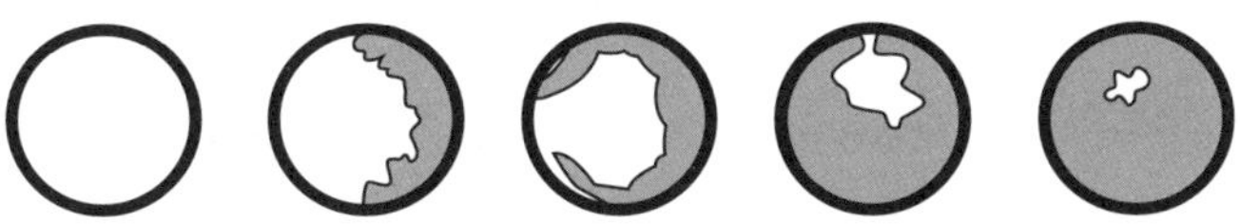

그림 3-14. 동맥경화와 심혈관질환의 진행과정

성심근질환, 울혈성심부전의 증상이 차례로 나타나며 최종적으로 완전히 혈관이 막히면 사망하게 된다.

협심증은 심장근육에 혈액이 부족하게 공급되면서 가슴중앙이나 왼편에 통증,압박감, 답답함이 나타나며, 허혈성심장질환은 심근에 혈액공급이 부족해 생기는 심장기능장애이다. 완전히 막히지 않은 상태에서 악화와 호전을 반복하면 협심증이라 하며, 완전히 막혀 혈액공급차단으로 심장근육이 죽으면 '급성심근경색증'이라 한다.

울혈성심부전은 심장에 이상이 생겨 인체에 충분히 혈액을 공급하지 못하는 것인데 이렇게 되면 영양소와 산소는 공급이 줄어들고 신체세포의 대사노폐물은 쌓이게 된다. 이것은 뇌에는 발작을 신장은 기능을 다하지 못해 오줌이 몸에 쌓여 붓게 된다. 그리고 폐는 호흡이 곤란해져 기관지염, 천식이 발생하게 된다. 이들 심혈관질환 발생의 원인은 여러 가지가 있지만 그 중요요인이 동맥경화라는 점에 공통점이 있다.

동맥경화는 심장근육에만 발생하는 것이 아니라 인체의 모든 동맥에서 발생한다. 만약 뇌에서 동맥경화가 일어나면 뇌졸중이, 신장동맥에서 발생한다면 신장장애가 생기게 되며 생식기에 발생한다면 발기불능이 된다. 그리고, 팔, 다리에서 혈액을 공급하는 말초동맥에서 경화가 발생한다면 말초세포들에 산소와 영양소가 공급되지 못하고 노폐물이 치워지지 못해 심지어는 절단을 하게 되는 경우도 적지 않다.

3.8. 동맥경화와 콜레스테롤

신체 전반에 혈액순환장애로 인한 손상을 만들어내는 동맥경화의 원인은 앞에서 설명한 바와 같이 동맥혈관의 벽에 쌓이고 축적되는 지방질인데, 그 주성분은 콜레스테롤이다.

사실 콜레스테롤은 인체세포의 세포막과 뇌세포, 여러 가지 호르몬류를 만들어내는 주요한 성분이기에 인체는 필요한 콜레스테롤보다 많은 양인 하루 900mg~1,200mg씩을 간에서 합성해낸다. 따라서 음식을 통해 공급받아야 할 이유는 없으며 오히려 음식으로 콜레스테롤이 유입될 때 인체는 과잉의 콜레스테롤을 처리하지 못하여 인체세포에 포화된 후에는 혈관벽에까지 축적되고 앞에서 설명한 바와 같이 동맥경화로 진행하게 된다.

그림 3-15는 미국에서 35세에서 57세까지 3만5천여명을 대상으로 진행

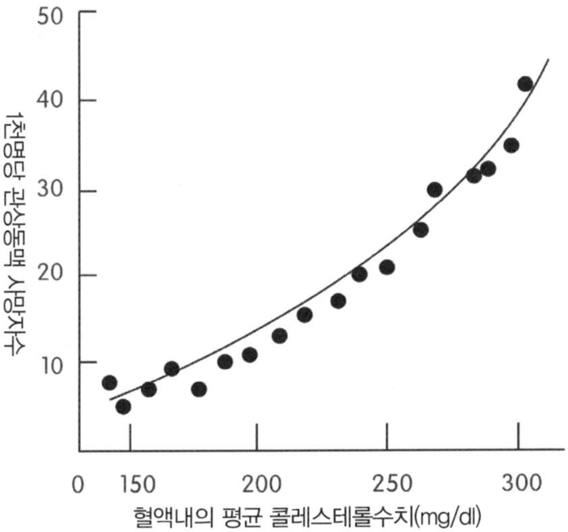

그림 3-15. 혈액의 콜레스테롤수치와 관상동맥 사망자수의 비례관계

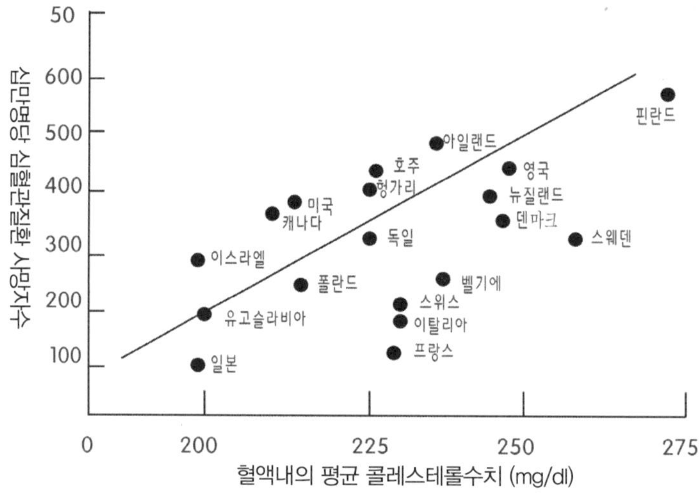

그림 3-16. 세계 17개국가 국민의 콜레스테롤 평균수치와 심혈관질환 사망자수의 비례관계

된 1990년의 연구결과이다. 혈액 콜레스테롤이 150mg/dl에서부터 증가할수록 관상동맥사망자수도 증가하고 있었다 [10].

세계 19개국의 비교연구에서도 동일한 결과를 보여준다 (그림 3-16). 일본의 평균 콜레스테롤 수치는 200mg/dl 이하였는데 십만명당 심혈관질환 사망률은 100명인 반면 영국 · 아일랜드 · 덴마크 등은 230mg/dl 이상이 되면서 관상동맥질환 사망자수는 10만명당 300명이 넘어가고 있다 [11]. 이러한 결과에 의한다면 심장질환을 예방하는 적절한 콜레스테롤 수치는 150mg/dl이하라 할 수 있다. 니일 박사는 그의 저서 〈웰빙 생활습관〉에서 콜레스테롤의 목표를 '100+자기나이'로 권하고 있다 [12].

3.9. 콜린 캠벨의 중국연구

콜린 캠벨의 역저 〈중국연구(China Study)[13]〉는 우리나라에서 〈무엇을 먹을 것인가[14]〉라는 제목으로 번역되어 있는데, 식생활과 질병간의 관계에 대해 잘 설명을 하고 있다.

1970년대 초 당시 중국의 총리였던 주은래는 암으로 생명이 위험한 상태에 있었다. 그는 자신의 병에 대한 정보를 모으기 위해 중국전역의 2,400개 지역, 8억명을 대상으로 12가지 암에 대한 사망률을 조사한다. 조사인원만 65만명인 이 대규모 연구프로젝트의 결과 지역에 따라 암발생률이 최대 100배나 차이가 나고 있었다. 캠벨은 중국학자 첸 박사와 대화를 나누던 중 이러한 내용에 대해 알게 되었다. 미국의 경우는 이런 차이를 볼 수 없었기에 캠벨에게 이런 정보는 흥미로울 수 밖에 없었다. 그는 결국 미국정부를 설득하고 지원을 받게 된다.

중국의 65개 지역 6,500명의 성인들을 대상으로 혈액과 설문지를 통해, 48개 질병, 367개 요인들의 방대한 데이타를 얻게 된다. 그들은 소변을 모으고 가족들이 3일간 먹은 음식에 대한 정보까지 수집하였다 (표 3-4). 이

표 3-4. 중국인과 미국인의 음식섭취비교

영양소	중국	미국
칼로리 (kcal/일)	2,641	1,989
총 지방 (칼로리비율)	14.5	34~38
식물성섬유소 (g/일)	33	12
총 단백질 (g/일)	64	91
동물성 단백질 (칼로리비율)	0.8	10~11
철분 (mg/일)	34	18

들의 결과는 다음과 같았다.

우선 미국인은 평균적으로 전체 칼로리의 15~16%를 단백질에서 얻는다. 그리고 단백질섭취량 중 80%이상은 동물성으로 70g이 된다. 반면 중국농촌에서 단백질비중은 단지 9~10%이며, 이 단백질 중 동물성은 10%이며 7.1g이다. 결과적으로 콜레스테롤수치도 차이가 날 수밖에 없었는데 미국인평균이 215mg/dl였던 반면 중국인은 거의 100이나 낮은 127mg/dl였다. 중국인의 85%는 150mg/dl였다.

그들의 연구 중 흥미로운 것은 혈중 콜레스테롤 수치가 170mg/dl에서 90mg/dl로 떨어지면 간암, 직장암, 대장암을 비롯한 대부분의 암 발생률이 떨어졌다는 점이다. 캠벨은 그의 글에서 칼드웰이라는 의사의 언급을 덧붙인다.

"콜레스테롤 수치가 150mg/dl 였던 사람 중 심장질환으로 사망한 예를 보지 못하였다."

3.10. 채식과 심근경색

콜레스테롤은 세포와 세포막 사이에 삽입되어 세포막을 견고하게 하며, 다섯가지 스테로이드호르몬의 원료가 되는 필수적인 성분이다. 이 때문에 인체는 세포내의 미토콘드리아에서 필요한 양 이상을 합성해 내며 음식으로 콜레스테롤을 공급받아야 하는 이유는 전혀 없다. 그러나 식탁에 흔히 오르는 동물성식품은 반드시 콜레스테롤을 함유하고 있어서 콜레스테롤은 혈관벽에 조금씩 그리고 꾸준히 쌓이게 된다. 매일 쌓이는 양이 적을지라도 몇 년 또는 몇십년에 걸쳐 이 과정이 진행되면 동맥경화는 피할 수 없다. 반면 식물성식품에는 콜레스테롤이 거의 없을 뿐만 아니라 섬유소가 풍부하여 과잉의 콜레스테롤을 적절히 제거하는 역할을 한다 (표 3-5).

관상동맥벽을 막는 주원인은 콜레스테롤이고, 동물성식품에는 콜레스테롤이 반드시 있다. 반면 식물성식품에는 콜레스테롤이 없다. 그렇다면 채식식이가 관상동맥질환에 이로울 것이라는 추론은 자연스럽다.

1992년 인도의 한 병원에서 관련된 실험이 진행되었다. 연구진은 병원에서 급성심근경색으로 진단받은 환자들을 2일 내지 3일 내에 두 그룹으

표 3-5. 식품과 콜레스테롤 (mg/100g)

종류	콜레스테롤 양	종류	콜레스테롤양
절인 연어알	510	치즈	80
계란	470	닭	80
소간	240	돼지	60
청어	230	마요네즈	60
뱀장어	240	채소,곡물,과일	0

어류인 청어나 계란은 닭, 돼지보다도 높은 콜레스테롤 수치를 보인다.

로 나누어 한 그룹은 이전식이를 그대로 공급하고 다른 한 그룹은 고기, 계란, 버터, 수소화기름을 감소시키는 대신 식물성기름은 증가시켰다. 이때 두 그룹의 지방섭취는 총섭취열량의 24%내지 26%로 동일하였다. 과일과 채소섭취는 채식그룹이 보통식이군보다 3배 높았으며 섬유소, 비타민 C, 비타민 E, 카로틴, 칼륨등의 섭취가 높은 반면 포화지방, 콜레스테롤 섭취는 낮았다.

탄수화물섭취에서도 백밀과 같은 단순탄수화물에서 통밀의 복합탄수화물로 바꾸었다. 12주 후 보통식이군에 비해 채식식이군은 체질량, LDL콜레스테롤, 혈압, 혈당이 낮아졌고 반면 인체에 이로운 HDL콜레스테롤은 높아졌다.

LDL은 저밀도 지단백이라하여 콜레스테롤 운반체 중 가벼운 것으로 혈관으로 콜레스테롤을 운반하여 관상동맥을 발생케 하는 요인이다. 반면 HDL은 고밀도 지단백질이라 하여 혈관에 쌓인 콜레스테롤을 제거하여 간으로 이동, 신체가 담즙을 생성하는데 이용하도록 한다. 따라서 LDL이 감소하고 HDL이 증가한 것은 심근경색이 치료되고 있다는 매우 좋은 수치인 것이다. 이러한 결과는 채식식이군이 보통식이군에 비해 관상동맥질환 발생이 36% 감소하고 관상동맥사망은 42%, 심근경색은 38% 감소하는 것으로 이어졌다.

3.11. 지중해식 식이와 심근경색

지중해식 식이의 총섭취지방은 38%로 서구의 일반적인 육류중심의 식이와 큰 차이가 없다. 다만 포화지방이 감소하는 대신 올리브유, 해바라기유 등 식물성기름으로 대체하게 되며 실상은 준채식식이이다. 그런데 식물성식품이 중심이 된 지중해식 식이가 심근경색이 발생한 후의 관상동맥사망에 어떤 영향이 있을까에 대해 조사한 연구에서도 인도의 채식식이의 효과와 비슷한 결과를 내놓고 있다. 1994년 리온 식이심장연구소에서는 심한 심근경색이 발생한 2주 후 환자들에게 동물성지방대신 오메가-3 지방산 등 다가불포화지방이 풍부한 식물성기름으로 대체한 지중해식 식이를 공급하였다.

이 식단에서는 콩과식물, 통밀빵, 과일, 채소는 증가시키는 반면 고기, 버터, 크림은 줄였다. 총지방섭취는 이전에 공급하던 식이와 같은 31% 대를 유지하였다 (표 3-6). 이러한 식이를 시행한 결과 환자의 혈청구성분은 올레산, 알파 리놀렌산, EPA(eicosapentaenoic acid)와 항산화비타민 수치가 올라갔으며 전체 혈장의 지질수치는 변화가 없었다.

표 3-6. 지중해식 식이와 식품, 영양, 혈액의 변화

	증가	감소	불변
식이변화	과일, 채소, 콩, 통밀,식물성기름, 섬유소	고기, 버터, 크림, 콜레스테롤	총지방(31-33%) 치즈, 생선
혈액변화	비타민 C, 비타민 E 올레산, 리놀렌산(오메가-3) EPA, DHA	리놀레산 (오메가-6)	콜레스테롤, LDL,HDL, 트랜스지방산, 혈소판응집

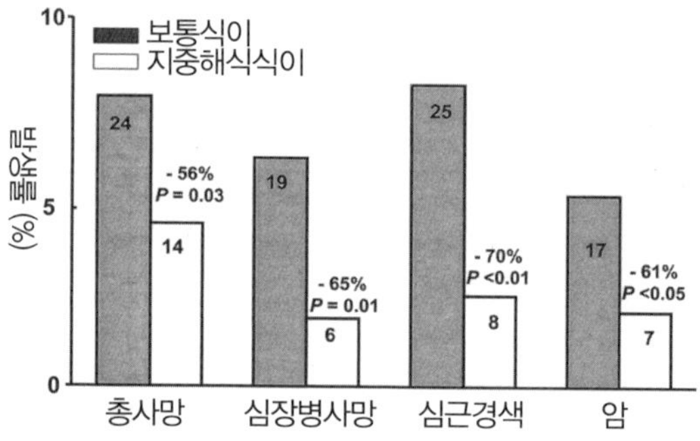

그림 3-17. 지중해식 식이의 심혈관질환의 개선효과

27개월후 지중해식 식이그룹은 보통식이그룹에 비해 관상동맥 사망자는 65%, 심근경색은 70%가 감소하였으며 암발생까지 61%나 감소하여 총사망자수는 56%가 감소하였다 (그림 3-17)[15].

3.12. 견과류와 허혈성 심장질환

다양한 역학조사결과는 심혈관질환의 예방과 치료에 유익한 채식의 중요한 요소로 지질조성을 들고 있다. 특히 채식식이에 중요한 식품인 콩류와 견과류는 심혈관건강에 유익한 오메가 3지방산을 비롯, 다가불포화지방을 풍부히 함유하여 혈소판 응집을 감소시킨다. 또한 항산화작용을 하는 비타민 C와 비타민 E, 베타카로틴, 파이토케미컬이 풍부하다. 이들 성분은 인체에 해로운 콜레스테롤인 LDL을 낮추고 혈관의 죽상화를 방지한다. 식품에 풍부한 엽산은 허혈성심장질환에 해로운 호모시스테인농도를 낮춘다.

1992년 34,198명의 캘리포니아 재림교인을 대상으로 한 대규모 역학조사에 의하면 견과류섭취와 심근경색, 허혈성심장질환 사망수는 반비례관

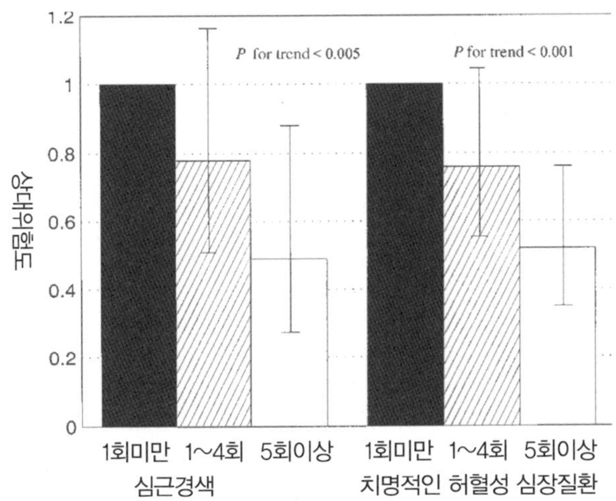

그림 3-18. 견과류섭취빈도가 높아질수록 심장질환의 상대위험도가 낮아진다.(1주일당 섭취횟수)

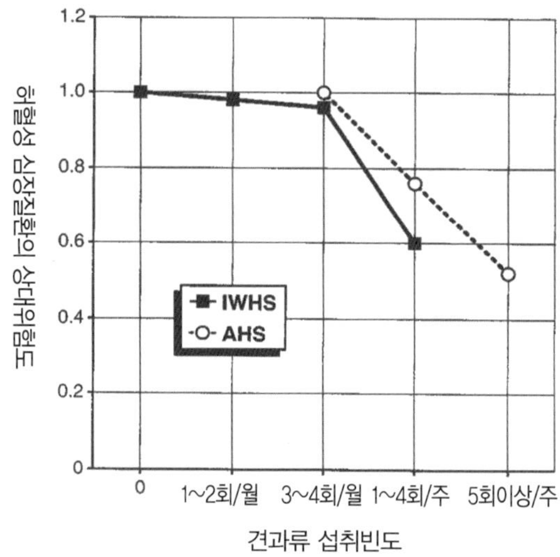

그림 3-19. 견과류 섭취빈도가 높아질수록 허혈성 심장질환의 상대위험도가 낮아진다

계를 나타냈다. 그림 3-18에서 보듯이 일주일에 1회 이하로 견과류를 먹는 그룹에 비해 일주일에 1~4회 먹는 그룹은 심근경색의 발생이 22% 감소하였고, 일주일에 5회 견과류를 먹는 그룹은 51%나 감소하였다 [16].

견과류의 심혈관질환에 대한 유익한 효과에 대한 결과는 거의 확실한 듯하다. 345,000명의 폐경기 여성을 대상으로 5년간 진행된 아이오와 여성보건연구에서도 견과류 섭취와 관상동맥질환 사망률은 반비례관계를 나타냈다 (그림 3-19). 한달 몇 번 정도의 견과류 섭취는 특별난 효과를 나타내지 못하였으나 일주일에 한번 이상 견과류를 섭취하면서부터는 주목할 만한 관계가 나타나기 시작하였다. 이러한 결과는 앞서의 캘리포니아 재림교인을 대상으로 한 조사와 비교되었는데 그 결과는 매우 비슷하게 나타난다 [17].

3.13. 섬유질은 심혈관질환의 발생을 방지한다

섬유질은 인체에서 소화시킬 수 없어 흡수되지 못하고 대변으로 나가게 되는 성분이다. 옛 영양학에서는 에너지로 쓰이지도 못하고 특별한 기능을 발견하지 못해 적을수록 좋다고까지 한 적이 있었다. 그러나 이제 섬유질은 혈청 콜레스테롤과 LDL 콜레스테롤을 낮추는 유익한 효과를 알려주고 있다. 섬유질의 두 가지 작용이 알려져 있다. 하나는 콜레스테롤의 장간순환(Enterohepatic circulation)을 차단하는 것이고(그림 3-20), 다른 하나는 장내에 사는 박테리아에 의한 작용이다.

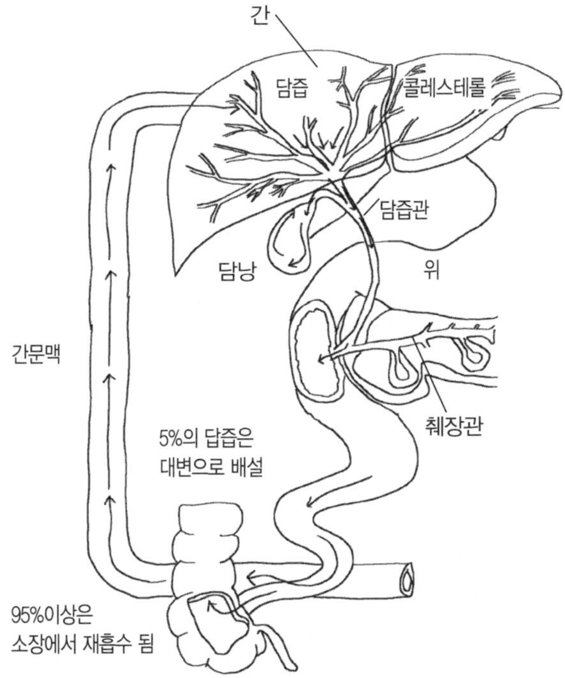

그림 3-20. 콜레스테롤의 장간순환

첫째, 인체는 지질류를 흡수하기 위해 간에서 담즙을 합성하고 담낭에 보관하였다가 필요할 때 담낭에서 담즙을 분비하는데 담즙의 주성분은 콜레스테롤이다. 섬유소는 이들 콜레스테롤을 흡착하여 대변으로 나가게 한다. 그러나 섬유질을 적게 섭취하게 되면 분비된 콜레스테롤은 소장의 마지막 부위인 회장에서 재흡수하게 되고 따라서 인체내의 콜레스테롤수치는 높아지게 된다 (그림 3-20).

둘째, 장에서 섬유소를 발효하는 박테리아는 아세트산, 프로피안산, 부틸산 등을 생성하는데 이들 물질은 콜레스테롤 합성을 억제한다. 그렇다면 실제로 이들 섬유소의 섭취가 심장질환에 효과적일까?

1986년, 40세에서 75세까지의 43,757명의 건강한 남성을 대상으로 식이섬유와 관상심장질환 위험의 관계에 대한 연구가 있다. 131개의 식이항목을 6년동안 추적조사를 하여 이들 중 심근경색이 발생한 734케이스를 조사하였다. 1996년 이들 연구진은 섬유소섭취의 수준에 따라 4등분을 하고 그룹간에 비교하였다. 섬유소를 가장 적게 섭취한 그룹(12.4g)을 1로 기준하였을때 섬유소를 가장 많이 섭취한 그룹(평균28.9g)은 심근경색의 위험에 대한 상대위험이 0.59로 감소하고 있었다. 연구자들은 섬유소가 심근경색의 방지에 매우 강력한 인자라고 결론내린다.

표 3-7. 수용성섬유소섭취와 혈청 LDL-콜레스테롤 변화

섭취한 수용성 섬유질	혈청 LDL-콜레스테롤 변화
가짜약(0g)	0.8% 증가
5g	5.6% 감소
10g	6.8% 감소
15g	14.9% 감소

표 3-8. 지질감소효과를 위한 수용성섬유소의 일일 섭취양

식품	섭취량(g)
구운 콩	100g~150g
귀리	57~140g
펙틴	6~40g
검	8~36g

J Am Diet Assoc 94:425,1994

1992년의 또다른 연구의 사례에서도 섬유소 섭취가 증가하면 콜레스테롤은 낮아졌다. 표 3-7에서 보면 하루 15g의 섬유질을 추가할때 혈청콜레스테롤은 15% 낮아지고 있다. 4주간에 걸쳐 진행된 이들의 실험결과에 의하면 가짜약을 투여했을때는 혈청콜레스테롤수치가 0.8% 증가하였으나 하루 5g섭취는 5.6%감소, 10g은 6.8% 감소, 15g은 14.9%의 LDL-콜레스테롤 감소를 보였다[18].

보통 권장되는 섬유소의 양은 성인의 경우 25g에서 30g이며 이중 6g내지 10g은 수용성 섬유질이어야 한다. 콜레스테롤 제거효과가 큰 수용성 섬유질은 셀룰로오스, 리그닌, 펙틴, 검, 해조다당류, 약간의 헤미셀룰로오스 등인데 콩류, 견과류, 곡류, 과일, 채소에 풍부하다. 물론 이들 섬유질은 식품을 통해 섭취하는 것이 효과가 클 것이다 (표 3-8)[19].

3.14. 포화지방과 심혈관계질환

심혈관질환발생에 주요한 요인이 콜레스테롤이었으나 더욱 강력한 요소가 있는데 그것은 바로 포화지방이다. 이에 대한 연구는 1960년대의 키즈 박사의 연구가 대표적이다. 그의 공식에 의하면 신체의 총 혈청콜레스테롤 수치는 콜레스테롤 자체뿐만 아니라 포화지방과 다가불포화지방의 함량에 의해서 영향을 받는다.

대개 포화지방은 우리가 일상으로 생활하는 온도에서 고체이고, 불포화지방은 액체상태이다. 흔히 고기의 지질은 비계라 하고, 식물의 지질은 기름이라 하는데 그 성분은 동일하나 약간의 구조차이로 인해 고체, 액체의 차이를 나타낸다. 문제는 우리 식사에서 포화지방이 많이 함유되면 신체는 콜레스테롤을 많이 만들어내게 되며 반면 다가불포화지방을 섭취하면 콜레스테롤양이 줄어들게 된다는 점이다.

표 3-9. 식품에 포함된 지방산의 종류와 비율

종류	식품100g 중 지방량 (g)	지방산 (%)		
		포화 지방산	불포화 지방산	P/S비율
아몬드	54	8	92	2.21
땅콩	51	18	82	1.49
호두	64	11	89	6.90
옥수수유	80	18	82	?
쇠고기	5~25	50	50	0.09
돼지고기	5~15	39	61	0.17
우유	3.5	62	38	0.11
버터	81	62	38	0.11

P/S비율: 식품속의 포화지방(S)에 대한 다가불포화지방(P)의 비

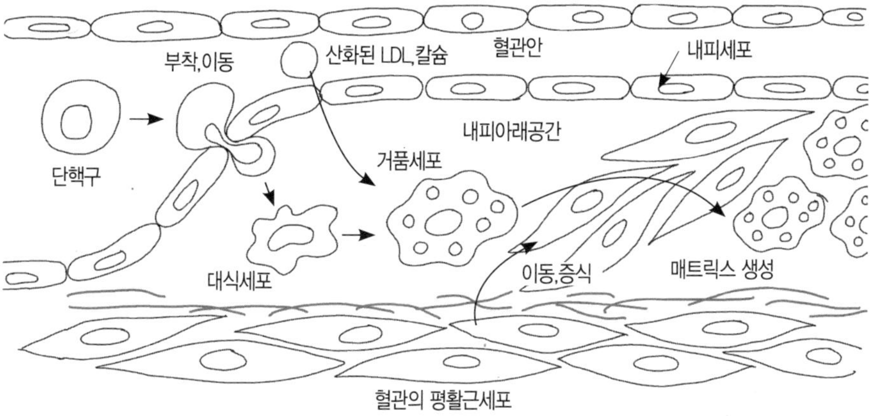

그림 3-21. 산화된 지방들의 혈관폐쇄과정

고기나 기름에 높은 온도의 열을 가하면 공기중의 산소와 결합하여 쉽게 산패가 된다. 산패된 지방은 혈관내에서 대식세포등을 흥분시켜서 혈관밑으로 들어가게 하고, 거기서 대식세포는 거품세포로 부풀러 올라서, 칼슘등을 침착시켜서 플라크를 만들고 혈관을 막아 결국 다양한 심혈관질환으로 드러나게 된다. 인체의 다양한 염증들은 산패된 지질과 관련이 있다.

포화지방과 콜레스테롤의 관계 연구의 권위자인 키즈 박사는 포화지방의 콜레스테롤 상승효과는 다가불포화지방의 감소효과의 두 배라 말한다. 이리하여 식품속의 포화지방(S)에 대한 다가불포화지방(P)의 비인 P/S 값이 2.0보다 크면 혈액의 콜레스테롤수치는 낮아지고, 반면 2.0보다 작으면 혈액의 콜레스테롤수치를 증가시키게 된다.

표 3-9의 다양한 식품의 지방조성표를 보면 식물류들, 특히 견과류는 불포화지방이 대부분이며 동물성식품은 불포화지방이 매우 적다는 것을 알 수 있다. 당연히 고기의 P/S 수치는 낮고 자체의 콜레스테롤 뿐만 아니라 포화지방으로 인한 콜레스테롤 상승이라는 더 큰 부담이 작용하게 된다.

3.15. 채식인과 비채식인의 지방의 비율

2001년 호주에서는 채식인과 비채식인의 혈액을 구성하는 포화지방, 콜레스테롤, 불포화지방의 양을 조사하였다. 표 3-10에서 보듯이 유란채식인과 완전채식인 그룹은 혈액의 총 콜레스테롤과 LDL콜레스테롤 수치가 비채식인에 비해 매우 낮았다. 특히 포화지방 수치는 비채식인보다 낮았는데, 육식선호인의 혈액내 포화지방산 수치는 49.6mg/100ml인 반면 완전채식인은 39.9mg/100ml였다 [20].

이러한 결과로 채식식이는 포화지방감소로 인하여 전체 콜레스테롤 수치의 감소라는 영향을 줄 것이며 심장질환예방과 치료에도 도움이 될 것이다.

표 3-10. 식이종류에 따른 혈액내의 지방산 조성

지방산	육식 선호 (18명)	보통 육식 (60명)	유란 채식 (43명)	완전 채식 (18명)
평균연령	34.2	38.3	34.9	33.0
총콜레스테롤 (mmol/l)	4.59	4.50	3.60	3.52
LDL (mmol/l)	2.94	2.93	2.11	2.14
HDL (mmol/l)	1.08	1.09	1.03	0.96
포화지방산 (mg/100ml)	49.6	49.3	43.0	39.9
단일 불포화지방산 (mg/100ml)	15.3	15.2	13.3	12.5
다가 불포화지방산 (mg/100ml)	49.9	51.3	46.4	44.7
총 지방산	115	116	103	97

Clinical Science (2001) 100, 25-32

3.16. 철분의 기능

고전영양학계에서 채식의 대표적인 단점들 중 하나로 꼽는것은 철분흡수의 부족이다. 동물성 헴철에 비해 식물성 철은 흡수율이 낮기에 채식인들은 철분이 결핍되기 쉽다는 것이다. 그러나 현대의 영양학은 동물성식품에 함유된 헴철로 인한 과도한 철분의 흡수는 암, 당뇨, 심혈관질환의 발생에 주요한 원인으로 작용할 수 있다고 알린다. 왜냐하면 철분은 활성산소의 생성연쇄반응에 촉매로 작용할 수 있기 때문이다. 철분과잉으로 인한 대사증후군을 포함한 다양한 질환의 발생에 대한 메카니즘을 소개한다. 이어서 채식과 비채식인들의 혈중 철분의 함량을 비교해보고 대사증후군과의 관련성에 대해 알아볼 것이다.

철이 없이 지구상의 생명체들이 존재할수 있을까? 철은 지구중심에서 자기장을 발생하여 지구자기권을 만듦으로써 태양과 우주에서 쏟아지는 전리된 입자들로부터 지구 생명체들을 보호한다. 흥미롭게도 생명체 특히 고등동물들에는 철이 있어서 무수히 많은 화학반응을 촉매하여 생명유지에 도움을 준다. 이러한 기능은 철이 화학반응을 잘 일으키도록 도와주는 전이금속이라는 데 있다.

철은 산소나 질소 그리고 황과 같은 원자들에게 전자를 잘 제공한다. 이로 인해서 철은 전자 두개나 세개를 잃은 양이온상태로 흔히 존재하게 된다. 철은 과산화효소나 과산화수소분해효소, 과산화효소와 같은 산소전달과 산화 대사를 담당하 다양한 단백질의 구성요소로서도 작용한다. 하지만 체내에서 가장 많은양의 철분이 기능을 하는 것은 산소를 운반하는 헤모글로빈으로서 남성은 체내철분의 64%, 그리고 여성은 73%를 차지하고 있다(표 3-12). 따라서 철분이 부족해질때 산소운반이 감소되고 이로인한 대사활동의 저하, 심리적인 무력감 등이 발생하게 된다.

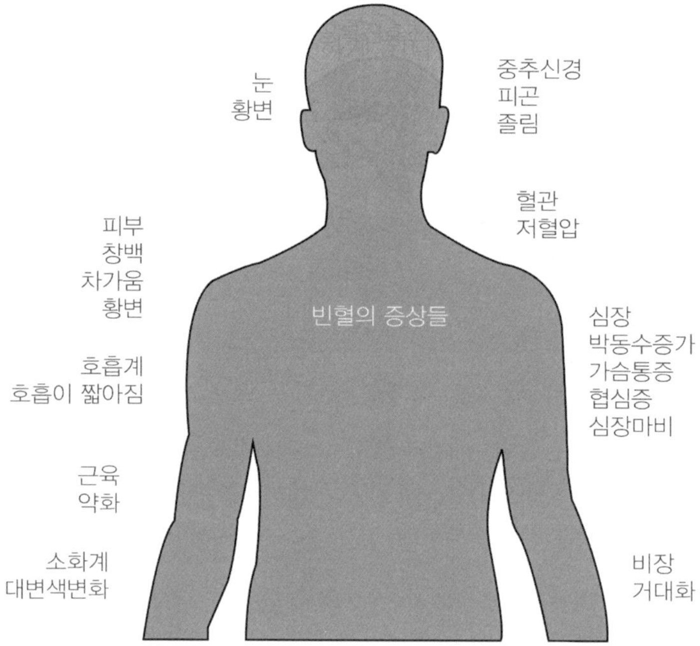

그림 3-22. 빈혈의 증상들

표 3-11. 철분을 풍부하게 함유한 식품들

식품	적음	중간	풍부
곡류	오트밀, 쌀, 통밀	옥수수가루, 백밀가루	
과일	사과,아보카도,반나,포도,복숭아,자두.	망고,파인애플	구아바,레몬,오렌지,토마토
채소	가지	당근,감자	브로콜리,양배추,컬리플라워,호박,배추.
음료	차,커피	적포도주	백포도주
견과류	아몬드,코코넛,호두		
콩류			서리태, 백태, 녹두
종실류			들깨, 참깨, 호박씨

철분이 풍부한 식품으로는 브로콜리, 호박, 배추, 양배추, 토마토, 레몬 등이 있으며, 당근이나 감자, 옥수수에도 적지 않은 양이 포함되어 있다 (표 3-11).

3.17. 인체내 철분의 순환과 섭취량

보통 성인의 체내에는 3내지 4g의 철분이 함유되어 있다. 체내 철분의 대부분은 골수와 세망내피계(細網內皮系, Reticuloendothelial system)에 존재한다(그림 3-22). 세망내피계는 단핵성 식세포계(mononuclear phagocytic system)의 옛이름으로 알려져 있다. 1924년 독일의 병리학자인 아쇼프(Aschoff)가 내피(endothelium)에 있는 세포들이 강한 포식작용(세균, 바이러스, 죽은 세포를 잡아먹는)을 하는것을 관찰하고 붙인 이름이다. 이후 식세포작용은 내피세포 사이에 대식세포가 주로 하고 있다는 것이 밝혀져서 1973년 카(Carr)가 단핵포식세포계 또는 대식세포계라고 제안하여 수정되었다. 단핵구는 혈액속을 떠다니다가 일부는 림프절동, 골수, 간, 비장, 뇌, 췌장, 남성과 여성의 생식기관 등에서 분화하여 대식세포로 된다. 많은 인체기관들이 대식세포를 포함하고 있으며 전체세포의 10내지 15%까지 구성되기도 한다.

비장의 망상세포는 적혈구 중에서 좁은 모세혈관을 통과하면서 막이 조금씩 떨어져나가 결국 탄성을 잃고 기능을 상실한 것을 파괴하고 헤모글로빈을 재활용하도록 한다. 헤모글로빈은 합성되어 새로운 적혈구를 만들 수 있도록 혈철소(hemosiderin)을 만든다. 성인의 경우, 간과 골수는 각각 100내지 300mg의 철분을 함유하고 있다. 골수는 매일 2천억에서 3천억개의

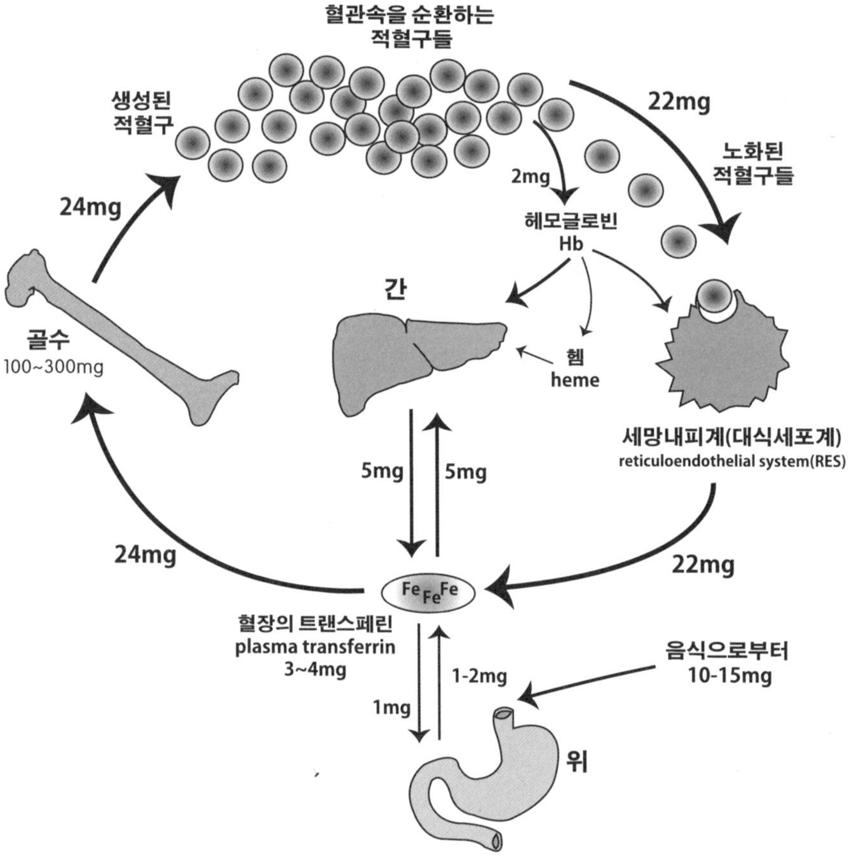

그림 3-23. 대식세포계에 의한 적혈구 철의 재순환 경로 (하루기준)

인체는 일생동안 자기 몸을 구성하는 세포수의 1천배 이상을 생성시키고 사망시킨다. 수명을 100년으로 가정한다면 매년 자기 몸세포의 10배를 생성시키고 사망하는 셈이다. 죽은 세포가 빨리 청소되지 못하면 염증작용이 유발된다. 염증작용은 암, 당뇨, 심혈관질환 등 다양한 질병의 주요원인이다. 따라서 인체의 건강을 위해서 세포의 생성 못지 않게 중요한 과정은 죽은 세포의 원활한 청소가 된다. 죽은 세포를 청소하는 주요 세포는 대식세포로 죽은 세포를 삼켜서 영양소로 이용한다. 지방과 영양소가 과잉 상태일때 배가 부른 대식세포의 청소작용은 느려지거나 정지된다. 공복상태에서 수면은 대식세포가 몸에서 죽은 세포들을 효율적으로 잡아먹도록 돕는다. 한달에 한번 정도의 간헐적인 단식은 정기적으로 세포의 청소를 하도록 하면서 건강을 돕는다. 암의 경우 2주간 단식으로 대부분의 암세포가 사망하게 된다.

표 3-12. 인체의 철분 기능과 저장량

	남성성인, mg (%)	여성성인, mg (%)
기능		
헤모글로빈	2300 (64)	1700 (73)
미오글로빈	320 (9)	180 (8)
헴 효소	80 (2)	60 (3)
비헴 효소	100 (3)	80 (3)
저장		
페리틴(ferritin)	540 (15)	200 (9)
헤모시데린(hemosiderin)	230 (6)	100 (4)
트랜스페린(transferrin)	5 (<1)	4 (<1)
총합계	3575 (100)	2314 (100)

적혈구를 생성하기 위해 24mg의 철분을 소모한다. 적혈구 1개에는 25만개 정도의 헤모글로빈이 있고, 하나의 헤모글로빈 중심에는 4개의 철이온이 있어서 4개의 산소분자와 결합하게 된다. 즉, 적혈구 1개는 100만개의 산소분자와 결합하여 인체세포들에게 전달하고, 이 과정에서 철은 핵심적 역할을 한다. 노화된 적혈구는 대식세포가 잡아먹음으로써 철분을 다시 회수한다. 그리고 대식세포는 혈장의 트랜스페린이라는 운반단백질에 철을 전달함으로써 골수에 매일 22mg의 철분을 공급하게 된다 (그림 3-23). 이러한 사실에 근거한다면 대식세포의 건강은 철분밸런스에 핵심적요소가 된다. 포화지방과다일때 대식세포가 배가 불러서 식세포작용이 멈춘다는 사실은 주목할만하다.

체내 3~4g의 철분 중 0.03%인 1mg정도가 매일 점막세포나 담즙 그리고 월경과 같이 혈관밖으로 나가는 적혈구등을 통해 손실된다. 따라서 체내의 일정한 농도의 철분을 유지하기 위해 식이를 통해 1mg의 철분이 흡수되어야 한다. 음식으로 10~15mg의 철분을 섭취하면 이중 1~2mg이 체내로 흡수된다.

3.18. 혈중 철분수치와 당뇨

철은 전이금속으로서 쉽게 가역적으로 산화(전자를 잃는것)와 환원(전자를 얻는것)을 할 수 있다. 이것은 암, 당뇨, 심혈관질환의 병리현상에서 중요한 역할을 할 수 있으며 이 때문에 철분의 과잉섭취로 인한 독성에 대한 연구가 최근 이루어지고 있다. 체내에서 산소는 대개 네개의 전자와 네개의 수소양이온과 결합함으로써 두분자의 물로 변화한다. 그러나 철의 높은 반응성은 다양한 종류의 강력한 활성산소를 만들어낸다. 부분적으로 환원된 활성산소는 유독한 과산화수소(hydrogen peroxide), 과산화물 음이온(superoxide anion) 그리고 수산기 라디칼(hydroxyl radical)을 만들어 냄으로써 유전자와 단백질을 포함하여 유기체의 구조와 기능을 손상시킬 수 있다 [21-23]. 유전자파괴는 암과 당뇨 그리고 다양한 질환의 발생과 관련될 수 있으며 손상된 세포들은 다시 활성라디칼들을 만들어내는 악순환의 사이클로 들어갈수 있다.

이러한 반응성 산화제물질들은 부가적인 그리고 보다 반응성이 큰 과산화라디칼들을 연속적인 반응들을 통해 생성해내게 되는데 철분은 이 반응들에 촉매역할을 하게 된다. 이를 금속촉매 하버-바이스반응이라 한다 [21].

$$Fe^{3+} + O_2^- \rightarrow Fe^{2+} + O_2$$

$$Fe^{2+} + H_2O_2 \rightarrow Fe^{3+} + \bullet OH + OH^-$$

$$O_2^- + H_2O_2 \rightarrow O_2 + \bullet OH + OH^-$$

철의 이러한 높은 반응성 때문에 유기체들은 농도조절과 저장단백질 등을 포함하여, 철을 상당히 조심스럽게 조절한다. 뿐만 아니라 유독한 라디

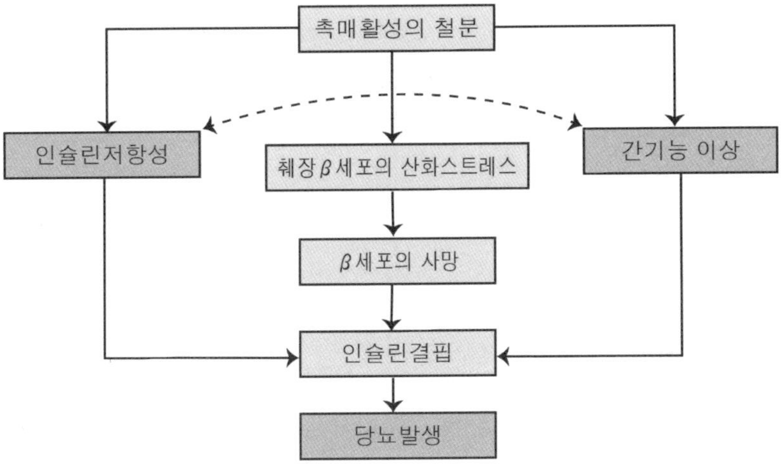

Diabetes Care, (2007)30:1926

그림 3-24. 철분과잉의 당뇨발생 메카니즘

칼로부터 자신을 방어하기 위해서 다양한 환원효소들을 가지고 있다.

당뇨의 발생에 철분이 관여할 수 있다라는 논의들은 다음의 몇가지로부터 시작되었다. 첫째, 철분이 과다한 이들에게 제2형당뇨가 많이 발견되었다. 둘째 킬레이트요법(chelation therapy)이나 사혈(phlebotomy) 등을 통하여 체내 혈액중의 철의 함량을 낮추면 당뇨증상이 개선된다. 셋째, 헌혈을 자주하거나 철분저장을 감소시키면 인슐린 분비와 인슐린 감수성(sensitivity)가 향상된다 [24, 25].

철분과다로 인한 당뇨발생 가능성의 증가에 대한 원인은 다음의 세가지로 추정된다. 첫째, 동물실험에 의하면 철분과다는 췌장의 베타세포를 손상시킴으로써 인슐린방출을 감소시키게 된다 [26]. 주지하다시피 베타세포는 인슐린을 분비하는 세포인데, 라디칼들에 의한 산화적 손상에 매우 취

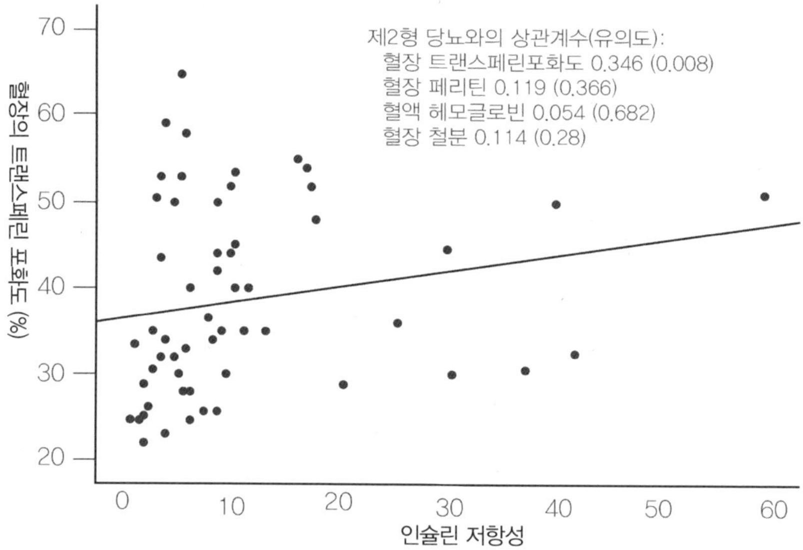

그림 3-25. 혈장의 트랜스페린 포화도와 인슐린저항의 상관관계

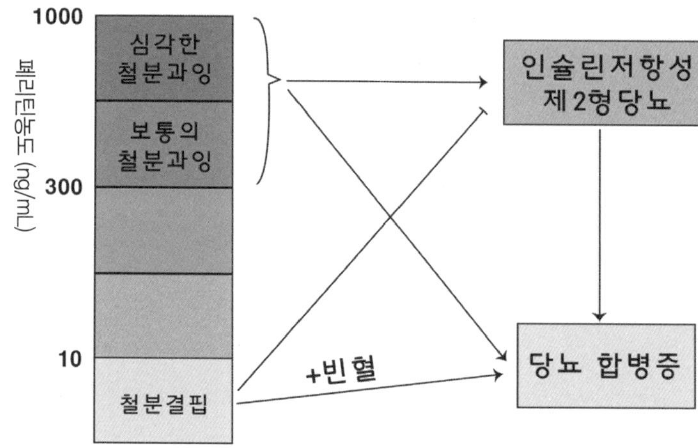

그림 3-26. 철분과잉과 당뇨인슐린 저항성의 당뇨합병증

철분결핍은 인슐린저항성과 제2형 당뇨를 억제하지만, 과잉철분은 제2형 당뇨를 촉진시킨다.

약하다 (그림 3-24).

둘째, 다른 신체기관들보다 췌장은 2가 양이온 철을 쉽게 축적시키며 따라서 라디칼들의 위험에 더욱 많이 노출된다 [27]. 과다한 철분은 췌장을 손상시킬뿐만 아니라 간이나 복부 비만세포들의 기능을 손상시킴으로서 인슐린저항성을 증가시킬 수 있다 [28, 29]. 이에 대한 가장 대표적인 예는 유전적 혈색소 침착증(hemochromatosis) 이다. 이 유전병이 있는 이들은 철이 신체의 다양한 조직에 축적되는데 간질환과 관절염 등과 함께 당뇨가 나타난다. 제 1형 유전적혈색소침착증 환자의 60%가 당뇨가 있다 [30].

3.19. 육류의 헴철과 당뇨발생

1985년, 고기섭취와 제2형당뇨간의 관련성에 대한 첫 연구보고는 1985년에 있었다 [31]. 표 3-13을 보면 육류를 주 1회 섭취할때의 당뇨유병률을 1로 기준으로 하였을때 주 6회 섭취하게 되면 남성은 2.7, 여성은 2.3으로 남녀 모두 두배이상 높아지고 있었다. 당뇨로 인한 사망진단에서도 육류섭취가 증가할수록 그 비율이 높아지고 있다.

표 3-13. 육류섭취와 당뇨의 증가

	상대위험도		
	육류섭취	남성	여성
자기기입식 당뇨유병률 (1960)	〈1 일/주 (채식인)	1.0	1.0
	1+ 일/주 (비채식인)	1.7 (1.2–2.4)	1.4 (1.1–1.8)
	〈1 일/주	1.0	1.0
	1–2 일/주	1.4	1.1
	3–5 일/주	1.5	1.2
	6+ 일/주	2.7	2.3
당뇨로 인한 사망진단	〈1 일/주 (채식인)	1.0	1.0
	1+ 일/주 (비채식인)	1.9 (1.2–3.1)	1.1 (0.8–1.6)
	1 일/주	1.0	1.0
	1–2 일/주	1.6 (0.9–2.7)	1.3 (0.9–2.0)
	3–5 일/주	1.6 (0.8–3.0)	1.2 (0.7–1.8)
	6+ 일/주	3.6(1.9–7.1)	0.6 (0.3–1.2)

괄호안은 95% 신뢰구간

3.20. 페리틴과 트랜스페린

페리틴(ferritin)은 대부분의 세포에 있는 철을 저장하는 단백질로 조류, 박테리아, 식물들과 동물들의 세포에 존재한다. 페리틴은 세포의 철이 부족하거나 과잉일때 이용할수 있는 완충 저장장치로서 주요 철분저장 분자이다. 철은 매우 반응성이 크기에 개체를 손상시키지 않기 위해 안전하게 조심스럽게 잘 보관해야 하며 이 역할을 하는 것이 세포내의 페리틴단백질이 된다.

페리틴은 가운데가 비어 있는 구와 같은 구조로서 외부반경은 12~13nm이고 내부반경은 7~8nm로 내부에 4500개 정도의 철분이 저장될 수 있다(그림 3-27). 철은 대개 3가 양이온 상태로서 용액상태로 저장된다. 만약 철분이 필요하게 되면 2가 양이온으로 환원된 후 방출된다.

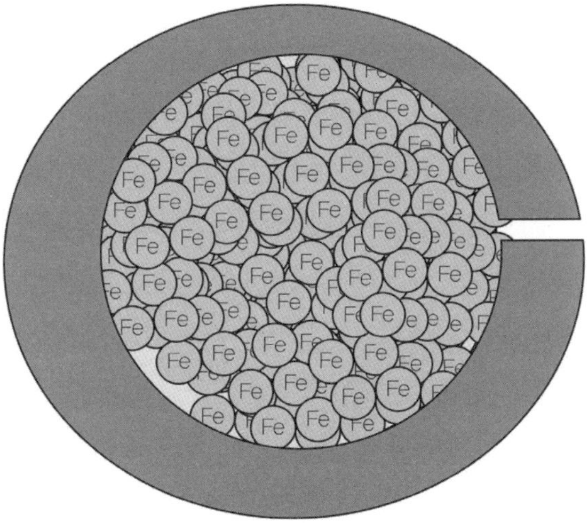

그림 3-27. 페리틴의 단면

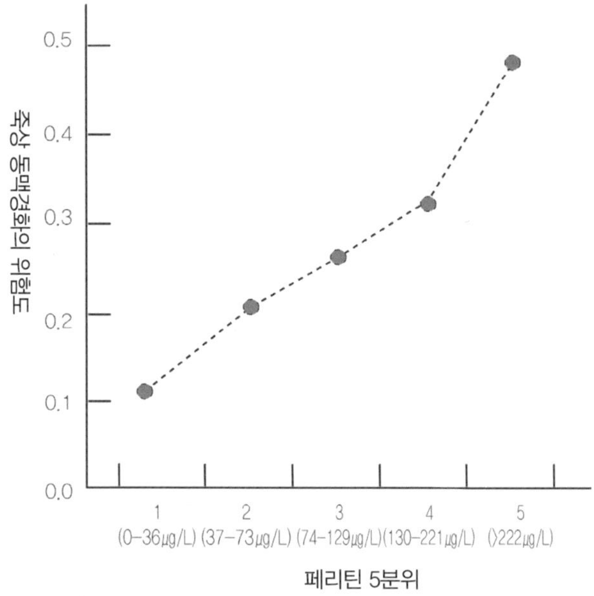

그림 3-28. 페리틴 5분위와 죽상동맥경화증의 위험

페리틴은 대개 세포내에 있지만 필요에 따라 소량에 혈액내로 방출되어 철을 운반한다. 따라서 혈액내의 페리틴은 철분결핍이나 과잉에 대한 간접적인 진단용으로 이용될수 있다. 그림 3-28에서 보면 페리틴의 함량을 5분위로 나뉘었을때 죽상동맥경화의 위험이 가장 낮은 첫번째 그룹에 비해 가장 많은 그룹은 위험도가 4배이상 증가하고 있는 것을 알수 있다. 채식 특히 완전채식을 하게 되면 페리틴 함량이 안정범위내에서 낮아지게 되는데, 그 범위는 빈혈 기준치보다는 높게 된다.

3.21. 심혈관질환과 철분과잉

당뇨와 마찬가지로 심혈관질환과 철분과잉에 대한 연구는 1980년대에 보고되기 시작하였다. 유전적 혈색소침착증(血色素沈着症, Hemochromatosis) 환자들에게서는 흔히 심혈관질환이 진행되었고 [32] 철킬레이트를 이용하여 혈중 철분함량을 낮추면 심혈관질환의 개선이 나타났다 [33, 34]. 그림 3-29을 보면 페리틴수치에 따라 8그룹으로 나눈후 네번째 그룹을 1로 기준하였을때, 페리틴수치가 가장 높은 8분위 그룹은 경동맥플라크의 위험도가 1.6으로 60% 이상 높아지고 있었다.

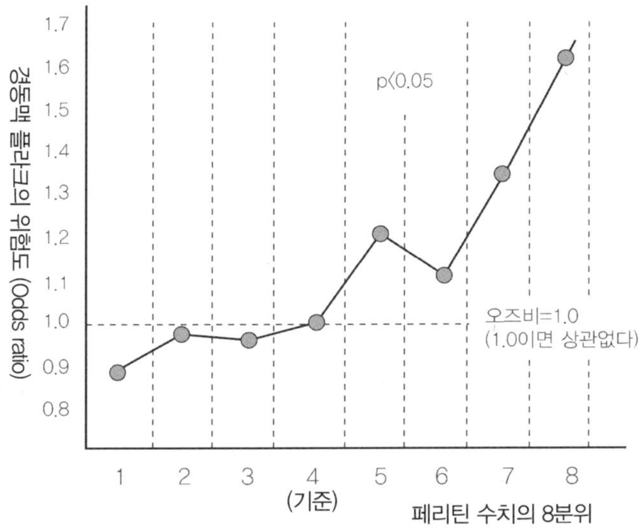

그림 3-29. 혈장 페리틴수치 증가와 경동맥플라크의 위험도증가

3.22. 육류 저지방식이보다 채식이 심혈관질환에 더욱 효과적

오랜기간동안 지속되는 제2형당뇨는 종종 심혈관질환, 신장질환, 시신경손상, 뇌신경손상과 같은 심각한 합병증을 일으키게 되며 심한 경우 생명을 위태롭게까지 한다. 다양한 역학적인 조사들과 임상적인 처방들은 적절한 식이요법이 제2형 당뇨의 개선에 중요함을 지적한다. 많은 연구들은 채식식이나 채식에 가까운 식단이 적절한 혈당조절에 도움이 된다고 알린다. 앤드류 등은 저지방, 채식식이가 제2형 당뇨에 효과가 있을지를 알아보고자 실험을 진행하였다 [35]. 이들 연구팀은 조지타운 대학 의료센터 또는 지역커뮤니티를 통해서 자원자들을 모집하고, 무작위로 두 그룹으로 나누었다. 6주동안 진행된 식이실험에서 한 그룹은 7명으로 완전채식식단을 제공하였고, 다른 한 그룹은 6명으로 전통적인 저지방식이를 제공하였는데 2명은 실험 중 탈락하여 최종적으로 네명이 되었다.

식이의 총 열량 중 10~15%는 단백질로, 지방은 10%미만으로 제공되었다. 그리고 탄수화물은 섬유소가 풍부한 통곡류를 섭취하였다. 저지방식그룹은 적색육보다는 어류나 가금류의 섭취를 권장하였으며 비타민B_{12}를 제외한 모든 영양소는 권장량에 충족되었다. 12주가 지난 후 완전채식그룹은 공복혈당이 10.7에서 7.75mmol/L(195에서 141mg/dL)로 28%나 감소하였다 (표 3-14). 반면 저지방식그룹의 9.86에서 8.64 (179에서 157mg/dL)으로 12% 감소하여 완전채식그룹과 유의한 차이를 보였다 ($P<0.05$). 또한 몸무게도 완전채식그룹은 7.2kg이 감소하여 저지방식이 그룹의 3.8kg에 비해 두배 정도 많은 감소치를 보였다. 이러한 체중감량은 식이섭취에 있어서 열량제한을 두지 않은 실험이라 더욱 주목할만하다.

표 3-14. 혈장 페리틴수치 증가와 경동맥플라크의 위험도증가

	완전채식그룹		저지방식이그룹	
	실험전	12주 후	실험전	12주 후
체중 (kg)	96.7 (13.3)	89.5 (14.4)	97.0 (22.9)	93.2 (22.2)
공복혈당 (mmol/L)	10.74±2.85	7.75±2.07	9.86±1.63	8.64±0.20
당화혈색소 (%)	8.3±1.7	6.9±1.1	8.0±1.1	7.0±0.6
콜레스테롤 (mmol/L)	5.26±1.09	4.63±1.32	5.56±0.61	4.93±0.46
고밀도지단백 (mmol/L)	1.15±0.32	0.95±0.28	1.12±0.17	1.10±0.17
중성지방 (mmol/L)	2.12±0.78	1.87±0.63	2.29±1.92	1.85±1.14
수축기혈압 (mmHg)	136.6±10.0	126.2±14.9	149.5±21.6	130.6±11.9
이완기혈압 (mmHg)	84.0±4.5	78.2±9.7	86.0±15.8	75.4±11.6
미세알부민 (mg/24시간)	434.8±565.5	155.2±182.6	82.9±114.6	169.2±298.0

3.23. 채식인과 비채식인의 철분수준

섭취량만 본다면 채식식이는 동물성중심의 식이보다 많다. 그러나 채식식이의 비헴철은 흡수스펙트럼이 매우 넓어서 인체의 상태에 따라 2.0%에서 22.5%까지 열배나 차이가 난다.

그러나 헴철의 흡수율은 26%에서 47%까지 두배정도의 차이가 있을 뿐이다. 이러한 차이는 인체에 중요한 영향을 미치게 된다. 만약 식사로 섭취되는 비헴철의 양이 1.5mg에서 6.0mg으로 4배 증가하면 인체에 흡수되는 비율은 18%에서 6%로 3분의 1로 감소하게 되는데 이는 실제 흡수되는 철의 총량은 1.5mg×0.18=0,27mg과 6.0×0.06=0.36mg으로 큰 차이가 없이 일정한 양이 인체내로 들어오게 된다.

반면, 헴철은 1.5mg이든 6.0mg이든 섭취된 철의 20%~40%가 인체로 흡수되는데 그 양은 0.3mg과 1.2mg으로 매우 큰 차이가 난다. 결과적으로 섭취량에 따라서 헴철흡수량은 20배까지 차이가 나게 된다. 과도하게 섭취된 헴철의 철분은 인체내에 이용되고도 남아서 세포와 조직에 쌓이게 되고 이는 산화작용을 일으켜 각종 질환의 원인을 제공하게 되며 그 목록에는 제2형 당뇨가 포함된다. 실제로 채식인과 비채식인의 페리티 수치를 비교한 연구에 의하면, 비채식인에 비해 채식인의 페리틴수치는 낮지만 안정권안에 들어 있었다. 볼과 바렛은 호주의 18세에서 45세까지 50명의 채식여성과 24명의 비채식여성을 대상으로 섭취하는 철의 양과 체내보유상태를 조사하였다. 조사결과 철의 하루섭취량은 채식여성이 평균 10.7mg로 비채식인의 9.9mg보다 약간 많았으나 혈청의 평균 페리틴수치는 오히려 채식인이 낮았고 빈혈수치보다는 높았다 (그림 3-30). 즉, 채식식이는 과잉독성의 위험을 방지하면서 결핍의 위험도 방지하는 수준에서 철분을 흡수한다고 이해할 수 있다.

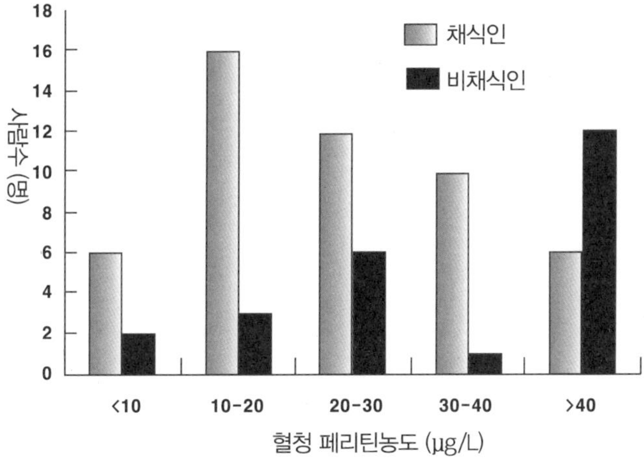

그림 3-30. 채식인과 비채식인의 혈청페리틴 농도

표 3-15. 식품의 철분함량

식품	철분함량(mg)
껍질벗긴 콩 1컵	5.0
껍질 벗긴 감자 1개	2.8
콩 브리또 1개	2.5
토마토소스 스파게티 1컵	2.3
아프리코트 말린것 10개	1.7
오트밀 1컵	1.6
시금치 1컵	1.5
코코아 분말 2티스푼	1.5
통밀빵 1조각	1.2
땅콩 4분의 1컵	0.8
브로컬리 반컵	0.7
블루베리 반컵	0.5
완두콩 4분의 1컵	1.3

3.24. 대사증후군과 과잉에너지 해소

대사증후군은 주요 원인은 섭취되는 열량이 과잉이어서 몸에 쌓이기 때문이다. 따라서 과잉저장된 에너지를 해소하는 것이 대사증후군 치료의 핵심이 된다. 채식을 통해서도 가능하지만 더욱 빠른 방법은 단식을 통해서이다. 지질이 1g당 9칼로리를 만들어내고, 하루 1800칼로리를 소모한다면, 하루 단식을 하여 감소하는 지질의 질량은 대략 200g이 된다. 따라서 만약 열흘을 단식한다고 하면 2kg의 체중이 감소되는 것이다. 열흘을 굶어도 단지 2kg 남짓의 체중이 감쇠된다고 생각하면 큰 효과가 없는듯이 느껴질수 있다 하지만 단식은 단지 지질세포에 저장된 지질이라는 과잉 열량을 제거하는 효과만을 가진 것은 아니다. 오히려 단식은 세포들 내부에 쌓여 있는 쓰레기들을 분해함으로써 신체의 세포들을 건강하게 만든다. 이러한 과정을 아토파지(autophagy)라고 부르며 2016년 노벨 의학생리상의 주제이다.

세포외부에서 공급되는 영양소를 차단하는 단식은 세포들이 생존하기 위해서 몸안에서 에너지를 공급하도록 촉진시킨다 이 과정에서 심장과 혈관세포들의 내부에 있는 쓰레기은 분해되어 세포들의 영양소로 재활용하게 되는데 이 과정을 통해 심장과 혈관세포들을 건강하게 된다. 심혈관 이외에도 인슐린을 만드는 췌장의 베타세포들도 세포내의 쓰레기들을 분해함으로써 췌장 세포들을 건강하게 한다. 단식은 복부의 내장에 쌓인 지방들도 제거함으로써 대사증후군을 개선시키는 효과를 갖게 된다. 이러한 아토파지의 세포학적 과정을 해설하기에 앞서 우선 단식을 통해서 당뇨와 심혈관질환이 치유된 사례를 살펴보고자 한다.

3.25. 당뇨환자를 치유한 단식과 채식

다음의 사례들은 고 송숙자 박사의 〈자연치유 식이요법(오블리제, 2011)〉에 실린 내용의 일부로 저자의 호의로 글을 소개한다.

다음은 80kg 체중의 64세 남성 당뇨병 환자 부인과의 질의응답이다.

부인: 현재 64세 남자이고 혈당은 매일 체크하는데 200이 훨씬 넘어갈 때도 있어요. 인슐린 투여를 하고 있는데도 그래요. 오늘도 밖에서 중국요리를 잔뜩 먹고 와서 그런지 집에서 재본 혈당이 230이 나오더라고요.

송숙자: 다른 합병증은 없나요?

부인: 신부전으로 투석처방을 받았어요. 한쪽 눈은 거의 안 보이고요.

송숙자: 체중이 얼마나 나가나요?

부인: 80kg 나갑니다.

송숙자: 당뇨병은 잘못된 음식을 많이 먹어서 생기는 병이에요. 체중을 줄이지 않고 인슐린 처방 해봐야 소용없어요.

부인: 무슨 방법이 없을까요?

송숙자: 음식이 약이죠. 음식을 잘못 먹어서 난 병이니까 음식을 잘 먹어

야 낫는 겁니다. 현재 체중에 그대로 술 마시고 식사 절제 못하면 당뇨병이 더욱 악화됩니다. 그러면 심장병, 뇌경색, 신부전증, 시력불능, 중풍, 발 썩는 병 등 열거할 수 없으리만큼 많은 증상이 나타나서 살아있으나 죽느니만 못한 폐인이 될 거에요. 저는 영양학자이기 때문에 당뇨병에 단식이 좀 위험하다고 생각하지만, 할 수만 있다면 단식해서 살부터 뺄 필요가 있어요. 단식하면 신장부담을 덜어주니까 당장 투석할 필요도 없어지죠. 또 몸의 지방이 소모되니까 막힌 혈관이 뚫려서 혈액순환이 잘 되면, 눈으로 통하는 혈관도 뚫려서 눈 안보이는 증상도 해결할 수가 있어요. 단식원을 경영하는 사람은 의사는 아니지만, 그 부분에서는 전문가이기 때문에 단식원에서 체중이 빠진다면 지금 나타나는 심각한 문제들을 일단 해결할 수 있습니다. 먼저 단식원에서 체중을 감량한 다음 다시 오시면 그 후 식생활에 대해서 알려드리겠습니다.

20여일 후에 다시 상담이 시작됐다.

부인: 단식이 성공적이어서 체중이 65kg으로 15kg이나 감량했어요. 혈당도 많이 떨어져서 아침 직후에 재보니 150 이하로 떨어졌던데요. 앞으로는 어떻게 하면 될까요?

송숙자: 잘 됐습니다. 우선 이렇게 체중 감량을 하지 않으면 자연치료를 시작도 할 수가 없는 건데 일단 다행입니다. 당뇨병의 원인은 과식, 폭식이고, 과식의 원인은 섬유질이 없는 흰쌀, 흰밀가루, 설탕, 기름과 같은 정제된 식품을 섭취하기 때문이에요. 정제되지 않은 자연 그대로의 식품을 적당히 먹으면 포만감과 만족감을 느껴서 더 많이 먹으려고 하지를 않아요.

그리고 섬유질은 하늘이 준 인슐린입니다. 흰쌀과 흰밀가루에는 섬유질이 없으니 당뇨병 환자는 이것이 독약이라고 생각해야 합니다. 반면에 현미, 통밀에는 섬유질이 풍부합니다.

이런 마음을 가지고 향후 포만감을 주면서도 비만해지지 않는 식생활을 해야 합니다. 그러려면 고기, 생선, 계란, 정제가공품을 모두 제거하고요. 식사 때는 먼저 생채소 한 접시를 먹고, 지방과 단백질은 콩과 깨종류에서 섭취하고, 현미와 잡곡 외에 절대 흰쌀을 먹어서는 안되요. 그리고 천천히 씹어 먹어야 합니다. 식사 한 시간 후에 혈당을 재서 정상치인 130mg%/dl이 넘으면, 다음에는 밥을 덜 먹어야 합니다. 그렇게 수치를 맞추는 습관을 가지면 됩니다.

부인: 너무 적게 먹어서 기운이 빠지거나 영양부족이 되면 어떻게 하죠?

송숙자: 걱정하지 마세요. 적게 먹어도 현미 잡곡과 콩, 깨를 먹으면서 생채소를 먹으면 절대로 영양이 부족하지 않습니다. 병원에서 정해 준 열량도 초점은 식후 혈당치에 영향을 주는 것입니다. 식후 혈당이 높으면 결국 소변으로 당이 빠져나가야 하니까 필요한 열량을 맞추어 먹는 것보다 더 중요한 것은 당이 소변으로 나가지 않을 만큼만 먹는 것입니다.

기운 없다고 더 먹어 봤자 인슐린작용이 제대로 안 되는 당뇨병에는 여분의 당질이 소변으로 흘러 나가버리니까 그게 그겁니다. 소변으로 빠져나가지 않을 만큼만 드시는 것이 체력소모 없이도 알뜰하게 이용되어 당뇨 조절이 가능합니다. 식후 혈당을 재어봐서 정상수치보다 많으면 무조건 섬유질 식사와 함께 식사량을 줄이십시오.

3.26. 심장수술을 한 60대 여성의 단식과 채식치유

환자: 심장 혈관이 세 개가 막혔다고 해서 그 중 한 개를 수술했습니다. 나머지 두 개는 다음에 하기로 되어 있습니다. 언론에서 우연히 교수님 글을 읽고 식이요법과 자연치료로 수술 없이 해결될 수 있다고 하길래 문의드립니다.

송숙자: 체중이 얼마나 나가나요?

환자: 160cm 키에 70kg입니다.

송숙자: 55kg까지 감량하면 수술하지 않아도 될 것 같습니다. 체중이 많으니까 몸에 지방이 많아서 혈액 속에 지방 덩어리와 적혈구가 한데 엉겨서 피수제비(혈전)가 많이 떠돌아다니게 되요. 부인의 심장에 영양을 공급하는 혈관 즉 관상동맥이 이 피수제비 때문에 막혀서 피가 안 통하게 된 거에요. 그러면 혈관이 산소와 영양소 운반을 못하니까 심장이 굳어버려서 경색이 되고 잘 뛰지 못하는 협심증을 일으킨 것입니다. 그래서 병원에서 혈관을 막고 있는 피수제비를 제거하거나 좁아진 혈관에 풍선을 넣어서 혈관을 넓혀 피를 통과시키는 것입니다.

환자: 수술 없이 그런 효과가 가능할까요?

송숙자: 수술 없이 그 피수제비를 제거하면 가능한 것이죠. 그런데 그 혈전이 영양소거든요. 우리 몸에서 힘과 열을 내는 지방과 단백질이죠. 그러니까 영양덩어리인 피수제비를 영양소로 이용 소비하면 되는 겁니다.

환자: 어떻게 하면 될까요?

송숙자: 며칠간 단식하면서 과일만 먹고 움직이는 운동을 많이 하면 에너지가 부족해지는데, 그러면 그 피수제비가 몸에서 에너지로 소비되게 됩니다. 사람이 하루 필요한 에너지가 2,000kcal라면 단식했을 때는 그 정도의 칼로리를 몸에 있는 지방과 체조직에서 소비해야 하고, 또 과일만 먹었을 때는 과일을 에너지로 쓰고 모자라는 것을 역시 체지방에서 소비해서 보충하게 됩니다. 더불어 운동을 겸하게 되면, 많은 양의 체지방과 피수제비를 에너지로 소모할 수 있게 됩니다.

환자: 듣고 보니 참 쉽고 간단한데, 어떻게 구체적으로 실천할까요?

송숙자: 우선 오늘 저녁부터 과일과 들깨가루 두 숟가락만 잡수세요. 과일은 소화가 편하고 비타민C가 혈관을 튼튼하게 해 줍니다. 들깨에는 여러 비타민들과 오메가-3 지방산이 많은데 역시 혈관 청소를 해 주면서 튼튼하게 해 준답니다.

환자: 과일은 어떤 것이 좋고 얼마나 먹을까요?

송숙자: 아무 과일이나 상관없지만 제철과일이 더 좋겠죠. 양껏 먹어봤자 과일은 몇 칼로리 안 되니 드실 만큼 드시면 됩니다. 들깨는 잘 씹어 드시든지 아니면 갈아서 드세요. 그리고 숲 속에서 일광욕도 하시고요. 숨을 크게 길게 쉬면서 걸으면 산소가 충분히 공급되어서 축적된 체지방이 힘과 열을 많이 내게 되고, 따라서 심장혈관을 막고 있는 피수제비도 에너지로

소모되게 됩니다. 햇볕도 콜레스테롤을 비타민D로 바꾸어주니까 혈관청소에 도움이 되지요. 또 물을 많이 마셔야 합니다.

환자: 밥은 언제부터 먹으면 됩니까?

송숙자: 체중이 70kg이나 되니까 과일식사를 좀 오래 하셔야겠습니다. 체중이 50kg 될 때까지 절제를 하셔야 합니다. 과일, 콩가루, 들깨가루 등의 식사를 할 수 있는 데까지 해보시고 참기 어렵다고 생각되면 현미잡곡밥을 반공기 정도 잘 씹어서 드십시오.

환자: 채소는 안 먹나요?

송숙자: 채소는 반찬으로 해서 먹으면 소금 간을 해야 하는데 이게 심혈관질환에 해로우니까 생당근, 생오이를 그대로 먹는 것이 좋습니다. 심혈관질환은 변비증상이 있으면 급사의 원인이 될 수 있으니 섬유질도 충분히 섭취할 수 있도록 제가 제시한 식단을 따르도록 하세요. 저녁식사 때는 데친 물미역에 삶은 콩과 오이, 양파를 채 넣고 들깨가루와 토마토를 함께 갈은 소스로 무쳐서 한 접시 드세요.

환자: 밥을 먹을 때는 반찬이 있어야 하는데, 반찬이 조미 없이 가능하지 않지 않나요?

송숙자: 건강이 회복될 때까지는 염분이 없는 식사가 좋습니다. 그러려면 밥과 반찬 개념을 떠나시고요. 주식과 부식의 개념으로 먹어야 합니다.

밥 따로 잘 씹어서 먹고, 채소와 과일을 따로 잘 씹어서 먹어요. 한국식이 아닌 서양식 식사를 하듯이 말입니다. 과일 먼저 먹고, 들깨강정 먹고, 다음으로 현미밥을 먹는 식으로요. 또는 노릇하게 구운 통밀빵도 좋습니다. 현미누룽지도 좋고요. 입맛에 맞게 드시면 됩니다.

환자: 교수님 말씀대로 해 볼게요.

10여일 후 다시 상담이 이루어졌다.

환자: 교수님 감사합니다. 체중이 6kg 줄었어요. 오늘 병원에 갔더니 막힌 혈관 두 개 중 하나가 뚫렸대요. 그런데 남은 한 개의 혈관은 안 뚫렸으니 바로 수술을 해야 한답니다.

송숙자: 수술 날짜 잡았어요?

환자: 제가 좀 보류했어요. 수술과정이 끔찍한데... 교수님 어떻게 해야 할까요?

송숙자: 두 개 중 하나가 뚫렸다면 나머지 하나도 뚫릴 수 있잖아요. 지금까지 하던 대로 해 보세요. 아직 체중이 64kg이니 10kg만 체중을 줄이면 분명히 나머지 하나도 뚫리게 될 겁니다.

환자: 또 그 먹기 싫은 현미밥을 먹어야 하나요? 고기 먹으면서 혈관 뚫리는 방법은 없을까요?

송숙자: 고기를 안 먹고 순수 채식만 하는 것이 치료에 큰 도움이 되지만, 그렇게 먹고 싶다면 기름기 없는 살코기 부분만 한끼에 50g(서너 젓가락) 이내가 알맞은 양입니다. 이걸 조절하지 못하면, 고단백 섭취가 되어서 남은 열량이 체지방과 피수제비를 만들어 냅니다. 아무리 살코기라 하더라도 지방이 아주 없는건 아닌데, 동물성지방은 심혈관질환에 아주 해롭습니다. 어차피 수술을 해도 며칠은 물 한 모금 마시는 것도 조심해야 하는데, 단식과 과일식사로 절제하는 것이 더 수월하지 않겠어요?

환자: 그런데 흰쌀을 먹으면 안 되나요?

송숙자: 흰쌀은 당질과 지질밖에 없고 부속 영양소들이 없어요. 당질과 지방질이 인체 내에서 힘과 열을 낼 때, 비타민과 무기질이 함께 있지 않으면 힘과 열을 내지 못하고 체지방으로 합성되어 혈액 속에 피수제비와 콜레스테롤을 만들어 내게 됩니다. 뿐만 아니라, 비타민과 무기질의 상대적인 부족은 인체 생리작용에 영향을 주어서 항상성을 깨뜨리고 면역기능을 약화시켜 혈관 구성을 부실하게 만들고 동맥경화, 뇌출혈 등 심혈관질환을 악화시킵니다.

환자: 알겠습니다. 전 지금까지 이렇게 끔찍하고 무서운 협심증에 왜 걸렸는지 그 이유를 몰랐어요. 교수님 말씀 듣고 보니까 이제 알겠습니다. 비싼 약 먹고 수술 받는 것이 능사가 아닌 것 같아요. 채식이 건강을 회복시킨다는 확신이 드니 앞으로 고기 먹을 생각이 안날 것 같습니다.

3.27. 세포의 세가지 사망방법

성인의 몸은 대략 50조개에서 60조개의 세포로 이루어져 있다. 그러나 그 처음은 단지 하나의 세포에서 비롯된 것이다. 정자와 난자가 결합하여 하나의 수정란을 만들고 그 하나가 두개가 되고 두개가 네개로 되고 여덟개로 계속해서 분열하면서 신체의 각 조직에 적합한 기능을 전담하는 세포로 분화하게 되는 것이다. 대개 1개 세포의 수명은 10개월에서 12개월 정도인데 그 위치에 따라 다르다. 장내세포는 3일에서 일주일까지, 뇌세포나 심장세포는 거의 평생의 수명을 가지게 된다.

인체는 평생동안 성인의 몸을 구성하는 세포수의 1000배나 많은 세포들을 만들어내고 사망한다. 100년 수명이라고 한다면 매년 자신몸 세포의 10배가 새로 태어나고 죽는 셈이다. 여기서 우리는 하나 궁금해진다. 어떻게 하여 세포는 계속해서 분열을 하는데 우리몸의 크기는 일정하게 유지가 될까. 즉, 우리몸의 일정한 상태와 크기를 유지하기 위해서는 세포의 분열뿐만 아니라 세포의 죽음과 죽음 이후의 처리가 중요한 문제가 된다. 왜냐하면 죽은 세포를 빨리 청소하지 않으면 몸의 염증작용을 일으키고, 염증들은 다시 다양한 질병의 원인으로 작용할 수 있기 때문이다. 이 때문에 인체는 죽은 세포와 쓰레기를 청소하는 다양한 방법들을 고안해냈다. 대표적인 것이 죽은세포를 먹어치워서 분해하여 영양소로 이용하는 대식세포와 같은 식세포들이다. 여기에 더해서 염증을 일으키지 않도록 죽는 방법들을 유전자 안에 프로그램을 해 놓았다.

우리몸의 세포사망방법은 3가지가 있으며, 이중 두가지는 프로그램으로 계획된 세포사망(Programmed Cell Death, PCD)이라 일컫는다. 제1형을 세포고사(아포토시스,Apoptosis)라 하고, 제2형을 아토파지형 세포사망이라한다. 세번째 세포사망은 세포괴사(Necrosis)라 하며 염증반응이 특징이다. 1980년

이후로 세포고사과정은 많은 과학자들에 의해 연구가 되어 세포내의 세포 신호전달기구가 활기차게 연구되었으며, 2000년대 들어서는 아토포지형 세포사망과 세포괴사에 대한 연구에 더욱 많은 관심이 두어지고 있다. 아토파지는 auto + phargy의 합성어로 auto는 자기자신(self)의 뜻을 가지며 phargy는 먹다(to eat)의 뜻을 가진다. 세포외부에서 영양소가 공급되지 않을 때 세포는 스스로 생존을 하고자 세포내에서 에너지원을 찾아 분해하기 시작한다. 이러한 상황에서 가장 먼저 분해가 되는것은 세포내부에 쓸모가 없거나 손상이 된 엉긴 단백질과 고장난 세포소기관이다. 여기에는 치매의 주 원인으로 간주되는 뇌세포의 아밀로이드 베타와 같은 엉긴 단백질 덩어리와 손상되어 활성산소를 마구 방출하는 미토콘드리아도 포함된다.

3.28. 아토파지의 조절인자들과 진행과정

아토파지는 두브 박사에 의해 고안된 단어로 그는 라이소솜(lysosomes)을 발견하면서 1974년에 노벨 생리의학상을 받았다[1]. 그리고 2016년에는 오스미 교수가 아토파지를 주제로 노벨생리의학상을 받는다. 아토파지는 세포질 내부의 구성요소들을 분해하여 재활용하는 과정으로 세포의 항상성을 유지하는데 핵심적인 과정이다. 세포가 세포외부에서 영양소를 공급받지 못하는 기아상태나(starvation)나, 활성산소가 증가하거나, 소포체(endoplasmic reticulum)가 스트레스를 받을 때 아토파지 과정이 촉진된다[2]. 즉, 아토파지는 기아상태에서 세포가 생존하기 위해서 세포내부의 쓰레기들을 분해하여 재활용하는 과정이기도 하지만, 세포내의 쓰레기들을 제거함으로써 세포의 건강을 유지시키는 과정이기도 한 것이다. 세포내의 쓰레아미노산과 성장인자는 mTORC1을 활성화시켜 아토파지진행을 억제한다. 반면 칼로리제한과 저산소, AMPK는 mTORC1을 억제하여 아토파지를 촉진시킨다.

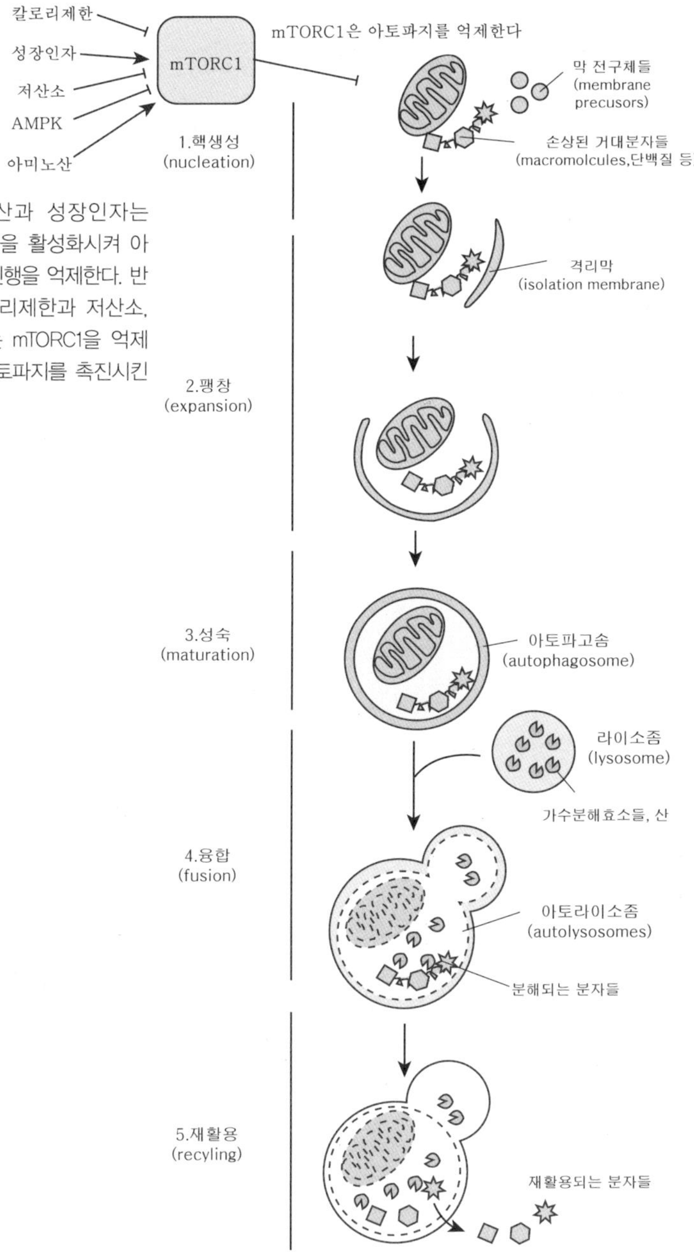

그림 3-31. 아토파지의 조절인자들과 진행과정. (화살표→ 는 촉진, 막대표⊣ 는 억제)

기를 치우는 것이 중요한 이유는 손상되어 엉겨있는 단백질이나 손상된 미토콘드리아와 같은 경우는 조절되지 않은 상태에서 활성산소를 방출함으로써 세포핵을 손상시키고 이것이 암이나 당뇨, 심혈관질환과 같은 질병들로 이어질 수 있기 때문이다.

아토파지 과정은 핵생성(nucleation), 팽창(expansion), 성숙(maturation), 융합(fusion), 재활용(recycling)이라는 다섯단계로 나뉠 수 있다 (그림 3-31). 핵생성은 막의 전구체가 만들어지는 것이다. 두 번째는 막이 팽창하면서 손상된 단백질이나 거대 분자들을 둘러싸는 과정이다. 세번째과정인 성숙은 막이 완전히 둘러싸서 아토파고솜(autophagosome)을 만드는 과정이고, 네번째는 아토파고솜은 라이소솜과 융합(fusion)하여 아토라이소솜(autolysome)이 된다. 최종적으로 라이소솜에는 산과 단백질분해효소들이 있어서 엉긴 단백질들을 기본 아미노산 단위로 분해하여 세포가 이들을 재활용(recycling) 할 수 있는 상태로 만든다[3].

아토파지는 세포외부에서 영양소와 성장인자(growth factor)의 공급이 부족해지면 급속히 활성화되어 진행된다. 영양소공급이 제한되면 모든 생물체들의 공통적인 에너지 단위인 ATP가 감소하게 되는데 이것이 AMPK라는 세포내 물질을 활성화시켜서 아토파지를 진행하도록 한다[4]. 아미노산의 제한도 mTORC1이라는 세포내 물질을 비활성화함으로써 아토파지를 촉진시키게 된다. 반면 아미노산이 풍부하면, 특히 루신(leucine)과 같은 가지달린 아미노산은 mTORC1을 활성하고, 이것은 다시 아토파지를 억제하게 된다[5].

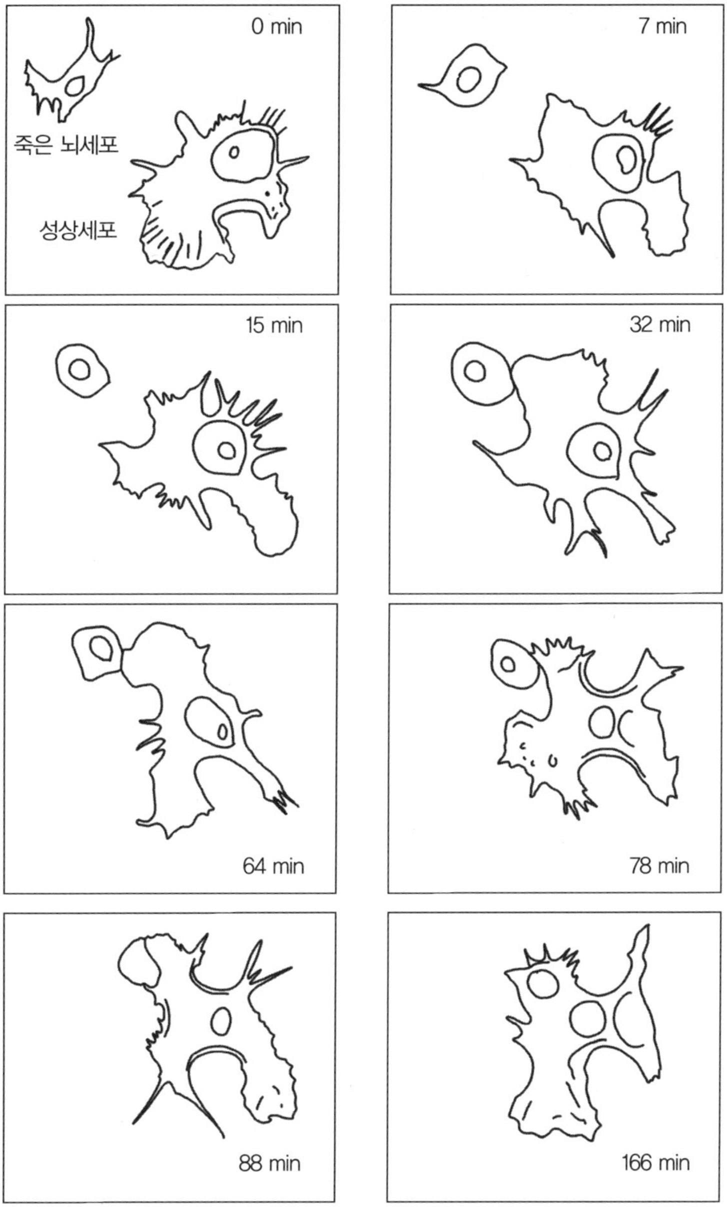

그림 3-32. 사망한 뇌세포를 잡아먹는 성상세포의 포식작용 (3시간 이내 완전히 먹어치운다)

3.29. 아토파지의 대사증후군과 암치유효과

세포를 굶겨서 청소를 하는 아토파지는 심혈관질환과 당뇨 등에 효과적이라고 보고되고 있다. 심장근육세포(cardiomyocytes)에 포도당의 공급을 제한하면 아토파지가 진행되어 손상된 단백질들과 손상된 세포내기관을 분해하기 시작하는데 이 과정에서 심장세포의 사망이 줄어들게 되고 심장근육허혈(myocardial ischemia)의 내성(tolerance)이 개선된다[6](그림 3-33). 단식을 하면서 포도당의 공급이 고갈되면 지방세포에 저장되어 있던 중성지방들이 유리지방산과 글리세롤로 분해되어 에너지원으로 이용된다. 유리지방산의 수치가 증가되면 mTORC1을 억제하게 되는데 이것은 다시 아토파지과정을 촉진하게 된다[7]. 하지만 음식을 통해서 고지방식이를 하게 되면 혈액속의 중성지방과 콜레스테롤 수치가 높아지게 되고 이것은 아토파지를 오히려 손상시키게 된다. 왜냐하면 장기간의 지방노출은 아토파고솜(autophagosome)과 라이소솜의 융합을 억제하기 때문이다[4].

제2형 당뇨는 지질이상혈증(dyslipidemia), 인슐린저항성, 췌장의 베타세포의 손상이라는 특징들로 나타난다. 이들 증상들은 지속적으로 영양소가 과잉공급되면서 발생한다[8]. 아토파지는 베타세포의 크기나 구조, 기능을 안정적으로 유지시킴으로써 인슐린 생성을 유지시킨다. 만약 지속적으로 포도당과 지방을 공급하여 베타세포가 인슐린을 합성하는데 과도한 부하가 걸리면 베타세포내에서 산화스트레스가 증가함으로써 단백질이 엉기고 베타세포는 위험에 처하게 된다. 이때 영양소를 제한하면 아토파지기구가 작동하여 베타세포의 손상과 사망의 위험성을 낮추게 되는 것이다[9].

당뇨환자들은 종종 좌심실의 크기가 커지고, 두꺼운 심실벽을 나타낸다[10]. 거대해져 경직된 심장벽은 혈액을 제대로 방출하지 못하고 이는 심장질환의 원인이 된다. 연구에 의하면 아토파지와 관련된 유전자가 손상된

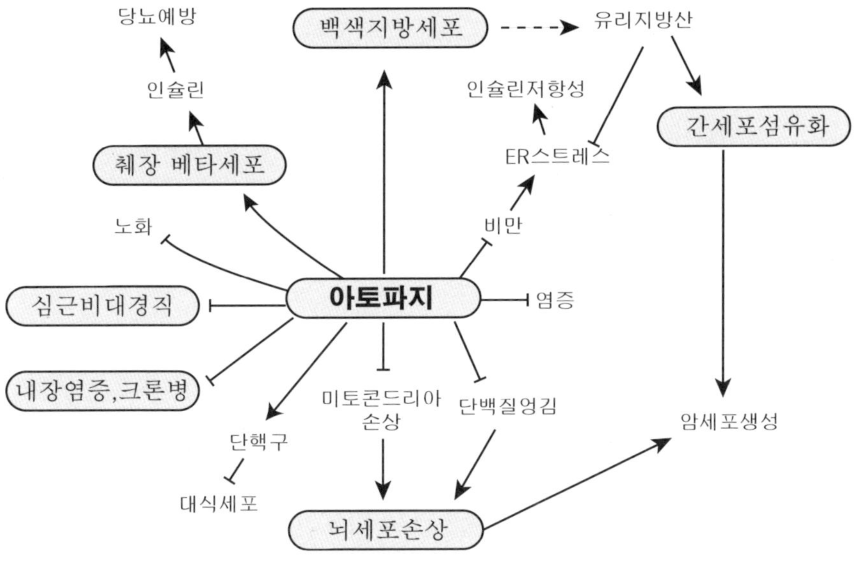

그림 3-33. 아토파지의 대사증후군 예방효과

경우 당뇨성 심근질환이 발생한다[11]. 따라서 아토파지의 활성화가 심장의 기능을 보호할 것이라는 가설이 가능해진다[4].

당뇨, 고지혈증, 인슐린저항성 등은 혈관 내피세포(endothelial cells)이나 혈관 평활근(smoth muscle)세포들의 기능을 손상시킨다[12]. LDL지단백 입자들이 이들 세포에 침입하여 산화되면 염증성세포들이 따라 들어와서 혈관벽을 두껍게 만들고 염증과 함께 혈관을 차단하게 된다. 단핵구가 혈관내에 들어와서 대식세포로 분화하고 다시 거품세포가 된다. 거품세포는 혈관내에서 사망하면서 혈관속에 흐르는 칼슘과 결합하여 플라크를 만들고 이것이 동맥경화증(atherosclerosis)의 일반적 과정이다[13]. 연구에 의하면 아토파지는 염증성 사이토카인, 저산소증(hypoxia), 산화된 LDL, 대사스트레스 등의 상황에서 더욱 촉진되는 것으로 나타났다[14]. 그리고 대식세포내에서 아토파지 유전자들 중 하나인 Atg5를 손상시키면 혈관내 플라크 생성의 위험이 급속히 높아지고 있었다[14]. 따라서 단식을 통해서 대식세포에 영양소를 제한시키면 대식세포가 아토파지를 활성화하여 혈관내 플라크 생성을 억제시킨다는 논리가 가능해진다. 이것은 다시 심장과 혈관의 개선이라는 결과를 낳게 된다[61].

아토파지와 단식의 암치유효과

단식을 통한 아토파지과정이 암을 치유하는 원리는 간단한다. 대부분의 암세포들은 세포내의 미토콘드리아가 손상되어 있다는 것이다. 미토콘드리아는 산소호흡을 담당하고 에너지생산의 90%를 담당하기에 암세포들은 생존을 위해 보다 많은 영양소를 공급받아야 한다. 뿐만 아니라 미토콘드리아는 지질을 분해하여 에너지를 생성시키므로 암세포들은 탄수화물만 에너지원으로 사용하고 지질을 이용할 수 없다는 것이다. 인체에는 80일 이상 사용이 가능한 지질을 가지고 있다. 반면 탄수화물형태의 저장에너지는 반나절이면 고갈된다. 따라서 2주 정도의 장기간 단식을 하면 암세포는 굶여서 소멸되고, 정상세포는 세포내의 쓰레기를 청소하면서 더욱 건강해진다. 단식은 암뿐만 아니라 심장질환, 간질환, 당뇨 등 다양한 질환과 노화에도 유익할 효과를 보인다(그림 3-32). 암세포는 미토콘드리아가 손상되어 콜레스테롤을 만들수 없어서 외부에서 공급받아야 하며 육류는 이를 제공해주기에 육류섭취는 위험할 수 있다. 보다 자세한 내용은 필자의 근간 "아토파지와 단식의 암치유원리"를 참조하실 수 있다.

3.30. 철분과잉, 리포퓨신의 아토파지저해작용

하나의 세포에 수십개에서 수백개까지 있는 미토콘드리아와 같은 세포소기관이 파손될 때, 즉각적인 제거는 중요한데, 왜냐하면 이들이 잘못 기능할 때 활성산소를 만들어 주위의 세포 내부물질들을 파괴하고 결국 암세포 등으로 돌연변이시킬 수 있기 때문이다. 따라서 이러한 아토파지 기구가 작동하지 못할때에 인체의 세포가 큰 부담을 가질수 밖에 없음은 당연하다. 과학자들은 노화의 진행에 따라 이러한 아토파지형성 속도가 급격히 느려지고 있다고 보고하는데 그 주된 원인 중 하나는 리포퓨신(lipofuscin)이라는 마치 분해되지 않는 플라스틱 덩어리 같은것이 세포내에 축적되는 것이다 (그림 3-34). 리포퓨신은 세포내 청소작용을 하는 아토파지가 진행되지 못하도록 막고, 이로 인해 세포내의 활성산소는 더욱 증가하고, 다시 이는 세포내 물질들의 산화로 이어져 결국 세포는 사망하거나 제대로 기능하지 못하는 상태로 된다[15].

뇌세포에서 이러한 현상이 일어나면 알쯔하이머나 파킨슨병 등으로 되어 치매가 진행되고, 심근세포나 간세포, 췌장의 베타세포 등, 인체의 모든 세포에서 이 과정이 일어날 수 있다. 리포퓨신이 주 성분 중 하나는 철(Fe)인데, 이러한 관점에서 철분의 과잉섭취는 매우 위험하다 하겠다. 빈혈을 예방하기 위해서 모자라서도 안되겠지만 지나치게 많이 인체에 쌓아둘 필요는 없고, 오히려 과잉섭취를 주의해야 하는 것이다.

철분과잉공급의 문제뿐만 아니라 육류는 콜레스테롤을 암세포들에게 공급함으로써 암세포의 성장을 촉진시킨다. 그래서 콜레스테롤이 풍부한 LDL지단백은 암세포의 성장과 관련을 가지게 된다. 암세포들은 미토콘드리아가 손상되어 있는데, 이 때문에 암세포들은 생존에 필요한 콜레스테롤을 혈액으로부터 공급받아야 하기 때문이다.

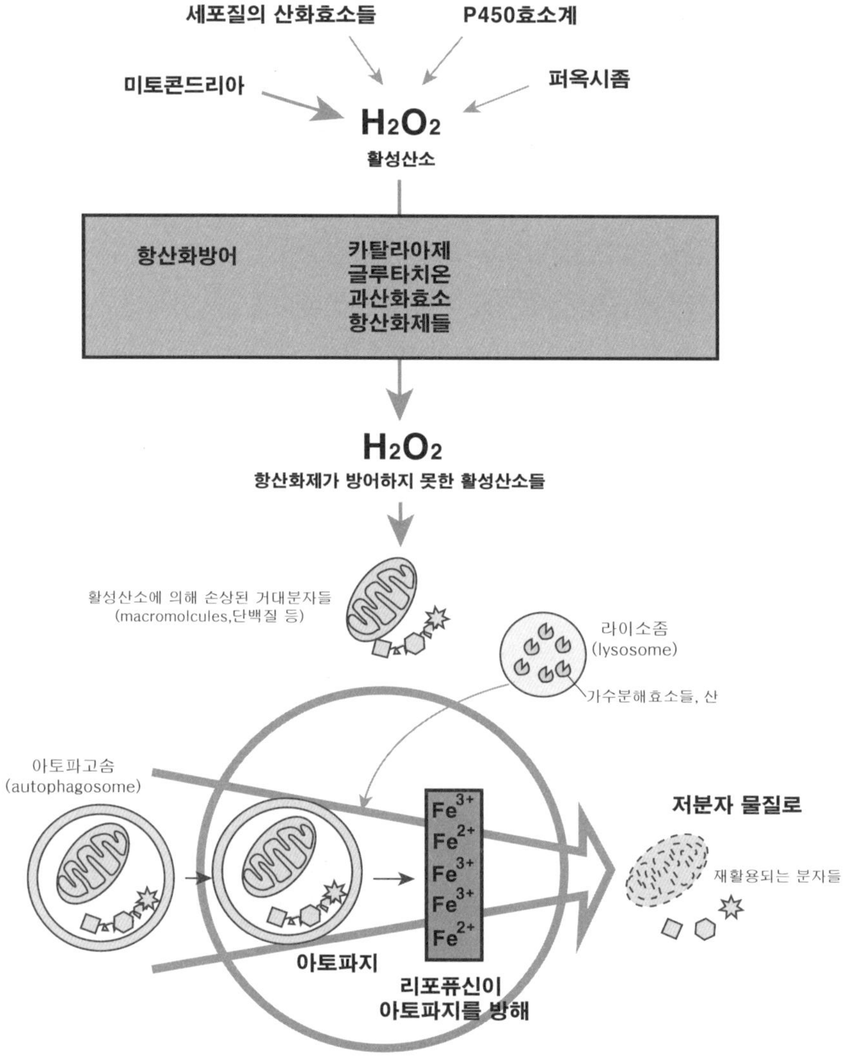

그림 3-34. 리포퓨신의 아토파지 억제작용

3.31. 단식과정의 대사변화

1950년대와 1960년대에 비만인의 치료요법으로 실험적인 단식이 수행되었다. 이들의 연구에 의하면 음식을 섭취한 후 대략 5시간 후면 음식을 통한 포도당공급은 끝나게 된다. 이때부터 인체는 포도당이 수천개 이상씩 연결된 형태인 간내의 글리코겐이라는 저장고를 열어서 포도당을 공급하기 시작한다. 즉, 글리코겐을 통한 포도당 공급은 음식을 통한 포도당 공급이 끝난 후부터 시작되어 두시간 후면 피크를 이루며, 음식섭취가 있은지 30시간 후면 글리코겐을 통한 포도당공급은 고갈된다[36](그림 3-35).

음식섭취를 통한 포도당공급이 끝난 시점인 식사 후 다섯시간 후부터는 인체내의 근육단백질이나 지방세포의 지질이 분해되며, 이들이 포도당으로 전환되는데 이를 당신생이라 한다. 그리고 2일이 지나지 않아 당신생으로 포도당공급도 감소되기 시작하는데 이때부터 인체는 주요 에너지원으로 베타-수산화 부틸산(β-hydroxy butyrate)을 이용하게 된다(그림 3-36).

이들의 연구에 의하면 장기간의 단식에서 뇌는 포도당을 연료로 사용할 수 없다. 그 이유는 단백질이 분해되어 포도당을 공급해주는 당신생이 근육에서 계속 진행될 수 없기 때문이다. 이 때문에 장기단식에서 뇌의 포도당이용은 급격히 감소하게 되며 대신 베타-수산화 부틸산과 같은 케톤체들이 주요 에너지원으로 사용된다.

표 3-16. 케톤식이와 일반식이의 양양소비교 [37]

성분	일반식이	*케톤식이*
탄수화물 (C)	62	*3*
지방 (F)	6	*72*
단백질 (P)	27	*15*
열량 (kcal/g)	4.4	*7.2*
F / (P + C)	0.07	*4*

* F/(P+C) 비율: 지방/(탄수화물+단백질). http://canpro5.kns.or.kr/ 에서 분석할 수 있다

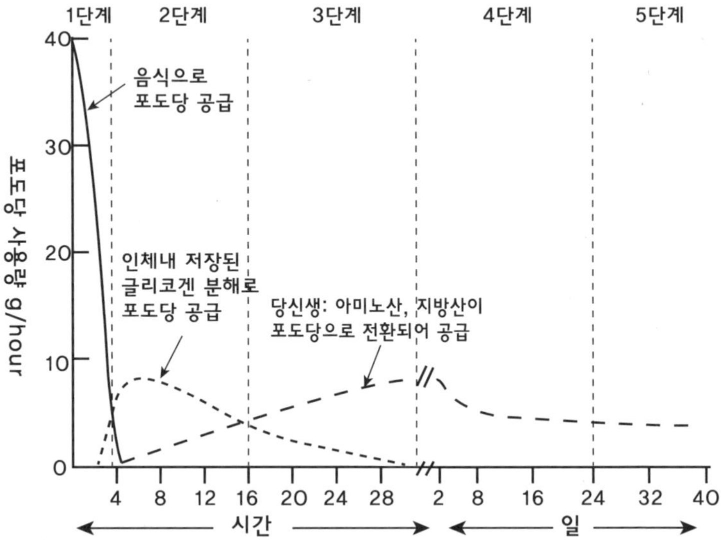

	1단계	2단계	3단계	4단계	5단계
혈당의 출처	음식	글리코겐 간의 당신생	간의 당신생 글리코겐	간과 신장의 당신생	간과 신장의 당신생
포도당을 사용하는 인체내 조직	모든조직	간을 제외한 모든조직 근육,지방조직은 이용속도가 감소	간을 제외한 모든조직 근육,지방조직은 포도당의 이용속도가 감소	뇌,적혈구, 신장수질, 근육의 약간에서 포도당을 사용	감소된 속도로 뇌에서 이용, 적혈구,신장수질
뇌의 주요 에너지원	포도당	포도당	포도당	포도당,케톤체	케톤체,포도당

그림 3-35. 단식과정에서 포도당의 생성과 이용변화 패턴 [36]

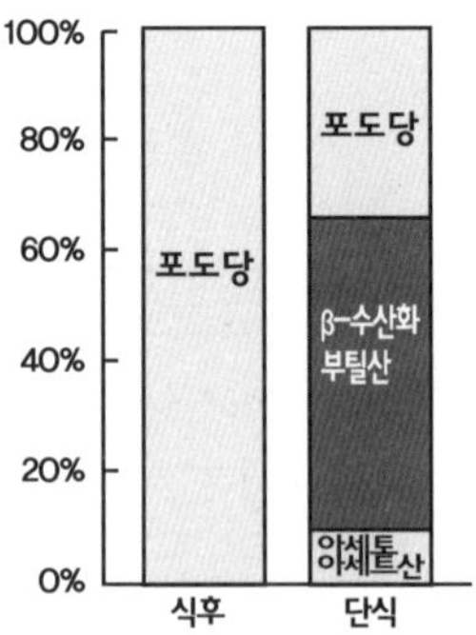

그림 3-36. 단식과정에서 포도당과 케톤체의 이용변화 패턴 [36]

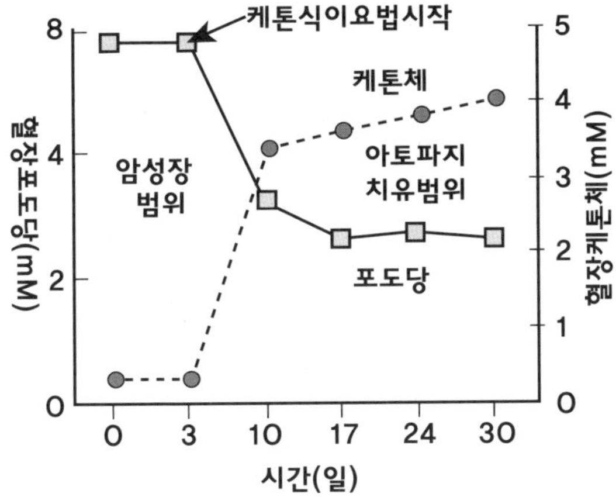

그림 3-37. 암치유가 시작되는 케톤과 포도당의 혈중수치범위 [37]
포도당 mM에 18을 곱하면 mg/dL이 된다. 케톤 mM은 10.41을 곱하면 mg/dl가 된다[38].
혈당과 케톤체 측정기구는 회당 3천원 정도의 가격으로 인터넷 몰 등에서 판매하고 있다.

3.32. 결론

인체의 심혈관질환의 주요한 원인은 콜레스테롤의 혈관축적과 혈관폐쇄이다. 이로 인해 혈액이 제대로 공급되지 못하고 혈관이 파열되기도 하여 심장, 뇌, 신장, 말초기관 등에 장애를 가져온다. 콜레스테롤의 섭취를 감소시키는 손쉬운 방법은 채식이다.

식물성식품은 섬유질이 풍부하고 담즙으로 배설되는 콜레스테롤을 흡착하여 배설시키는 작용을 한다. 특히 콩류와 견과류는 오메가 3지방산, 다가불포화지방을 풍부히 함유하여 동맥경화중에 발생할 수 있는 혈소판 응집을 감소시킨다.

항산화물질인 비타민 C와 비타민 E, 베타카로틴, 파이토케미컬은 LDL 콜레스테롤을 낮추고 콜레스테롤의 산화를 방지하여 혈관의 죽상화를 막는다. 엽산은 호모시스테인 농도를 낮추어 심장질환을 방지한다. 채식이라는 간단한 선택이 심혈관에 다양한 유익을 제공한다는 것을 알 수 있다.

출 처

1. Cahill GF, Jr.: Starvation in man. N Engl J Med 1970, 282:668–675.

2. Lagrost L, Gambert P, Athias A, Lallemant C: Metabolic role of human apoprotein A-IV. Adv Exp Med Biol 1991, 285:109–115.

3. Buttet M, Traynard V, Tran TT, Besnard P, Poirier H, Niot I: From fatty-acid sensing to chylomicron synthesis: Role of intestinal lipid-binding proteins. Biochimie 2013.

4. Black DD: Development and physiological regulation of intestinal lipid absorption. I. Development of intestinal lipid absorption: cellular events in chylomicron assembly and secretion. Am J Physiol Gastrointest Liver Physiol 2007, 293:G519–524.

5. Arner P: Differences in lipolysis between human subcutaneous and omental adipose tissues. Ann Med 1995, 27:435–438.

6. Boden G, Jadali F, White J, Liang Y, Mozzoli M, Chen X, Coleman E, Smith C: Effects of fat on insulin-stimulated carbohydrate metabolism in normal men. J Clin Invest 1991, 88:960–966.

7. Randle PJ, Garland PB, Hales CN, Newsholme EA: The glucose fatty-acid cycle. Its role in insulin sensitivity and the metabolic disturbances of diabetes mellitus. Lancet 1963, 1:785–789.

8. Boden G, Chen X: Effects of fat on glucose uptake and utilization in patients with non-insulin-dependent diabetes. J Clin Invest 1995, 96:1261–1268.

9. Chrousos GP: Stressors, stress, and neuroendocrine integration of the adaptive response. The 1997 Hans Selye Memorial Lecture. Ann N Y Acad Sci 1998, 851:311–335.

10. Stamler J, Wentworth D, Neaton JD: Is Relationship Between Serum Cholesterol and Risk of Premature Death from Coronary Heart Disease Continuous and Graded? Findings in 356,222 Primary Screenees of the Multiple Risk Factor Intervention Trial (MRFIT). Jama 1986, 256:2823–2828.

11. Simons LA: Interrelations of Lipids and Lipoproteins with Coronary Artery Disease Mortality in 19 Countries. The American Journal of Cardiology 1986, 57:G5–G10.

12. 네들리 니: 웰빙 생활습관. 서울: 시조사; 2005.

13. Campbell TC, II TMC: The China Study. BenBella Books; 2006.

14. 캠벨 콜, 캠벨 토: 무엇을 먹을 것인가. 열린과학; 2012.

15. de Lorgeril M, Renaud S, Mamelle N, Salen P, Martin JL, Monjaud I, Guidollet J, Touboul P, Delaye J: Mediterranean Alpha-linolenic Acid-rich Diet in Secondary Prevention of Coronary Heart Disease. Lancet 1994, 343:1454–1459.

16. Fraser GE, Sabate J, Beeson WL, Strahan TM: A Possible Protective Effect of Nut Consumption on Risk of Coronary Heart Disease. The Adventist Health Study. Arch Intern Med 1992, 152:1416–1424.

17. Kushi LH, Folsom AR, Prineas RJ, Mink PJ, Wu Y, Bostick RM: Dietary Antioxidant Vitamins and Death from Coronary Heart Disease in Postmenopausal Women. N Engl J Med 1996, 334:1156–1162.

18. Haskell WL, Spiller GA, Jensen CD, Ellis BK, Gates JE: Role of Water-Soluble Dietary Fiber in the Management of Elevated Plasma Cholesterol in Healthy Subjects. Am J Cardiol 1992, 69:433–439.

19. Glore SR, Van Treeck D, Knehans AW, Guild M: Soluble Fiber and Serum Lipids: a Literature Review. J Am Diet Assoc 1994, 94:425–436.

20. Li D: Relationship Between the Concentrations of Plasma Phospholipid Stearic Acid and

Plasma Lipoprotein Lipids in Healthy Men. Clin Sci (Lond) 2001, 100:25–32.

21. Halliwell B, Gutteridge JM: Role of free radicals and catalytic metal ions in human disease: an overview. Methods Enzymol 1990, 186:1–85.

22. Moldovan L, Moldovan NI: Oxygen free radicals and redox biology of organelles. Histochem Cell Biol 2004, 122:395–412.

23. Fridovich I: The biology of oxygen radicals. Science 1978, 201:875–880.

24. Jiang R, Ma J, Ascherio A, Stampfer MJ, Willett WC, Hu FB: Dietary iron intake and blood donations in relation to risk of type 2 diabetes in men: a prospective cohort study. Am J Clin Nutr 2004, 79:70–75.

25. Fernandez–Real JM, Lopez–Bermejo A, Ricart W: Iron stores, blood donation, and insulin sensitivity and secretion. Clin Chem 2005, 51:1201–1205.

26. Cooksey RC, Jouihan HA, Ajioka RS, Hazel MW, Jones DL, Kushner JP, McClain DA: Oxidative stress, beta–cell apoptosis, and decreased insulin secretory capacity in mouse models of hemochromatosis. Endocrinology 2004, 145:5305–5312.

27. Andrews NC: The iron transporter DMT1. Int J Biochem Cell Biol 1999, 31:991–994.

28. Dandona P, Hussain MA, Varghese Z, Politis D, Flynn DM, Hoffbrand AV: Insulin resistance and iron overload. Ann Clin Biochem 1983, 20 Pt 2:77–79.

29. Dongiovanni P, Ruscica M, Rametta R, Recalcati S, Steffani L, Gatti S, Girelli D, Cairo G, Magni P, Fargion S, Valenti L: Dietary iron overload induces visceral adipose tissue insulin resistance. Am J Pathol 2013, 182:2254–2263.

30. Witte DL, Crosby WH, Edwards CQ, Fairbanks VF, Mitros FA: Practice guideline development task force of the College of American Pathologists. Hereditary hemochromatosis. Clin Chim Acta 1996, 245:139–200.

31. Snowdon DA, Phillips RL: Does a vegetarian diet reduce the occurrence of diabetes? Am J Public Health 1985, 75:507–512.

32. Schafer AI, Cheron RG, Dluhy R, Cooper B, Gleason RE, Soeldner JS, Bunn HF: Clinical consequences of acquired transfusional iron overload in adults. N Engl J Med 1981, 304:319–324.

33. Borgna–Pignatti C, Cappellini MD, De Stefano P, Del Vecchio GC, Forni GL, Gamberini MR, Ghilardi R, Piga A, Romeo MA, Zhao H, Cnaan A: Cardiac morbidity and mortality in deferoxamine– or deferiprone–treated patients with thalassemia major. Blood 2006, 107:3733–3737.

34. Fabio G, Minonzio F, Delbini P, Bianchi A, Cappellini MD: Reversal of cardiac complications by deferiprone and deferoxamine combination therapy in a patient affected by a severe type of juvenile hemochromatosis (JH). Blood 2007, 109:362–364.

35. Nicholson AS, Sklar M, Barnard ND, Gore S, Sullivan R, Browning S: Toward improved management of NIDDM: A randomized, controlled, pilot intervention using a lowfat, vegetarian diet. Prev Med 1999, 29:87–91.

36. Cahill Jr, G.F., Fuel metabolism in starvation. Annu. Rev. Nutr., 2006. 26: p. 1–22

37. Seyfried, T.N., 암은 대사질환이다(암을 보는 새로운 시각)(양장본 HardCover). 2015: 한솔.

38. Meidenbauer, J.J., P. Mukherjee, and T.N. Seyfried, The glucose ketone index calculator: a simple tool to monitor therapeutic efficacy for metabolic management of brain cancer. Nutrition & Metabolism, 2015. 12: p. 12.

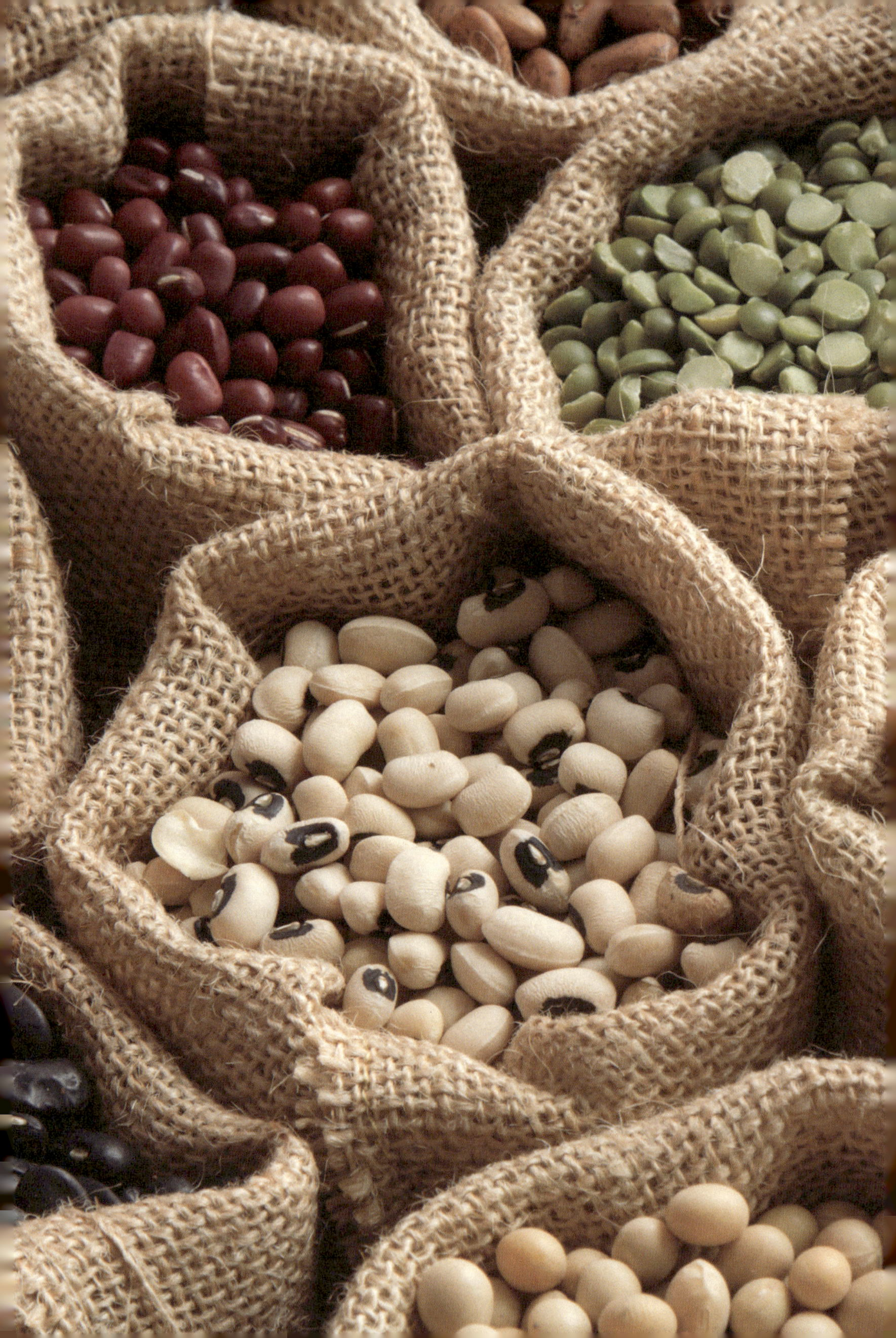

4장. 소화계와 채식

Digestive System and Vegetarian Diet

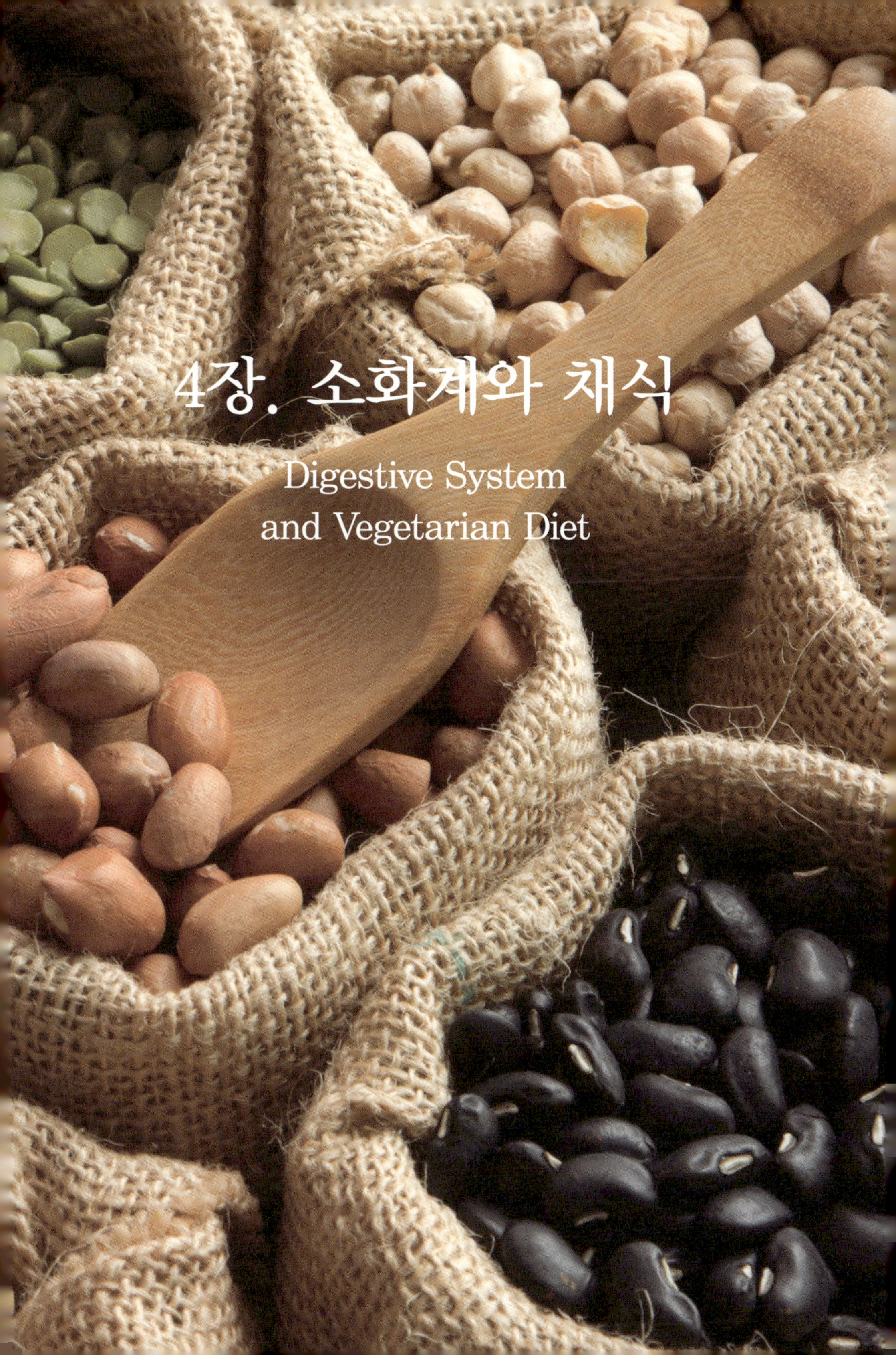

- **피부계**

칼슘과 인산흡수에 필요한 비타민 D3제공 →
피부지방세포에 지질을 저장할수 있도록 함 ←

- **내분비계**

성장호르몬, 갑성선호르몬조절로 뼈성장 →
내분비계(뇌, 가슴, 골반) 보호 ←

- **심혈관계**

소화관의 호르몬을 분비한다. 영양소흡수 부위로부터 영양소, 물, 이온을 운반한다 →
정상혈액부피를 유지하기 위해 액체를 흡수한다. 간은 헴을 운반한다 ←

- **비뇨계**

소화관의 상피세포에 의해 흡수된 독성물질을 배출한다. 간에서 생성된 불순물을 제거한다 →
횡격막에 대한 소화기관의 압력은 흡입을 제한하고 배출을 지지한다 ←

- **생식계**

생식세포의 생성을 위해 필요한 영양소를 제공한다 ←

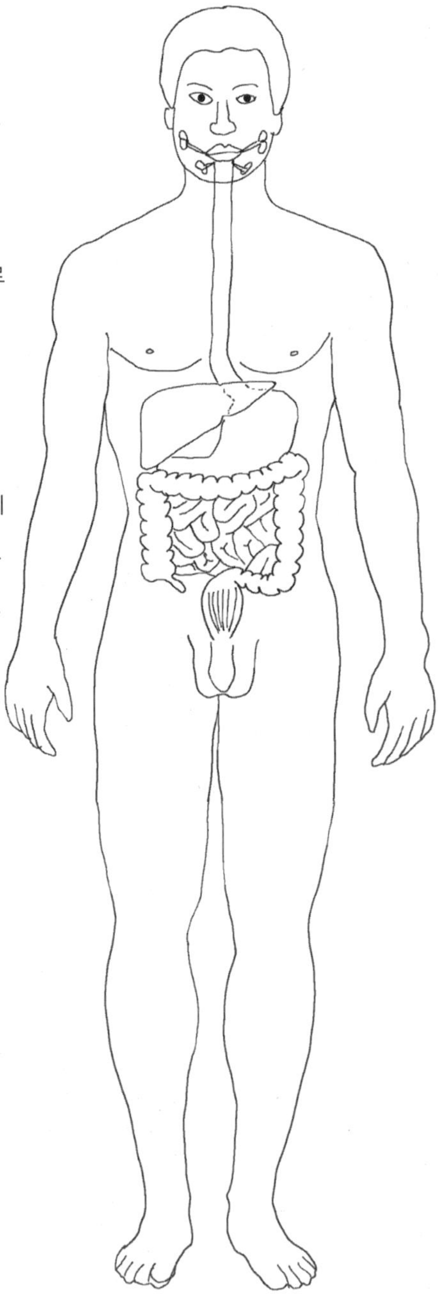

- **근육계**

← 복강에서 소화기관을 보호함
→ 간은 혈액 글루코스와 지방산을 조절함

- **신경계**

← ANS는 소화관의 운동과 소화효소의 분비를 조절한다.
→ 신경전달물질 합성에 필요한 물질을 제공한다

- **골격계**

← 두개골, 갈비뼈, 척추 골반등은 소화기관을 보호함.
→ 뼈기질에 필요한 칼슘, 인산을 흡수함

- **면역계/림프계**

← 점막관련림프조직(MALT)는 관에서 흡수되는 독소로부터 신체를 방어한다. 림프관은 지질을 흡수한다.
→ 소화관의 산과 효소 분비는 병원균방어작용을 제공한다.

- **호흡계**

← 호흡근육의 압축을 통한 흉막과 복막의 압축은 호흡계의 분순물을 제거한다
→ 횡격막에 대한 소화기관의 압력은 흡입을 제거하고 배출을 지지한다

4장. 소화계와 채식

4.1 . 소화계의 구조와 기능

인체의 50조개가 넘는 세포가 정상적인 활동을 하기 위해 필요한 에너지는 세포의 대사작용에 의해 생성된다. 세포가 에너지를 생성하기 위해서는 두 가지가 필요한데 하나는 산소이고 다른 하나는 탄수화물, 지방, 단백질과 같은 유기물질이다. 호흡계는 심혈관계를 통하여 인체의 모든 세포에게 산소를 공급해주며 소화계는 심혈관계와 림프계를 경유하여 유기물질을 공급한다. 이때 공급되는 유기물질은 연료로도 사용되지만 인체의 구성요소로도 이용된다.

소화계는 소화관과 부속기관으로 구성된다. 소화관은 구강→ 인두→식도→위→소장→대장으로 구성되며 부속기관은 이, 혀, 침샘, 간, 췌장 소화관 등으로 이루어진다. 즉, 소화관은 소화가 일어나는 장소가 되며 부속기관은 소화관으로 소화효소를 분비하여 소화작용을 돕게 된다. 호흡계의 폐포처럼 소화관의 표면은 작은 카펫의 털과 같은 섬모가 나 있어 표면적을 매우 증가시켜 영양소의 흡수효율을 높이게 된다. 소화작용은 다음과 같은 여러 가지의 단계가 복합적으로 작용하여 이루어지게 된다.

섭취 – 입을 통해 소화관으로 음식물이 들어가게 된다.

기계적인 가공 – 소화관을 통해 물리적인 절단, 혼합작용이 있다.

소화 – 소화관 상피세포를 통해 흡수하기 좋도록 효소라는 화학적인 분해작용으로 음식물은 잘게 쪼개어진다.

분비 – 물, 산, 효소, 완충액, 염 등이 소화액을 만드는 기관에 의해 분비된다.

흡수 – 유기물질, 전해질, 비타민, 물 등이 소화관 상피세포를 경유하여 신체내로 이동한다.

배설 – 신체로부터 여분의 물이 제거된다. 소화관과 소화액생성기관의 노폐물을 장관내로 배출한다. 대부분의 소화관상피세포의 생애는 짧게는 식도의 2,3일에서 길게는 대장의 6일 이내이다. 상피의 줄기세포(stem cell)에 의해 소화관세포는 계속 새롭게 만들어지고 분열되어 계속된 표면세포의 손실을 보충하게 된다.

대부분의 소화관의 단면은 공통적인 구조인데 점막, 점막하조직, 근층, 장막으로 구성된다. 가장 안쪽의 점막층은 많은 세로주름이 있어 극적으로 표면적을 증가시키게 되는데 이것은 다양한 부속기관에서 생성된 효소가 분비될 때나 소화된 영양소를 흡수할 때 매우 효과적이게 된다. 점막하조직은 매우 밀도높은 연결조직으로 이 층에서는 혈관과 림프관을 포함하고 있고 어떤 부분은 외분비선이 완충액과 효소를 장관내로 분비하도록 한다.

근층은 민활근세포로 구성되어 여러방향으로 가지런히 뻗어 있어 소화관의 기계적인 운동을 가능하게 한다. 장막층은 대부분의 소화관을 감싸고 있으며 높은 밀도의 콜라겐섬유로 소화관을 연결하고 있다.

4.2. 통곡류섭취의 중요성

건강한 채식을 위한 첫걸음은 통곡류를 먹는 것이다. 현미, 통밀, 통보리 등 다양한 곡류를 섭취할 때 배아와 섬유소가 포함하여 섭취함으로써 건강한 채식을 할 수 있다. 통곡류섭취가 왜 중요한가에 대한 답은 인류의 진화와 문명의 발달과정중에서 섬유소섬취량의 변화를 이해하는 것에 있다.

수렵과 채집시대의 섬유소섬취량과 1만년 전 농경이후, 그리고 산업혁명과 철로 된 도정기가 발명된 과정을 통하여, 인류의 섬유소섭취량은 급격히 감소하기 시작하였다. 그리고 인체의 오랜 시간동안의 자연환경에 대한 적응속에 유지되었던 항상성은 깨지게 된다. 그 결과로 현대인은 수많은 질병들이라는 댓가를 치르고 있다. 따라서 원하지 않는 질병들을 치유하기 위한 과정의 첫번째는 자연으로의 식단으로 되돌아가는 것이고 그 중요한 항목이 통곡류를 섭취하는 것이 된다. 우선 섬유소의 정의를 살펴본 후 섬유소섭취량의 변화를 살펴본 후 섬유소의 효과들에 대해 살펴보고자 한다.

섬유소라는 이름은 식물을 산과 알칼리로 거칠게 추출한 후 남은 것을 조섬유소(crude fiber)라 부른 것에서 시작된다. 1920년 로렌스는 이용할 수 없는 탄수화물이라는 개념으로 발달시켰고, 1953년에 힙슬레이(Hipsley)는 셀룰로스, 헤미셀룰로스, 리그닌 들을 섬유소로 포함시켰다. 1972년 트로웰(Trowell)은 섬유소에 생리적 개념을 포함하여 "사람의 소화효소에 의해 가수분해되지 않는 식물성 물질들"로 정의하였다.

섬유소는 크게 물에 잘 용해되는지의 여부에 따라 수용성과 불용성 섬유소로 나뉘며, 수용성 식이섬유소에는 펙틴, 구아검, 알긴산, 카라기난, 폴리덱스트로스 등이 포함되며, 불용성 식이섬유소에는 리그닌, 셀룰로스, 헤미셀룰로스, 키틴 등이 있다. 대부분의 식품에서 수용성 식이섬유소는 3분의 1을 그리고 불용성 섬유소가 3분의 2를 차지한다.

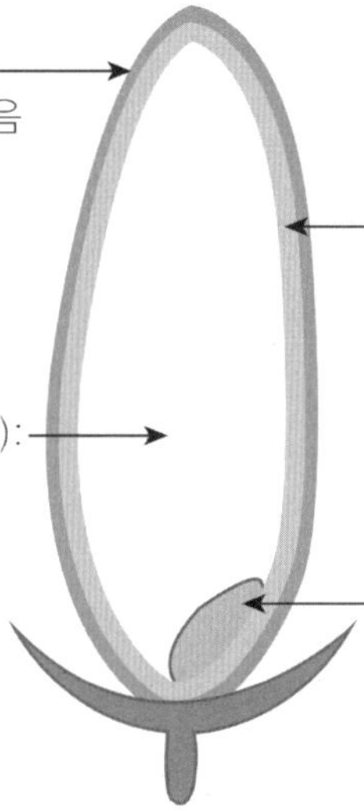

그림 4-1. 통곡류(현미)의 구조. 백미는 배유만을 포함한다.

표 4-1. 현미와 백미의 영양소비교

영양소	현미	백미	영양소	현미	백미
단백질	7.2g	6.5g	니코친산	5.1mg	1.5mg
지질	2.5g	0.4g	판토텐산	1.2mg	0.4mg
탄수화물	76.8g	77.5g	바이오틴	4㎍	2㎍
회분	1.2g	0.5g	엽산	15㎍	8㎍
섬유소	1.3g	0.4g	비타민B6	1.0mg	0.5mg
칼슘	41mg	24mg	이노시톨	120mg	10mg
인	284mg	147mg	콜린	110mg	60mg
철	2.1mg	0.4mg	안식향산	32mg	14mg
마그네슘	120mg	50mg	비타민K	10mg	1mg
비타민B1	0.54mg	0.12mg	비타민E	1.0mg	0.2mg
비타민B2	0.06mg	0.03mg	피틴산	240mg	41mg

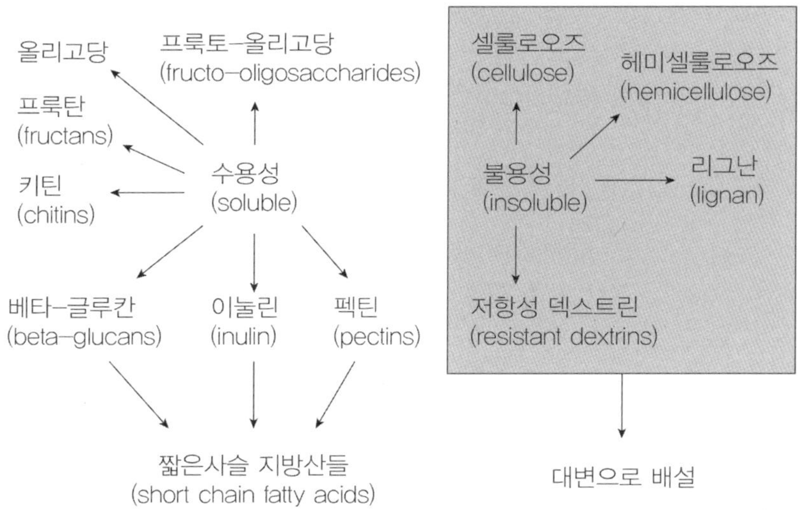

그림 4-2. 섬유소의 종류

수용성 섬유소는 과일과 채소에 풍부하고, 불용성 섬유소는 통곡류과 견과류, 콩류에 풍부하다. 대변의 부피를 팽창시키고 빠른 속도로 이동시키기 위해서는 스폰지와 같은 특성이 우수한 불용성섬유소가 보다 효과적이다. 수분을 충분히 공급하면 불용성섬유소의 부피는 5배까지 팽창한다. 단, 차가운 물은 섭취된후 체온까지 올라가기 위해서 신체의 에너지를 요구할수 있으므로 가능하면 체온과 비슷한 온도의 물을 섭취하는 것이 권장된다.

4.3. 식이섬유섭취량의 변화

클릭(Klicks)의 연구에 의하면 인간은 채소, 종실류, 씨앗들, 견과류, 뿌리들, 꽃, 화분들 그리고 작은양의 동물성식품 등 다양한 스펙트럼의 자연식품들을 섭취하였고, 이들에게 포함된 섬유소는 전체 식이중 24%가 넘었다(그림 4-3).

1만년 전 인간의 농경문화가 시작되면서 인류가 섭취하는 영양소는 몇가지 곡물들로 제한된 단조로운 식품의 범위로 변화해 갔다 [1]. 그러나 이때에도 수확된 곡물은 지금처럼 정제되지 않고, 거의 대부분의 섬유소가 포함된 채로 있었기에 전체식품 중 섬유소는 대략 12%가 섭취되었다. 산업혁명이 일어나면서 돌로 된 제분기가 고안되었고, 거친 섬유소는 곡물에서 제거되면서 곡물들이 공급되었고 섬유소의 비율은 전체식품 중 대략 6%까지 감소하게 된다.

결정적으로 섬유소들이 거의 완벽하게 제거된 것은 100년전 철로 만들어진 고성능의 롤러밀(roller mill)이 도정기로서 도입된 이후부터이다. 롤러라는 구조의 고성능 분쇄기에 의해 곡류는 거의 순백으로 정제된 단순탄수화물들로 변했고, 이에 포함된 섬유소는 단지 0.15내지 0.24%에 지나지 않게 되었다 [1]. 즉, 현대인은 1만년전에 비해 섬유소섭취량이 100분의 1만 섭취하는 것이다. 심혈관질환, 당뇨, 암 등 다양한 만성질환들이 점차 증가하게 된 것도 이 시기와 관련된다.

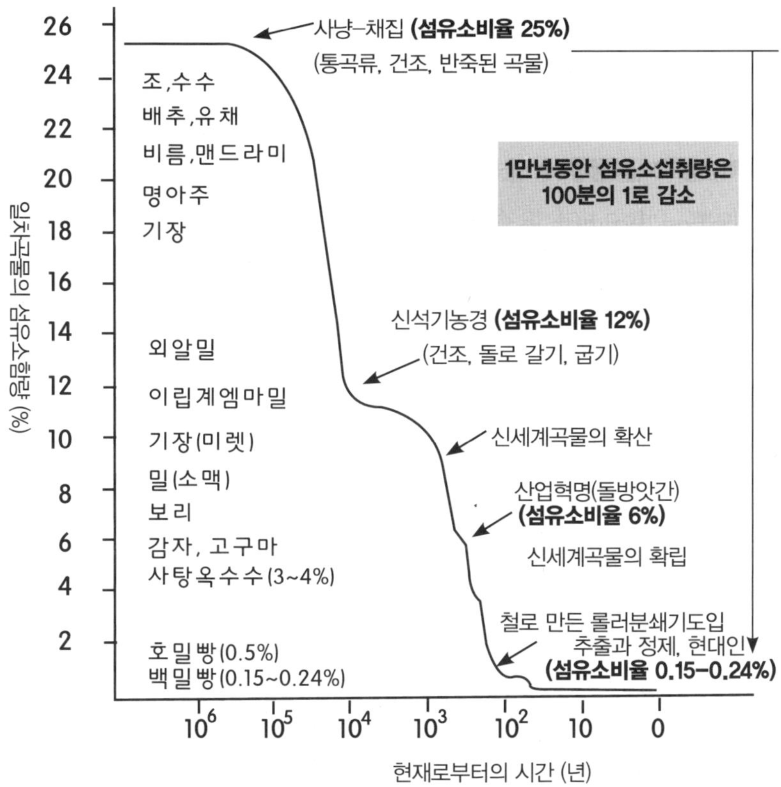

그림 4-3. 인류의 식이섬유소 섭취량의 변화

4.4. 섬유소의 발견

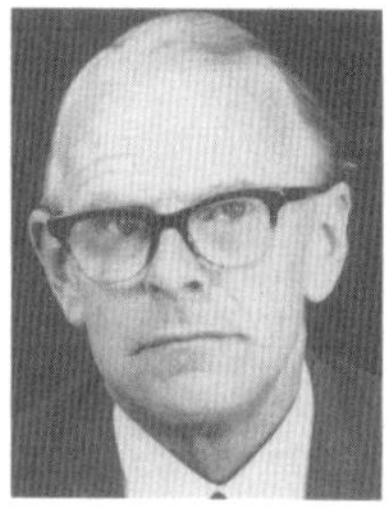

그림 4-4. 버킷

1965년 이전까지 식이섬유는 인체의 영양소로 거의 관심을 가지지 못했다. 당시는 먹을 것이 부족하던 결핍의 시대였고 비타민과 미네랄 등의 필수영양소들의 하나씩 발견되면서 그 결핍증에 대한 연구가 활발한 시기였기 때문이다. 즉, 인체 효소에 의해 분해되지 않고 체내로 흡수되지도 않는 섬유소는 불필요한 버려져야 할 것으로 취급 받았다.

무관심속에 있던 섬유소가 일반 대중들과 연구자들에게 널리 주목을 받기 시작한 것은 버킷과 트로웰 그리고 워커라는 인물들의 아프리카에서의 연구가 보고된 이후부터이다. 1960년대 우간다에 연구를 위해 머무르는 동안, 버킷은 아프리카인들이 서구화된 사람들보다 몇배나 많은 대변을 놓는 것을 발견하였다. 게다가 그 대변들은 불편함이 없이 쉽게 배출되었다. 그는 역학보고서에 다음과 같이 서술하였다.

"아프리카에서 자랄때부터 채소들을 주로 먹고 산 사람들에게서 관상심장질환, 당뇨, 정맥류이상, 비만, 게실염, 맹장염, 담석, 충치, 탈장, 횡격막 탈장, 그리고 변비들과 같은, 미국과 영국에서 흔히 볼 수 있는 많은 질병들을 거의 보지 못하였다. 서구화된 식이는 부피가 작고 칼로리가 밀집되어 있고 그래서 먹은 음식들은 우리의 소화관들이 건강한 상태를 유지할 수 있도록 쉽게 지나가지 못한다. [2]"

그들은 아프리카의 토착민들이 건강한 반면 문명이 발달된 서구의 사람들 사이에는 다양한 암들이 있고 이들간의 질병의 차이가 식이섬유의 섭취에 있음을 발견하고 "섬유소가설(fiber hypothesis)을 세운다. 1975년 그들은

	점도 높음	점도 낮음
발효율 높음	콜레스테롤 낮춤 구아검 베타 글루칸 글루코만난	장내미생물발효 이눌린 저항성전분 저항성 덱스트린
발효율 낮음	대변부패팽창 펙틴 실리엄	대변부피팽창 셀룰로오즈 헤미셀룰로오즈

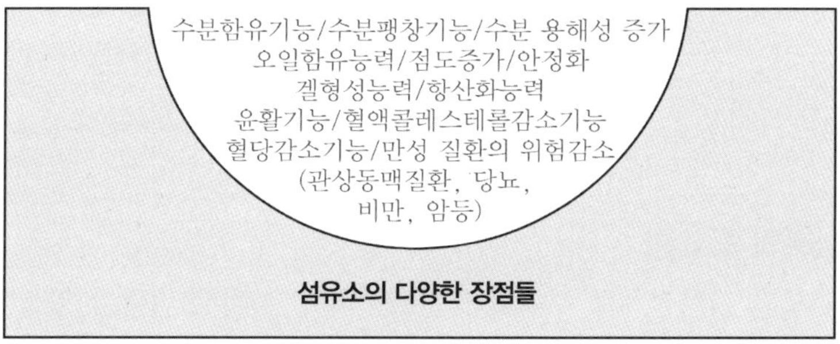

그림 4-5. 다양한 섬유소의 종류와 유익한 기능들

"정제된 탄수화물 식품들과 질병들"이라는 제목의 책을 발간하였다 [3]. 그들의 발표 이후로 지금까지 계속해서 많은 연구자들에 의해 섬유소의 장점들이 보고되고 있다(그림 4-5). 즉, 위장관 생리에서 섬유소의 기능들, 식이섬유소의 화학, 분류, 분석, 식이섬유들의 종류, 식이섬유들의 심혈관 질환, 대장직장암, 대사증후군등에 대한 유익한 효과들과 메카니즘들이 밝혀지고 있다.

4.5. 대변의 부피와 이동속도, 그리고 수분

건강한 사람에게서 식이섬유는 대변의 부피를 증가시키고 배변횟수를 늘리며 반면에 변의 굳기는 무르게 한다는 사실을 의심할 여지가 없다. 뿐만 아니라 현미나 통밀을 섭취함으로써 식이섬유의 섭취가 증가되면 변의 장내이동시간이 단축되고 대변의 무게가 증가된다 (그림 4-6(a)). 섬유소섭취의 장점은 특히 변비환자에 따라서는 그 효과가 매우 큰 경우가 있다. 뿐만 아니라 대변량이 많을수록 대장암의 발생수는 적어진다 (그림 4-6(b)). 이것은 대변이 대장에 오래 머물수록 유해한 미생물들의 증식이 많아지고 독성물질을 방출하는것과 관련이 있을 것이다(그림 4-7).

수분섭취의 중요성

두 액체가 선택적으로 투과할 수 있는 막에 의해 분리되어 있을 때, 물은 농도가 높은쪽으로 이동하게 된다. 소화관의 세포막이 일종의 선택적 막의 역할을 하는데 소화관을 가로질러 이동하는 모든 물은 삼투압기울기에 의해 이동하게 된다. 삼투압으로 인한 물의 이동은 매우 빠르며 따라서 소화관주위 세포의 액체와 소화관 내부의 액체는 같은 농도를 가진다. 즉, 인체세포에서 물의 흡수와 배출과정에서 에너지를 필요하지 않으며 단지 농도의 차이에 의해 이동하게 된다.

인체의 상피세포는 소화관내에서 계속적으로 영양소와 이온을 흡수하고 따라서 소화흡수가 진행됨에 따라 점차적으로 소화관내의 용질농도는 낮아진다. 그리고 용질농도가 낮아짐에 따라 물은 소화관내에서 주위조직으로 이동하고 삼투평형은 유지되는데 대장에서 대부분의 물이 흡수되는 이유가 여기에 있다. 매일 2000ml의 물이 음식과 음료의 형태로 소화관으로 들어가고 침, 위, 소화관, 췌장, 담즙분비로 7000ml가 분비된다. 그러나

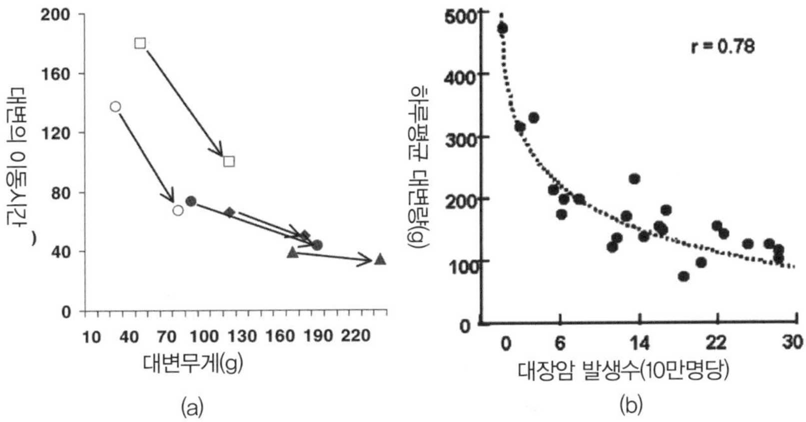

그림 4-6. 대변무게 속도 대장암발생수

(a)대변의 무게가 많아질수록 이동속도가 빨라진다. (b) 그림에서 상관계수 r값이 0.79이다. r값을 제곱하면 0.624가 되는데, 이것은 대장암 발생원인의 62.4%는 대변량으로 설명할 수 있다는 의미이다.

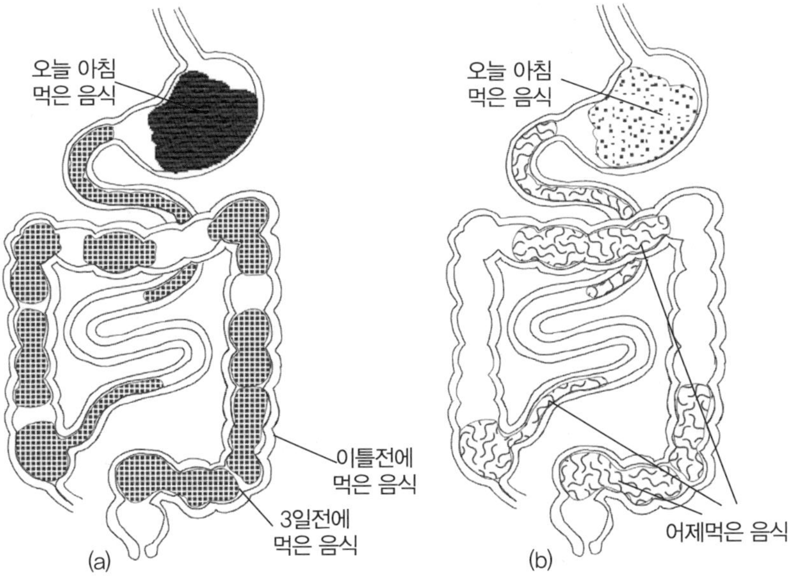

그림 4-7. 섬유소가 부족한 음식(a)과 풍부한 음식(b)의 차이

단지 150ml만 대변으로 배출된다.

때로 섬유소가 풍부한 식품을 먹었음에도 대변의 양이 증가되지 않거나 심지어는 증상이 더욱 악화되는 경우도 있는데 알아보면 대개 물의 섭취량이 적다. 대변에서 물의 함유량이 약간만 변화하더라도 변의 굳기에는 상당한 변화를 가져온다. 신체는 대장을 통하여 수분을 잃게 되기 때문이다. 보고들에 의하면 건강한 자원자들이 물의 하루 섭취량을 2500ml에서 500ml로 감소시켰을 때 일주일간 배변횟수는 6.9±0.9회에서 4.9±0.3회로 감소하였다. 그리고 일주일간 변의 무게도 1.29±0.20에서 0.94±0.17kg으로 감소하고 있었다.

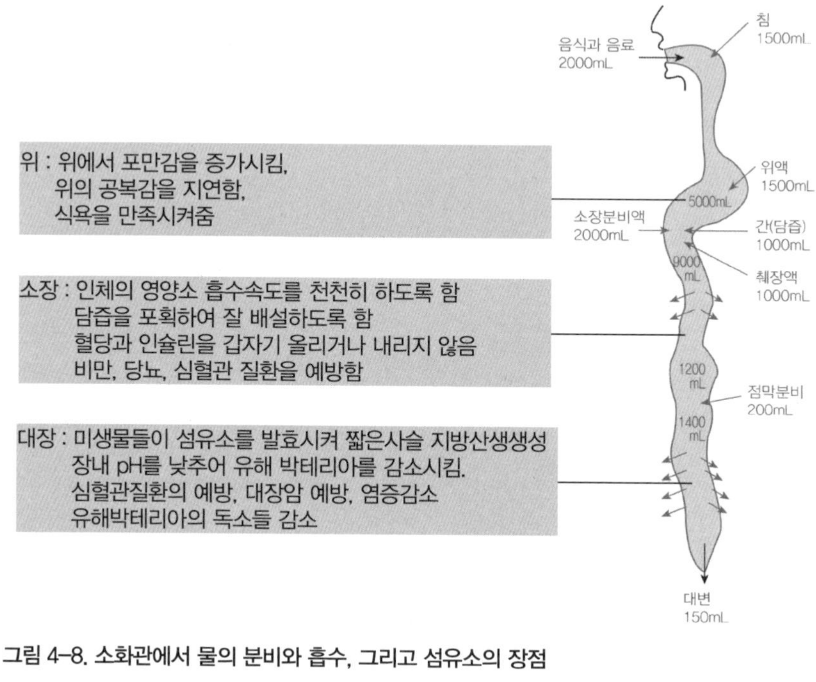

그림 4-8. 소화관에서 물의 분비와 흡수, 그리고 섬유소의 장점

4.6. 섬유소의 당대사에 대한 효과

섬유소들마다 당의 흡수속도 조절능력과 호르몬반응이 다르다. 젠킨스와 동료들은 다양한 탄수화물함유 식품들의 혈당조절능력을 비교하기 위하여 "당지수(glycemic index)"라는 개념을 이용하였다. 그들이 연구에 의하면 탄수화물의 함유량이 많든 보통이든 충분한 섬유소를 포함한 식이는 당뇨증상을 개선시켰다. 그것은 섬유소가 일종의 스폰지처럼 영양소들을 함유하고, 8내지 10m 길이의 소화관을 지나면서 안정적인 속도로 영양소를 전달해주기 때문으로 일종의 완충장치 역할을 하기 때문이다. 뿐만 아니라 인체의 노폐물들을 흡착하여 배설하는데에도 중요한 역할을 담당한다.

즉, 이들의 연구에 의하면 섬유소의 섭취는 인슐린과 혈당을 낮추었을 뿐만 아니라 비정상적인 지질상태도 정상으로 회복되었다(그림 4-9). 특히 당대사에 효과적이었던 섬유소의 종류는 구아(guar)였다 [7].

그림 4-10에서 제시된 바와 같이 25가지 식품들을 대상으로 조사한 연구에 의하면 총식이섬유소의 함량과 혈당지수 사이에는 음의 상관관계가 있었다 [8]. 즉 섬유소가 풍부한 음식의 섭취는 당성분의 흡수속도를 적절히 조절함으로써 혈액내의 당농도가 급격히 상승시키는것을 예방한다.

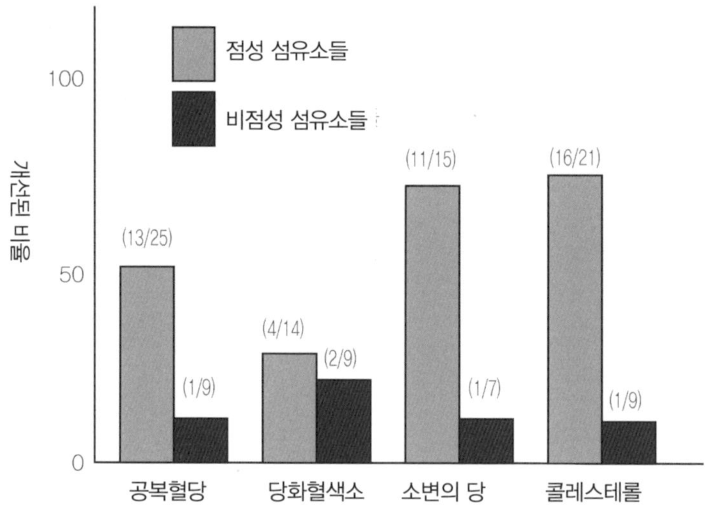

그림 4-9. 정제된 식이섬유소 섭취의 당뇨치유효과

괄호안은 총실험자수에 대한 유의하게 개선된 효과를 보인수

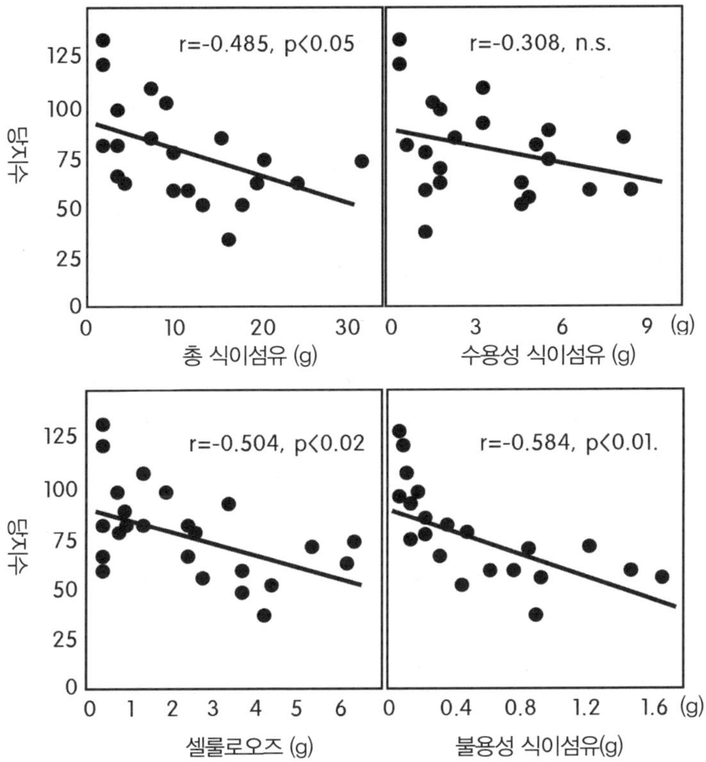

그림 4-10. 25가지 식품들의 당지수와 총 식이섬유소 함량 사이의 관계

(식이섬유소의 함량 g/탄수화물50g). 식이섬유소의 섭취량이 많을수록 식품들의 당지수가 낮고 이러한 음식을 섭취하면 당성분이 천천히 흡수되므로 혈당이 급격하게 짧은 시간동안 과도하게 높아지지 않는다.

4.7. 통곡류와 도정곡물의 영양소흡수율 비교

통곡류는 영양소의 흡수를 방해할 것이라는 단순한 느낌이나 주장이 있다. 증거에 기반한 연구는 통곡류의 영양섭취가 도정한 곡물과 큰 차이가 없음을 알린다.

1976년 “영양오늘(Nutrition Today)”이라는 저널에 섬유질이 풍부한 통밀가루음식과 섬유질이 없는 흰밀가루 음식의 흡수된 열량을 조사한 연구가 실렸다. 표 4-2에서 보듯이 동일한 600g을 섭취하였을때 백밀음식은 2555kcal인데 비해 통밀음식은 2470kcal로 차이는 단지 85kcal에 지나지 않았다. 그리고 실제로 흡수된 열량은 백밀음식이 2455kcal였고 통밀음식은 2150kcal로 305kcal의 차이가 났다. 따라서 통밀은 충분한 영양소를 공급한다고 판단할 수 있다.

흡수되지 않고 대변으로 나온양은 백밀음식이 99kcal인 반면 통밀음식은 305kcal로 세배 정도 많았다. 통밀의 영양흡수율은 87%였고 백밀음식의 흡수율 96%에 비해 9% 낮았다. 이는 현대인의 만성적인 칼로리 과잉섭취의 경향을 볼때 충분한 열량을 공급하면서 포만감을 줌으로써, 자연스럽게 다이어트를 도와준다는 측면에서 오히려 바람직하다고 할 수 있다. 위의 연구결과에 의하면 주식으로 백밀음식을 먹지 않고 통밀음식을 먹게 되면 1년에 13.6kg의 체중감소 효과를 얻는다.

표 4-2. 통밀과 백밀의 섭취열량과 흡수효율

종류	섭취열량	흡수열량	대변손실열량	300g섭취시간
통밀음식	2,470kcal	2,150kcal	320kcal	45분
백밀음식	2,555kcal	2,455kcal	99kcal	35분
차이	85kcal	305kcal	221kcal	10분

통밀과 백밀의 섭취가 1년간 지속될 때 13.6kg의 몸무게 차이가 나게 된다.
Nutrition Today, 1976

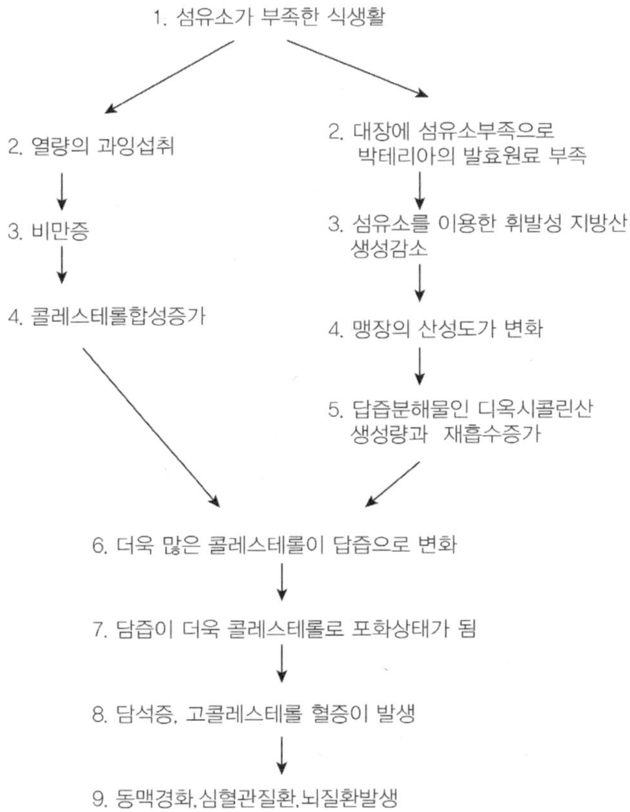

그림 4-11. 섬유소섭취감소와 심혈관질환 발생의 메카니즘

출처:송숙자, 식이요법, 삼영출판사

4.8. 섬유소섭취량과 대사증후군

그림 4-12은 식이섬유섭취량에 따라 다섯그룹으로 나눈후 염증, 비만, 대사증후군의 차이를 알아본 것이다. 그림에서 보면 섬유소 섭취량이 많을수록 대사증후군이 유의하게 감소하고($p<0.05$) 있는데 섬유소섭취량이 가장 적은 그룹의 유병률이 37인 반면, 섬유소섭취량이 가장 많은 그룹은 26으로 감소하고 있다.

뿐만 아니라 몸의 염증도 감소하는 것을 나타나고 있다. 섬유소섭취량이 가장적은 그룹의 염증 유병률이 43인 반면 섭취가 가장 많은 그룹은 단지 25로 나타나고 있다. 염증은 다양한 질병들과 관련이 있는데, 암, 심혈관질환, 뇌질환, 관절염 등 대부분이라 할정도로 많은 질병들은 염증과 관련된다. 특히 수술을 하고 난 이후의 환자들에게서 어려움을 겪는것이 염증이다. 실제로 병원에서 처방되는 약물들 중 많은 비중을 차지하는 것이 염증, 통증, 부종, 발열 등 염증을 완화하는 약물들이다.

따라서 적절한 섬유소섭취는 염증완화에 주목할만한 개선을 보이므로 병원등에서 식사를 제공할때에도 현미나 통밀과 같은 섬유소식품의 공급을 적극적으로 고려할 필요가 있다. 여기에 더해 오메가 3지방산이 풍부한 아마씨나 들깨를 함께 공급하고, 항산화제가 풍부한 신선한 채소와 과일을 제공하는 것이 환자식으로 필수적인 사항이 된다. 표4-3은 중국과 미국의 하루에 섭취하는 식물성 섬유소의 양을 측정한 것으로 중국의 33 g에 비해 미국은 단지 12g에 지나지 않음을 알수 있다.

표 4-3. 채식인과 비채식인의 섭취영양소비교

영양소	중국	미국
칼로리 (kcal/일)	2641	1989
총 지방 (칼로리비율)	14.5	34~38
식물성섬유소 (g/일)	33	12
총 단백질 (g/일)	64	91
동물성 단백질 (칼로리비율)	0.8	10~11
철분 (mg/일)	34	18

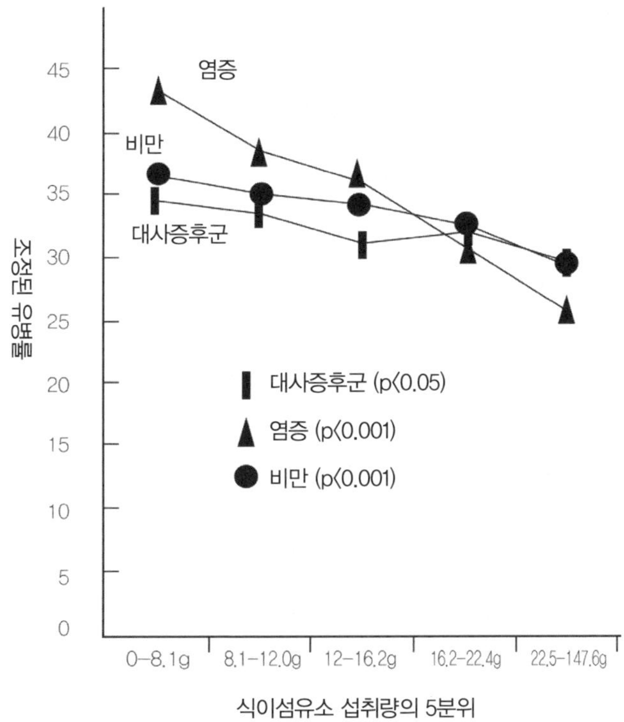

그림 4-12. 식이섬유소 섭취량과 대사증후군 유병률

4.9. 변비(Constipation)

변비의 병리생리적인 과정은 종종 대장기능이상이나 대장운동손상으로 나타난다. 변비의 원인에는 심리적 · 생리적인 요인 이외에도 대장의 이동손상, 항문직장의 기능이상 등이 포함된다. 변비의 결과는 점점 수분흡수가 증가하고 대변이 고체유지로 진행되는 것이다. 이와 동시에 대장의 독소들, 암모니아, 황화수소, 인돌 등은 대장벽을 통해 흡수되어 혈액순환계로 들어간다. 변비는 소화관 세균총의 불균형을 만들어 대변을 건조하게 만들고 변비를 더욱 심하게 진행시킨다. 그런데 변비는 인체의 활성산소와 관련이 있을 수 있다.

인체에서 과도하게 생성되는 과산화음이온 라디칼(OH^-), 과산화라디칼(OH), 기타 유리 라디칼(Free radicals: FRs), 단일 산소(O), 과산화수소(H_2O_2), 다른 활성산소종(Reactive oxygen species: ROS)들은 신체의 정상적인 DNA, 단백질, 효소, 세포막, 다가불포화지방산, 기타지질들, 지질함유 유기물들을 공격하여 기능을 손상시키게 된다. 또한 활성산소에 노출된 지질이 산화되어 생성된 과산화지질은 그 자체가 암, 염증질환, 죽상동맥경화, 노화 등의 원인이 되는 자유라디칼의 급원이 된다. 따라서 인체는 비타민 C와 E, 그리고 수퍼옥시드 디스무타아제(Superoxide dismutase: SOD), 카탈라아제(Catalase: CAT) 등 중요한 항산화효소를 통하여 이들 활성산소로부터 인체를 방어한다.

그런데 많은 양의 라디칼들과 활성산소종들은 소화관과 혈액속의 과도한 암모니아와 균형이 깨진 소화관 세균총에 의해 생성될 수 있다. 그리고 이들은 직접적으로 DNA와 작용하여 파괴하고 복제를 억제시키고 많은 유기물질을 산화시켜 기능을 상실하게 한다. 비타민 C, 비타민 E, SOD,

표 4-4. 건강한 어린이와 만성변비어린이의 생화학적지표

그룹 (각각 70명)	혈장		적혈구		
	비타민 C (μmol/L)	비타민 E (μmol/L)	SOD (U/gHb)	CAT (K/gHb)	LPO (nmol/gHb)
변비어린이	46.59	20.65	1.943	269.3	25.22
건강한 어린이	58.35	27.15	2.206	327.3	19.18

World J Gastroenterol 2005, 11(3):368-371

CAT 등은 이들 독성물질들의 파괴작용을 제거한다. 혈장의 비타민 E는 지질 과산화 작용을 억제시킨다.

7세에서 14세까지의 어린이 만성변비환자 132명 중 70명과 건강한 어린이 137명중 70명을 무작위로 선발하여 이 두 그룹간의 생화학적지표를 비교하였다. 두 그룹간에 혈압과 헤모글로빈, 알부민은 별 차이가 없었다. 그러나 건강한 어린이 그룹에 비해 변비그룹은 혈장의 비타민 C와 E, 적혈구의 SOD, CAT가 상당히 적었다. 반면 LPO(과산화지질)는 만성변비어린이가 매우 높았다 (표 4-4).

대부분(72.86%)의 만성 변비어린이는 고기, 파이, 돼지갈비, 빵, 감자칩 등과 같은 튀긴 음식을 좋아하는 반면 비타민과 섬유소가 풍부한 음식은 좋아하지 않았다. 이러한 현상은 대변의 고체화를 유지시킬뿐만 아니라 대변의 장 이동 속도를 늦추고 항문직장의 기능을 손상시켜 변비의 원인으로 작용하게 된다.

4.10. 채식인과 비채식인의 장내균총 차이

식품의 영양소가 흡수되어 인체의 건강에 직접적으로 작용하기도 하지만 인체의 소화기관에 살고 있는 균총의 종류와 비율, 활성을 바꿈으로써 인체에 영향을 주기도 한다. 즉, 식이의 종류는 인체소화관에 살고 있는 미생물들의 생존환경을 변화시켜 미생물의 종류와 활성을 변화시키고, 변화된 장내균총은 다시 소화관 내에 있는 발암물질과 독성물질에 영향을 준다.

2004년 카시에(Kassie)와 그 동료들은 식이종류에 따라 세포유전자의 손상정도가 달라지는지를 알아보았다. 이전에 약물복용을 하지 않은 건강한 남녀 각각 4명씩 총 8명을 모집하여 실험을 진행하였다. 네명은 재림교인으로 채식을 하고 있었고 네명은 보통의 비채식인이었는데 하루 100g의 고기를 섭취하였다. 분변을 담아 공기가 없는 상태로 비닐백에 담았다. 그리고 총 32마리의 무균상태의 쥐에 사람의 분변을 접종하였는데 채식인의 분변을 접종한 쥐는 채식식이를 공급하였고, 비채식인의 분변을 접종한 쥐는 비채식식이를 공급하였다.

이 두 그룹의 쥐가 섭취한 칼로리와 단백질의 양은 동일하였다. 분변을 접종하고 4주 후에 발암물질인 이미다조 퀴놀린(IQ)을 몸무게 1kg당 90mg을 먹이고 4시간 후 이 쥐들의 간과 대장의 세포를 3개의 슬라이드에 각각 50개씩 검사하여 유전자변형정도를 혜성처럼 변형된 꼬리의 길이를 측정하여 알아보았다. 즉, 꼬리의 길이가 길면 그만큼 유전자변형이 컸다는 뜻이 된다. 방향족 아민인 이미다조 퀴놀린은 보통 쥐의 대장 및 간세포의 유전자를 몇 배나 손상시킨다고 알려져 있는데 고기를 구울 때 발생한다.

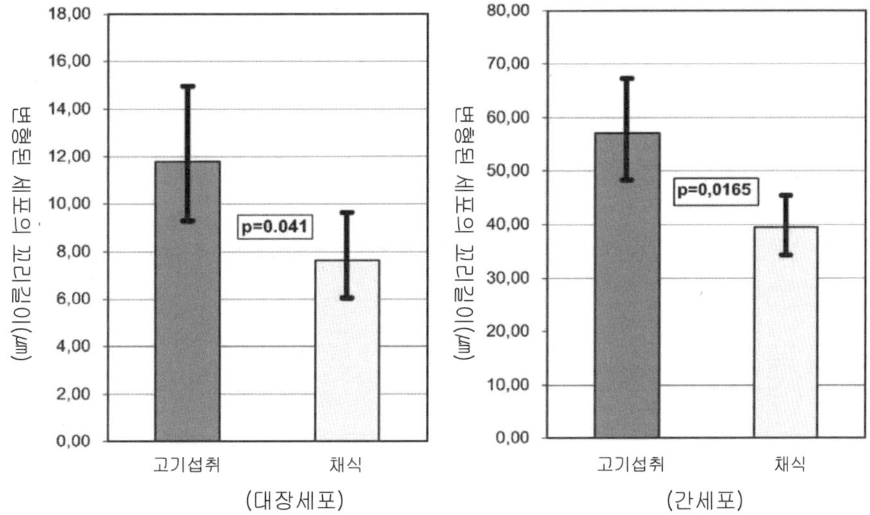

그림 4-13. 채식과 비채식 쥐에서 대장과 간의 유전자변형률

고기를 섭취시킨 쥐보다 채식을 공급한 쥐에서 유전자의 돌연변이가 적다

실험결과, 변형된 세포의 평균 꼬리길이는 채식을 한 쥐그룹이 고기를 먹인 쥐그룹보다 30%정도 길었다(그림 4-13). 채식식이의 항암효과는 대장세포와 간세포에서 동일하게 나타났다. 저자들은 비채식인에 비해 채식인의 분변에서 유산균이 많이 검출된다는 점, 유산균은 발암물질과 결합하여 독성작용을 감소시킨다는 점을 들어 대장과 간에서 유전자 돌연변이가 감소하였고 암 발생도 적어질 것이라고 추정한다.

4.11 대장직장암에 대한 옥스퍼드 채식인연구

대장직장암은 유럽, 미국 뿐만 아니라 산업화된 국가에서는 남성에서는 폐암, 전립선암 다음으로, 여성에게서는 유방암 다음으로 많이 발생하는 암이다. 유전적 요인도 있으나 가장 중요한 결정원은 식이이다. 수많은 연구들은 대장직장암의 발생위험을 낮추는 요인으로 과일과 채소, 섬유소를 많이 섭취하고 육류의 섭취를 줄이라고 한다 (그림 4-14). 실제로 채식인들은 비채식인에 비해 대장직장암의 위험이 현저히 낮다.

옥스퍼드 채식인연구는 영국에서 11,140명의 채식인과 비채식인을 대상으로 1980년부터 1984년까지 진행되었다. 참가자들은 간단한 식품빈도조사표로 그들의 식이패턴, 식이섬유섭취량을 기록하였고 흡연, 알콜섭취량,

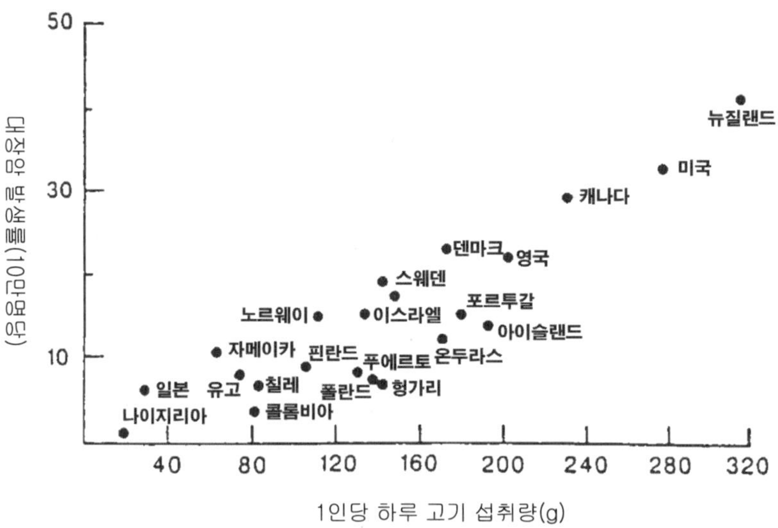

그림 4-14. 세계각국의 고기섭취량과 대장암 발생률의 비례관계.

표 4-5. 식이의 종류와 암발생의 상대위험도

인자	분류	상대위험도
성	남성	1.00
	여성	0.85
식이그룹	비채식인	0.72
	채식인	1.00
고기	먹지 않음	1.00
	매일먹음	1.34
생선	먹지않음	1.00
	한번이하/주	1.41
	한번이상/주	1.38
계란	한번이하/주	1.00
	1-5번/주	1.32
	6번이상/주	1.43
과일	5번이하/주	1.00
	5-9번/주	0.58
	10번/주	0.57
채소섭취량	하	1.00
	중	0.52
	상	0.85
통밀빵	15조각이하/주	1.00
	15조각이상/주	0.86
백밀빵	15조각이하/주	1.00
	15조각이상/주	2.25
식이섬유	하	1.00
	중	1.03
	상	0.73
흡연	금연	1.00
	현재흡연	1.88
음주	1회이하/주	1.00
	1-7회/주	1.69
운동량	적음	1.00
	많음	0.82

운동량 등의 생활양식도 포함되었다. 10,998명의 참가자들이 평균 17년간 추적조사되어 식이와 대장직장암의 관계가 분석되었다. 조사된 자료에 의하면 95명의 대장직장암 발생 중 39명이 채식인이었고 56명이 비채식인이었는데 조사결과 상대위험도는 비채식인을 1.00으로 하였을 때 채식인은 0.85로 낮았다.

특이한 점은 백밀빵을 많이 먹을수록 대장직장암의 발생위험이 높았는데 일주일에 15조각 이하 섭취자들의 대장직장암 발생위험을 1로 보았을때 15조각 이상 섭취자들은 2.25나 되었다(표 4-5). 반면 도정하지 않은 통밀빵 섭취에서는 일주일에 15회 이하를 1로 볼때 15회 이상 섭취자는 0.86으로 상대위험도가 낮았다. 과일섭취와 채소섭취가 많을수록 발생위험은 상당히 낮아졌다. 흡연과 음주도 대장직장암의 발생위험을 높이는 데 중요한 인자로 작용하고 있었다. 운동을 하면 대장직장암의 발생위험이 낮아졌다. 이상의 결과로 다음과 같은 결론을 내릴수 있었다.

1) 붉은 육류를 많이 섭취하는 것은 건강에 좋지 않은 결과를 만들어낸다. 반면 채식식이는 건강에 장점을 나타낸다.
2) 해로운 식품을 과도하게 섭취하는 것을 주의해야 하지만 식이에 이로운 과일, 채소, 통곡류, 다른 비수소화된 식물기름을 부족하지 않게 섭취하는것이 건강을 유지하는데 더욱 중요하다.
3) 채식식이에서 과도한 트랜스 지방섭취와 낮은 리놀렌산 섭취, 10대 채식인들이 좋아하는 피자, 아이스크림, 콜라 등은 건강에 이롭지 않다.
4) 채식식이와 비채식식이간의 보다 광범위한 정보가 필요하다. (제3차 채식영양 국제대회, 1999년) (Am J Clin Nutr (1999) 70:43S–8S)

4.12. 신선한 채소의 항암효과

채소가 각종 암의 발생위험을 감소시키는데 효과적임이 밝혀졌지만 특히 생채소의 섭취는 조리한 채소를 섭취한 것보다 암 예방에 더욱 효과적이라고 한다. 릴리와 존은 1994년부터 2003년까지 생채식과 채식의 암 발생과 관련된 28개의 연구를 종합하여 분석하였는데 구강암, 인두암, 후두

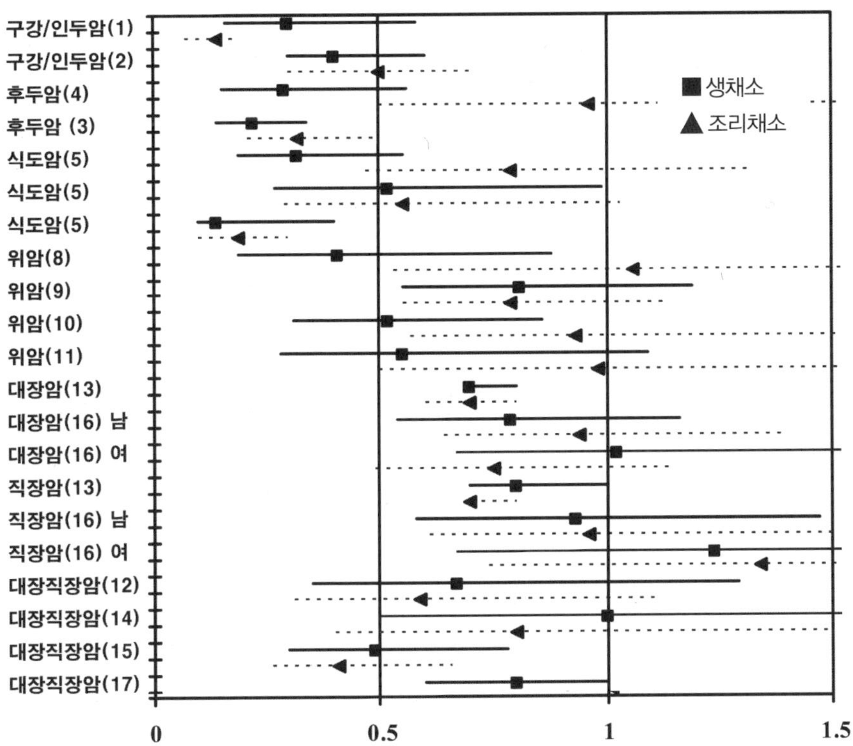

그림 4-15. 생채소와 조리채소 섭취량에 따른 암발생의 상대위험도

암, 식도암, 폐암, 위암, 대장직장암 등 모든 소화기 관련 암에서 생채소의 효과는 확실하고 매우 커서 놀라울 정도라고 표현하고 있다 (그림 4-15, 표 4-6).

조리한 채소는 비타민 C와 같이 물에 녹으면서 열에 약한 영양소를 감소시킨다. 암 발생 위험을 감소시키는 카로티노이드의 함량은 전자레인지로 가열하기 전과 후에 변화하는데 케일의 경우 전자레인지로 가열한 후 카로티노이드의 산화된 형태인 크산토필이 19%내지 57%가 베타카로틴은 14% 정도가 손실된다. 반면 토마토의 라이코펜 같은 어떤 영양소는 열을 가한 후 증가하기도 한다.

표 4-6. 채소섭취량과 암 발생 위험의 감소

저자(국가)		채소	OR (위험률)	섭취량비교
레비 (스위스)	구강, 식도암	생채소	0.3	8.5회이상 : 5.0회이하/주
		조리	0.14	8.6회이상 : 5.2회이하/주
프란세쉬 (이탈리아)	구강, 식도암	생채소	0.4	14.1회이상 : 5회이하/주
		조리	0.5	4.5회이상 : 1.5회이하/주
스테파니 (우루과이)	후두암 (남성)	생채소	0.29	31g이상 : 8.6g이하/일
		조리	0.96	87.7g이상 : 35.5g이하/일
코니 (프랑스)	위암	생채소	0.41	-
		조리	1.06	-
보터벡 (네덜란드)	위암	생채소	0.81	74g : 8g/일
		조리	0.79	213g : 79g/일
김 (한국)	위암	생채소	0.55	-
		조리	0.98	-
센톤제 (이탈리아)	대장 직장암	생채소	0.67	76g이상 : 46g이하/일
		조리	0.59	267g이상 : 183g이하/일
프란세쉬 (이탈리아)	직장암	생채소	0.8	12회이상 : 4.0회이하/주
		조리	0.7	7.3회이상 : 2.9회/주

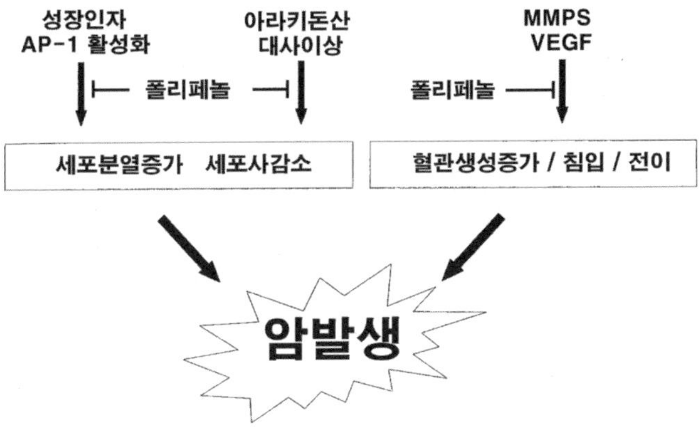

그림 4-16. 식이 폴리페놀의 함암효과 모식도.

효소는 파이토케미컬이 생성된 원래 위치에서 중요한 역할을 하는데 열에 의해 쉽게 파괴된다. 십자화과 채소와 마늘은 항암 파이토케미컬과 항암 효소를 함유하고 있다. 십자화과 채소는 그들의 세포질에 글루쿠론산을 함유하고 있는데 이들 물질은 세포안에 알콜이나 독성물질이 들어오면 해독하여 소변으로 배출하는 역할을 한다.

쥐의 경우 양배추일종인 브뤼셀 싹을 조리하지 않고 섭취하면 암세포의 증식이 억제되고 세포사가 증가하며 이상선와(aberrant crypt foci)가 줄어든다. 마늘에 포함된 알리네이즈는 알린을 알리신으로 변환시키는데 마늘을 으깨거나 자를 때 활성화된다. 그러나 전자레인지에서 60초간 열을 가하면 완전히 불활성화된다. 쥐의 경우 발암물질을 가한 후 DNA부산물의 생성이 생마늘을 가하자 64% 감소하였다.

4.13. 열은 식품의 구조와 소화도에 영향을 준다

섬유소의 종류마다 주된 기능이 다르다. 예를 들어 수용성섬유소는 인슐린수치가 감소되도록 돕는다. 그리고 불용성섬유소는 변의 이동속도를 빠르게 하고 발암물질과 결합하여 배출을 증가시킨다. 물에 찌거나 데치는 것과 같은 방법으로 열을 가하면 식품의 물리적 구조에 영향을 주고 소화도와 물성에 영향을 준다. 예를 들어 조리된 채소는 용해성 식이섬유소를 증가시키며 불용성 섬유소를 감소시킨다.

열은 마이엘반응을 일으켜 환원당과 아미노산, 펩티드, 단백질과 결합을 증가시키는데 이로 인해 식품의 색, 맛, 향이 좋아지기도 한다. 그러나 동시에 많은 양의 필수아미노산이 파괴된다. 뿐만 아니라 단백질이 당과 결합함으로써 더욱 소화하기 어렵게 될 수 있다. 이 때문에 열처리후에 생성된 어떤 생성물은 트립신과 같은 인체소화효소로 소화하기 어렵게 된다. 뿐만 아니라 지나친 열처리로 인한 생성물들 중에는 염증매개인자의 수치를 증가시키기도 하며 발암물질로 변하기도 한다. 대부분의 채소에는 단백질이 적으나 근채소, 콩, 과일과 함께 당근이나 토마토와 같은 당채소(sweet vegetables)들에서는 열에 의해 쉽게 마이엘반응이 일어날 수 있다.

대장직장 상피세포의 과잉증식은 대장직장암의 발생 첫단계로 알려져 있다. 과잉증식하는 세포는 처음에 작은 양성선종(benign adenoma)의 형태로 시작하는데 이형성암종(adenoma-dysplasia-carcinoma)단계로 들어가면서 과잉증식은 매우 빠르게 진행된다. 그런데 동물의 경우 대장직장 점막의 증식은 담즙산에 의해 촉진된다. 데옥시콜린산은 이차담즙산인데 증식에 있어 가장 중요한 영향을 준다. 사람의 세포를 배양한 경우 데옥시콜린산은 증식활동을 급격히 증가시켰다.

역학조사에서도 이차 담즙산이 증가할 때 대장직장암의 위험이 높았다.

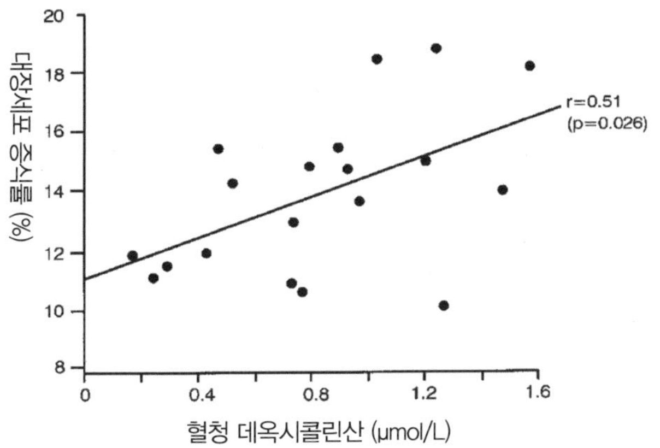

그림 4-17. 혈청의 데옥시콜린산과 대장세포의 증식률 비례관계

19명의 환자를 대상으로 조사한 바에 의하면 혈청의 데옥시콜린산의 농도가 높을수록 대장직장 상피세포의 증식속도가 빨랐고 이것은 대장암의 발생위험이 높다는 것을 의미한다 (그림 4-17).

지방과 고기섭취량이 많을수록 콜레스테롤의 섭취량이 많고 담즙산의 농도도 높아진다. 뿐만 아니라 고기섭취량이 많은 경우 섬유소섭취가 적은 경향이 있는데 섬유소섭취가 적으면 소화관에서 분변의 이동속도가 느려지고 많은 양의 박테리아가 증식되며 재흡수되는 담즙산의 양이 많아지게 된다.

이와 같은 인자들은 장으로 많은 양의 담즙이 배출되도록 하며 일차담즙은 이차담즙으로 높은 전환율을 가지게 된다. 즉 상피세포의 증식을 자극하게 된다. 그리고 이것은 암 발달을 촉진한다.

붉은 고기는 여러 가지 암의 발생위험을 높인다고 최근 수년간 수많은 과학적인 관심을 일으켜 왔다. 산두(Sandhu)와 그 동료들은 1999년까지 발표된 13개의 연구를 분석한 결과, 매일 25g의 고기를 더 섭취하면 대장직장암의 발생위험은 49% 증가한다고 보고하였다. 연구들에 의해 고기섭취와 대장직장암의 발생 사이에 몇 가지 가능한 생물학적 메커니즘이 설명되었다. 초기 가설의 관심은 포화지방이 대장의 이차 담즙산의 분비를 증가시키고 과잉증식효과를 나타낸다는 것에 있었으나 이후에 보다 세분화된 분석으로 몇 가지 특별한 돌연변이성 발암물질을 알아내게 되었다.

고기를 단백질급원으로 섭취하면 대부분 소장에서 흡수되나 미량은 흡수되지 못하고 대장에 도달하게 된다. 대장에는 수많은 단백질분해 세균들이 있는데 발효와 탈아민반응 등에 의해 단백질을 분해한다. 이러한 과정에서 생성되는 암모니아, 아민, 아마이드와 같은 대사물질은 대장직장암의 발생에 중요한 역할을 하게 된다. 쥐의 경우 암모니아는 대장직장상피세포의 증식속도를 빠르게 하였다.

4.14. 고기의 발암물질

니트로소화합물

2015년 세계보건기구(WHO)산하 국제암연구소(IARC)에서는 소시지, 햄, 베이컨, 핫도그와 같은 가공육과 붉은고기를 담배, 석면, 비소와 함께 1군발암물질로 지정하였다. 매일 50g의 가공육을 먹으면 암발생률이 18% 증가한다고 하였다. 육류가공중에 발생하는 주요 발암물질인 니트로소화합물(N-nitroso compounds: NOCs)는 흡연에 의해 들어오기도 하지만 고기에 포함된 질소화합물이 열에 의해 변화되어 생성된다(그림 4-18). 60g

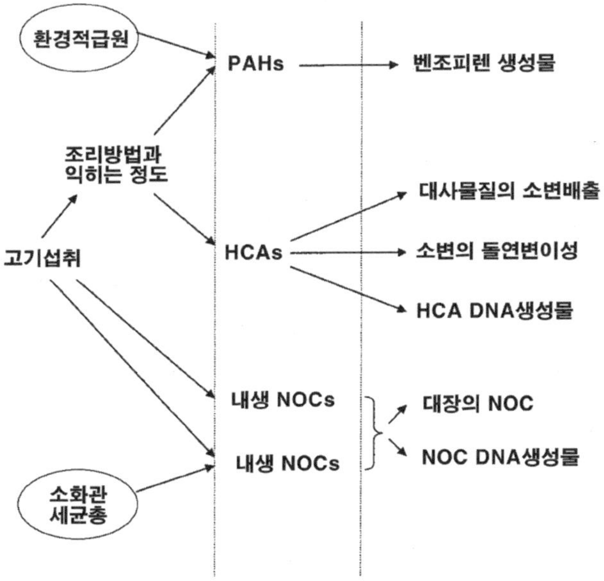

그림 4-18. 고기와 관련된 돌연변이원의 생성과정.

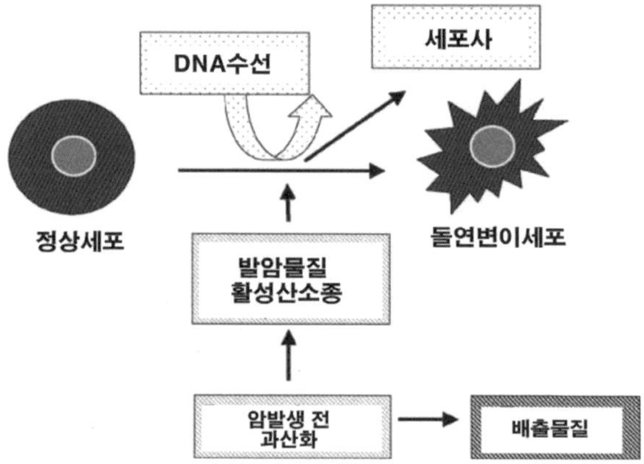

그림 4-19. 돌연변이의 초기단계.

과 600g의 고기섭취자를 비교하였을때 하루에 평균 대변으로 나오는 양이 40g 대 113g으로 고기섭취가 많은 경우 3배 이상 많은 양이 생성되었다.

최근에는 헴철이 붉은 고기에서 N-니트로사민의 생성을 촉진한다고 밝혀졌다. 식이철과 대장직장암위험은 비례관계를 그리고 있다. 베이컨은 대장의 ATNC(apparent total N-nitroso compounds)의 생성을 10배에서 20배 증가시킨다.

불완전생활환 아민

또다른 육류의 주요 발암물질인 불완전생활환 아민(Heterocycle amines: HCAs)는 높은 온도에서 크레아틴이나 크레아티닌, 암모니아, 당 등이 반응하여 생성된다. HCAs생성은 온도가 높고 조리시간이 길어짐에 따라 증가한다. 조리된 고기가 주요한 HCAs 흡수의 요인으로 알려져 있다. 대부분의 HCAs는 돌연변이 물질로 암의 발생을 촉진하는데 특히 대장암 발생에 중요하다.

다환 방향성 탄화수소(Polycyclic Aromatic Hydrocarbons)의 종류는 100가지가 넘는데 특히 벤조피렌(BaP)은 발암성물질로 널리 알려져 있다(그림 4-19). 벤조피렌은 담배에서 많이 나온다고 하지만 고기를 구울 때 발생하는 뜨거운 열에 의해 많은 양의 벤조피렌이 생성된다.

스웨덴의 한 연구에 의하면 먹기 좋게 갈색으로 구운 고기는 대장암의 발생위험을 2.8배, 직장암의 발생은 6배나 증가시킨다. 그리고 식이조절에 의해 암 발생의 70%이상을 감소시킬 수 있었다. 또다른 역학조사에 의하면 붉은 육고기는 섭취량이 많을수록 대장직장암의 발생이 높아지는 반면 어류는 상관관계를 나타내지 않고 있다. 이러한 차이는 철분이 함유된 헴철이 원인 중 하나로 꼽힌다.

붉은 육고기에는 어류에 비해 헴철이 10배나 많이 들어 있다. 고기를 구

표 4-7. 식이와 이상소낭선의 발생

	식이	식이의 헴	첨가	이상소낭선의 수
A	CD	0	기준	324
	LH	0.25	소량의 헤민	565
	MH	0.5	중간의 헤민	1233
	HH	1.5	다량의 헤민	1901
	HG	1.5	헤모글로빈	518
	TG	3.0	헤모글로빈	457
B	HH	1.5	–	1901
	HHCA	1.5	칼슘첨가	359
	HHAO	1.5	항산화제	406
	HHOO	1.5	올리브유	389

A: 헤민과 헤모글로빈의 영향 B: 억제인자의 효과

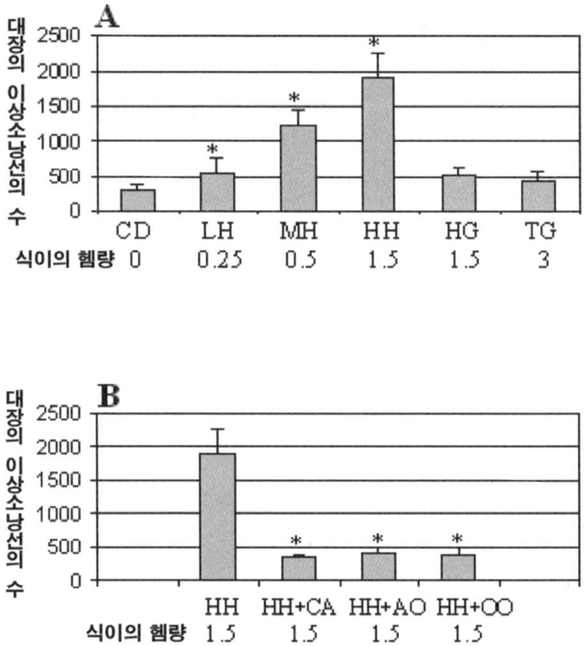

그림 4-20. 100일간 식이종류에 따른 대장의 이상소낭선의 수

울 때 가해지는 열은 발암물질 생성을 촉진하는데 헴철은 그 과정을 더욱 촉진한다. 헴은 동물의 근육에 포함된 미오글로빈 등에 포함된 헴단백질이다. 철분이 포함된 헴구조는 염소와 결합함으로써 헤민이라는 발암물질로 돌변하게 된다. 즉 헤민은 지질과산화물과 활성산소 등에 의해 헴철에 염소가 결합된 것으로 대장암의 주요원인 중 하나이다. 이와 관련하여 네 가지 가설이 제안되었는데 1) 헤민은 암 발생을 촉진시킨다. 용량이 많을수록 더욱 암 발생은 촉진된다. 2) 자유헴은 단백질에 결합된 헴과 같은 효과를 나타내지는 않는다. 3) 지질과산화억제는 헤민에 의한 촉진을 억제시킨다. 4) 많은 양의 칼슘섭취는 헤민에 의한 발암촉진작용을 감소시킨다. 하지만 과잉의 칼슘섭취는 백내장과 같은 질병들의 위험을 증가시킬 수 있다.

표 4-7과 그림 4-20은 100일간 식이종류에 따른 헴철의 함량과 대장의 이상소낭선의 수를 측정한 것이다. 이에 의하면 식이의 헴량이 많을수록 대장의 이상소낭, 즉 돌연변이 가능성은 높아지고 있었다.

4.15. 고기 가공식품은 더욱 위험하다

다양한 연구 결과에 의하면 햄, 육포, 소시지와 같은 가공된 고기는 더욱 인체에 위험하다. 왜냐하면 가공육은 아질산염을 더욱 많이 함유하고 있고 이 물질은 발암물질인 니트로사민의 원료가 되기 때문이다.

스위스 로잔 대학병원의 연구팀은 1992년부터 2002년까지 구강암 · 인두암 · 식도암 등의 소화기관 암 및 후두암 발생환자 660명과 암에 걸리지 않은 다른환자를 비교 조사하여 가공육 섭취량에 따른 암발생 위험도를 알아보았다.

조사결과 가공육 섭취량이 많을수록 상위 소화기관암의 발생율이 높았다. 특히 구강암과 인두암은 더욱 그 경향이 강했는데 1주일에 0.8회 가공육을 먹는 사람의 암발생위험을 1로 보았을 때 3.2회 이상 섭취하는 사람은 6.05로 여섯 배 이상 위험이 높았다. 마찬가지로 식도암이 6.16, 후두암은 4.38, 대장직장암은 3.37이었다 (표 4-9).

소시지, 햄 등으로 인한 암 발생위험은 60세를 기준으로 분석되기도 했는데 60세 이상보다 60세 이하에서 가공육 섭취로 인한 암 발생위험이 더

표 4-8. 가공육 섭취량에 따른 연령별 암 발생 위험

섭취량	ORs (Odds Ratios)	
	60세 이하	60세 이상
1	1	1
2	1.67 (0.79–3.55)	0.89 (0.39–2.01)
3	3.50 (1.64–7.47)	1.20 (0.56–2.60)
4	4.28 (2.03–9.06)	2.85 (1.29–6.27)

Annals of Oncology (2004) 15:346–349

표 4-9. 가공육 섭취량에 따른 암발생율

암종류	고기섭취량(횟수/주)	암발생 ORs	95%신뢰구간
구강암과 인두암	0.8이하	1	
	0.8-1.5	1.18	0.70-1.97
	1.6-3.2	2.74	1.70-4.42
	3.2이상	6.05	3.82-9.56
식도암	0.8이하	1	
	0.8-1.5	1.54	0.76-3.11
	1.6-3.2	2.64	1.35-5.09
	3.2이상	6.16	3.27-11.58
후두암	0.8이하	1	
	0.8-1.5	1.19	0.51-2.78
	1.6-3.2	1.91	0.86-4.23
	3.2이상	4.38	2.09-9.20
합계	0.8이하	1	
	0.8-1.5	1.28	0.85-1.93
	1.6-3.2	2.55	1.72-3.76
	3.2이상	5.78	3.96-8.42
대장 직장암	0.8이하	1	
	0.8-1.5	1.23	0.74-2.04
	1.6-3.9	2.28	1.45-3.56
	4이상	3.37	2.15-5.29

Annals of Oncology (2004) 15:346-349

욱 높았다. 섭취량에 따라 4등분하여 최하위 섭취그룹의 암 발생위험을 1로 보았을때 최상위 섭취그룹의 암발생 위험은 60세 이상에서는 2.85였지만 60세 이하에서는 4.28이었다.

4.16. 식이와 비만, 역류, 식도암, 위분문 암의 병인

1976년부터 1994년까지 미국에서는 식도선암(adenocarcinoma)의 발생이 350%나 증가하였다. 매해 평균 20.6%씩 증가한 셈인데 이러한 증가 경향은 영국, 호주, 네덜란드에서도 보여지고 있었다. 역학조사의 결과에 의하면 식도선암의 발생은 여성에 비해 남성이 6~8배나 높았다. 위분문의 선암 역시 남성이 여성보다 3~5배 많이 발생하였다. 식도와 위분문은 해부적으로 인접해 있고 병인적으로 공유하는 부분이 있다.

1990년대 중반에 스웨덴과 미국에서 진행된 식도와 위분문 선암에 대한 연구에 의하면 비만과 만성적인 식도역류가 식도암, 위분문암의 중요한 원인이었다.

초(Chow)와 그 동료들이 미국인을 대상으로 조사한 결과 비만은 체질량지수(BMI: Body Mass Index)로 쉽게 판별하는데 BMI의 상위 25%가 하위 25%에 비해 식도선암의 발생이 4배, 위분문 선암이 2배나 높았다.

라게르그렌(Lagergren)과 그 동료들이 스웨덴인을 대상으로 연구한 내용에서도 비슷한 결과를 나타냈는데 BMI 상위 25%가 하위 25%그룹에 비해 식도선암이 8배 높았고 BMI 22이하에 비해 BMI 30이상인 그룹이 16배나 높았다.

위분문 선암의 경우도 비만인의 발생위험이 높았는데 미국의 연구에서는 상위 25%그룹이 하위 25%그룹에 비해 2.3배 높았고, BMI 30이상이 BMI 22이하에 비해 4.3배 발생위험이 높았다.

비만과 만성적인 위역류

만성역류는 위식도역류 질환으로 알려져 있는데 비만과 관련된 식도선암의 중요한 위험인자로 떠오르고 있다. 라게르그렌과 그 동료들이 스웨덴인을 대상으로 주간 역류횟수를 조사한 결과 역류횟수가 많을수록 식도선암의 발생위험이 높았다. 일주일에 3번이상 역류하는 그룹은 역류를 하지 않는 그룹에 비해 식도선암발생위험이 16.7배나 높았다.

미국의 대규모연구에서도 동일한 결과가 나왔는데 패로우(Farrow)와 그 동료들의 연구에 의하면 매일 식도역류를 하는 그룹의 식도선암 발병위험이 5배 높았다. 초와 그 동료의 연구에서도 식도와 위분문 선암의 발생위험이 2배내지 4배까지 높았고 열공탈출, 식도염, 식도궤양, 삼키기 곤란 등과 관련되어 있었다. 만성역류는 비만인일수록 빈번하다.

4.17. 이민자 연구

1970년대부터 서구사회에서 식이패턴은 동물성식품, 포화지방, 설탕의 섭취가 높아졌는데 이와 동시에 대장직장암, 유방암, 전립선암의 발생이 증가하였다. 반면 그 당시 개발도상국에서는 여전히 한두가지의 전분성식품을 섭취하고 동물성식품, 지방, 설탕은 적게 섭취하고 있으며 서구식 암의 발생 또한 낮았다.

식이와 질병간의 관련성에 대한 연구방법 중 이주민 연구는 극적인 결과를 보여주곤 한다. 한 나라에서 다른 나라로 이주한 사람들은 현지의 식이로 변화하고 암의 발생양상도 현지인의 경향을 가지게 된다. 가장 널리 알려진 사례중 하나는 돌과 페로의 미국의 일본인 이주민 사례이다 [14]. 그들은 110페이지가 넘는 방대한 지면을 통해 미국에서 암이 급증한 원인과 처방을 내어 놓는다. 이들은 일본내에 거주하는 일본인, 하와이에 거주하

표 4-10. 일본 이민자의 암 발생률 비교(인구 10만명당, 여성)

암의 종류	일본내 일본인	하와이 이주 일본인	하와이 현지백인
결장암	78	371	368
직장암	95	297	204
전립선암	14	154	343
유방암	335	1,221	1,869
자궁암	32	407	714
난소암	51	160	274
폐암	237	379	962
위암	1,331	397	217
식도암	150	46	75
자궁목암	329	149	243

는 일본인, 그리고 하와이 거주 백인의 세 그룹 간의 암 발생률을 비교해 보았는데, 인종에 상관없이 거주하는 지역이 같을 때 암의 발생률이 유사하였다 (표 4-10). 예를 들어 결장암은 일본내 일본인이 10만명당 78명이었던 반면, 하와이 이주일본인은 371명 그리고 하와이 현지 백인은 368명이었다. 반면 위암은 일본내 일본인이 1,331명이었으나 하와이 일본인은 397명으로 하와이 현지인의 217명과 비슷한 경향성을 보였다.

표 4-11. 나이지리아인과 미국거주 흑인 및 백인의 암 발생 비교 [14]

암의 1차 발생부위	성별	연간 발생률/백만명당		
		나이지리아 이바단시	미국	
			흑인	백인
결장암	남	34	349	294
	여		353	335
직장암	남	34	159	217
	여		248	232
간암	남	272	67	39
	여		86	32
췌장암	남	55	200	126
	여		250	122
후두암	남	37	236	141
	여		149	141
폐암	남	27	1,546	983
	여		1,517	979
전립선암	남	134	724	318
유방암	여	337	1,268	1,828
자궁목암	여	559	507	249
자궁암	여	42	235	695
림프암 (15세 이하)	남	133	10	4
	여		5	3

암발생에 대한 비교분석에서 인종간의 차이가 없음은 미국 내 흑인과 백인의 암 발생률을 아프리카 나이지리아 흑인과 비교하였을 때 더욱 극명하게 증명된다. 결장암의 경우, 나이지리아인은 백만명 당 34명이 발생하였다. 그러나 미국에 거주하는 흑인은 거의 10배인 349명이나 되었는데 이것은 미국 내 거주하는 백인의 294명에 가깝다. 그리고 15세 이하 림프암의 경우도 나이지리아의 133명에 비해 미국거주 흑인은 10명, 미국거주 백인은 4명이었다 (표 4-11).

이어서 연구자들은 미국인의 암 사망원인을 분석하였는데 35가지 암 중 폐암(24%), 대장암(13%), 유방암(9%), 전립선암(5%), 췌장암(5%), 위암(4%)의 6개 암이 60%를 차지하였다. 그리고 각종 암의 원인을 하나씩 정리한 결과, 폐암에는 흡연이 주요 원인이었고 대장암 발생은 하루 섭취하는 육류의 양과 직선으로 양의 상관관계가 있었다. 그들은 암과 암 발생 기여 인자들을 분석한 후 다음과 같은 결론을 내렸는데 모든 암 사망자의 30%는 흡연에 의해, 3%는 알콜섭취로 인해서, 그리고 35%는 식이가 원인이 된다 (표 4-12).

표 4-12. 미국 내 암 발생 요인들의 비율 [14]

요인	모든 암사망의 비율	
	추정비율 (%)	받아들일수 있는 추정범위 (%)
담배	30	25~40
알콜	3	2~4
식이	35	10~70
식품첨가물	〈1	-5~2
성행위	7	1~13
직업	4	2~8
오염	2	〈1~5
산업생산물	〈1	〈1~2
약품과 약물	1	0.5~3
지리물리적 요인들	3	2~4
감염	10?	1~?
알려지지 않은 요인들	?	?

4.18. 한국인의 높은 위암 발생률의 원인

선진국에 비해 개발도상국에서 위암환자가 많다(그림 4-22). 많은 양의 소금섭취는 초기에 위염을 일으키게 하고 후에 위암의 위험을 증가시키게 된다. 개발도상국에서 위암환자가 많은 것은 소금에 절인 음식을 많이 먹기 때문으로 추정되고 있다. 호주에서는 위암발생이 1950년에 10만명당 25.9명에서 1994년에 6.7명으로 급격히 감소하였다. 이것은 냉장고가 보급되고 사철동안 신선한 채소를 섭취할 수 있게 된 원인이 크다. 반면 일본에서는 여전히 소금에 절인 식품들을 이용하게 되면서 위암감소는 제자리에 머물고 있다.

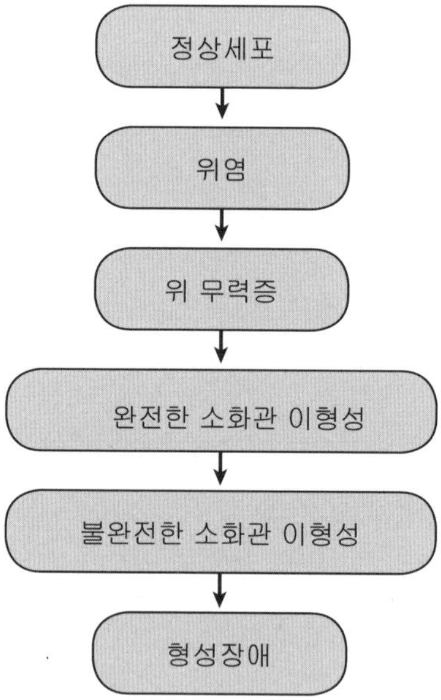

그림 4-21. 위암발생전의 진행과정.

침입성의 종양이 발달하기 전에 위점막에서는 다양한 연속적인 변화가 있다고 알려져 있다. 그 과정은 위염→무력증→소화관→이형성→형성장애이다. 다양한 부분에서 무력증성 위염이 종종 나타나고 다른 소화관 이형성이 진행된다 (그림 4-21).

우리나라의 경우 세계적으로 위암 발생의 1, 2순위를 다투는데 젓갈을 넣은 김치도 일부 원인에 포함될 가능성이 있다. 젓갈은 동물성식품을 발효시킨 것인데 당연히 단백질이 변성이 있을 수 있다. 게다가 지나치게 짠 소금에 절인 김치류는 소금섭취를 줄여야 하는 관점에서도 이로울 게 없다. 따라서 가능한 한 적게 간을 하고 젓갈을 첨가하지 않은 김치가 위암 관점에서 바람직하다. 전통적으로 한강 이남에서는 젓갈을 넣었지만 한강

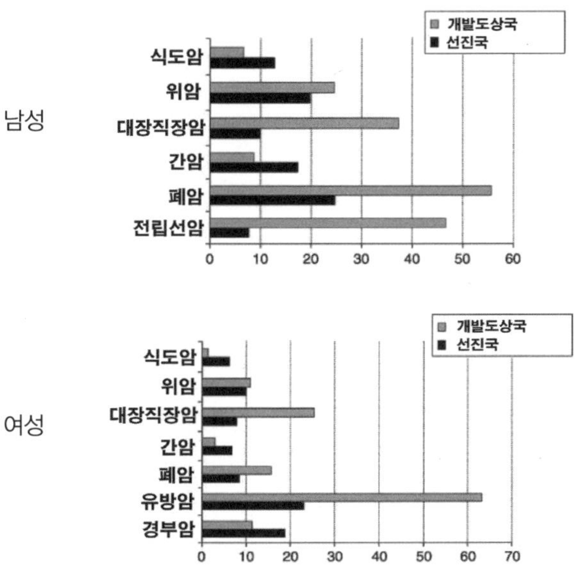

그림 4-22. 나이를 보정한 암의 발생률.

표 4-13. 암을 예방하는 식품과 식이요법

1	BMI 18.5~25 사이를 유지할 것. 성인의 경우 체중증가를 피할 것.
2	규칙적인 육체적 활동을 할 것.
3	알콜음료섭취를 권장하지 않음. 만약 마신다면 20g이상 섭취하지 않을 것. 이 양은 맥주나 포도주 한잔 이내임.
4	음식이 아플라톡신에 노출되지 않도록 할 것.
5	소금에 절인 생선 섭취를 최소화할 것. 특히 어린이는 주의. 소금에 절인 음식과 소금섭취를 적절히 할 것.
6	매일 과일과 채소를 최소 400g 먹을 것.
7	육류섭취를 최소화할 것. 만약 채식인이 아니라면 보존된 육류, 소시지, 육포, 베이컨, 햄, 붉은 육류(소고기, 돼지고기, 양고기) 섭취를 줄일 것.
8	매우 뜨거운 상태의 음식이나 음료를 먹지 않을 것.

이북에서는 젓갈을 넣지 않은 김치를 먹었다고 알려져 있다.

과거 단백질이 부족할 때에는 젓갈이 필요하였을지 모르지만 현대인에게 그러한 역할은 되지 못하리라 본다. 수많은 연구들은 소금에 절인 음식의 섭취가 위암발생을 증가시킨다고 결론 내린다. 반면 신선한 채소와 과일의 섭취가 많을수록 위암발생은 낮아진다.

개발도상국에서 발생하는 암의 60%는 구강암, 인두암, 식도암인데 주로 신선한 채소와 과일섭취가 적기 때문에 발생하는 미량원소결핍과 관련되어 있다. 신선한 과일과 채소는 위암을 방어한다. 비타민 C와 비타민 E, 카로티노이드, 셀레늄 등이 위암을 방어하는 미량영양소이다. 또한 중국에서 행한 실험에 의하면 베타카로틴, 셀레늄, 비타민 E 등을 보충한 결과 위암발생률이 매우 낮아졌다.

리보플라빈, 엽산, 비타민 C, 아연이 이들 암의 방지에 중요하다. 또한 음식이나 음료를 섭취할 때 뜨겁게 먹는 습관도 이들 암의 발생 위험을 증가시킨다. 니트로소화합물은 발암물질로 알려져 있다. 인체에 섭취되는 질산염과 아질산염은 위암에 쉽게 걸리도록 한다. 이들 화학물질의 중요한 급원은 오랫동안 보존한 고기이다. 음료에도 질산염이 첨가된다.

4.19. 췌장암의 발병원인

췌장암은 세계적으로 암발생의 2% 정도를 차지하고 있으며 발생연령은 대부분 60세 이상이다. 20세 미만 발생은 거의 없으며 45세 미만의 발생도 드물다. 29개국의 조사를 종합한 바에 의하면 계란, 우유, 고기의 섭취량이 많을수록 췌장암의 발생이 증가하였다. 반면 과일과 채소의 섭취가 많을수록 췌장암의 발생위험은 낮아졌다. 튀긴음식의 섭취량이 많을수록 췌장암 발생의 위험이 상당히 높아졌다.

탄수화물과 콜레스테롤 섭취가 많을수록, 비타민 C와 섬유소 섭취가 적을수록 췌장암 발생위험이 높았다.

캐나다 몬트리올의 비교조사 연구에 의하면 소금섭취 과다(상대위험도, Relative Risk, RR=4.28), 훈제한 고기(RR=4.68), 튀긴 음식(RR=3.84), 정제탄수화물(RR=2.81)이 중요한 발병인자였고 반면 조리하지 않은 신선한 식품(RR=0.28)은 암 발생 위험을 상당히 낮추었다.

4.20. 채식인과 비채식인의 섬유소섭취량 비교

채식과 비채식은 섬유소섭취에서 어떠한 점이 차이가 나는가? 연구들마다 약간씩의 차이는 있지만 그 대체적인 경향성은 비슷하게 나오곤 한다. 앞서 설명하였던 1만3천명이 넘는 사람들을 대상으로 비교한 바에 의하면 비채식인에 비해 채식인이 에너지섭취량, 총 지방섭취량, 포화지방, 그리고 콜레스테롤 수치가 높으며, 반면 채식인은 섭취하는 섬유소의 양이 많았다. 다이어트를 하는 채식인그룹은 섬유소섭취량이 하루 16g인 반면 다이어트 잡식인은 14.3g이었다. 다이어트를 하지 않는 일반인들을 대상으로 비교하면 이 차이는 더욱 커지게 되는데, 채식인그룹은 평균 23.4g을 잡식인은 15.6g을 섭취하고 있었고 이것은 통계적으로도 유의한 차이였다.

이러한 결과는 살을 빼려고 다이어트를 하는 그룹이나 그렇지 않은 그룹이나 채식인과 비 채식인간에는 동일한 패턴이다. 섭취하는 식품을 비교해봐도 비채식인에 비해 채식인이 통곡류섭취량이 두배 이상이고, 콩이나 견과류 섭취량이 많았다.

식물성 식품에 기반한 식이패턴의 섬유소에 대한 유익함에 대한 또다른 예로 콜린캠벨의 "중국연구(China Study)"를 들수 있겠다. 1970년대 초 당시 중국의 총리였던 주은래의 암으로 인해 시작된 중국전역의 질병과 식생활, 생활패턴의 대규모 연구는 미국의 관심을 끌게 된다. 왜냐하면 중국의 지역마다 암발생률이 최대 100배나 차이가 나는 등 다양한 결과들을 나타내고 있었기 때문이다. 캠벨은 미국정부와 중국정부의 지원아래 중국 65개지역의 6500명을 대상으로 혈액과 설문지를 통해 48개의 질병과 367개 요인들의 방대한 데이터를 얻을수 있었다. 놀랍게도 섭취열량은 오히려 중국인이 더 많았던 반면, 지방과 단백질 섭취량은 적었다. 그리고 식물성

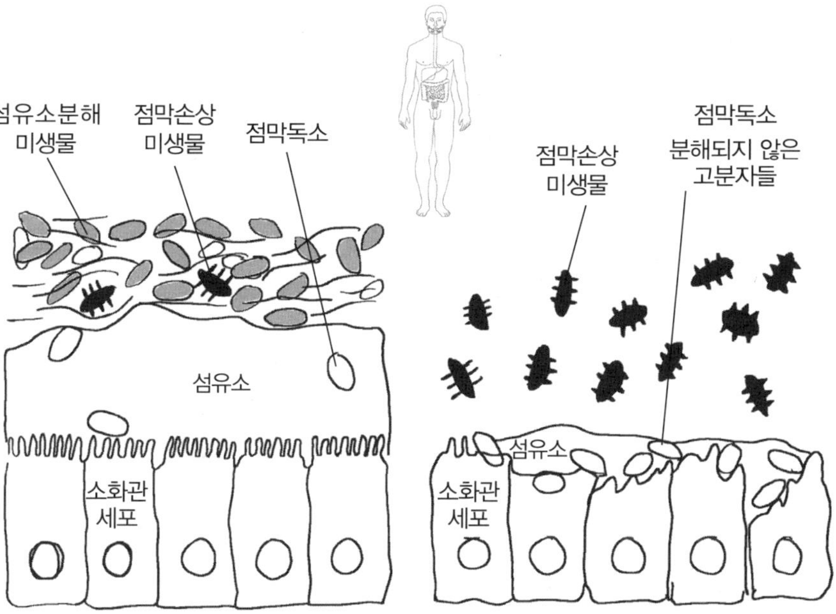

그림 4-23. 섬유소가 풍부한 음식과 부족한 음식을 섭취할 때 장의 상태 차이
섬유소가 결핍된 음식을 지속적으로 먹게 되면 유해미생물들이 장세포 사이에 빈틈을 만들고 이 사이로 고분자물질들이 통과하면서 다양한 면역질환을 일으키는 새는장 증후군을 일으킬 수 있다.

섬유소의 섭취량에서 큰 차이가 나고 있었는데, 중국인이 하루 33g이었던 반면, 미국인 평균은 단지 12g이었다. 그리고 콜레스테롤수치는 중국인이 평균 127mg/dL였던 반면 미국인은 215mg/dL로 100mg/dL 이상 높았는데, 중국인들은 당시 미국인들에 비해 심혈관질환이나 당뇨를 찾아보기 어려웠고 건강상으로 문제가 없었다. 실제로 사천성과 귀주성과 같은 중국 남서부지역에서 관상동맥 심장질환으로 64세 이전에 죽은 사람이 수십만 명 중 한명도 없었다.

4.21. 현미 치유기

여기에서 소개할 채식치유기는 고 정사영박사의 "기적을 낳는 현미(시조사,2002)"에서 발췌한 것이다. 정사영박사는 1970년대 서울 은평구에서 구세의원을 운영하며, 치료를 하러 오는 환자들에게 현미식을 권하여 수많은 사람들이 자연치유되는 경험을 얻도록 하였다. 이 책은 이미 2002년에 17판을 거듭할 정도로 많은 이들에게 현미의 장점을 널리 알리고 있었는데 그 내용은 현미의 유래와 변천에서부터 시작하여 현미의 장점과 질병치료효과에 대해 상세히 설명하고 있고, 이어서 세계의 기상이후와 식량문제, 기아문제, 그리고 경험담들을 싣고 있다. 70년대로부터 지금까지 점점 백미의 폐해는 증가하고 있는데 따라서 그들의 경험담은 지금 더욱 중요하게 귀담아 들을만한 가치가 있다 하겠다. 이들의 체험담을 읽다보면 현미채식을 하면서 앓고 있던 한가지 질병만이 아니라 미처 인식하지 못하였던 다양한 고질병들이 동시에 점차적으로 치유되는 것을 알수 있다. 이것은 우리몸의 기본상태가 건강임을 반증하는 것으로 인체의 자연치유력은 인체 전반에 걸쳐서 자연스럽게 진행됨을 알게 된다. 유족의 허락을 얻어 고 정사영 박사의 저서에서 몇편의 소중한 경험담을 소개한다.

(1) 섬유소의 당뇨병에 대한 전격적인 효과

최근에 느닷없이 피로가 자주 오고 소변횟수가 잦아져서 여름이니 물을 많이 마셔 그렇겠지 하고 여겼습니다. 그러나 특히 밤에 소변 때문에 여러 차례 깨게 되니 괴롭기 짝이 없습니다. 그래서 일부러 물을 덜 마셔 보았으나 마찬가지였습니다. 아무래도 정상인 것 같지 않아 진찰을 받고 보니 검사결과 당뇨병이란 것입니다. 의사는 보리밥을 먹으라면서 약을 주었습니다. 며칠동안 시킨대로 해 보았으나 별 차도가 없었습니다. 그러던 중 제 아내가 정사영 의원을 소개받고 방문하여 진찰을 받아본 결과 같은 병이란 것이었습니다.

이젠 내가 별수없이 말로만 듣던 당뇨병환자가 되었구나 생각하니 마음이 무거워졌습니다. 의원은 당뇨병에 대한 치료는 약으로 절대 불가능해서 식이요법밖에 없다고 하시면서 자세한 식사와 기호품들에 대한 주의를 알려주셨습니다. 현미에는 쌀눈에 당뇨병에 대한 예방겸 치료약이 들어있으니 현미와 함께 피를 깨끗하게 하기 위해 야채즙을 열심히 들라고 특히 강조하였습니다.

그대로 열심히 했더니 소변횟수가 훨씬 줄어들고 피로도 회복되어 1주일 후 다시 진찰한 결과 완치라고 말씀하셔서 아무리 그럴수가 있을까 해서 처음 진찰한 병원에서 다시 검사를 하였더니 역시 당뇨가 없다는 것입니다. 저는 너무도 신기해서 당뇨에는 종류가 많겠으나 확신을 가지고 현미식을 권해드립니다. 저는 발병한 지 오래지 않아서 속치되었으나 대개는 1년간 현미식을 계속하면 완치된다는 것입니다. (서울 성북구 우이동 강 ㅇㅇ)

(2) 심장성천식과 고혈압의 완치

저는 14년간 고혈압으로 호흡곤란, 변비, 흉통, 시력약화, 불면증과 심한 두통 등으로 고생하던 중 친구의 소개로 정박사병원을 찾아갔습니다. 우선 급함으로 약물치료와 현미식과 무염식의 권장을 받고 계속한 결과 2개월이 경과한 오늘에는 거의 약의 복용없이 200에 가깝던 혈압은 정상화되었고 모든 증세를 깨끗이 사라졌습니다. 이제는 거의 확신이 생겼습니다. 계속해서 현미 무염식으로 처음에는 상당히 곤란을 느꼈으나 이제는 습관이 되어서 죽음을 각오했던 고질들이 완치되는 기쁨을 얻게 되었습니다. 그 후로 정상적인 활동을 해도 별 지장이 없었습니다. (서울 마포구 신공덕동 서삼용)

(3) 척추원반탈출증과 당뇨병이 한꺼번에 완쾌되다.

7년 전에 조갈과 소변이 잦으며 기운이 떨어져 검사한 결과 중증 당뇨병으로 판단이 났습니다. 여기에는 좁쌀밥을 먹어야 낫는다고 해서 계속했으나 별다른 효과를 보지 못했습니다. 그러던 중 뜻밖에 2년 전부터 허리가 몹시 아파서 진찰했더니 당뇨병이 오래되면 의례히 신경통이 생긴다는 것입니다. 그럼 당뇨병이 나아야 신경통이 낫겠구나 하던 중 다리가 저리고 감각이 둔해져서 아무래도 심상치 않다고 생각하고 신경외과에 진찰을 받았더니 척추원반탈출증이라 하며, 이 병이 제대로 완치되려면 수술 후 1년간은 허리수술부위와 다리에 석고붕대를 하고 아무래도 10년은 잡아야 한다는 것입니다.

돈도 없고 그렇게 하는 수가 없어서 정박사의 지시를 따라 현미자연식을 하기로 결심했습니다. 채소과실즙도 취해야 한다는 말도 들었으나 제 처지로서는 그럴수도 없어서 현미식에 콩국을 계속 먹었습니다. 2년이 지난후 검사한 결과 당뇨는 완전히 없어지고 허리는 고된 육체노동을 해도 아무런 이상을 느끼지 않았습니다. 그래서 제 사명은 현미자연식을 어떻게 널리 알릴까, 다른이들도 도움이 받을 수 있도록 계몽운동에 시간과 정력을 다 기울이고 있습니다. (서울시 도봉구 우이동 김원이 70세)

4.22. 당지수, 당부하, 과일과 채소, 통곡류의 중요성

전통적으로 탄수화물을 분류하는 방법은 단순당의 수에 근거하여 단순 또는 복합탄수화물로 구분하는 것이었다. 단순탄수화물의 종류로는 단당류와 이당류가 대표적이다. 단당류는 포도당, 과일당, 갈락토오스가 포함되며, 이당류에는 설탕, 젖당, 말토스등이 포함된다. 그리고 복합탄수화물로는 전분과 같은 탄수화물분자들이 보다 길게 결합된 다당류로 구성된다. 학교급식과 같은 경우에 식단을 만들 때 식품교환표를 이용하는데, 젠킨스 등[21]은 탄수화물 교환표가 식품의 인체생리에 대한 효과를 전혀 반영하지 못한다고 문제를 지적하였다. 첫째 식품 형태로서 요인들은 식이섬유소들, 탄수화물의 자연상태, 식후 혈당의 영향들이 중요한데 식품에 있는 탄수화물의 종류들만으로는 이를 전혀 확인하기 어렵다는 것이다. 즉, 같은 복합탄수화물이라 일컬어지더라도 정제된 백밀가루로 만들어진 백밀빵이나 케이크, 페이스트리 등과 통밀이나 현미로 만든 음식은 인체내의 대사에 다른 효과를 줄수 있다. 이러한 차이가 있음을 인식한 속에서 탄수화물의 혈당에 대한 영향을 보다 정확하게 측정하기 위해서, 1980년대 초반에 당지수(glycemic index : GI)라는 개념이 제안되었다. 당지수는 탄수화물의 질을 나타낸다고 할 수 있는데[21], 백밀 또는 포도당을 기준으로 하여 어떤한 식품 50g을 섭취하였을 때 상승하는 혈당과 인슐린의 수치를 2시간마다 측정한 것이다. 예를 들어 껍질을 벗긴 감자의 당지수는 94이고 고구마는 44가 된다. 그러나 식품마다 수분과 섬유소, 지질의 양이 다르며, 따라서 당지수가 높다고 하여 실제 섭취하는 탄수화물이 많아지거나 혈당과 인슐린수치를 높이는 것은 아니다[22]. 이에 따라 실제 인체생리를 반영할 수 있는 당지수보다 정확한 개념이 필요해졌다[23].

1997년 Salmeron 등은 이전의 당뇨환자들을 대상으로 한 다양한 임상

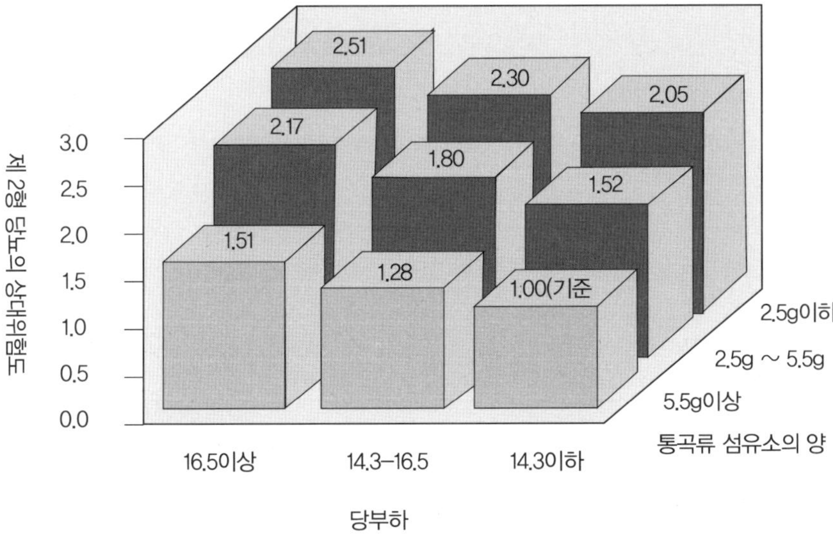

그림 4-24. 섬유소가 풍부하고 당부하가 낮은 음식을 먹을수록 제 2형 당뇨의 위험이 낮다.

연구들에서 섬유소는 당뇨를 개선시키는데 비해서, 지방은 인슐린저항성을 높이는 등 부정적인 것을 언급하면서, 당지수개념은 이를 반영하지 못한다고 보고하였다. 그리고 이를 반영할 수 있는 새로운 개념으로 당부하를 제시하였다[23]. 당부하는 당지수에 일상에서 식품을 먹을때 섭취하는 탄수화물의 양을 곱한 것으로 산출된다. 따라서 섬유소나 수분이 많은 음식은 실제 포함된 탄수화물의 양이 적어서 당지수는 낮아진다. 당지수가 음식의 실제 섭취량은 고려하지 못한채, 얼마나 빨리 혈당과 인슐린을 증가시키는가를 알려준다면, 당부하는 한번에 섭취할 수 있는 양의 개념을 추가하여 포함시킨 것으로 보다 정확하게 혈당과 인슐린상승을 예측할 수 있도록 한다. 예를 들어 수박의 당지수는 72로 높은 편이지만, 수박의 대부분은 수분이기 때문에 실제 먹는 양에서 당의 양은 그리 많지 않아서 당부하는 4로 낮은 편에 속한다[24]. 일반적으로 과일은 수분이 많고, 따라서 당지수는 높을지라도 당부하는 매우 낮은편에 속하게 된다. 이러한 측면에서 탄수화물은 정제된 탄수화물의 당부하가 상대적으로 높은 탄수화물과 수분이나 섬유소가 풍부한 당부하가 낮은 탄수화물의 종류로 구분될 수 있다.

연구들에 의하면 정제탄수화물과 과자 및 디저트 등을 많이 섭취할수록 체중증가 경향성이 높아지며[25], 반면 과일이나 채소는 체중감소에 도움이 된다. 그리고 저지방 다이어트보다 저탄수화물 다이어트가 체중 감소에 효과적[26, 27]이라고 보고되는데, 이러한 결과는 정제된 탄수화물로 인한 것이지, 섬유소가 충분히 포함된 탄수화물을 의미하는 것은 아니다. 세계보건기구 (WHO)는 첨가하는 당의 섭취량을 에너지 섭취량의 5 %로 줄이도록 가이드 라인을 제시하였으며[28], 전 세계적으로 설탕 소비를 줄이기 위한 다양한 정책이 시행되고 있는데[29, 30] 주된 이유는 현재 상업적으로 판매되는 많은 식품들이 자연상태의 섬유소나 수분을 제거하고 단순화하여 탄수화물의 밀도를 높게 만들기 때문이다. 당부하는 같은 식품이라도 조리방법, 가공방법, 수분의 함량, 조리시간, 품종 등 다양한 요인에 의해 수치가 달라질 수 있다.

어린이집, 학교급식, 대규모사업장, 더 나아가 작은 음식점들에서도 당부하 정보를 이용하여 식단을 구성할수 있다면, 국민건강에 매우 큰 도움이 될 것임에 분명하다. 국민보건을 위해서 지속적인 계몽과 관련 지식과 정보제공으로 얻어지는 유익은 결국 국민 모두의 것이 될 것이다. 이를 위해서 우선 우리나라의 다양한 식품들에 대한 당지수와 당부하를 측정하기 위한 연구가 필요하며, 이를 위한 국가적인 지원이 필요하다.

표 4-14. 다양한 식품들의 당지수와 당부하 [31]

식품	당지수 (백밀빵=100)	1회 섭취량 (g)	서빙당 탄수화물량(g)	당부하 (1회 섭취당)
컵케익	104	38	26	19
사과 머핀	63	60	29	13
코카콜라(미국)	90	250ml	26	16
당근쥬스	61	250ml	23	10
게토레이(호주)	111	250ml	15	12
베이글(캐나다)	103±5	70	35	25
오트브란빵(호주)	63±10	30	18	8
쌀빵(칼로스)	103±10	30	12	8
콘플레이크(켈로그, 미국)	130	30	26	24
무슬리(캐나다)	94	30	24	17
쌀(방글라데시)	53±7	150	39	14
쌀(자포니카 종)	68	150	38	18
쌀 (현미, 인도)	43	65	38	11
두유(호주)	63	250ml	17	8
사과	46	120	13	4
바나나(캐나다)	66	120	25	12
키위(뉴질랜드)	68	120	12	5
망고(필리핀)	59	120	20	8
오렌지(캐나다)	73	120	11	6
오렌지쥬스(캐나다)	66	250ml	26	12
복숭아(캐나다)	40	120	13	4
배(이탈리아)	60±2	120	11	4
자두(캐나다)	34	120	14	3
kidney 콩	19±5	150	25	3
렌틸 콩	25	150	18	3
Soya 콩	21	150	6	1
스파게티(토마토)	97	220	27	19

*** 당부하는 10 이하면 낮고, 10~20은 보통, 20 이상은 높은편에 속한다.**

4.23. 결론

2015년 한해에만 28만명의 신규 암환자가 보고되었다. 이것은 183명 중 한명으로, 국민 3명중 1명은 일생중 한번은 암에 걸리는 셈이다. 암은 치료과정에서 더욱 고통스럽다고 알려진다. 치료비용으로 인한 개인의 의료파산은 국가적 재정위기와 지속가능한 공동체의 위기로 이어질수 있다.

육류의 포화지방과 콜레스테롤, 조리과정에서 생성되는 발암물질 등은 암과 대사증후군과 같은 다양한 만성질환들의 발생에 중요한 요인이 된다. 반면 항산화제와 다양한 파이토케미칼이 함유된 식물성식품들은 암예방에 도움을 준다. 공공보건을 위해서 식이패턴에 대한 정책적인, 제도적 개입이 적극적으로 필요한 이유이다.

건강한 채식식이에는 통곡류를 섭취하는 것이 포함된다. 북미영양학계에서는 최소한 곡물섭취의 절반은 통곡류를 포함할 것을 권장하고 있다. 통곡류에 풍부한 불용성 섬유소는 스폰지역할을 통해 영양소의 흡수속도를 적절히 조절하고 노폐물의 제거를 원활하게 함으로써 인체의 건강을 돕는다.

당지수와 당부하의 정보는 건강관리를 하는데 매우 중요한 역할을 할 수 있으며, 한국의 식품들에 대한 당지수와 당부하 연구가 필요하다. 이를 통해 관련 지식과 정보들을 국민들이 이용하여 국민건강과 보건에 활용할 수 있을 것이다.

출처

1. Klinks M: Paleodietetics: a review of the role of dietary fiber in preagricultureal human diets. In Topics in Dietary Fiber Research. Edited by Spiller GA, Amen RJ. New York: Plenum Press; 1978: 181

2. Burkitt DP: Epidemiology of cancer of the colon and rectum. Cancer 1971, 28:3–13.

3. Burkitt DP, Trowell HC: Refined Carbohydrate Foods and Disease. New York: Academic Press; 1975.

4. Heller SN, Hackler LR, Rivers JM, Van Soest PJ, Roe DA, Lewis BA, Robertson J: Dietary fiber: the effect of particle size of wheat bran on colonic function in young adult men. Am J Clin Nutr 1980, 33:1734–1744.

5. Painter NS, Burkitt DP: Diverticular disease of the colon: a deficiency disease of Western civilization. Br Med J 1971, 2:450–454.

6. Painter NS: Diverticular disease of the colon. The first of the Western diseases shown to be due to a deficiency of dietary fibre. S Afr Med J 1982, 61:1016–1020.

7. Jenkins DJ, Wolever TM, Jenkins AL, Josse RG, Wong GS: The glycaemic response to carbohydrate foods. Lancet 1984, 2:388–391.

8. Wolever TM: Relationship between dietary fiber content and composition in foods and the glycemic index. Am J Clin Nutr 1990, 51:72–75.

9. Zhou JF, Lou JG, Zhou SL, Wang JY: Potential oxidative stress in children with chronic constipation. World J Gastroenterol 2005, 11:368–371.

10. Kassie F, Lhoste EF, Bruneau A, Zsivkovits M, Ferk F, Uhl M, Zidek T, Knasmuller S: Effect of intestinal microfloras from vegetarians and meat eaters on the genotoxicity of 2–amino–3–methylimidazo[4,5–f]quinoline, a carcinogenic heterocyclic amine. J Chromatogr B Analyt Technol Biomed Life Sci 2004, 802:211–215.

11. Armstrong B, Doll R: Environmental factors and cancer incidence and mortality in different countries, with special reference to dietary practices. Int J Cancer 1975, 15:617–631.

12. Sanjoaquin MA, Appleby PN, Thorogood M, Mann JI, Key TJ: Nutrition, lifestyle and colorectal cancer incidence: a prospective investigation of 10998 vegetarians and non–vegetarians in the United Kingdom. Br J Cancer 2004, 90:118–121.

13. Link LB, Potter JD: Raw versus cooked vegetables and cancer risk. Cancer Epidemiol Biomarkers Prev 2004, 13:1422–1435.

14. Ochsenkuhn T, Bayerdorffer E, Meining A, Schinkel M, Thiede C, Nussler V, Sackmann M, Hatz R, Neubauer A, Paumgartner G: Colonic mucosal proliferation is related to serum deoxycholic acid levels. Cancer 1999, 85:1664–1669.

15. Pierre F, Tache S, Petit CR, Van der Meer R, Corpet DE: Meat and cancer: haemoglobin and haemin in a low–calcium diet promote colorectal carcinogenesis at the aberrant crypt stage in rats. Carcinogenesis 2003, 24:1683–1690.

16. Levi F, Pasche C, Lucchini F, Bosetti C, La Vecchia C: Processed meat and the risk of selected digestive tract and laryngeal neoplasms in Switzerland. Ann Oncol 2004, 15:346–349.

17. Parkin DM, Bray FI, Devesa SS: Cancer burden in the year 2000. The global picture. Eur J Cancer 2001, 37 Suppl 8:S4–66.

18. Key TJ, Schatzkin A, Willett WC, Allen NE, Spencer EA, Travis RC: Diet, nutrition and the prevention of cancer. Public Health Nutr 2004, 7:187–200.

19. Doll R, Peto R: The causes of cancer: quantitative estimates of avoidable risks of cancer in the United States today. J Natl Cancer Inst 1981, 66:1191–1308.

20. Correa P, Piazuelo MB, Camargo MC: The future of gastric cancer prevention. Gastric Cancer 2004, 7:9–16.

21. Jenkins, D., et al., Glycemic index of foods: a physiological basis for carbohydrate exchange. The American journal of clinical nutrition, 1981. 34(3): p. 362–366.

22. Liu, S. and W.C. Willett, Dietary glycemic load and atherothrombotic risk. Current atherosclerosis reports, 2002. 4(6): p. 454–461.

23. Salmeron, J., et al., Dietary fiber, glycemic load, and risk of non–insulin–dependent diabetes mellitus in women. Jama, 1997. 277(6): p. 472–477.

24. Foster–Powell, K., S.H. Holt, and J.C. Brand–Miller, International table of glycemic index and glycemic load values: 2002. The American journal of clinical nutrition, 2002. 76(1): p. 5–56.

25. Fogelholm, M., et al., Dietary macronutrients and food consumption as determinants of long–term weight change in adult populations: a systematic literature review. Food & nutrition research, 2012. 56(1): p. 19103.

26. Cheung, B.M., The cardiovascular continuum in Asia–a new paradigm for the metabolic syndrome. 2005, LWW.

27. Zuniga, Y.L., et al., Rice and noodle consumption is associated with insulin resistance and hyperglycaemia in an Asian population. British Journal of Nutrition, 2014. 111(6): p. 1118–1128.

28. Guideline, W., Sugars intake for adults and children. Geneva: World Health Organization, 2015.

29. Lustig, R.H., L.A. Schmidt, and C.D. Brindis, Public health: the toxic truth about sugar. Nature, 2012. 482(7383): p. 27.

30. Malik, V.S., W.C. Willett, and F.B. Hu, Global obesity: trends, risk factors and policy implications. Nature Reviews Endocrinology, 2013. 9(1): p. 13.

31. Foster-Powell, K., S.H. Holt, and J.C. Brand-Miller, International table of glycemic index and glycemic load values: 2002. The American journal of clinical nutrition, 2002. 76(1): p. 5-56.

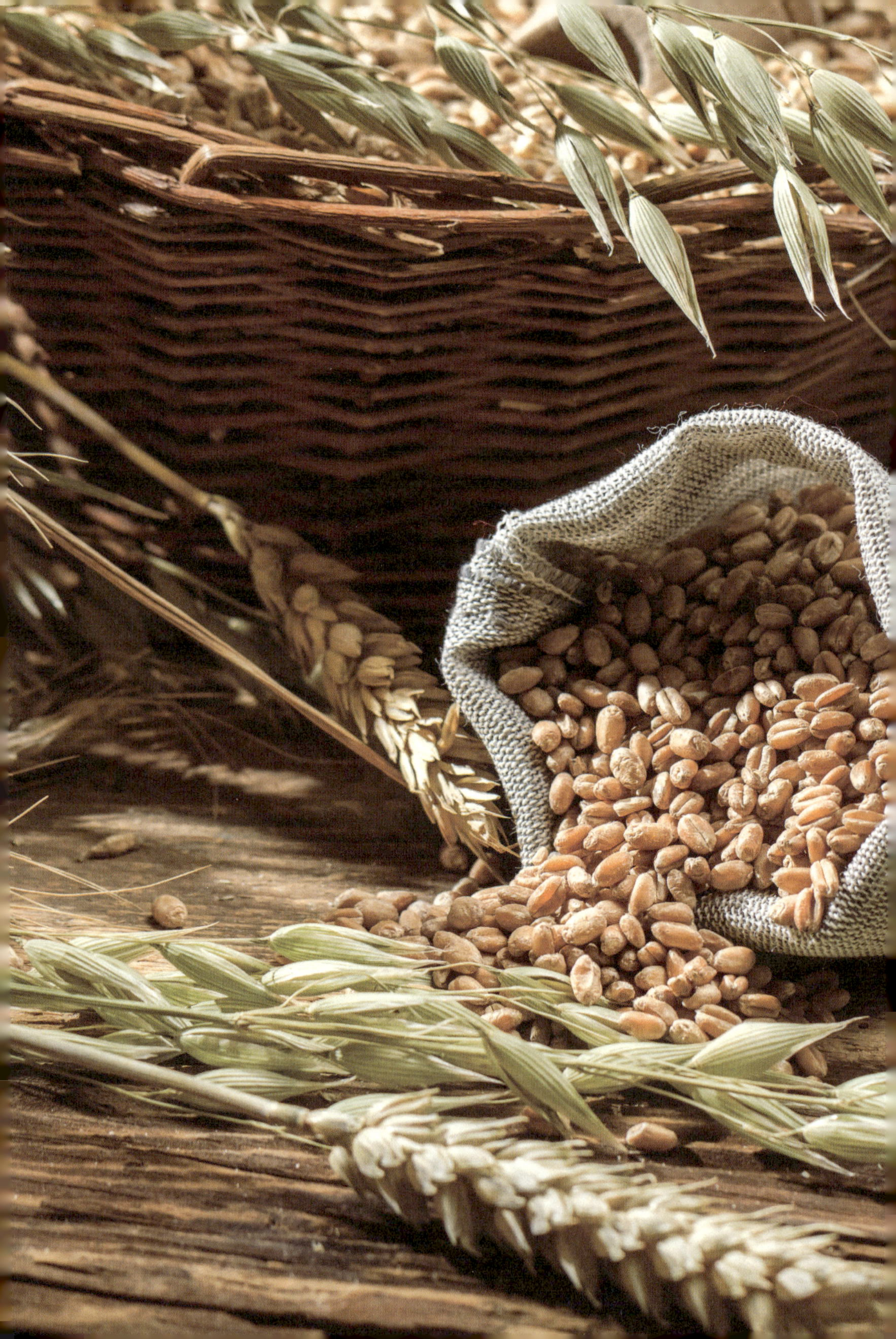

5장. 신경계와 채식

Nervous System and Vegetarian Diet

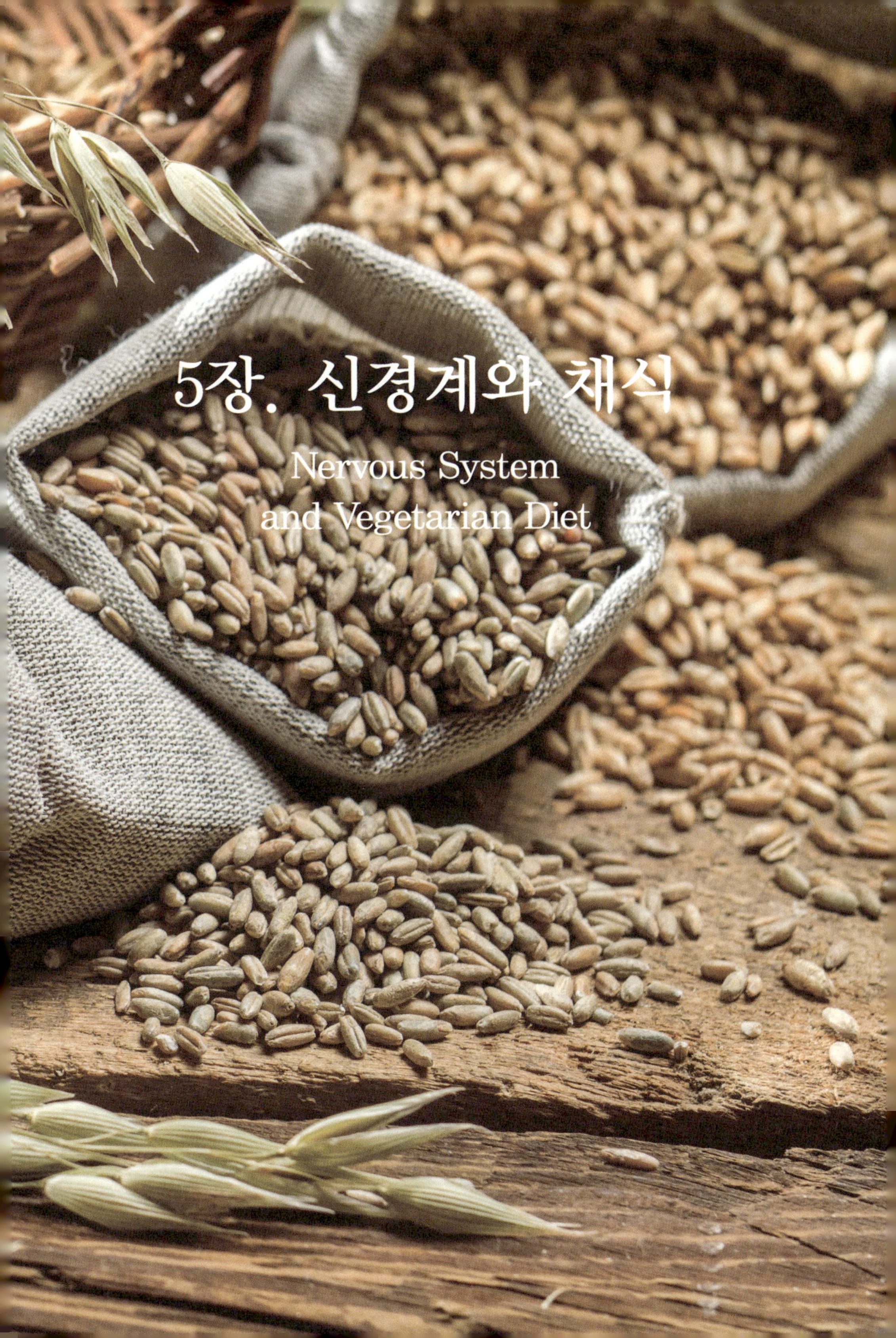

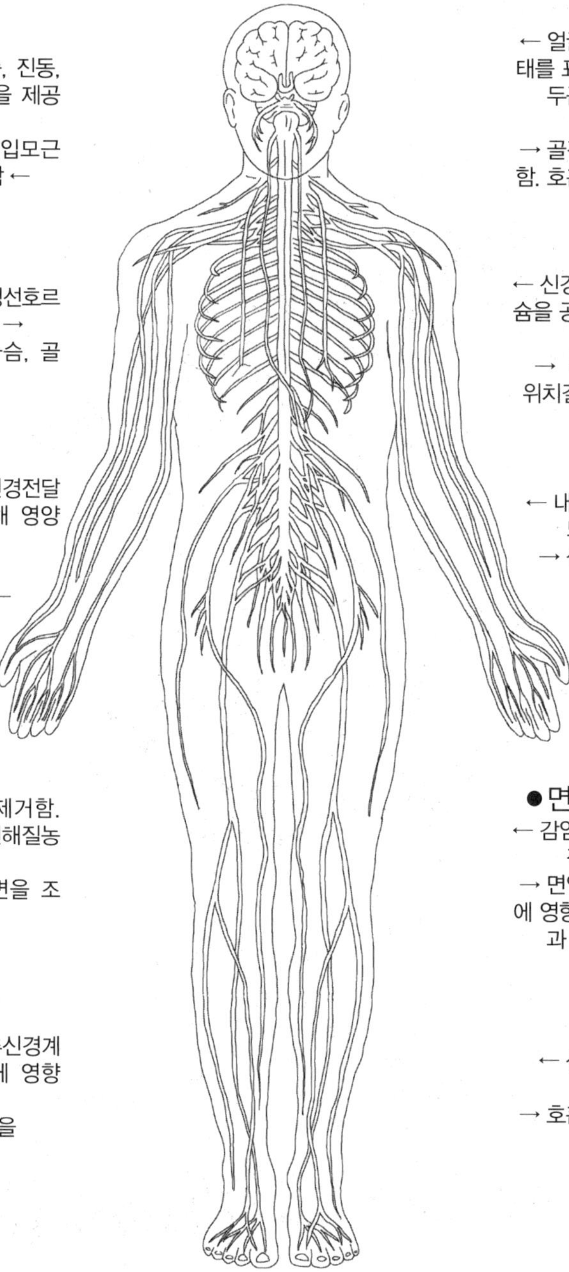

● 피부계
접촉, 압력, 통증, 진동, 온도 등의 감각을 제공함 →
땀샘의 분비와 입모근의 수축을 조절함 ←

● 내분비계
성장호르몬, 갑성선호르몬조절로 뼈성장 →
내분비계(뇌, 가슴, 골반) 보호 ←

● 소화계
에너지생성과 신경전달물질합성을 위해 영양소를 제공함 →
소화관운동과 분비를 조절함 ←

● 비뇨계
대사노폐물을 제거함. 체액의 pH와 전해질농도를 조절함 →
신장혈압과 소변을 조절함 ←

● 생식계
성호르몬은 중추신경계 발달과 성행위에 영향을 줌 →
성행위와 성기능을 조절함 ←

● 근육계
← 얼굴근육은 감정상태를 표현한다. 내부후두근은 의사소통을 하게 함.
→ 골격근수축을 조절함. 호흡과 심혈관활동을 조절함

● 골격계
← 신경기능을 위해 칼슘을 공급하고 뇌와 척추를 보호한다
→ 뼈의 성장, 유지, 위치결정을 조절한다.

● 심혈관계
← 내피세포는 혈액-뇌장벽을 유지함
→ 심장속도와 혈압을 조절함

● 면역계/림프계
← 감염을 방지하고 조직복구를 지원함
→ 면역반응의 민감도에 영향을 주는 호르몬과 신경전달물질을 방출함

● 호흡계
← 산소를 공급하고 CO_2를 제거함
→ 호흡속도와 깊이를 조절함

5장. 신경계와 채식

5.1. 신경계의 구조와 역할

신경계에서 생명체 외부나 내부에서 신호를 받아들이는 세포모임을 감각기라 하고 반응을 일으키는 세포모임을 효과기라 한다. 신경계는 활동전위를 발생시킬 수 있는 세포로 구성되며, 전기신호를 전달하는 세포는 뉴런이다. 감각기에서 반응기로 정보가 전달되는 구조의 수준에 따라 크게 동물은 세 가지로 구분할 수 있다.

첫째는 말미잘과 같은 간단한 구조의 동물이다. 이들은 감각기에서 효과기로 뉴런을 통해 직접 신호를 전달한다. 두 번째는 오징어와 같이 음식과 배우자를 찾기 위해 보다 활발히 운동을 해야 하는 경우인데 보다 많은 신호를 처리하고자 뉴런들이 밀집된 신경절을 형성하게 된다. 세 번째는 신호를 기억, 정리, 비교, 학습하게 되는 고도화된 단계인데 척추동물이다. 이들은 신경절이 커져서 중앙에 위치하는데 이를 '뇌'라 한다.

인체의 경우 신경계는 크게 중추신경계와 말초신경계의 두가지로 나뉠 수 있는데, 뇌는 척수와 함께 중추신경계(Central nervous system, CNS)를 구성한다. 그리고 중추신경에 연결된, 감각기와 효과기와 연결된 신경들이 말초신경계(Peripheral nervous systme, PNS)를 이룬다.

중추신경계를 구성하는 세포는 두 가지로 뉴런과 글리아세포이다. 사람의 경우 뉴런의 수는 1천억개, 글리아세포는 이의 10배인 1조개이다. 인체

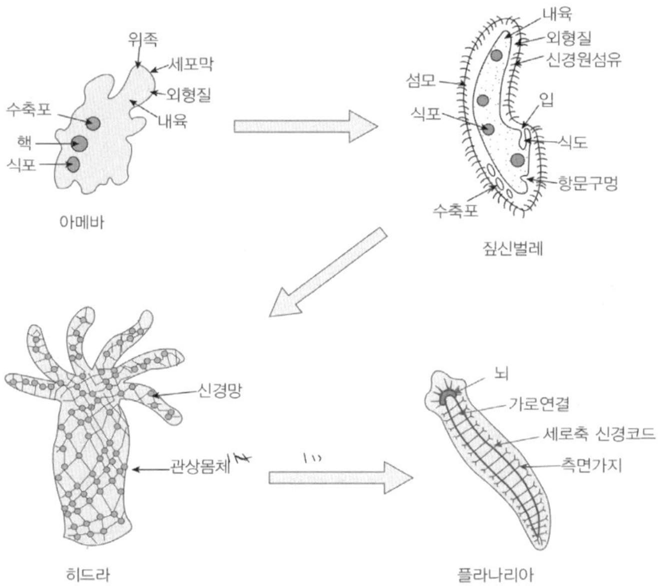

그림 5-1. 신경계의 발달과정

의 총 세포수를 대략 50조개 정도라 하면 중추신경계는 대략 2%를 차지하는 셈이다. 하지만 사용하는 에너지는 20%나 되며 이는 동물 중 가장 많은 비율이다.

뉴런의 구조는 크게 세포체, 수상돌기, 축삭, 축삭말단의 네 부분으로 나뉠 수 있으며 각 부위는 특징적인 기능을 한다 (그림 5-2). 수상돌기는 세포체에서 뻗어나온 나뭇가지와 같은 돌기인데 다른 뉴런이나 감각세포에서 오는 정보를 받아들인다. 뉴런의 종류마다 수상돌기는 4천개에서 수십만개까지 이르며 다른 뉴런들과 연결점을 만든다. 세포체는 세포핵과 세포 소기관들이 있는 뉴런의 중심부분이다.

세포체에서 정보는 종합되어 다른 뉴런이나 운동세포에 신호를 전달하

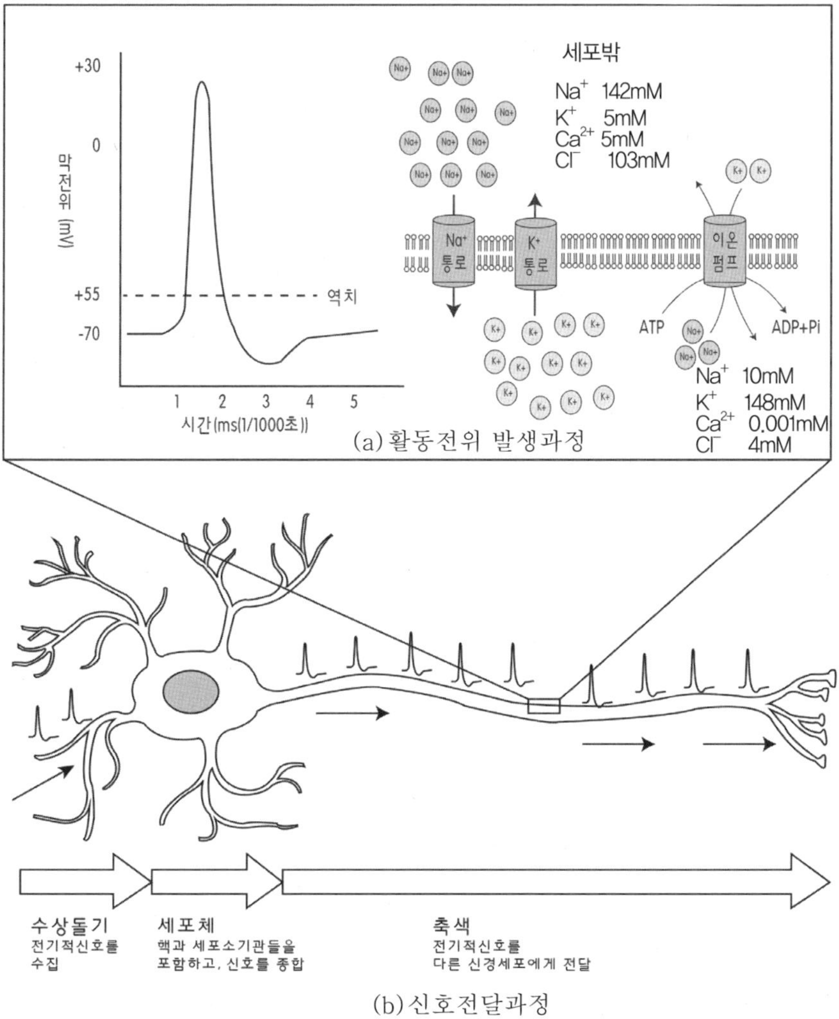

그림 5-2. 신경세포의 전압을 발생시키는 과정

(a) 휴지기상태에서는 뉴런세포밖에는 나트륨양이온이 세포내부에는 칼륨양이온이 고농도로 있고 이로 인해 세포밖을 0이라 할때, 세포내부는 -70mM의 음전압을 가지고 있다(분극). 외부자극에 의해 뉴런의 세포막에 산재한 나트륨통로가 먼저 열리면 뉴런세포밖의 고농도의 나트륨양이온이 세포내로 이동을 한다. 이때 세포 외부에 비해 세포내부는 +30mV의 전압으로 바뀐다(탈분극). 곧이어서 칼륨양이온 통로가 열리면 세포내의 칼륨양이온이 세포밖으로 이동하면서 세포내부는 다시 -70mV로 돌아온다(재분극). (b) 신경신호는 수상돌기, 세포체, 축색의 방향으로 전달된다.

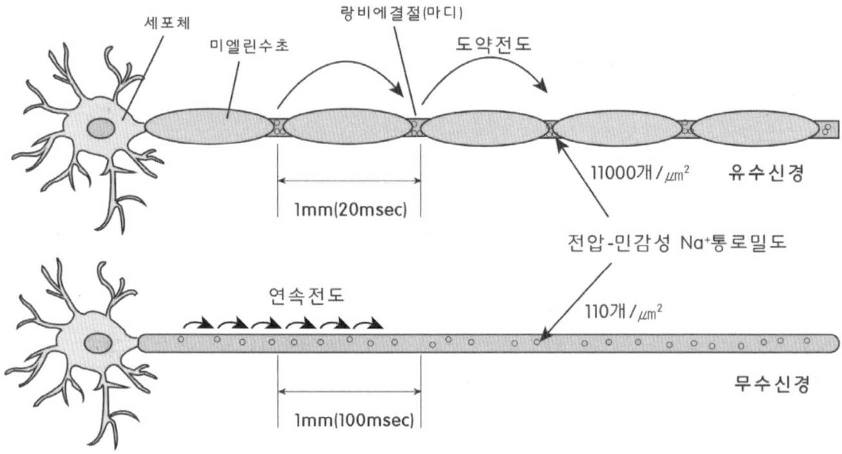

그림 5-3. 무수신경과 유수신경의 차이

(유수신경은 미엘린지질로 감싸져 있어서 신호전달속도가 무수신경에 비해 100배 빠르다)

표 5-1. 유수신경과 무수신경의 특징

특성	유수신경	무수신경
신경전달속도	100m/s	1m/s
상대적인 신호생성속도	34	1
정보처리용량의 상대적양	3000	1
신경전달에 필요한 에너지상대량	1	5000
신경전달에 필요한 신경의 지름 상대량	1	400

게 되는데 축삭이 그 기능을 하게 된다. 축삭단면이 굵을수록 정보전달속도가 빠르며 축삭이 글리아세포로 절연되면서 신호전달속도는 더욱 빨라진다. 축삭주위의 지질로 감싸진 코팅된 부분을 미엘린이라 하는데 전선을 PVC 등으로 코팅할 때 안전하고 정확하게 신호가 전달되는 것과 같다.

미엘린된 부분 사이에 노출된 결절부분이 있어 이온통로가 밀집되어 있

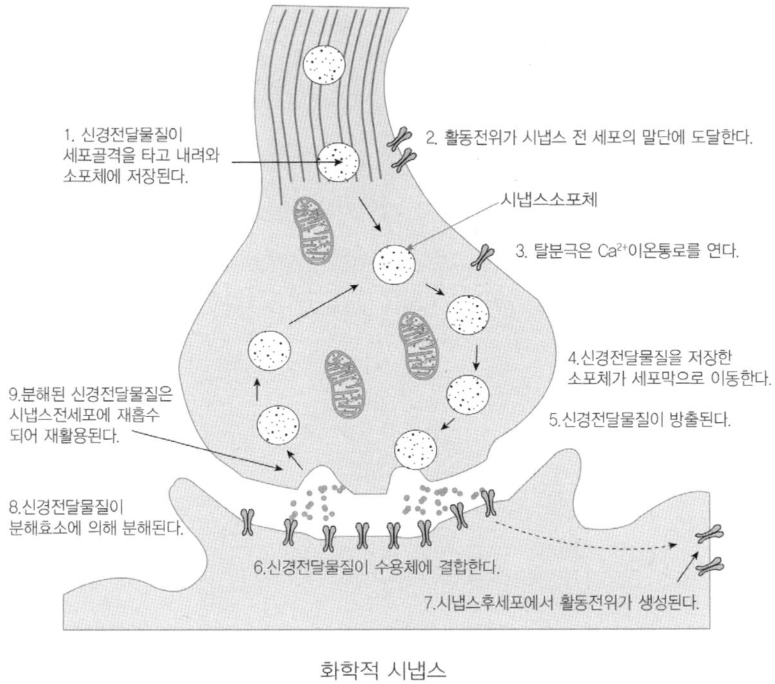

그림 5-4. 시냅스에서 신호전달과정

다. 이로 인해 뉴런의 전기신호가 결절과 결절로 건너뛰면서 전달되는데 이를 도약전도라고하며 신호전달속도는 지질로 수초화되지 않은 무수신경에 비해 대략 100배 정도로 매우 빨라진다 (그림 5-3).

축삭말단은 축삭에서 여러가닥으로 갈라진 작은 가지 모양으로 말단이 부풀어 있다. 이 말단에는 종류가 다른 50여종의 신경전달물질이 있어서 다른 뉴런에 방출하여 신호를 전달하게 된다. 신경전달물질을 내보내는 세포를 시냅스 전 세포라 하고 방출된 화학신호를 수용체에서 받아들이는 세포를 시냅스 후 세포라 한다. 그리고 뉴런과 뉴런 사이의 전달간격을 시냅스 간극이라 한다 (그림 5-4).

1천억개나 된다는 뉴런수의 10배 이상 뇌에 많이 있는 것이 글리아세포이다. 글리아세포는 신호를 받거나 전달하지는 못하지만 뉴런의 생존과 기능에 결정적인 역할을 하는 매우 중요한 세포들이다. 글리아세포는 종류와 기능이 다른 여러 종류가 있는데 미엘린구조로 알려진 뉴런의 절연기능(저수상세포), 혈관에서 영양소를 받아 뉴런의 영양에 공급하는 기능(신경교세포), 뇌밖에서 침입하는 이물질과 노폐물을 소화하여 제거하는 기능(소교세포), 혈관과 뇌 사이에 장벽을 만들어 뉴런을 보호하는 기능(신경교세포) 등의 중요한 역할을 한다.

중추신경계

신경계는 크게 중추신경계와 말초신경계로 나뉜다. 중추신경계는 다시 뇌와 척수로 이루어져 있다. 뇌는 젤리와 같이 부드러우며, 뇌척수액이라고 하는 맑은 액체위에 떠 있는 상태로 거미줄과 같은 얇은 조직에 싸여 있다. 뇌는 좌뇌와 우뇌의 두개로 나뉘어져, 마치 자신의 두 주먹을 마주 붙인것과 같은 크기와 형태를 갖는다. 뇌의 85%가 물이며, 물을 제외하고는 지질이 80%이상을 차지하게 된다. 성인의 뇌는 대략 1400g정도의 무게로 인체의 2%정도의 무게이지만 에너지는 20%를 사용한다. 주요 에너지원은 포도당이며, 공복시에는 지질이 변환되어 만들어지는 케톤체를 주요 에너지원으로 사용한다. 산소가 4내지 5분만 공급이 중단되어도 기능에 손상을 받게 된다. 뇌에는 다양한 신경전달물질들이 있어서 전기화학적 작용을 일으키고 이를 통해서 사고가 가능해진다.

뇌는 대뇌, 변연계, 간뇌, 뇌간 등으로 이루어진다. 대뇌는 뇌의 80%를 차지하며, 좌측은 일반해석과 언어중추를 우측은 감각정보분석과 공간

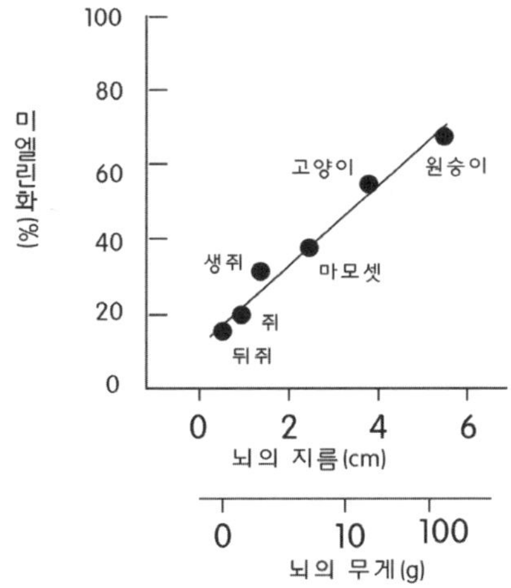

그림 5-5. 동물들의 미엘린화 비교

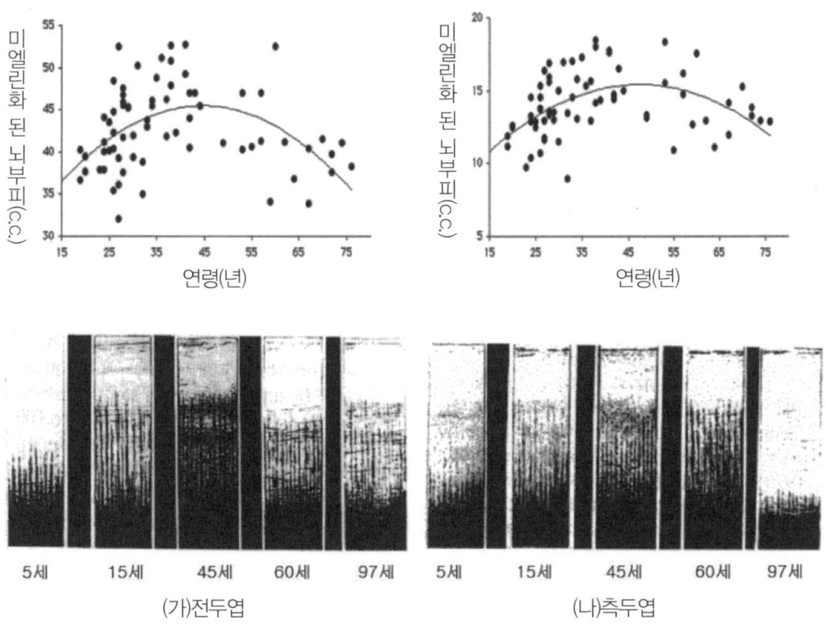

그림 5-6. 사람의 연령에 따른 미엘린화

해석을 담당하며, 이 때문에 표현반구(representational hemisphere)라고도 한다. 약 4밀리미터 두께인 피질부위에는 세포체가 있어서 회색(**회백질, gray matter**)이지만, 뇌량은 좌우의 뇌가 연결되는 부위로 축색가닥들이 연결되어 있어서 백색으로 나타난다. 실제로는 살아있을때 회백질은 혈액으로 인하여 분홍색을 띤다. 뇌는 많은 주름이 있어서 신문지 한장 이상의 표면적으로 넓혀지고 이로 인해 많은 신경세포들이 배치될 수 있다. 주름의 언덕부분은 이랑이고, 홈부분은 고랑이라 한다 대뇌는 크게 좌우 각각 전두엽(추리, 기억, 말), 측두엽(청각, 미각, 후각), 후두엽(시각), 두정엽(촉각)의 네부위로 나뉘어지며 담당하는 주요 기능이 제각기 다르다.

간뇌(diencephalon)은 대뇌반구의 안쪽, 중앙에 위치하며 시상, 시상하부, 뇌하수체로 구성된다. 시상(thalamus)은 후각을 제외한 인체의 모든 감각정보들을 받아들여 신경신호의 흐름을 조율하여 뇌의 다른부분으로 연결한다. 시상하부는 '내부시계'를 가지고 있으며, 체온, 체액, 전해질, 식욕, 수면, 갈증, 수분, 맥박, 혈압 등에 관한 신호를 받고 조절한다. 시상하부의 무게는 뇌 무게의 1%도 되지 않지만 최상위의 내분비기능을 가지고 있어서 연속적으로 하위 호르몬계를 조절함으로써 인체전반의 항상성에 핵심적 역할을 하고 있다. 즉, 시상하부의 신경세포와 내분비세포의 기능을 통해 신경계와 내분비계는 신경내분비계로 통합된다. 뇌하수체는 시상하부 앞쪽 아래에 작은 완두콩 모양으로 달려 있으며 시상하부의 신경세포가 만들어내는 전기적, 화학적 신호를 받아 증폭시킨다. 송과선(pineal gland)는 뇌실에 있는 인체시계로 멜라토닌 호르몬을 방출하여 수면을 유도한다.

변연계는 포유동물단계부터 발달되어 있으며, 정서와 동기유발을 담당한다. 대뇌의 대상회, 치상회, 해마, 편도체, 뇌궁, 시상, 시상하부, 뇌간의 망상체가 포함된다. 해마는 기억내용의 저장과 관련되며, 편도는 공포와

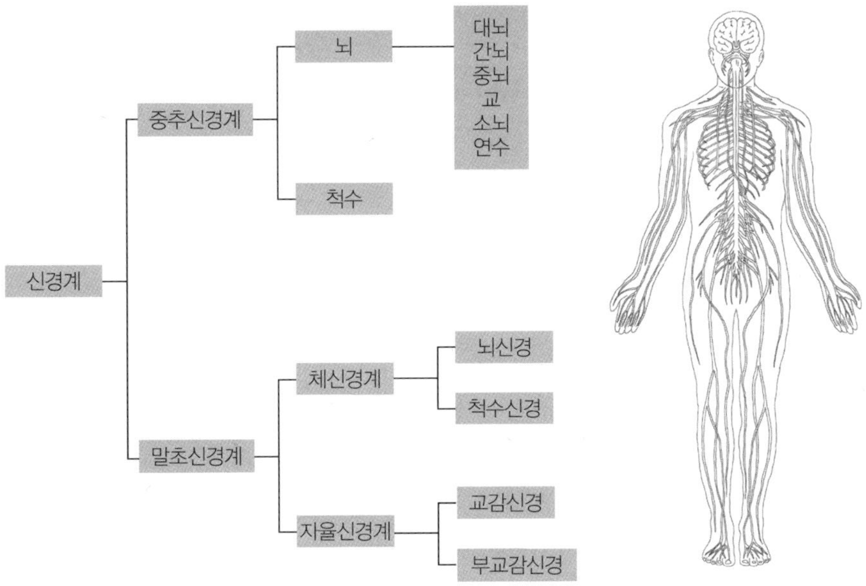

그림 5-7. 인체의 신경계

불안, 흥분, 슬픔, 분노 등의 다양한 정서와 관련되어 있다. 대뇌 뒤쪽으로는 기초운동기능을 담당하는 배추모양의 소뇌가 있다.

뇌간(**brain stem**)은 파충류뇌라고도 하며, 뇌와 척수를 연결한다. 즉, 뇌와 몸 사이에 오고가는 모든 신호들은 기본적으로 뇌간을 경유해야 한다. 도마뱀과 같은 파충류에서는 뇌간이 뇌의 대부분을 차지한다. 숨쉬기, 맥박, 눈깜박이기 등 생명의 기본적인 기능은 뇌간이 담당한다. 뇌간은 중뇌, 뇌교, 연수의 세부분으로 나뉠수 있다. 뇌간중에서 가장 위에 있는 부분은 중뇌로 눈과 귀의 신호를 받아 시상으로 보낸다. 많은 운동신경이 있으며, 수면중 다른 외부자극이 뇌로 들어오지 못하도록 한다. 뇌교(**pons**)는 다리뇌이며, 대뇌피질을 연수와 연결한다. 뇌교는 꿈꾸는 수면단계인 REM수면으로 유도한다. 연수(medulla oblongata)는 뇌간중 가장 아래에 있으며 호흡과 심장의 맥박을 조절한다. 기침과 삼킴, 구토등을 조절하기도 한다.

척수는 몸전체의 신호를 뇌와 연결하며 척추의 중앙을 따라 내려가는 신경의 다발이다.

말초신경계

말초신경계는 신체 말단의 신호들과 중추신경계의 신호를 주고받아 전달하는데 체신경계와 자율신경계로 나뉠 수 있다. 체신경은 다시 뇌신경과 척수신경의 두가지로 세분된다. 뇌신경(cranial nerve)은 뇌에서 직접 연결된 12쌍의 신경이 포함되며 각각 고유한 명칭을 가지고 있다. 기능에 근거하면 제Ⅰ, Ⅱ, Ⅷ뇌신경은 감각 혹은 지각신경(sensory nerve)이며, 제Ⅲ, Ⅳ, Ⅵ, VII뇌신경은 운동신경(motor nerve), 제Ⅴ, Ⅶ, Ⅸ, Ⅹ뇌신경은 혼합신경(mixed nerve)으로 분류된다.

척수신경(spinal nerve)은 척추의 분절에서 출입하는 말초신경으로 31개쌍이 있다. 경신경(cervical nerve)이 8쌍, 흉신경(thoracic nerve)이 12쌍, 요신경(lumbar nerve) 5쌍, 천골신경(sacral nerve) 5쌍, 미골신경(coccygeal nerve) 1쌍으로 이루어진다. 체신경계는 의지에 따라 운동하는 골격근과 감각기의 감각을 조절하는 반면, 자율신경계는 혈관과 내장과, 분비선등에 분포하여 무의식 또는 반사적으로 조절하여 인체의 항상성을 유지한다. 이로 인해서 식물신경계라는 별칭을 갖는다. 자율신경계는 다시 교감신경계와 부교감신경계로 나뉠 수 있는데, 두가지 모두 뇌와 척수에서 시작된 축삭이 해당 장기에 가기 위해서는 신경절에서 다른 뉴런과 시냅스로 연결되어야 한다. 신경절 이전의 신경섬유를 절전섬유(preganglionic fiber), 신경절 이후의 신경섬유를 절후섬유(postganglionic fiber)라고 한다. 따라서 자율신경계는 절

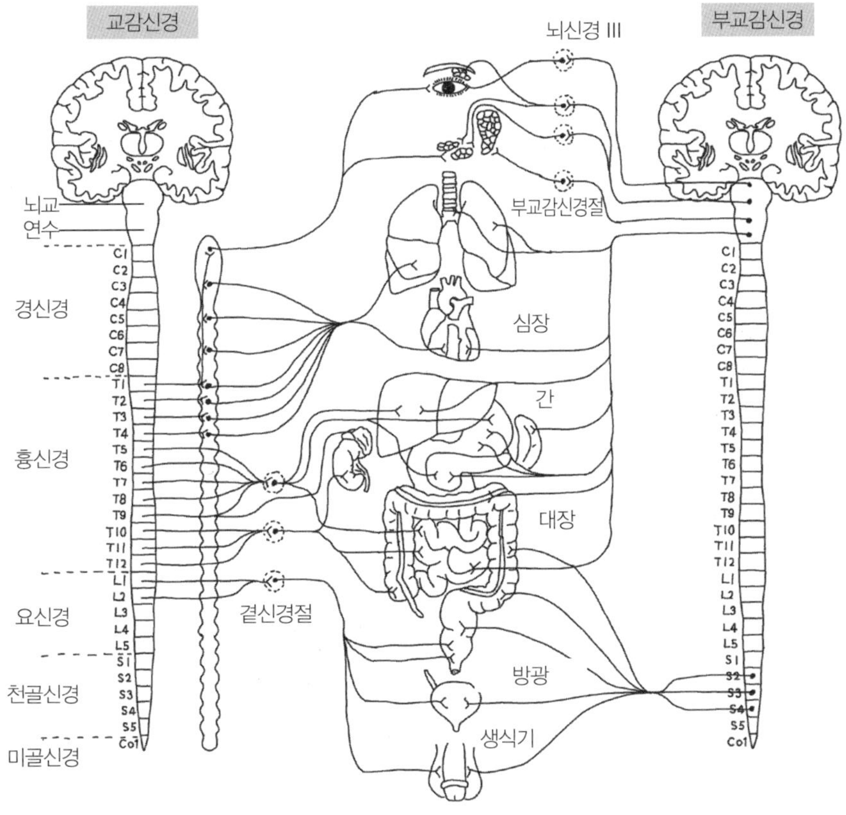

그림 5-8. 교감신경과 부교감신경

교감신경은 위급한 상황에서 보다 활성화되며, 부교감신경은 음식을 먹고 나서 편안한 상태에서 더욱 활성화된다. 자율신경계는 호르몬과 영양소들, 면역계의 영향을 받아서 활성이 영향을 받고, 인체 전반의 대사과정, 심리와 영향을 주고 받는다.

전섬유-시냅스(신경절)-절후섬유-효과기의 순서로 신호가 전달된다. 자율신경계의 교감신경과 부교감신경은 동일한 기관에 대해서 상황에 따라서 함께 조절한다. 포식자가 나타났을때의 "싸우거나 도망가기"와 같은 위급상황에서는 교감신경계가 활성화되고, 반면 부교감신경계는 활동을 억제시킨다. 면역계는 억제되면서, 근육은 수축하고, 심장박동은 빨라지며, 부신수질에서는 에피네프린과 노르에피네프린을, 피질에서는 코티졸을 방출하여 혈당을 상승시켜서 근육에 에너지공급을 높이고 상황판단능력을 높이도록 한다. 위급한 상황과 반대로 식후의 편안한 상태에서는 교감신경은 억제되고 반면 비교감신경이 활성화된다. 심장박동이 느려지고, 눈의 동공도 축소되고 근육도 이완된다. 이때 혈액은 소화기관으로 향하고 면역강화와 손상된 세포들을 복구하게 된다.

5.2. 채식어린이의 아이큐검사

대부분의 부모들은 그들의 자녀가 좋은 교육을 받고 성공하기를 바란다. 그래서 경제적인 부담에도 불구하고 사교육을 시키곤 한다. 하지만 학교에서 먹고 있는 급식이 자녀들의 학습능력에 얼마나 많은 영향을 주고 있는가에 대한 물음을 던져 본 적은 거의 없을 것이다. 학교급식은 여름철 식중독이 있을때나, 급식비를 착복하여 맛이 없고 영양가가 없는 부실한 급식이 언론에 나올때에나 가끔 관심을 가질 것이다.

미국의 채식인구는 7%가 넘는다고 알려져 있다. 웬만한 슈퍼에서는 채식식품을 구입하는 것이 어렵지 않고, 패스트푸드점에서도 편리하게 채식버거를 먹을 수 있다. 채식인들은 단체를 결성하여 채식의 유익을 널리 알리고 있으며 동물보호단체의 사이트에는 채식안내코너가 따로 있어 채식실천을 강조하고 있다. 페타(People for the Ethical Treatment of Animals: PETA)와 같은 단체는 후원금을 내는 회원만 해도 100만명이 넘어서고 있다. 그러나 70년대, 80년대까지는 채식이 신체에 필요한 영양을 충분히 공급해 줄 수 있는가라는 의심스런 관점이 많았다. 물론 1990년대 이후로 학계에 발표되는 채식관련 논문의 주된 주제는 채식의 만성질환에 대한 예방과 치료효과에 관한 발견들이지만 말이다.

드와이어(Dwyer)는 1970년대 당시 젊은 채식인들의 증가곡선에 관심을 가지고 이들 채식인들이 결혼한 후 낳은 자녀들에 대해서도 채식을 시킬 것이라는 점에 주목을 하였다 [1]. 그즈음에는 채식을 주로 할 수 밖에 없는 제 3세계의 많은 어린이들의 육체적 발달과 정신적 능력이 평균에 비해 많이 떨어진다는 보고들이 있었다. 예를 들어 인도의 경우 전체어린이의 5% 정도가 발육저하상태에 있었는데 아이큐(intelligence quotient: IQ)가 11점이나 낮았다. 따라서 채식인 자녀들도 영양이 결핍되고 따라서 지능지수도 평균보다 낮지 않을까 하는 의구심에서 이 연구는 설계되었던 것이다.

그리하여 1974년 1977년 사이에 보스톤 지역에 거주하는 28명의 채식 어린이를 대상으로 부모의 허락을 받은 후 성장과 영양조사가 이루어졌다. 실험참가 어린이는 만으로 2살에서 8.4살이었고 평균연령은 만으로 4년 9개월이었다. 모든 조사어린이는 평균 10개월간 모유를 수유하였으며 생후 6개월 후부터 고형물을 먹기 시작하였다.

17명의 어린이는 보스톤의 '동서기구'라는 단체의 채식식이방법을 따르는 건강식 채식인(macrobiotic vegetarian)이었고 8명은 자체적으로 식단을 짜는 채식인이었으며, 3명은 제칠일안식일예수재림교회의 식이권장을 따르는 채식인이었다. 건강식 채식인 어린이 중 6명은 완전채식인이었다. 영양조사는 식사한 후 24시간 이내에 기억을 떠올려 기록하는 24시간회상법으로 실시되었다. 영양조사결과 전체 섭취열량중 단백질이 13%, 지질이 28%, 탄수화물이 64%였는데 칼슘과 철이 약간 부족한 것을 제외하면 모든 영양소와 열량섭취는 권장량을 충분히 만족하는 수준이었다. 단 비타민 D와 비타민 B_{12}는 완전채식어린이에게서 특히 낮은 섭취량을 보였다.

아이큐 테스트는 산만하지 않도록 조용한 방에서 전문가의 안내하에 진행되었다. 아이큐는 연령에 따라 아이큐의 평균을 기준으로 하고 상대적인 수치를 나타낸 것으로 100이 기준이다 (그림 5-9). 조사 결과는 연구인들의 예상과 정반대로 나타났다. 조사 대상이 되었던 채식어린이의 아이큐는 평균인 100 이하가 아니라 이보다 월등히 높은 116이나 되는 수치를 나타냈다. 건강식 채식어린이 17명 중 6명인 완전채식어린이의 평균 아이큐는 119였으며 나머지 11명의 채식어린이의 평균은 111이었다(표 5-2). 이들은 어린이에게 채식식이를 공급하는 것은 평균이상의 정신적 발달을 나타

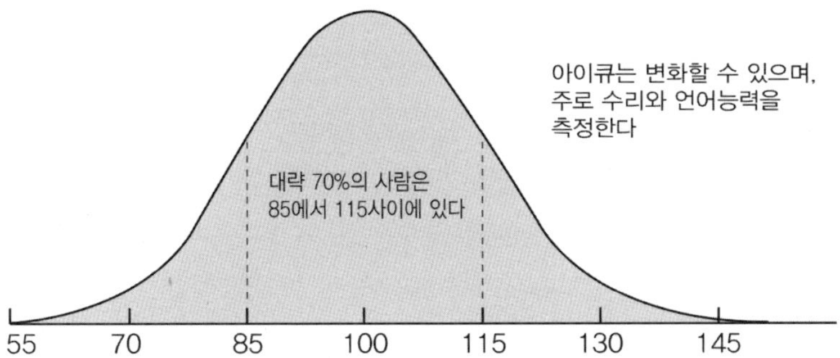

지적으로 매우낮음 2.3%	낮은 지능 13.6%	평균 34.1%	평균 이상 34.1%	높은 지능 13.6%	우수한 지능 2.1%	천부적인 지능 0.13%

(a) 아이큐의 분포

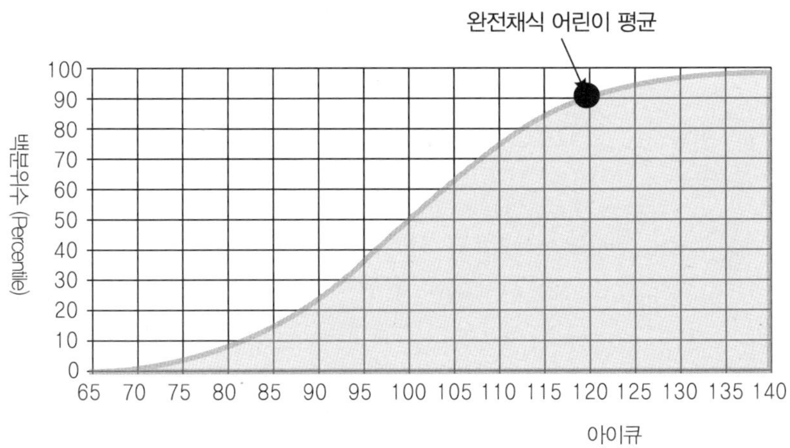

(b) 채식어린이 아이큐의 평균위치

그림 5-9. 아이큐 점수의 분포와 지능수준

완전채식어린이의 아이큐는 평균 상위 90%에 위치한다.

표 5-2. 채식어린이의 평균 아이큐 [1]

채식형태		참가자 수	평균아이큐
건강식 채식	완전채식	6명	119.3
	채식	11명	111.3
	합계	17명	114.1
일반채식		11명	118.3
전체채식인평균		28명	115.8
비채식			99

냈다고 말한다. 그리고 제 3세계의 가난한 어린이들이 정신발달과 IQ테스트에서 낮은 지수를 나타낸 것은 채식을 하였기 때문이 아니라, 심각한 영양결핍상태와 매우 낮은 교육수준, 의료시설 부족, 만연하는 감염질환에의 노출 등 때문이라고 결론내린다.

채식식이패턴과 아이큐의 관련에 대한 또다른 연구가 있었다. 아직 그 이유가 잘 밝혀져 있지는 못하지만, 지능은 건강과 생존가능성과 연관이 있다. 몇 개의 연구들에 의하면 어린시절과 청소년기에 아이큐가 높은 경우 성인이 되어서도 심혈관질환의 위험이 낮다. 게일(Gale)과 동료들은 1970년대 코호트 연구에 참여하였던, 30대인 8170명의 영국인 성인 남성과 여성을 대상으로 채식여부와 함께 어린이 시절의 아이큐를 조사하였다 [2]. 1970년 당시에 10세였던 어린이들은 단어정의, 단어 유사성, 숫자회상, 산수라는 네가지 항목에 걸쳐서 지적능력을 검사받았다. 이들 점수를 평균 100, 1표준편차 15로 설정한 아이큐로 환산한 것이다. 30대인 이들은 집에서 인터뷰를 하면서 채식을 하는지 여부와 만약 채식을 한다면 어떠한 식이를 하는지 등을 질문받았다. 연구에 참여한 사람들 중 총 366명이 채식을 한다고 답변을 하였는데 이중에서 123명은 생선이나 닭을 먹고 있었다. 남성(95명, 26%)보다 여성(271명, 74%)이 보다 채식을 많이 하고 있었고, 채식을 한다고 답변한 사람들은 어린시절과 현재에 두 시기에 모두 높은 사회적 지위를 가지고 있었다. 보다 높은 학력과 언어구사력을 가지고 있었으며, 하지만 사회경제적 이점들이 수입을 반영하지는 않고 있었다. 남성의 경우 30대에 채식을 하는 사람들의 10대 때 아이큐는 평균 106.1인 반면 채식을 하지 않는 사람들의 10대 때 아이큐는 100.6이었다. 여성의 경우는 30대에 채식을 하는 사람들의 10대때 아이큐는 104.0이었던 반면, 채식을 하지 않는 사람들의 10대 아이큐 평균은 99.0이었다. 즉, 남성과 여성의 어린시절 아이큐 차이는 각각 5.5와 5.0점이었고 이러한 차이는 통계적으로 유의한 의미를 가지고 있었다.

이들의 실험은 지능이 건강에 도움이 되는 생활스타일을 선택하는데 영향을 주는지 여부를 알아보는 것과 관련이 있었다. 이들의 연구 이전에 발표된 5개의 연구에 의하면 연령, 성, 흡연을 보정한 후에도 비채식인에 비해 채식인의 사망률이 76% 낮았다. 채식인들은 채소, 콩류, 과일, 통밀빵을 보다 많이 먹었고, 반면 적색육은 적게 먹고 있었다. 그리고 채식 생활패턴들은 심혈관질환이나 암과 같은 질환으로 인한 사망을 낮추고 있었다. 또다른 영국의 1946년도 출생연구에 의하면, 어린시절에 많은 양의 과일을 먹던 어린이는 성장해서 중년기에도 그러하였고, 반면 어린시절에 과일을 적게 먹던 어린이는 성장에서도 적은 양의 과일을 먹고 있었다. 아이큐에 영향을 주는 긍정적인 영양소들로는 비타민B군, 오메가3지방산, 불포화지방 섭취등이 있다. 여기에 더해서 항산화제, 비타민류들이 추가될 것이다. 반면 높은 수치의 콜레스테롤, 포화지방, 태운고기의 발암물질들,

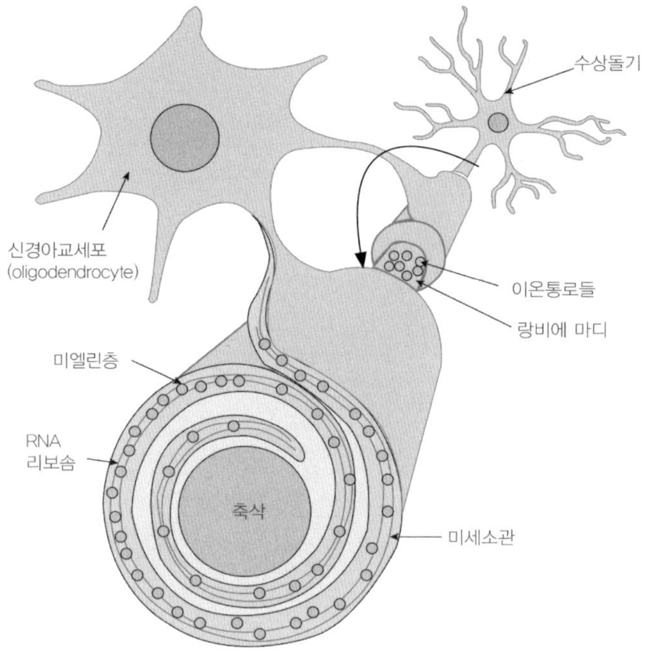

그림 5-10. 신경세포를 둘러싼 미엘린 층의 구조

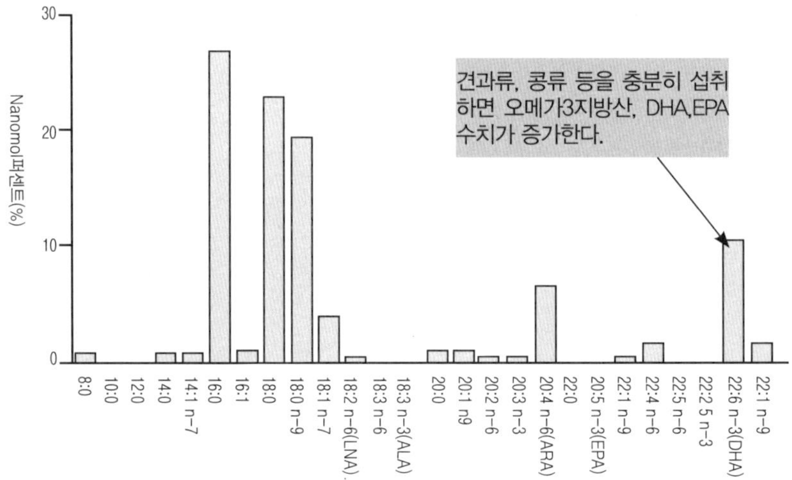

그림 5-11. 신경세포의 지방산조성(쥐)

고기에 포함된 스테로이드 호르몬들과 세포의 노폐물들은 정상적인 아이큐의 발달에 부정적 영양소가 될 것이다.

아이큐는 각 연령대에서 100을 기준으로 삼는다. 1표준편차가 15점으로 85에서 115 사이에 68.2% 사람이 들어간다. 그리고 2표준편차 범위인 70에서 130사이에 95.4%가 들어가게 된다. 완전채식어린이의 평균이 119라는 의미는 상위 10%이내에 들어간다는 의미이다. 역으로 생각해보면, 육류가 중심이 된 어린이집, 학교급식이 우리 아이들의 아이큐를 얼마나 낮추고 있는지를 알수가 있다. 아이큐는 주로 수리와 언어능력을 중심으로 측정한 것이다. 하지만 식이패턴에 따른 영향은 인체전반과 지능전반에 걸쳐서 영향을 미칠 수 있을 것이라 추정하는 것은 자연스럽다.

채식어린이의 아이큐와 관련된 연구는 현재 한국의 고기중심 식단이 일종의 어린이 뇌발달과 건강에 대한 학대수준임을 알수 있게 한다. 채식급식의 필요성은 단지 아이큐와 관련된 것만은 아니다. 우리나라의 어린이의 사망원인 1위는 사고사가 아니라 백혈병과 같은 악성종양으로 알려져 있으며, 많은 어린이들이 아토피, 천식으로 어려움을 겪는데 필자는 육류중심의 식단과 많은 관련의 가능성이 있다고 생각한다. 아이큐는 하루 빨리 어린이집과 학교급식에서 채식급식이 선택제가 되어야 하는 중요한 이유 중 하나가 된다. 만약 자녀의 아이큐를 10점을 상승시킬 수 있다면 당신은 얼마를 지불할 수 있을까? 채식은 어떠한 추가적인 비용도 없이 20을 상승시킨다고 답변한다. 우리는 무엇을 위해서 망설이고 있는 것일까?

5.3 항산화제의 뇌신경 보호작용

뇌의 무게는 신체의 2% 남짓이지만 사용하는 열량은 20% 내지 30%나 된다. 따라서 뇌는 신체기관 중 가장 열량과 함께 산소를 많이 사용하는 기관 중 하나가 된다. 문제는 뇌에서 영양소들이 연소를 함으로써 부산물로 만들어내는 유리활성 산소 라디칼도 많아진다는 점이다.

라디칼이란 공기중의 보통의 산소처럼 산소원자 두 개가 짝을 이루어 안정한 상태가 아니라 혼자 다니거나 전자를 받아서 불안정한 상태에 있는 화합물을 말한다. 그들은 전자가 정상상태보다 하나가 많거나 적어서 여분의 전자를 다른 원자나 분자에 주려고 한다. 다른 물질에 전자를 주면 전자를 받은 물질이 불안정해지고 그것을 주변에 다시 전달하게 되는데 이러한 연쇄반응으로 활성산소는 세포내에서 매우 큰 파괴력을 가지게 된다.

연소에 사용되는 산소분자 25개 중 하나 비율로 활성산소가 생성되며, 모든 발생하는 질병의 90%이상이 활성산소와 관련 있다는 연구도 있다. 즉 세균을 죽이는 데 필요한 활성산소는 제대로 조절되지 못하고 이상과잉 생성될 경우 신체의 세포나 조직, 유전자 등을 무차별로 파괴하게 된다.

특히 뇌는 신체기관중 지방이 가장 많은 기관인데 지방은 활성산소에 의한 공격을 받아 산화되기 매우 쉽다. 따라서 뇌의 건강을 위해 항산화제의 역할은 매우 중요하다. 인체 내의 항산화작용은 내인성인 항산화효소와 외인성인 비타민 등이 있다. 글루타치온 과산화효소, SOD (Superoxide Dismutase; 과산화물제거효소), 카탈라아제, 셀룰로플라스민 등은 내인성 항산화효소이다. 그리고 섭취하는 음식성분으로 비타민 C, 비타민 E, 베타카로틴, 각종 파이토케미컬이 외인성항산화작용을 하게 되어 있다. 특히 비타민 C는 뇌의 기능에 중요한 뉴런의 수초형성에서 두 가지 역할을 하는데 하나는 뉴런주위를 감싸는 수초형성효소의 보조인자 역할이며 다른 하나는 수초형성이 가능하도록 자유라디칼을 막는 항산화제 역할이다. 수초형성에서 항산화제들은 몇 가지들이 상호독립적으로 작용하며 한 가지만 있을 때에는 장애가 있다고 한다.

2004년 미국 메이요 의과대학 연구팀의 수초형성에 있어 항산화제, 비타민 C의 중요성에 대한 연구는 주목할만하다. 이들은 항산화제, 비타민 C, 비타민 E를 조합하여 한 가지씩 제외하고 신경세포를 시험관에서 키우고 이때 뇌세포에서 수초를 형성하는 비율을 확인하였다. 결과는 이 세 가지가 모두 포함된 경우 수초가 가장 잘 자랐는데 특히 비타민 A가 없을 때에는 전혀 수초(미엘린)가 생성되지 못하였다 (표 5-3)[3]. 수초화는 매우 복합적인 지질막을 형성하는 작업이고 따라서 다양한 형태의 항산화제들이 다양한 상황에서 작용할 것이라 추정할 수 있다.

즉, 복합적인 항산화제를 공급받는 방법은 몇 가지 정제된 비타민 정제를 통해서이기보다는 자연식품을 통하여 얻는 것이 가장 손쉽고도 효과적인 방법이다. 비타민 E는 지질산화에 특히 중요한 항산화제이며 견과류 등에 풍부하다.

표 5-3. 비타민 C와 비타민 E, 항산화제의 수초화영향 [2]

화합물의 조합	평균 수초형성
비타민 C + 비타민 E + 항산화제	18.80
비타민 C + 항산화제	12.46
비타민 E	0.00
비타민 C	0.625
비타민 C + 비타민 E	8.00

GLIA 45:54-58(2004)

표 5-4. 스웨덴 채식인과 비채식인의 비타민섭취량 [3]

종류	여성			남성		
	비채식	완전채식	유란채식	비채식	완전채식	유란채식
비타민 A (RE)	700	966	1,169	750	1,045	1,226
티아민 (mg)	0.9	1.5	1.5	1.1	1.9	2.2
리보플래빈 (mg)	1.1	1.1	1.9	1.4	1.2	2.8
니아신 (NE)	12	26	32	15	34	48
비타민 B6 (mg)	1	2.1	2.0	1.3	2.7	2.8
비타민 B12 (μg)	1.4	0.0	5.0	1.4	0.1	5.9
엽산 (μg)	120	473	226	140	551	263
비타민 C (mg)	30	178	104	30	203	96
비타민 D (μg)	2.5	2.0	5.1	2.5	3.7	7.7
비타민 E (α-TE)	3.0	13	7.3	4.0	18	9.2

비타민 정제 등의 보충물은 제외한 수치이다. 완전채식과 유란채식은 각각 15명이다.
Am J Clin Nutr (2002) 76:100–6

거의 대부분의 연구에서는 채식인이 비채식인에 비해 신선한 채소와 과일, 견과류 등을 많이 섭취한다고 보고한다. 한 예로 스웨덴에서의 사례를 들 수 있다. 스웨덴에서는 16세부터 20세까지의 학생들의 대략 5%가 유란채식으로 학교급식을 공급받고, 0.1%가 완전채식급식을 공급받는다. 북서지역 같은 특정 지역에서는 채식급식이 2%에 달한다. 이처럼 제도적으로 채식급식이 잘 정착된 스웨덴에서는 증가하는 학생채식인들에 관심을 두고 이들의 비타민 섭취량을 조사하였다. 그 결과 채식인들은 비채식인에 비해 비타민 B12를 제외하고는 모든 비타민 종류에서 섭취량이 매우 높게 나타났다 (표 5-4)[4]. 아마도 이러한 결과는 채식인들의 뇌발달에 이로운 결과에 대한 설명 중 하나가 될 수 있을 것이다.

5.4. 항산화제와 알츠하이머 병

치매의 원인은 정확히 알려져 있지 않으나 본질적으로 뇌세포의 손상과 관련이 있다. 서구의 치매는 알츠하이머병과 혈관성치매가 대부분을 차지하는 반면 아시아에서는 뇌중풍과 혈관성치매가 많다.

뇌는 신체무게의 2%에 불과하지만 사용하는 산소는 20%이상이듯이 매우 많은 산소를 소모한다. 포도당이라는 연료를 산소로 태워 에너지를 발생시키는 장소는 세포내의 소기관인 미토콘드리아인데 사용되는 산소의 1% 정도는 완전연소되지 못하고 활성산소, 자유라디칼을 만들게 된다. 따라서 적절한 항산화제의 공급은 뇌구조와 기능을 유지하는데 중요한 인자가 된다 (표 5–5).

뇌세포가 파괴되어 진행되는 알츠하이머병의 진행에는 자유라디칼이 중요한 원인으로 작용한다. 연구에 의하면 그 과정은 대략 다음과 같이 진행된다 [5].

표 5–5. 알츠하이머의 위험과 항산화제연구 요약 [6]

연구	처방	결과
호놀룰루 아시아노화연구 (71~93세, 3,385명이 남성)	비타민 C와 E 보충제	혈관성치매 낮아짐, 알츠하이머병은 인지기능 향상됨
간호원 보건연구 (70~79세,14,968명의 여성)	비타민 C와 E 보충제	사용하지 않은사람보다 전체적인 점수 향상
시골 집단 연구 (4,540명, 65세이상이 90%)	비타민 C와 E 보충제	알츠하이머병의 위험감소, 비타민 단독사용시 효과없음
시카고 보건과 노화프로젝트 (2,889커뮤니티, 65~102세)	식품에서 비타민 C, E, 카로틴	비타민 E가 인지력감소에 효과 있음

Lancet Neurol 2004; 3:579–87

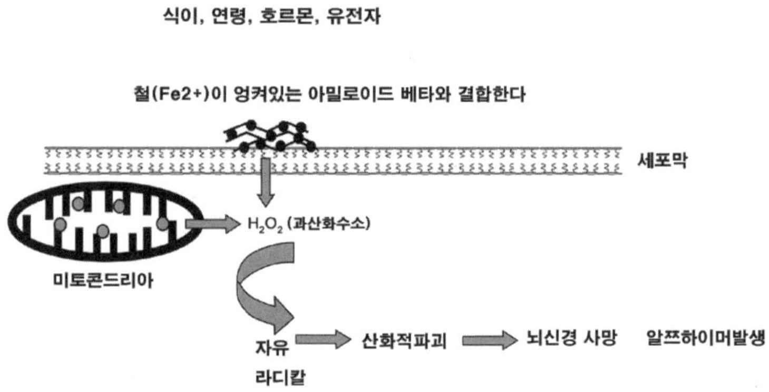

그림 5-12. 알츠하이머병의 산화적 스트레스 과정

첫째, 항산화효소인 글루타치온이 어떠한 이유로 인하여 고갈되거나 재사용되지 못하게 되면 단백질과 결합하지 못한 자유금속이 뇌조직에 축적되면서 뇌신경을 파괴하기 시작한다.

둘째, 단백질들이 변성되어 노인성플라크를 형성하게 되는데 이것은 다시 염증성 사이토카인의 방출을 증가시키게 된다(그림 5-12).

셋째, 변형된 단백질들에 철이 다시 결합하고 이것은 다시 자유라디칼을 증가시키게 된다. 결국 뇌세포는 점점 파괴된다.

주목할 만한 점은 알루미늄, 철, 아연, 구리 등의 금속들이 뇌의 특정 단백질의 응집을 가속화시킨다는 점이다. 구리는 pH 7.4에서 6.8의 범위에서 아밀로펙틴 베타의 생성을 촉진하였다. 동물성식품이 인체를 산성화시킨다는 것을 떠올릴 필요가 있다.

이상의 진행과정을 고찰해볼 때 알츠하이머병의 예방과 진행속도의 저하에는 몇 가지 방법을 제안할 수 있다. (1)자유라디칼의 생성을 안정 수준

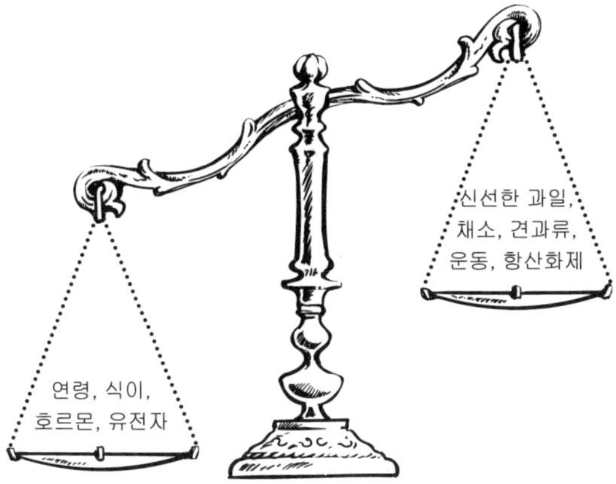

그림 5-13. 알츠하이머병의 위험인자와 치료인자의 저울

으로 감소시키는 것 (2)과잉생성된 자유라디칼을 막을 수 있는 항산화제의 증가 (3)염증성 분자를 막을 수 있는 오메가-3 지방산의 공급이 그것이다 (그림5-12).

실제로 알츠하이머환자의 혈액에는 항산화제농도가 정상인에 비해 낮다. 식품을 통한 항산화제 보충은 다양한 질병을 예방하는데 여기에는 중추신경계도 포함된다. 특히 비타민 C와 비타민 E는 뇌질환에 유익하다고 알려져 있는데, 이들 비타민은 견과류와 채소류를 비롯한 식물에 풍부하다.

5.5. 미네랄의 과잉섭취와 뇌손상

뇌손상과정에는 유리된 금속이온들이 중요한 역할을 한다(표 5-6). 특히 혈액 내의 철의 과도한 증가는 세포의 유전자와 여러 단백질의 산화를 증가시키며 결국 알츠하이머병이나 파킨슨씨병과 같은 뇌질환 발생에 기여하게 된다(표 5-6). 철은 대표적인 전이금속으로 쉽게 전자의 이동을 매개하여 다양한 화학반응을 촉매하기 때문이다.

이러한 관점에서 본다면 동물성식품에 풍부한 헴철은 과도한 철의 흡수를 야기할 수 있기에 퇴행성뇌질환에서 주의할 요소 중 하나가 될 수 있다. 철분의 섭취량만 본다면 채식식이가 동물성중심의 식이보다 많다. 그러나 채식식이의 비헴철은 흡수스펙트럼이 매우 넓어서 인체의 상태에 따라 2.0%에서 22.5%까지 열 배나 차이가 난다. 반면 헴철의 흡수율은 26%에서 47%까지 두 배 정도로 채식식이에 비해 보다 좁은 범위의 흡수율을 가진다. 이러한 차이는 인체에 중요한 영향을 미치게 된다.

만약 식사로 식물성 비헴철을 섭취할때 그 양이 1.5mg에서 6.0mg으로 4배 증가하게 되면 인체에 흡수되는 비율은 18%에서 6%로 3분의 1로 감소하게 된다. 따라서 실제 흡수되는 철의 총량은 1.5mg×0.18=0.27mg과 6.0×0.06=0.36mg으로 큰 차이가 없이 일정한 양이 인체 내로 들어온다.

반면 헴철은 섭취량이 1.5mg이든 6.0mg이든 섭취된 철의 20%가 인체로 흡수되는데 그 양은 0.3mg과 1.2mg으로 매우 큰 차이가 난다. 따라서 헴철 흡수는 상황에 따라 인체내에서 흡수되는 양이 20배까지 차이가 나게 된다.

문제는 과도하게 섭취된 헴철의 철분은 인체 내에 이용되고도 남아서 세포와 조직에 쌓이게 되고 이는 산화작용을 일으켜 각종 질환의 원인을 제

표 5-6. 금속과 관련된 퇴행성 뇌질환 [7]

질병	관련 금속	금속단백질, 효소
알츠하이머병	구리,철,아연	아밀로펩틴 베타
파킨슨씨병	철	뉴로멜라닌 등
광우병	구리, 철	프리온 단백질
다발성 경화증	철	밝혀지지 않음
다운증후군	구리,철,아연	아밀로펩틴 베타

L㈹ancet Neurol 2004;3:431-34

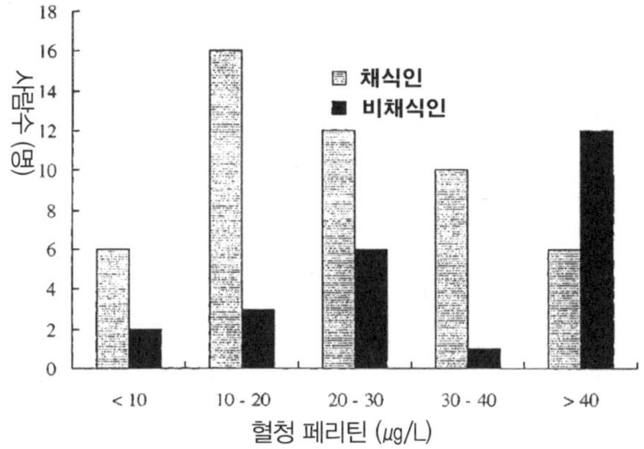

그림 5-14. 채식인과 비채식인의 혈청 페리틴비교

공하게 된다는 점이다. 이들 질병들의 목록에는 알츠하이머병을 비롯한 각종 뇌질환이 포함된다.

대부분의 연구 보고에 의하면 채식인은 비채식인에 비해 혈중의 철 함유량이 낮다. 그러나 빈혈기준보다는 높게 나타난다. 보고된 연구들 중 호주 채식여성의 철 섭취량과 체내상태에 대한 1999년의 보고가 있다.

볼(Ball)과 바틀릿(Bartlett)은 호주의 18세에서 45세까지 50명의 채식여성과 24명의 비채식여성을 대상으로 섭취하는 철의 양과 체내 보유상태를 조사하였다. 조사결과 철의 하루섭취량은 채식여성이 평균 10.7mg로 비채식인의 9.9mg보다 약간 많았으나 혈청의 평균 페리틴 수치는 채식인이 낮았다. 그렇지만 이들에게서 빈혈증세는 나타나지 않은 상태였다 (그림 5-14)[8].

페리틴은 인체에서 사용하고 남은 철이 저장되는 철저장단백질로 한분자당 4천개 정도의 철이 결합할 수 있다. 이들 연구팀은 페리틴 수치가 낮은 상태에서 과도하게 철을 잃게 된다면 문제가 될 수 있지만 비정상적으로 높은 페리틴 수치는 인체에 해롭다라고 지적한다. 그리고 채식인의 혈중 페리틴 수치는 안정범위 내에 있다고 밝힌다. 신체 내에 과도한 철분축적은 심혈관질환과 당뇨 등 각종 퇴행성질환의 진행과 관련 있다. 즉, 채식인들은 필요한 양만큼의 철분만 흡수하고 불필요하게 과도한 양을 쌓음으로써 발생하는 각종 위험을 사전에 차단하게 된다.

5.6. 혈관성 치매

아시아인에 만연해 있는 혈관성치매는 뇌에 있는 큰 혈관의 손상이나 작은 혈관의 손상으로 발생한다. 중추신경계통에서는 100g당 1분에 55ml의 혈액이 흐르는데 만약 이보다 혈액흐름이 느려지면 신경세포의 정상적인 기능이 상실되며 혈류량이 10ml 이하로 몇분이 지나게 되면 뇌조직이 죽어간다. 이를 뇌조직의 경색(infarct)이라 한다.

혈액흐름이 급격히 나빠지는 것을 특히 뇌중풍(stroke)이라 하는데 허혈성뇌중풍은 흔히 혈전이나 색전에 의해 발생한다. 혈전과 색전은 플라크와 같이 콜레스테롤이나 혈소판응집 등으로 인해 엉킨 혈액덩어리이다. 혈액덩어리가 혈관을 막아 심한 허혈이 발생하면 처음에는 신경세포와 글리아세포에 저장된 에너지를 고갈되게 되는데 이어서 막전위과정이 파괴되고 다음단계로 신경세포는 흥분성 신경전달물질을 과도하게 분비하게 된다. 이 과정으로 신경세포들은 연쇄적으로 파괴된다. 흔히 큰 혈관손상은 뇌경색으로 인해서이지만, 작은 혈관손상은 고혈압, 당뇨 등으로 인해 발생하게 된다.

그리고 뇌세포의 손상은 정보처리과정의 지연, 기억력손상, 집중결핍, 우울증, 운동기능의 약화, 파킨슨병상태, 배뇨장애 등의 치매현상으로 나타난다.

뇌중풍의 원인이 되는 혈전과 색전은 심혈관질환을 공격하는 것과 동일한 근원에서 나오는 것이다. 따라서 심혈관질환에 이로운 채식식이는 동시에 뇌중풍에 이로울 것이라 여기는 것은 자연스럽고 실제로 그러한 효과를 나타낼 것이다.

"심장에 좋은 것은 머리에도 좋다"라는 말과 같이 몇 가지 식이인자가 혈관계에 영향을 준다고 밝혀져 있고 이것은 치매의 예방에 유익이 될 수

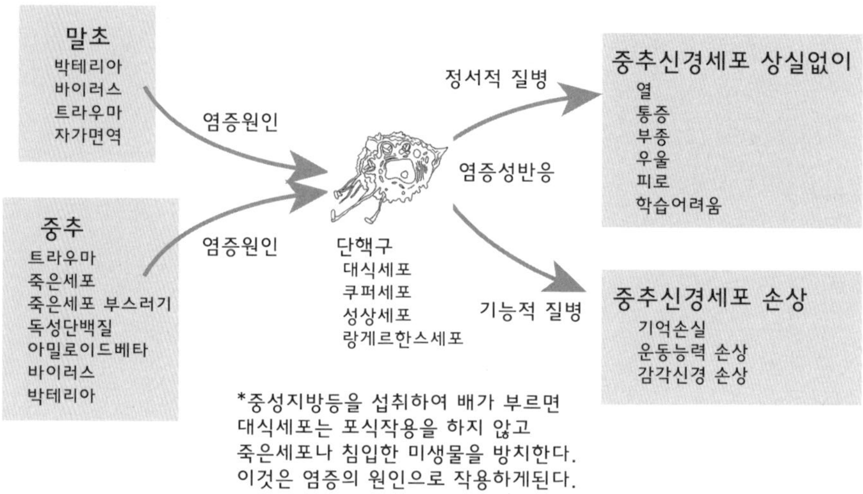

그림 5-15. 염증의 원인과 신경계에 미치는 영향

있다.

지방산영역에서는 포화지방과 콜레스테롤은 줄일것, 불포화지방산은 많이 섭취할것, 다가불포화지방산 중 오메가-3와 오메가-6는 1:2에서 1:4 내에서 섭취할 것이 기본원리가 된다. 여러 역학조사들에 의하면 오메가-3 불포화지방산섭취가 많을수록 치매가 낮았다. 오메가-3는 혈전형성의 위험을 낮추는데 따라서 심혈관질환도 낮추게 되며 뇌경색치매와 혈관성치매도 낮추게 된다. 반면 오메가-6계열인 리놀레산을 많이 섭취하면 LDL-콜레스테롤의 산화를 증가시키게 되는데 이것은 죽상동맥경화를 더욱 많이 만들게 되고 결국 심혈관질환과 뇌혈관에 손상을 입히게 된다.

오메가-3 지방이 가장 풍부한 음식은 들깨와 아마씨이며, 이어서 다양한 견과류, 종실류 그리고 콩류이다.

5.7. 산모의 산후 우울증과 필수지방산

세계적으로 점점 우울증 환자가 증가하고 있다. 미국의 경우 1945년에 비해 60년이 지난 오늘날 우울증이 20배나 증가하였다. 세계보건기구는 앞으로 2020년이 되면 가장 많은 사람이 겪게되는 질병이 우울증이 될 것이라고 추정한다.

그러나 약물이나 인지 행위에 관련된 심리적인 연구가 정교하게 발달하고 처방하고 있지만 상당비율은 그 증상이 호전되지 못하고 우울증 환자는 점점 증가하고 있다. 주된 이유는 아직 우울증의 원인이 정확히 규명되어 있지 못하기 때문인데, 따라서 그 처방도 치료 메커니즘도 불분명하다. 그러나 우울증은 본질적으로 신경세포작용의 이상과 관련이 있는 것은 분명하다. 따라서 건강한 신경세포의 유지는 우울증 예방과 치료에 첫 번째 항목이 될 수밖에 없으며, 지질을 포함한 영양학적 접근이 필요하다.

2002년 히벨른(Hibbeln) 박사는 이미 발표되었던 23개국의 41개 연구결과를 정리하여 산후 우울증과 어류섭취량을 분석하였다. 그는 두 가지 가정을 하였는데 하나는 산후 우울증은 어류섭취량이 높은 나라에서 낮을 것이다라는 것이었고 두 번째 가정은 산모의 모유에 DHA 농도가 높을 경우에는 산후 우울증 발생비율이 낮을것이라는 것이었다. 그는 보고된 어류섭취량자료에 근거하여 섭취한 EPA와 DHA 등을 계산하였다. 산모의 모유지방산조성은 산모의 체내 지방산조성의 지표가 된다고 알려져 있다. 그의 조사에 의하면 각국의 모유를 조사하였을때, 모유의 DHA 함량이 높을수록 출산 후 우울증은 낮았다 (그림5-16)[9].

이들의 연구 이전에 이미 어미쥐에게 필수지방산이 부족한 식이를 공급하였을 때 새끼의 뇌세포는 수상돌기의 개수가 줄어들고 수상돌기의 길이

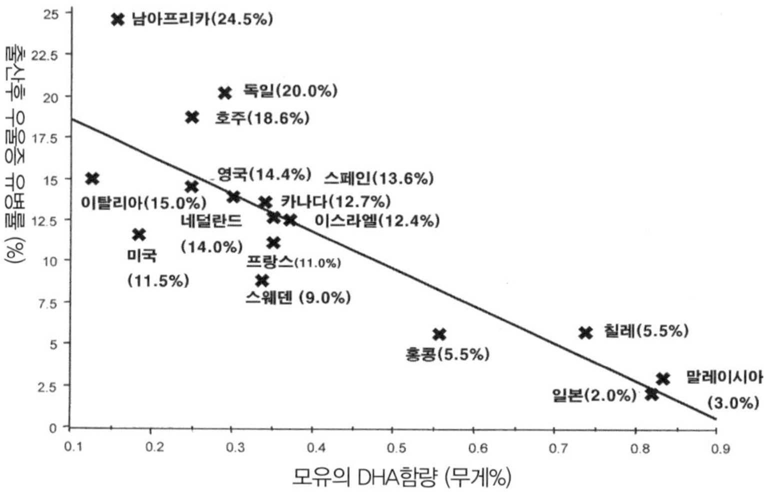

그림 5-16. 모유의 DHA함량과 출산후 우울증의 관계[8]

모유의 DHA는 산모의 혈중 DHA수치를 대변한다. 모유의 DHA함량이 높을수록 우울증 유병률이 낮다

는 짧아졌다든지, DHA와 아라키돈산을 적절히 공급하였을 때 유아의 인지력이 발달한다든지 하는 연구들이 있었다.

다가불포화지방산은 수분을 제외한 건조된 뇌의 질량 중 대략 20%를, 중추신경계의 30%를 차지할 만큼 뇌의 작용에 중요한 역할을 한다. 따라서 부족한 필수지방산은 다양한 신경질환발생에 대한 원인규명에서 첫 번째 관심사항이 된다. 특히 DHA와 EPA의 고갈은 산모에게 뇌신경과 관련된 부작용이 나타날 수 있다.

그렇다면 채식을 하는 산모와 태아에게 필수지방산은 충분히 공급될 수 있을까? 영국의 완전채식인, 유란채식인, 비채식여성을 대상으로 한 1992년 샌더스(Sanders)와 레디(Reddy)의 조사결과는 표 5-7에 제시되어 있다[10].

표 5-7. 채식여성과 비채식여성의 다가불포화지방산섭취

채식유무	그룹	리놀레산 (오메가-6)	리놀렌산 (오메가-3)
완전채식여성	비수유(10명)	21.4±3.23	1.2±0.22
	수유(19명)	20.4±2.49	1.2±0.28
유란채식여성	비수유(18명)	14.6±1.69	1.5±0.17
	수유(21명)	14.2±1.25	0.9±0.10
비채식여성	비수유(10명)	9.1±1.07	1.1±0.15
	수유(22명)	11.8±1.22	1.0±0.08

J Pediatr (1992) 120:S71-7

표 5-7에서 보듯이 수유를 하지 않는 여성을 비교해볼 때, 비채식여성은 오메가-6지방산이 평균 9.1, 오메가-3지방산은 1.1인데 비해 완전채식여성은 오메가-6가 21.4, 오메가-3지방산은 1.2였다. 그리고 유란채식여성은 각각 14.6 그리고 1.5를 보이고 있었다.

오메가-3의 절대량만 비교해볼때 비채식여성에 비해 채식여성은 보다 많은양을 가지고 있었으나 오메가-6와의 비율을 보면 오히려 비채식여성보다 채식여성들이 오메가-3에 비해 오메가-6지방산의 비율이 높았다. 이것은 채식여성들이 오메가-6가 풍부한 식용유를 많이 사용하기 때문일 수 있다. 특히 오메가-6비율이 높은 식용유는 옥수수유이다. 따라서 식용유를 사용한다면 오메가-3계열의 지방산이 풍부한 들기름이나 유채유가 권장되며 콩의 경우도 오메가 6와 3지방산의 비율이 4:1 정도이므로 옥수수유보다 권장된다.

5.8. 채식인의 오메가 3지방섭취와 DHA · EPA

다가불포화지방산의 계열은 크게 두 가지인데 그것은 오메가-3계열과 오메가-6계열이다. 아래의 지방산 구조를 보면 오메가-3지방산은 메틸기에서 첫 번째 이중결합이 3번째 탄소위치에 있으며 오메가-6지방산은 메틸기에서 시작하여 여섯 번째 탄소에 이중결합이 있다. 리놀레산과 리놀렌산은 동물이 합성을 할 수 없고 식물이 합성을 하게 되어 사람은 반드시 식품을 통해 공급받아야 한다. 이것은 '필수' 지방산으로 불리는 이유이다.

오메가-3계열 지방산들의 주원료가 되는 리놀렌산은 들깨(표 5-8), 호두, 아마씨유, 유채유 등에 풍부하다. 리놀렌산은 간에서 대사되어 보다 긴 사슬의 오메가-3지방산인 에이코사펜타엔산(EPA)와 도코사헥사엔산(DHA)으로 변화하며 리놀레산(오메가-6)은 아라키돈산(AA)로 전환된다(그림 5-17). 인체에서 섭취되는 리놀렌산의 5내지 15%가 최종적으로 DHA로 전환된다. 즉, 인체에 필요한 DHA는 원료가 되는 리놀렌산을 충분히 섭취하면 되는 것이며 반드시 생선을 통해 섭취해야 할 필요는 없는 것이다. 과도한 생선의 섭취는 중금속오염의 위험이 매우 높아지게 되며 특히 산모의 경우 미량의 중금속이라 할지라도 태아에 매우 위험할 수 있으므로 주의하

표 5-8. 들깨의 필수지방산 함량

	리놀레산	리놀렌산
함유량 (총지방에 대한 무게 %)	13.7	63.4

출처: 농업진흥청.

** 들깨는 오메가 3지방산의 함량이 가장 높은 식품 중 하나이다.*

성인은 밥수저로 두수저, 아동은 한수저를 매일 섭취하는 것이 권장된다. 고등동물일수록 뇌세포의 오메가 3 함량이 높다. 들깨를 물에 씻어 수증기로 찐 후 그늘에 말린다. 그런다음 갈아서 냉동고에 넣어서 보관한다. 아침에 과일과 들깨 두 숟가락만큼의 양을 넣고 믹서에 갈아서 아침대용으로 하면 훌륭한 케톤식이가 된다.

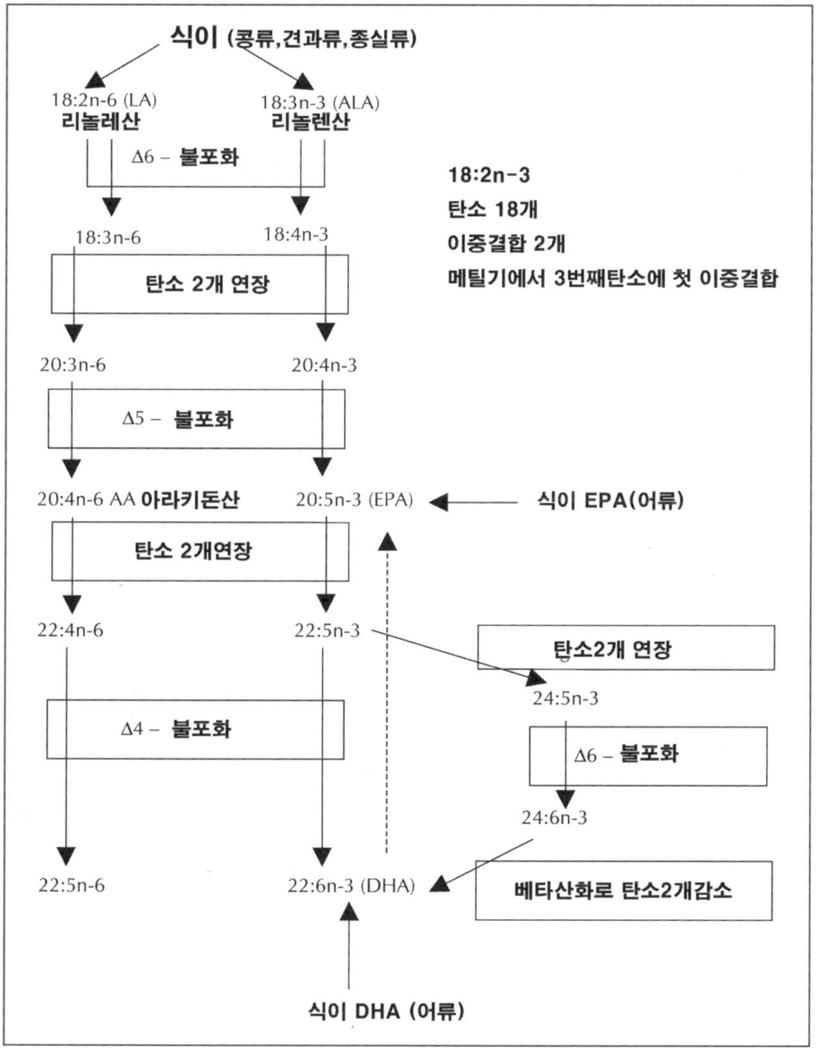

그림 5-17. 다가불포화지방산의 불포화, 연장, 역변환과정

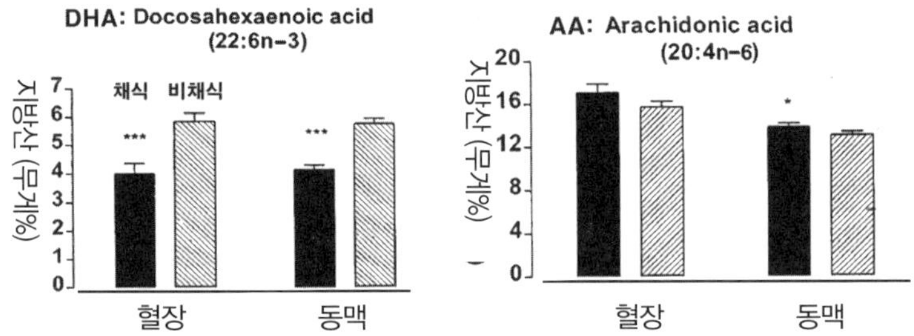

그림 5-18. 채식인과 비채식인의 태아 인지질의 수치비교

는 것이 좋다.

그렇다면 DHA와 EPA를 동물성식품에서 공급받지 않는 채식산모의 태아들은 정말 문제가 없을까? 채식으로 공급받은 리놀렌산과 리놀레산이 인체에서 필요한 만큼 DHA, EPA, AA로 전환되어 태아는 걱정없이 잘 자라고 있을까? 1994년 레디(Reddy)와 동료들의 조사 결과에 의하면 그렇다.

그들은 채식산모와 비채식산모의 태아혈장과 동맥을 조사하였다. 결과에 의하면 채식산모태아는 비채식인산모태아에 비해 오메가-3 계열인 DHA는 약간 적었고 EPA는 많았다. 그리고 오메가-6 계열인 AA는 채식산모의 태아가 약간 높았다 (그림5-18)[11].

채식산모의 리놀렌산 섭취량에 비례하여 DHA와 EPA합성은 증가된다. 따라서 리놀렌산이 풍부한 들깨와 견과류, 콩류를 이용하는 것은 건강한 채식식이패턴에서 중요한 요령 중 하나가 된다. 흥미로운 사실 한 가지는 리놀렌산을 원료로 하여 DHA와 EPA합성을 할 수 있는 것은 채식동물뿐이며 육식동물은 변환을 하지 못한다는 점이다.

5.9. 과산화지질의 위험성

필수지방산이라 섭취에 주의를 기울여야 하는 다가불포화지방산은 그 화학구조가 산화되기 매우 쉽다. 따라서 산화가 되지 않은 상태를 유지하는 것이 매우 중요하다. 왜냐하면 혈액내 과산화지질은 면역세포들을 흥분시켜 각종 염증을 만들어서 암과 당뇨를 포함한 다양한 질병의 원인이 될 수 있기 때문이다. 뿐만 아니라 과산화지질은 신경작용에도 영향을 줄 수가 있다. 혈중 과산화지질의 농도와 우울증 증세의 관계를 비교한 연구에 의하면 과산화지질의 농도가 높을수록 우울증의 증상이 심했다 (그림 5-19)[12].

따라서 식용유나 견과류, 종실류를 보관할 때에는 가능한 한 저온에서 산소와의 접촉을 최소화하도록 하고 특히 직사광선을 받지 않도록 주의를 한다. 특히 불포화지방이 많아서 끓는점이 낮고 쉽게 산화될 수 있는 식물성 식용유는 튀기기보다는 드레싱을 해서 섭취하는 것이 권장된다. 물론 적절한 채소와 과일섭취로 항산화기능을 유지시키는 것도 빼놓을 수 없는 부분인데, 산-염기 균형을 위해서도 채소와 과일의 공급은 중요하다.

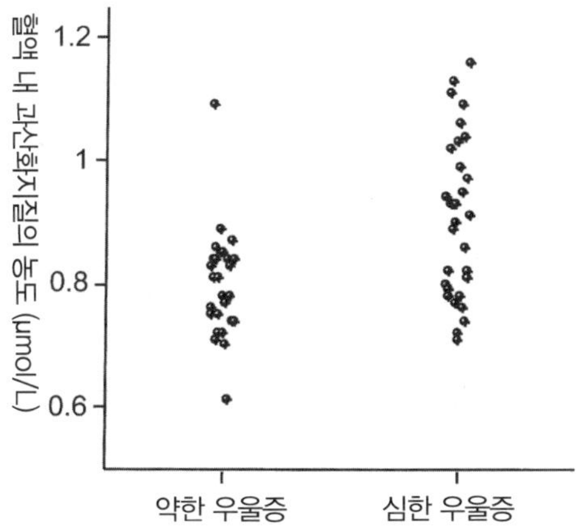

그림 5-19. 혈액 내 과산화지질 농도와 우울증

5.10. DHA 부족과 자살경향성

필수지방산과 같은 영양의 결핍으로 인한 뇌신경의 손상은 단지 우울증뿐만 아니라 양극성장애, 공격성, 정신분열증 등 다양하게 나타난다. 그런데 우울증은 자살로 이어지기도 하는데 그렇다면 자살과 지방산 섭취량에도 어떠한 관계가 나타나지 않을까?

2002년 4월에서 7월까지 중국의 다렌 의과대학에서 이에 대한 연구가 진행되었다. 저자들은 100명의 자살을 시도한 환자와 간단한 외상으로 병원에 입원한 100명의 환자를 대상으로 그들의 혈액을 채취하여 적혈구세포의 지방산수치를 검사하였다. 여기서 적혈구의 지방산조성은 신체전체의 지방산수치를 대변한다. 환자의 자살 충동 정도는 24개의 항목으로 구성된 '우울증에 관한 해밀턴 등급스케일'로 측정하였다.

연구결과 자살시도자들은 정상인들에 비해 평균 EPA, DHA 그리고 총 오메가-3지방산이 낮았다(표 5-9). 반면 포화지방산, 단일불포화지방산, 오메가-6 다가불포화지방산은 의미있는 차이가 없었다. 단, 스테아릭산은 자살시도그룹이 약간 높았다 (표 5-10)[13].

그러나 저자들은 연구에서 가장 중요한 발견이 적혈구세포의 EPA수치

표 5-9. 적혈구세포의 지방산 수치

	총 지방산에 대한 %		
	자살시도자	정상인	p value
EPA	0.74	1.06	<0.0001
DHA	4.4	5.3	0.0003
오메가-6지방산	28.4	27.8	0.25
ω-6/ω-3	3.6	3.0	<0.0001

Biol Psychiatry 2004;56:490–496

표 5-10. 자살시도자들의 상대위험률 (Odds Ratios: ORs)

지방산중		4분위				P
		1	2	3	4	
EPA	평균 (%)	0.35	0.58	0.94	1.57	〈0.0001
	OR	1.00	0.38	0.32	0.12	
DHA	평균 (%)	2.71	4.18	5.36	6.86	0.0003
	OR	1.0	0.78	0.56	0.22	

Biol Psychiatry 2004;56:490–496

에 있다고 말한다. 즉 적혈구를 구성하는 지질의 EPA수치가 낮은 순위부터 100명의 조사대상자들을 4등분하였을 때 하위그룹과 상위그룹의 자살시도위험이 8배나 차이가 났다. 지방산 중 EPA의 지방산 함량이 가장 낮은 그룹의 자살충동을 1이라 하였을 때 EPA함량이 가장 높은 그룹은 0.12밖에 되지 않은 것이다(표 5-10).

저자들은 DHA와 EPA가 부족할수록 자살충동을 더욱 강하게 느끼게 되는 관계는 명확히 규명하지 못하였으나 두 가지 가설을 제안하고 있었다.

첫째는 세로토닌시스템의 기능 이상을 중요한 자살위험인자로 간주하였다. 둘째는 신체조직에서 오메가-3지방산의 부족은 세로토닌 생성계의 저하를 불러올 수 있다는 것이다. 즉, 세로토닌 생성 뉴런의 기능 이상은 우울증과 공격성에 관계있고, 이것은 오메가-3지방산의 결핍으로 인해 발생할 수 있다. 자살시도그룹에서 탄소 18개짜리 포화지방산인 스테아릭산의 수치가 높은 것은 세포막의 유동성을 약화시킬 것이지만 자살과의 관계는 아직 규명되지 못하였다.

그렇다면 채식인에게 필수지방산, 특히 DHA와 EPA는 충분히 공급될 수 있을까? 2002년 네덜란드의 한 의과대학연구팀은 오메가-3와 함께 특히 긴사슬 다가불포화지방산인 DHA와 EPA에 관심을 두고 건강한 비채식

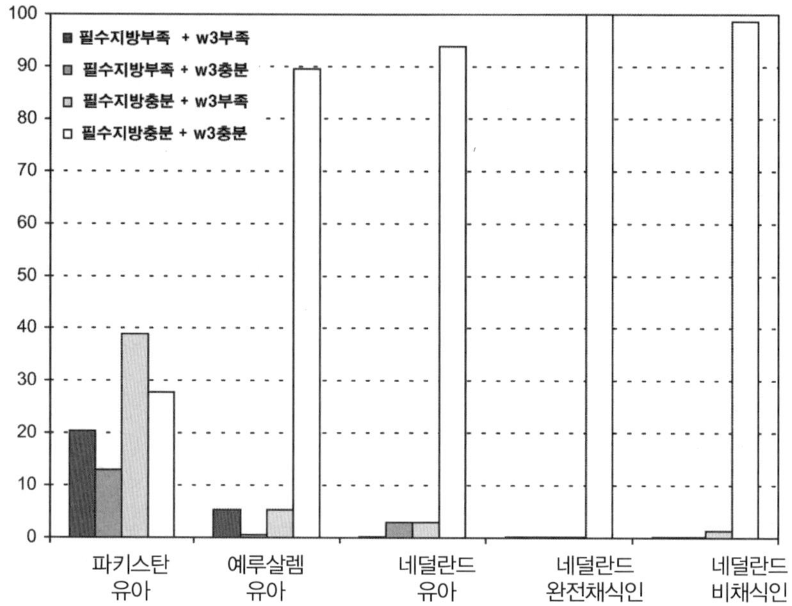

그림 5-20. 채식인과 비채식인의 오메가-3 지방산 섭취비교

그룹과 12명의 완전채식인을 대상으로 그들의 지방산상태를 알아보았다. 당시 연구팀은 신체에서 오메가-3결핍이 장기간 계속되어도 현상적으로는 잘 나타나지 않는것에 주목하고 결핍되기 전에 미리 진단할 수 있는 방법을 찾고 있었다.

오메가-3결핍은 신경계의 신경세포의 유지와 네트워크에도 문제를 발생시키지만 어린이의 경우 성장장애, 피부병변, 다음·다갈증, 감염에 대한 감수성 증가, 시력약화, 지방간, 불임, 신장이상, 학습저하 등의 매우 심각한 문제가 될 수도 있기 때문이다. 조사결과 식물성기름과 생선을 섭취하기 어려운 파키스탄 어린이를 제외하고는 대부분 별 문제가 없었다. 특히 완전채식인은 100% 필수지방산과 오메가-3지방산을 공급받고 있었다 (그림 5-20)[14].

5.11 맥린의 삼위일체뇌와 채식인의 뇌

화석과 같은 물적 증거들에 근거한 진화론에 의하면, 포유류는 2억년 전에 파충류로부터 유래되어 폭발적으로 다양한 종들이 생겨났다. 포유류와 파충류를 구분하는 기준들 중에는 순환기관이나 체온의 조절여부 등이 포함되며 뇌구조상으로도 구별되는 특징이 있는데, 이로 인하여 포유류에게는 파충류와 다른 특유의 행동양식이 나타나게 된다.

1967년 맥린(MacLean)은 하나로 보이는 인간의 뇌가 실제로는 세 가지의 구별되는 '뇌들'로 구성되어 있다는 '삼위일체 뇌(triune brain)' 가설을 제안하였다. 진화단계 순서대로 이들 뇌의 이름은 파충류뇌, 구 포유류뇌 (또는 변연계) 그리고 신 포유류뇌(신피질 또는 영장류뇌)라 이름 붙여졌다 [15] (그림 5-21).

삼위일체 뇌 가설에 의하면, 기본적인 파충류뇌 위에 뇌의 날개들 또는 상위뇌 구조(변연계)가 더해지면서 보다 진화된 뇌가 형성된다. 그리고 이어서 파충류뇌와 초기 포유류뇌의 축 위에서 신피질이 더해지게 된다. 이때 상위뇌가 보다 고차원적인 기능을 발휘하는 한편으로 하위의 뇌는 인간에게 보다 동물적인 그리고 본능적인 기능을 제공하게 된다.

"인간은 본질적으로 세개의 뇌를 상속받았다. 가장 오래된 뇌는 파충류의 뇌이고, 두번째는 하위 포유류뇌이며, 세번째 뇌는 가장 새로운 뇌로서 후기 포유류에서 발달하여 인간에서 절정을 이루었다. 이 세번째 뇌는 인간에게 상징적인 언어의 독특한 힘을 주었다."

맥린의 설명에 의하면, 인간의 뇌에서는 기저 신경절이라는 형태로 본능적인 파충류뇌가 작동하고 있다. 그리고 일상의 사회생활에서 나타나

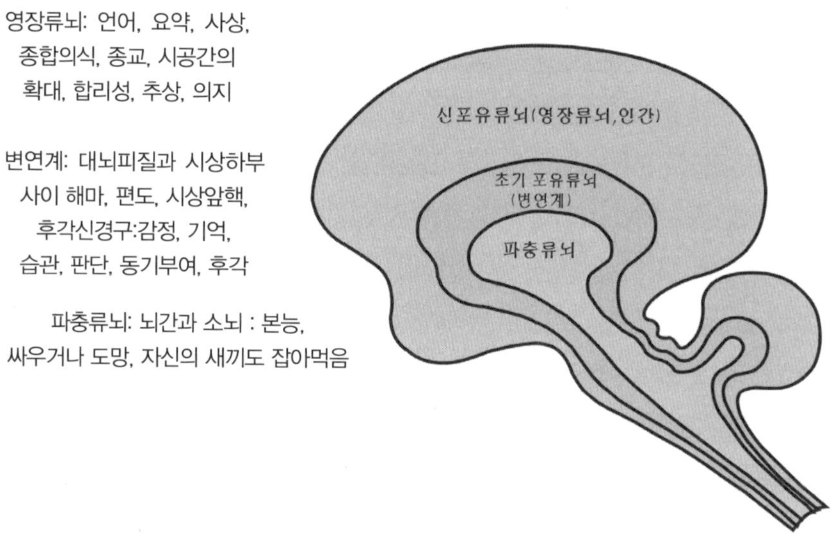

그림 5-21. 맥린의 삼위일체뇌 가설

는 행위들에는 초기 포유류뇌가 역할을 한다. 실제로 동물들의 행동에 대한 비교연구에 의하면, 자기보존(self-preservation)과 종족생존(survival of the species)은 변연계구조의 등장과 함께 나타난다. 그리고 기본적인 생존행위와 관련된 보살핌의 형성과 파충류에서 종종 보이는 자기 자손의 식육경향(cannibalize offspring)의 감소도 이때 이루어진다.

5.12. 인격, 개성, 자아 그리고 전전뇌(prefrontal cortex)

게이지(Gage)라는 인물에 대한 할로우(Harlow)의 보고서는 뇌와 인격의 관계를 알려준 최초의 사례로 널리 알려져 있다. 1848년, 게이지는 당시 25살의 건설 노동자로 철로건설에 땀을 흘리고 있었는데 건설작업 중 발파와 함께 날아온 철빔으로 앞머리가 관통당하는 사고를 입게 된다(그림 5-22). 다행히 그는 회복되어 전과 거의 동일한 육체적 건강과 정신적 능력을 되찾게 되었다. 그러나 그는 다시 일자리에 복귀할 수 없었고 나머지 인생을 방황하며 보내야 했다. 왜냐하면 그의 성격이 급격하게 변했기 때문인데 전해오는 문헌에 의하면 그는 사람들에게 불손해졌으며, 참을성 없고, 변덕스럽고 침착하지 못하고 본능적 욕구들을 조절할 수 없게 되었다[16].

그의 전 고용주는 그 변화가 너무나 컸기에 고용하기를 거부하였다. 그

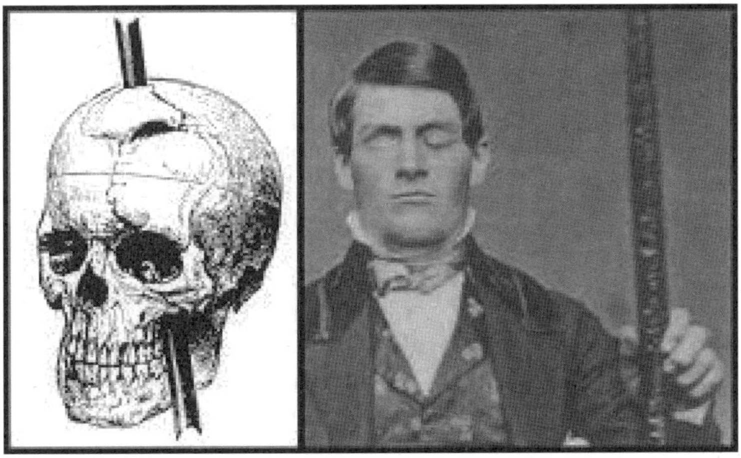

그림 5-22. 피니어스 게이지

의 친구가 말하길 "그는 더이상 게이지가 아니었다". 할로우의 보고 뒤에 전두엽의 손상과 관련된 몇 개의 경우가 더 보고되었다. EVR은 당시 35살이었는데 수막종으로 인해 안와전두엽을 제거하게 되었다. 수술 후 그는 기본적인 심리테스트에서 정상으로 나타났지만, 사회적 · 직업적 · 개인적인 활동은 계속할 수 없었다. 그는 이혼과 부도를 당했으며 일상적인 작업과 관련된 행동을 할 수 없었다 [16].

5.13. 식이패턴과 공감능력, 뇌활동의 차이

필리피(Filippi) 등은 유란채식인, 완전채식인 그리고 비채식인의 타인과 동물의 고통에 대한 뇌의 반응을 기능성 MRI를 통하여 알아보았다.

연구자들이 타인과 동물이 고통받는 사진을 보여주었을 때 채식인그룹은 타자와의 공감과 관련된 대뇌피질부위가 활성화되었으나, 비채식인은 보다 본능적인 불안 그리고 자기보호와 관련된 변연계의 편도가 활성화되고 있었다 (그림 5-23)[17].

특이한 점은 완전채식인의 경우, 사람이 고통받는 장면을 볼때보다 동물이 고통받는 장면을 볼때 보다 활발한 뇌활동을 보여주고 있었는데, 이것은 완전채식을 하는 동물보호 운동가들의 동물 생명보호에 대한 실천이라는 그들의 열정을 이해하는 데 하나의 단서가 될수 있을 것이다. 공감능력은 사회복지와 같은 공공선에 대한 입장차이를 낳을 수 있기에 채식패턴은 개인과 사회의 사회적 의식과도 관련을 가질 수 있다. 향후 영양과 사회적 의식 사이에 관계에 대한 연구, "영양과 사회심리학"의 연구가 기대된다.

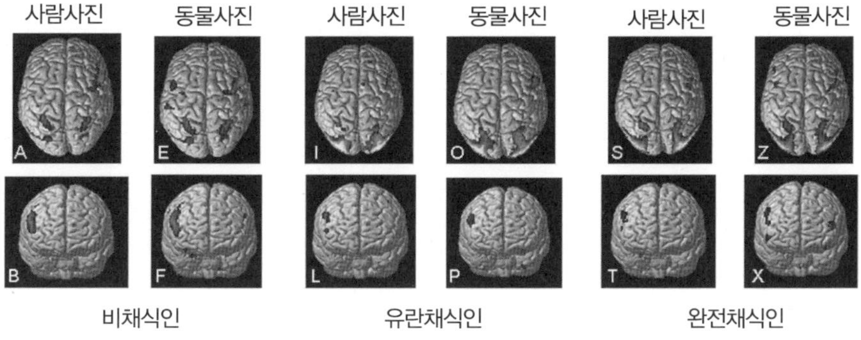

그림 5-23. 타인과 동물의 고통에 대한 채식인과 비채식인의 뇌반응부위의 차이

출 처

1. Dwyer JT, Miller LG, Arduino NL, Andrew EM, Dietz WH, Jr., Reed JC, Reed HB, Jr.: Mental age and I.Q. of predominantly vegetarian children. J Am Diet Assoc 1980, 76:142–147.

2. Gale, C. R., Deary, I. J., Schoon, I., Batty, G. D., & Batty, G. D. (2007). IQ in childhood and vegetarianism in adulthood: 1970 British cohort study. BMJ : British Medical Journal, 334(7587), 245.

3. Podratz JL, Rodriguez EH, Windebank AJ: Antioxidants are necessary for myelination of dorsal root ganglion neurons, in vitro. Glia 2004, 45:54–58.

4. Larsson CL, Johansson GK: Dietary intake and nutritional status of young vegans and omnivores in Sweden. Am J Clin Nutr 2002, 76:100–106.

5. Zhu X, Raina AK, Lee HG, Casadesus G, Smith MA, Perry G: Oxidative stress signalling in Alzheimer's disease. Brain Res 2004, 1000:32–39.

6. Luchsinger JA, Mayeux R: Dietary factors and Alzheimer's disease. Lancet Neurol 2004, 3:579–587.

7. Doraiswamy PM, Finefrock AE: Metals in our minds: therapeutic implications for neurodegenerative disorders. Lancet Neurol 2004, 3:431–434.

8. Ball MJ, Bartlett MA: Dietary intake and iron status of Australian vegetarian women. Am J Clin Nutr 1999, 70:353–358.

9. Hibbeln JR: Seafood consumption, the DHA content of mothers' milk and prevalence rates of postpartum depression: a cross–national, ecological analysis. J Affect Disord 2002, 69:15–29.

10. Sanders TA, Reddy S: The influence of a vegetarian diet on the fatty acid composition of human milk and the essential fatty acid status of the infant. J Pediatr 1992, 120:S71–77.

11. Reddy S, Sanders TA, Obeid O: The influence of maternal vegetarian diet on essential fatty acid status of the newborn. Eur J Clin Nutr 1994, 48:358–368.

12. Tsuboi H, Shimoi K, Kinae N, Oguni I, Hori R, Kobayashi F: Depressive symptoms are independently correlated with lipid peroxidation in a female population: comparison with vitamins and carotenoids. J Psychosom Res 2004, 56:53–58.

13. Huan M, Hamazaki K, Sun Y, Itomura M, Liu H, Kang W, Watanabe S, Terasawa K, Hamazaki T: Suicide attempt and n–3 fatty acid levels in red blood cells: a case control study in China. Biol Psychiatry 2004, 56:490–496.

14. Fokkema MR, Smit EN, Martini IA, Woltil HA, Boersma ER, Muskiet FA: Assessment of essential fatty acid and omega3–fatty acid status by measurement of erythrocyte 20:3omega9

(Mead acid), 22:5omega6/20:4omega6 and 22:5omega6/22:6omega3. Prostaglandins Leukot Essent Fatty Acids 2002, 67:345–356.

15. MacLean PD: The Triune Brain in Evolution: Role in Paleocerebral Functions. Springer; 1990.

16. Baars BJ, Gage NM: Cognition, Brain, and Consciousness. MA, USA: Elsevier; 2010.

17. Massimo Filippi, Gianna Riccitelli, Andrea Falini, Francesco Di Salle, Patrik Vuilleumier, Giancarlo Comi, Rocca MA: The Brain Functional Networks Associated to Human and Animal Suffering Differ among Omnivores, Vegetarians and Vegans. Public Library Of Science 2010, 5:e20847.

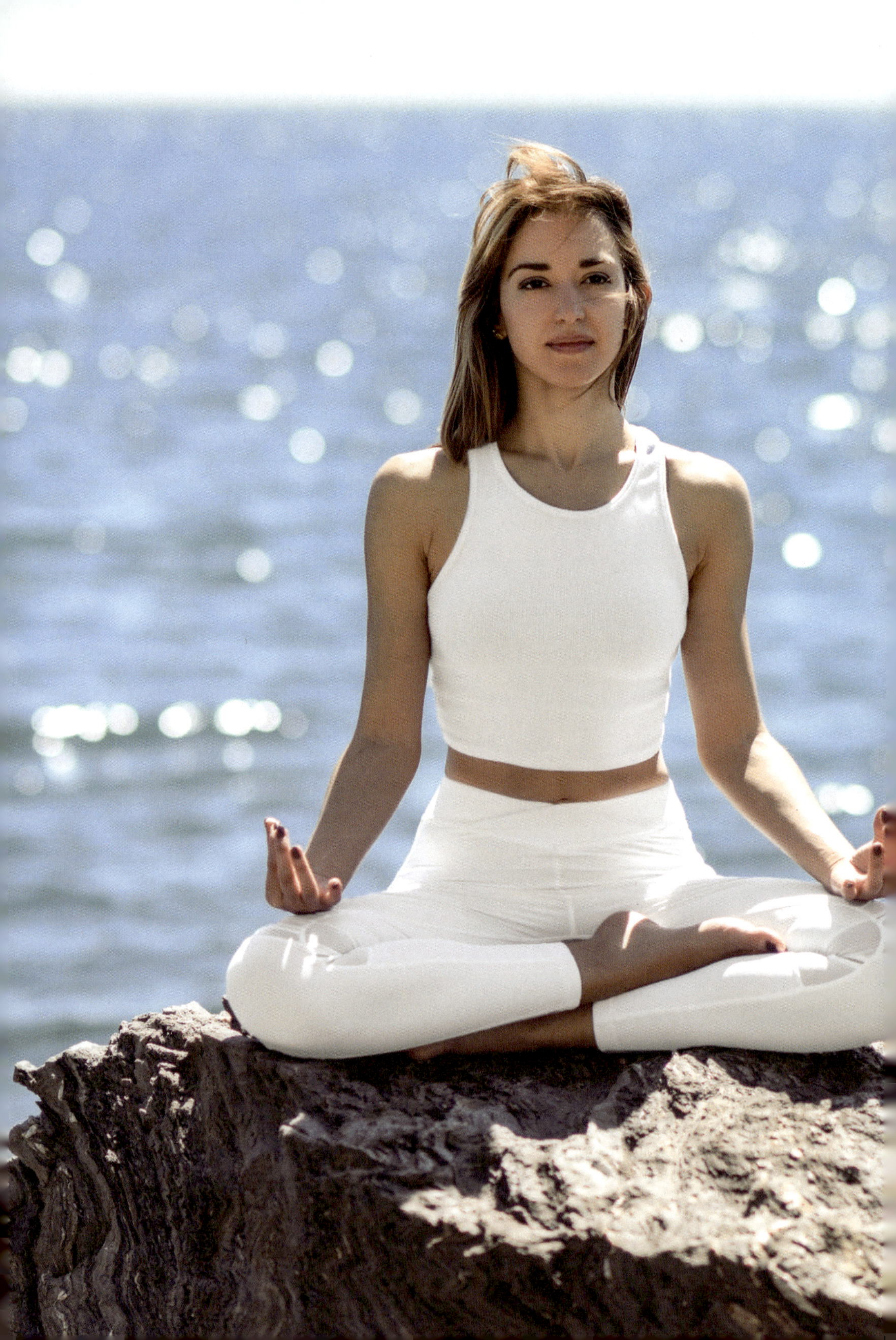

6장. 호흡계와 채식

Respiratory System and Vegetarian Diet

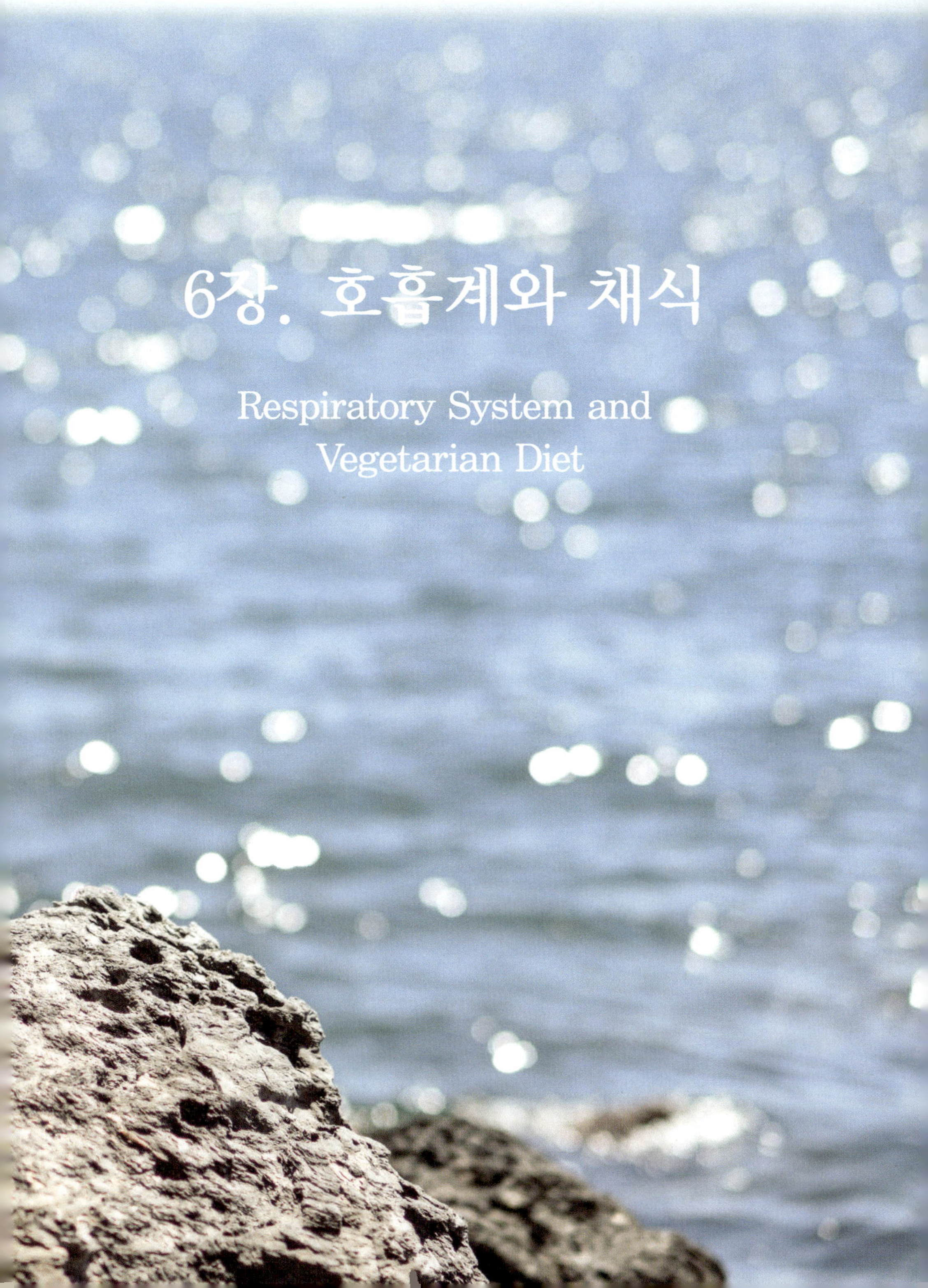

● 피부계

상위 호흡계를 보호한다. 콧털은 외부물질이 콧구멍으로 들어가는것을 보호함→

● 내분비계

에피네프린과 노르에피네프린은 호흡활동을 조절함 →

폐 모세혈관의 전환효소는 안지오텐신1을 안지오텐신 2로 전환함 ←

● 소화계

기질, 비타민, 무기질, 물, 이온 등 호흡기 세포들에게 필요한 물질을 제공한다 →

호흡근육의 수축을 통한 융막과 복막의 압력 증가는 배변을 가능하게 함 ←

● 비뇨계

호흡계세포에 의해 생성된 유기노폐물을 제거함 →

CO_2를 제거하여 pH의 조절을 가능하게 함 ←

● 생식계

성관계 동안 호흡의 속도와 깊이를 조절함 ←

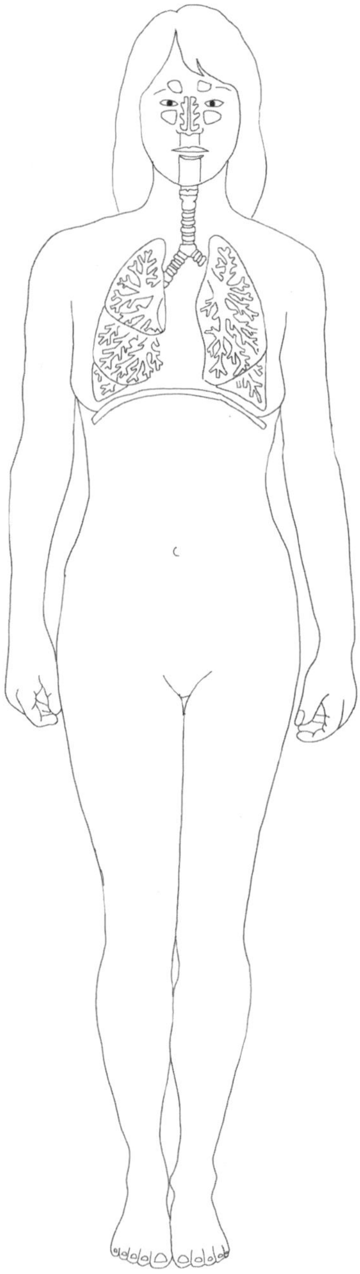

● 근육계

← 근육활동은 CO_2를 생성하며 호흡근육은 폐를 공기로 채우고 비운다. 다른 근육들도 호흡관을 조절함

● 신경계

← 호흡부피와 혈액기체수치를 점검하고 호흡의 속도와 깊이를 조절함.

● 심혈관계

← 적혈구세포는 산소와 CO_2를 폐와 말초조직 사이에 이동시킴

→ 안지오텐신2의 활성은 혈압과 부피를 조절하며 탄산이온은 혈액의 안충작용에 기여한다.

● 면역계/림프계

← 편도체는 호흡기로 들어가는 입구의 감염을 방지한다

→ 폐포의 식세포는 항원을 특이방어에 제시하며 호흡기방어계는 병균을 잡음

● 골격계

← 갈비뼈의 운동은 호흡을 가능하게 함. 골격은 폐를 둘러싸고 보호함

6장. 호흡계와 채식

6.1. 호흡계의 구조와 기능

인체의 모든 활동에 필요한 에너지는 산소를 연소함으로써 얻어진다. 피부나 아가미를 이용하는 수생생물과 달리 육지생물은 기체의 빠른 확산을 위해 호흡계라는 구조를 이용한다. 인체의 호흡은 크게 세 가지로 외호흡, 내호흡, 그리고 세포호흡으로 구분할 수 있다. 외호흡은 폐와 혈관 사이에서 기체가 교환되는 것이고, 내호흡은 적혈구의 헤모글로빈에 결합된 산소가 신체말초의 세포들에게 전달되는 것이다. 세포호흡은 세포내로 전달된 산소가 미토콘드리아에 의해 영양소를 산화하여 에너지를 얻는 것이다.

인체의 외호흡계는 크게 상기도계(上氣道界)와 하기도계(下氣道界)로 나뉜다. 상기도계는 코, 비강, 인두로 이루어지고 하기도계는 후두, 기관, 기관지, 세기관지, 폐포로 구성된다. 상기도계는 외부에서 폐로 들어오는 공기의 불순물을 미리 걸러내고 체온과 비슷하게 따뜻하게 하며, 습도를 맞춘다. 그럼으로써 하기도계의 정묘한 표면이 외부공기에 의해 건조해지거나 차갑지 않게 된다. 폐포에 도달하는 공기의 이러한 조건화 과정은 일차적으로 호흡계 점막에 의해 가능해진다. 하기도계는 기체의 이동통로인 기관지 분지계와 폐포로 이루어진다. 폐포는 모세혈관과 폐포 간의 가스교환이 이루어지는 기본단위이다.

기관은 기관분기부에서 좌우로 연속하여 19번 나뉘어지는데 이때 종말세기관지의 직경은 0.5mm가 된다. 종말세기관지 아래는 호흡세기관지로 점액과 섬모는 보이지 않고 폐포가 있어서 확산성 가스교환이 이루어진다. 이때 폐포의 총 표면적은 최소한 70m^{2}에서 140m^2 사이로 몸표면의 35배나 된다. 폐포는 공기가 차 있는 폐의 주머니로 폐포의 내부공간과 혈관의 혈액사이에는 1만분의 1cm나 심지어 10만분의 1cm보다 얇은 폐포막이 있어서 폐포와 혈액 사이의 기체교환을 가능하게 한다(그림 6-1).

폐포의 상피세포는 1형과 2형세포로 나뉜다. 1형세포는 폐포 표면의 90~95%를 구성하는데 폐포-모세혈관막의 유지에 중요하며 가스의 확산교환을 담당한다. 2형세포는 과립 폐포세포로 폐포 표면적의 5~10%를 차지하는데 폐포의 표면장력을 낮추는 계면활성물질을 생성, 저장, 분비하는 등의 대사·효소작용을 한다. 만약 계면활성물질이 분비되지 않으면 작은 폐포는 찌그러져 기체교환 기능을 손상받게 된다.

호흡기도계는 점액섬모층과 폐포의 대식세포로 세균들에 대한 방어작용을 한다. 흡입된 공기속에 있는 먼지와 병원소는 섬모층 위에 있는 점액층에 붙는데, 섬모는 전진, 후진운동을 통해 분당 2cm의 속도로 상기도쪽으로 이동시켜 기침반사나 침과 함께 식도로 삼켜버린다.

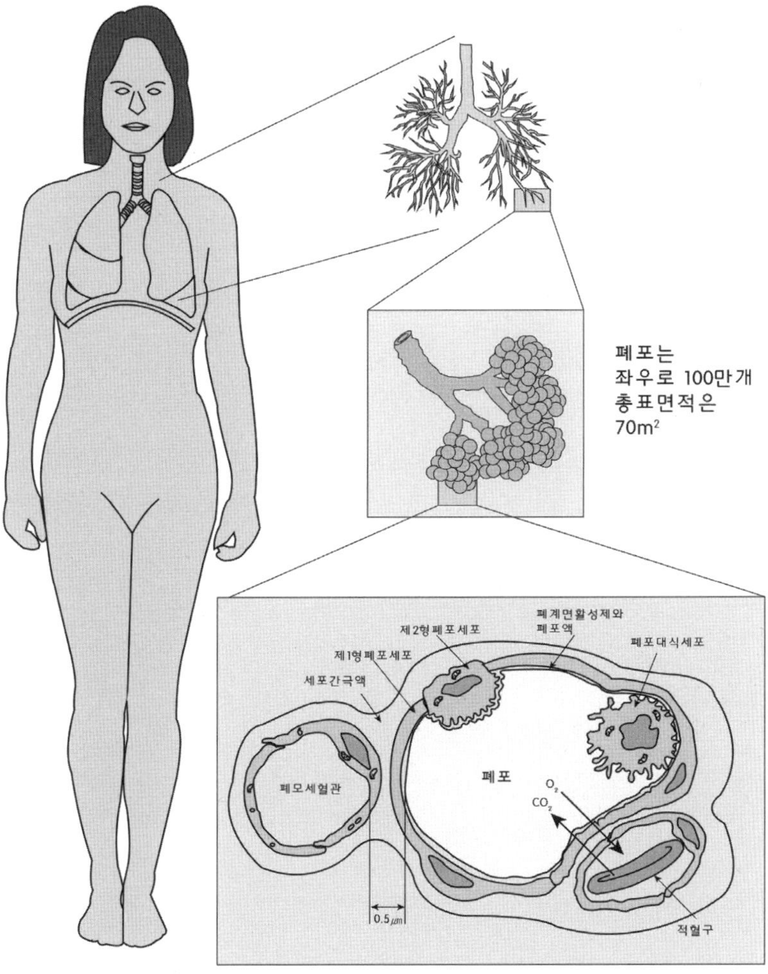

그림 6-1. 인체의 호흡계와 폐포

폐포내의 기체교환

공기의 압력은 수은기둥이 760mm올라가는 정도의 압력을 가지고 있어서 1기압 또는 760mmHg라고 표현한다. 공기는 80%가 질소이고 20%가 산소 그리고 이산화탄소는 0.03%정도인데 이를 압력으로 나타내면 산소압력은 160mmHg이고 이산화탄소는 0.3mmHg이다. 반면 폐포안의 산소 기체압력은 105mmHg이고 이산화탄소의 압력은 40mmHg정도로서 폐포 안에서 산소와 이산화탄소가 서로 반대방향으로 확산된다. 기체의 압력은 농도와 비례한다. 폐포내의 산소확산에 영향을 미치는 요인은 세 가지로 대기의 산소압력, 폐포환기율 그리고 체내의 산소 소비율이다.

동맥은 심장에서 나가는 혈관이고, 정맥은 온몸을 돌고 난 후의 혈관이다. 따라서 정맥혈액은 신체조직에서 오는 것이므로 높은 이산화탄소농도(46mmHg)와 낮은 산소농도(40mmHg)를 가진다. 폐포와 모세혈관내의 기체농도의 차이는 양쪽에서 기체농도가 평형을 이룰때까지 확산을 지속하게 한다.

혈액내에서 산소는 혈장에 녹아 있거나 적혈구의 헤모글로빈에 결합된 상태로 이동하게 된다. 산소는 물에 잘 용해되지 않으므로 대개의 경우 헤모글로빈에 결합된 상태인데 혈액 1리터당 헤모글로빈과 결합한 산소는 197mL이고, 용해된 양은 단지 3mL이다.

표 6-1. 기체의 압력

기체	정맥혈액	동맥혈액	폐포	대기
산소	40mmHg	100mmHg	105mmHg	160mmHg
이산화탄소	46mmHg	40mmHg	40mmHg	0.3mmHg

적혈구내의 헤모글로빈분자는 4개의 소단위가 결합된 단백질로, 각 소단위는 헴과 글로빈이라는 펩타이드가 결합된 것이다. 각 헤모글로빈은 하나씩의 철이온 (Fe^{2+})을 함유하여 산소분자 하나씩과 결합할 수 있다. 즉, 적혈구내의 헤모글로빈은 총 4개의 산소분자와 결합하며 이를 아래와 같이 표기한다.

$$O_2 + Hb \rightleftarrows HbO_2$$

헤모글로빈의 산소와 결합한 비율, 즉 포화율은 (Hb과 결합하는 O_2)/(O_2와 결합할 수 있는 최대의 Hb양) ×100이다.

헤모글로빈의 포화율에 가장 큰 영향을 미치는 것은 혈액내 산소의 농도(압력)인데 이를 나타낸 그래프가 산소-헤모글로빈 해리곡선이다. 이 곡선은 S자곡선모양으로 산소압력이 10~60mmHg에서 급격한 경사를 보이며, 70~100mmHg에서 완만해진다. 상온에서 산소분압이 60mmHg일 때 결합률은 90%이며 그 이상의 산소농도에서는 완만히 결합률이 증가하게 된다 (그림 6-2). S자곡선을 그리는 이유는 헴에 산소분자가 처음 결합하게 되면, 이후에 4개의 글로빈 소단위간의 결합이 서로 떨어지면서, 산소에 결합하기 쉽게 입체구조가 변형되기 때문이다. 폐로 유입되는 혈장과 적혈구의 산소압력은 40mmHg인데 이때의 헤모글로빈 포화도는 75%정도가 된다 (그림 6-3).

산소농도 이외에 헤모글로빈 포화도에 영향을 주는 것은 이산화탄소농도, 수소이온농도, 온도, 2,3-디포스포글리세르산으로 그 농도나 수치는 폐에서보다 말초에서 더 높다. 이들이 증가하게 되면 산소-헤모글로빈 해

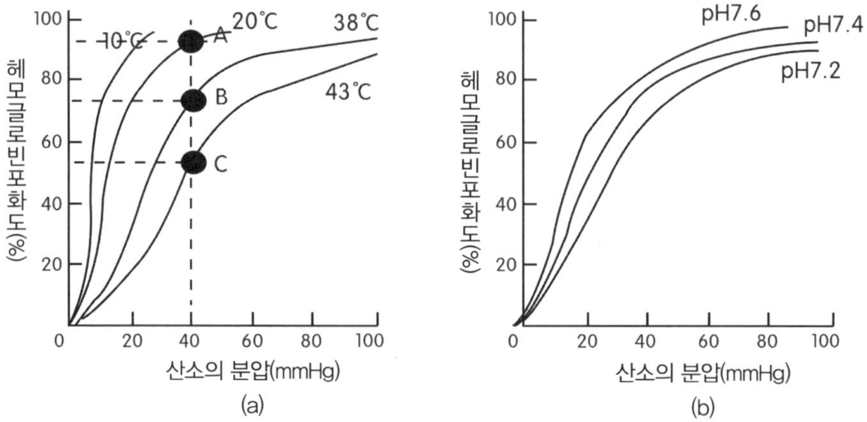

그림 6-2. 온도와 pH의 변화에 따른 산소해리곡선

온도가 높을수록 헤모글로빈 포화도는 낮아진다(a). 혈액의 pH가 낮을수록(산성화가 될수록) 헤모글로빈포화도는 낮아진다(b).

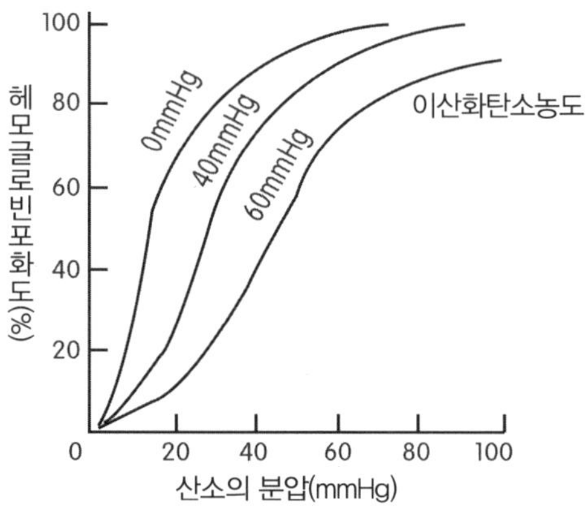

그림 6-3. 이산화탄소농도에 따른 산소해리곡선 변화

혈액중에 이산화탄소농도가 높을수록 헤모글로빈 포화도는 낮아진다.

리곡선은 오른쪽으로 이동하게 되고 헤모글로빈의 산소와의 결합률은 낮아져 산소가 조직으로 이동하게 된다.

이는 말초조직에서 헤모글로빈에 결합된 산소가 쉽게 떨어져 나와 조직세포로 이동할 수 있도록 한다. 즉, 말초조직에서 대사활동이 활발하므로, 온도가 높고, 이산화탄소 농도도 높으며, 산성도가 높고, 2,3-디포스포글리세르산의 농도가 높아진다.

말초세포에서 산화된 영양소는 이산화탄소(CO_2)와 물로 방출되는데, 이때 이산화탄소는 10%만 혈장에 용해되고, 30%는 헤모글로빈에 결합하여 카바미노헤모글로빈형태로 이동하며, 60%는 중탄산염(bicarbonate)으로 변환되어 혈액을 타고 폐를 향하여 이동하게 된다. 이 반응은 다음과 같이 표기할 수 있다.

$$CO_2 + H_2O \rightleftarrows H_2CO_3\ (\text{탄산염}) \rightleftarrows HCO_3^-\ (\text{중탄산이온}) + H^+$$

폐에 도달한 데옥시헤모글로빈은 수소를 방출하고 대신 산소와 결합하면서 산화헤모글로빈이 된다. 이때 방출된 수소이온은 중탄산염과 결합하여 탄산염이 된 후 다시 이산화탄소와 물로 전환된다. 그리고 이때 생성되는 이산화탄소는 호흡계를 통해 나가게 된다. 이 과정을 통해 몸은 일정한 수소이온농도를 유지할 수 있게 된다. 만약 폐질환 등으로 환기가 제대로 되지 않으면 동맥내의 이산화탄소농도는 증가하고 수소이온의 농도도 증가하여 산성도가 증가(pH가 감소)하게 된다. 이를 호흡성 산혈증(respiratory acidosis)이라 한다.

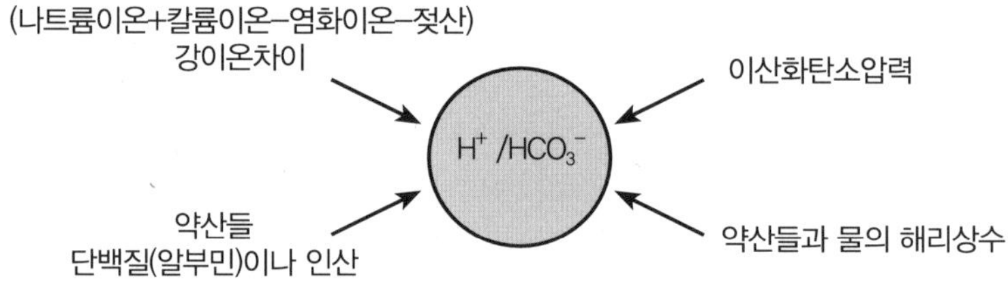

그림 6–4. 스튜어트 가설에 의한 산염기 균형에 영향을 주는 인자들

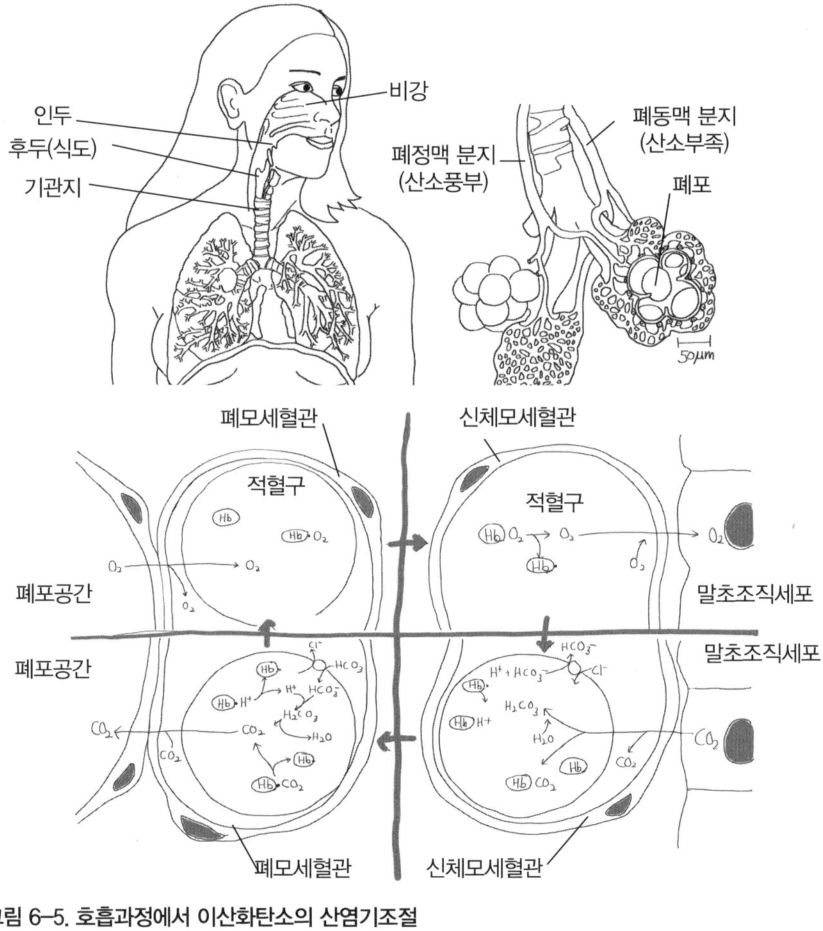

그림 6–5. 호흡과정에서 이산화탄소의 산염기조절

6.2. 산-염기 균형과 채식

거의 대부분의 세포 내 효소들은 산-염기 균형상태에서 제 기능을 유지하기 때문에, 체내의 산염기 균형은 세포들의 정상적인 기능을 유지하기 위해 매우 중요한 요소이다. 일반적으로 인체의 pH는 7.37~7.43의 범위 내에 유지되며 이를 조절하는 방법은 크게 2가지로 호흡으로 이산화탄소를 배출하거나 비휘발성 산이나 염기를 신장으로 배설하는 것이다(그림 6-6). 신장은 사구체에서 여과된 중탄산이온(HCO_3^-)의 거의 대부분을 재흡수한다.

스튜어트(Stewart)는 인체의 산-염기 평형을 유지하는데 영향을 주는 세가지 중요 요소로 강이온차이(strong ion difference), 약산의 총농도(total concentration of weak acids) 그리고 이산화탄소의 분압(pCO_2)를 들었다 [1]. 강이온차이는 강산과 강염기 사이의 차이를 말하며 이것은 "나트륨이온+칼륨이온-염화이온-젖산(lactate)"으로 계산한다. 만약 강이온 차이값이 증가하면 수소이온농도는 감소함으로써 알칼리화(pH가 증가)하게 된다.

대개 강이온차이는 양의 값을 가진다. 이 때문에 체액의 중성화를 위해 음의 값을 가진 약산들과 이산화탄소가 투입되어 균형을 맞추게 된다. 따라서 이 세 가지 요소중 하나라도 변화하면 곧이어서 체액의 산성도도 변화한다. 만일 호흡을 통해 혈액속의 CO_2가 증가하게 되면 곧 수소이온의 농도가 높아진다. 그리고 이를 완충하기 위해 신체의 다른 요소들이 작용하게 된다.

약산의 총농도는 대개 단백질(알부민)이나 인산에 의해 영향을 받는다. 따라서 섭취하는 음식을 통한 영양소의 변화는 인체의 pH에 영향을 주며, 이는 잠재신장산부하(potential renal acid load; PRAL)로 계산될수 있다 [2]. '잠재신장부하'는 100g의 식품속에 든 영양소를 통하여 다음과 같은 공식으로

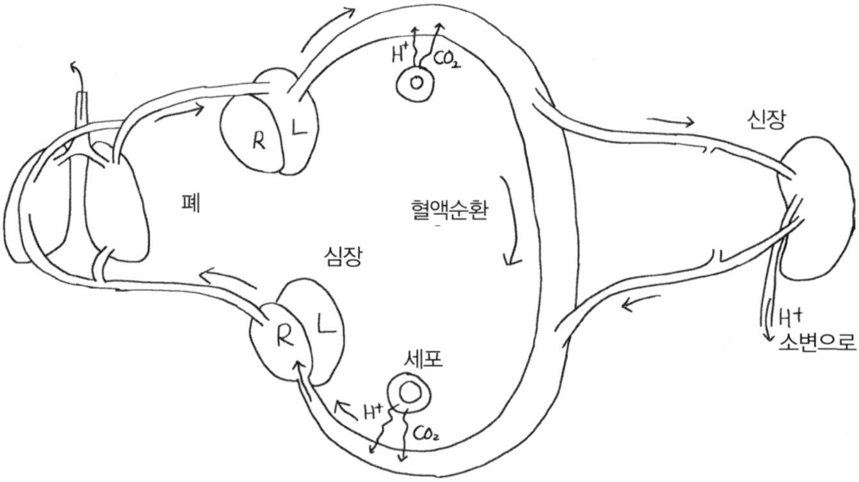

그림 6-6. 호흡과 신장에서 산염기조절

표 6-2. 육류과잉섭취로 인한 혈액의 산 혈증과 인체생리의 결과[6]

영양, 대사효과	이화작용 촉진
	동화작용 억제
	인슐린저항성 증가
뼈에 대한 효과	뼈의 물리화학적인 용해
	파골세포의 기능 증가
	조골세포의 기능 약화
	부갑상선호르몬의 수치와 효과증가
	비타민D 합성 감소
호르몬에 대한 영향	성장호르몬분비 감소
	IGF-1 반응 감소
	인슐린 매개 혈당대사 억제
	갑상선호르몬수치 감소
	갑상선자극호르몬 증가
	코르티솔 생성 증가
	칼슘변화와 부갑상선호르몬 감수성 감소

계산될 수 있다 [3].

잠재신장부하(mEq) = 0.49 x 단백질(g/100g) + 0.037 x 인산(mg/100g)

− 0.021 x 칼륨(mg/100g) − 0.026 x 마그네슘(mg/100g)

− 0.013 x 칼슘(mg/100g)

만약 식품속의 잠재신장부하가 음의 값을 가지면 보다 알칼리화되며, 반면 양의 값을 가지면 혈액이 산성화로 추정된다. 예를 들어, 채소나 과일에는 칼륨, 마그네슘 그리고 칼슘이 많기에 잠재신장부하값은 음이 되고 알칼리화가 된다. 반면 단백질, 치즈, 곡류 등을 섭취하면 단백질과 인산이 풍부하여 잠재신장부하값은 양이 되어 산성화가 된다.

예를 들어 34명의 건강한 남녀를 대상으로 14일간 채소와 같은 식품

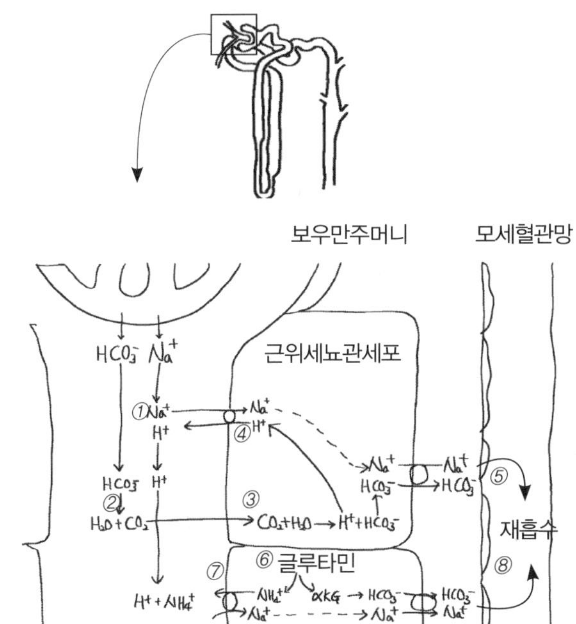

1. Na^+−H^+교환제는 H^+를 배출시킨다.

2. HCO_3^-와 결합한 H^+는 CO_2를 생성시킨다.

3. CO_2는 세포안으로 확산되고, 물과 결합하여 H^+와 HCO_3^-를 생성한다.

4. H^+는 다시 배출된다.

5. HCO_3^-는 재흡수된다.

6. 글루타민은 암노늄이온과 HCO_3^-로 대사된다.

7. NH_4^+는 분비되어 배설된다

8. HCO_3^-는 재흡수된다.

그림 6-7. 신장에서 나트륨과 탄산을 이용한 산염기조절

성 영양소 보충제를 8.5g씩 섭취하였을 때 소변의 pH가 처음에 6.07에서 6.27로 증가하였다. 이는 신체에서 산부하가 감소한 것을 암시한다 [4]. 또 다른 한 연구에 의하면 4일간 고단백(25.3%)-저탄수화물(10.1%)일 때보다 저단백(9.4%)-고탄수화물(65.5%) 식이를 하였을 때 혈장이 보다 알칼리화, 즉 pH가 높았다[5].

표 6-3. 성인의 고단백질식이와 그 결과[6]

	하루 섭취 단백질량			결과/증가한 위험
	A	B	C	
대조실험				
보통성인	1.6			인슐린 분비 증가
보통성인	1.7			신장 순 산 방출량(RNAE)증가
보통성인	2.4			옥살산, 글리코산 방출증가
보통성인	2.4			칼슘배설증가
보통성인	2.5			인슐린감수성 감소, 간의 혈당방출증가
보통성인	2.8			뼈 재흡수 증가
보통성인	2.8			사구체여과율증가
보통성인	2.9			혈장 글루타민감소
역학조사				
보통성인		0.65		사구체여과율 증가
보통성인		0.84		비 중탄산 생성증가
50~75세			0.1	미세알부민뇨증
9세이상			0.5	당뇨
20~79세			4사분위	신장세포암(상대위험 1.9배증가)
70세			3삼분위	전립선암(오즈비 13.5)
35~59세	〉1.8			뼈골절 (상대위험 1.22배증가)

A:단백질권장섭취량 하루 몸무게 1kg당 0.75g을 나눈 값. 2인 경우 2배 섭취하였다는 의미임.
B: 단백질섭취량과 결과의 상관관계 C: 연구집단의 평균 이상 섭취한 단백질량

6.3. 최대산소섭취량과 암

'최대산소섭취량(maximal oxygen uptake: VO_2max)'은 해수면 높이에서 운동을 할 때 섭취할 수 있는 산소의 최대량을 의미한다. 따라서 최대산소섭취량은 심혈관계뿐만 아니라 호흡계의 기능을 알아보는 지표로 활용된다. 최대산소섭취량은 심혈관질환을 포함한 다양한 종류의 사망률에 대한 위험을 측정하기 위해 사용된다. 최근에는 암과의 관련성에 대해서도 보고되고 있다. 즉, 최대산소섭취량이 낮으면 유방암으로 인한 사망이 증가한다는 것이다.

2009년 필(Peel) 등의 연구에 의하면 최대산소섭취량이 8METS(28mL/kg.min)이상인 사람들에 비해 그 이하인 사람은 사망률이 거의 3배가 증가하였다[7]. 그리고 248명을 대상으로 한 또 다른 연구에 의하면 건강한 대조군에 비해 유방암환자의 최대산소섭취량은 32% 감소했다[8]. 최대이하 운동검사(summaximal exercise testing)는 울혈성심부전(congestive heart failure)[9], 뇌졸중(stroke)[10] 뿐만 아니라 다양한 암[11]에 걸린 환자들의 심폐기능을 측정하는 데 활용될 수 있다.

혈액의 산-염기 균형은 '최대산소섭취량'에도 영향을 준다. 한 연구에 의하면 저단백-고탄수화물그룹이 최대산소섭취량의 100%에서 자전거를 타는 동안 탈진까지 지속되는 시간이 보다 길었다 (저단백섭취군 345초 대 고단백섭취군 221초). 산-염기 균형은 골격과 근육에 영향을 주므로 육체적인 활동에 영향을 주게 된다. 근육세포에서 산성화는 피로와 관련되는데, 세포밖 체액이 알칼리화되면 근육세포에서 수소이온을 빨리 제거해주기에 피로가 완화되는 것이다[12].

6.4. 저단백질 채식 식이와 산소소모량 증가

에니 등은 영양이 산-염기 균형에 영향을 주는지, 그리고 더 나아가 운동능력에도 영향을 주는지를 알아보기 위해 저단백 채식식이와 일반식이의 차이를 알아보았다. 평균나이 23.5세의 총 9명의 건강한 성인을 모집한 후 한 그룹은 4일간 채식식이를 하게 하고 다른 한 그룹은 보통의 육류가 포함된 식이를 하도록 하였다. 그리고 실험전후로 자전거 체력측정기(cycle ergometer)로 운동능력을 측정하였고 혈액을 채취하여 산-염기 밸런스 등을 확인하였다. 최대 산소섭취량(VO_2max)의 40, 60, 80, 100%의 단계에서 각각 10분간 세 차례 측정하였다.

두 그룹간에는 동맥혈액의 수소이온농도, 강이온 차이, 약산의 총농도, 이산화탄소의 압력, 탄산 농도가 자전거를 탄 후나 휴식상태에서 차이가 없었다. 피로할 때까지 운동시간의 차이도 없었다. 하지만 비채식그룹에 비해 채식그룹은 휴식상태에서 강이온차이가 유의하게 증가하였다(38.6 대 39.8, $p=0.009$). 그리고 산소섭취량(VO_2)은 최대산소섭취량의 40, 60, 80%일 때 채식그룹에서 유의하게 높았다 (그림 6-8).

산혈증은 헤모글로빈의 산소와 결합률을 낮추고 따라서 혈액내의 산소함량을 낮추게 된다. 채식식이 후 참여자는 혈액내의 산소이동능력이 증가한 것으로 해석된다. 그러나 강산차이 외에 다른 요인들은 급속히 인체의 산-염기 균형기구에 의해 그 차이를 알아보기 어려웠다. 비록 섭취한 에너지량은 채식식이가 390kcal가 적었음에도 비채식에 비해 운동능력은 거의 차이가 없었다. 근육의 글리코겐 함량도 채식식이가 낮지 않았다.

채식식이패턴으로의 변화는 산소이용률을 증가시켰고, 이는 신체 내의 다양한 영역에서 차이와 관심을 가지게 한다. 그리고 그 관심의 목록에는 암과 같은 질병이 포함된다.

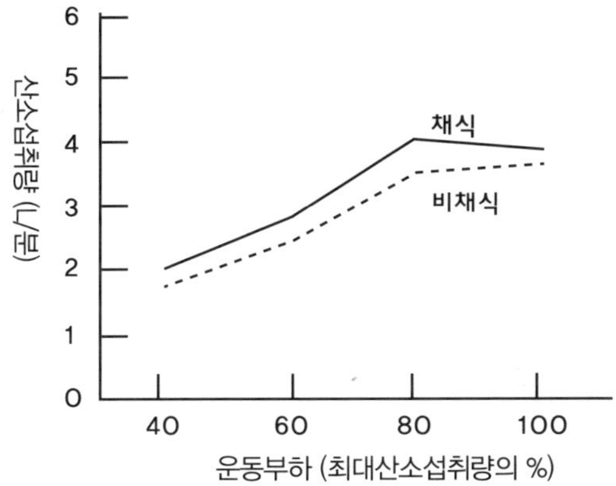

그림 6-8. 비채식과 저단백 채식식이 후 자전거를 이용한 체력측정

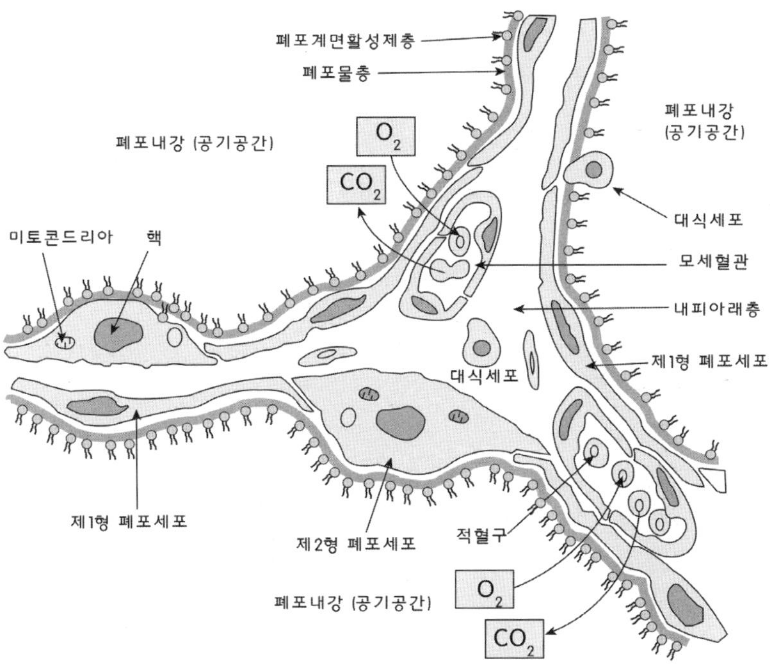

그림 6-9. 폐포의 기본구조

6.5. 무산소발효와 암

인체의 세포호흡과정은 크게 해당, TCA회로, 그리고 산화적 인산화라는 세 단계를 거친다. 해당과정은 산소 없이 포도당 한 분자가 피루브산 두 분자로 쪼개지는 것으로 이때 2개의 ATP가 생성된다. ATP는 모든 생명체에서 공통적으로 사용하는 화학에너지이다.

이어서 생성된 두 개의 피루브산은 TCA회로와 산화적 인산화과정을 통해 세포 내의 미토콘드리아에서 산소와 결합함으로써 이산화탄소 6분자와 물분자 6분자를 생성한다. 이 과정에서 36개의 ATP가 생성된다. 즉, 산소가 없을때는 단지 2개 ATP이지만 산소가 공급되면서 18배나 많은 ATP가 생성된다. 그러나 만약 산소가 부족해지면 해당과정에서 생성된 피루브산은 TCA회로로 들어가서 이용되지 못하고 발효과정으로 들어가서 젖산으로 변화한다 (그림 6-10).

심폐기능은 최대산소섭취량에서 흡수되는 산소의 양으로 측정될 수 있는데 암을 포함한 다양한 질병에서 사망률을 추정하는데 이용될 수 있다. 다양한 연구결과에 의하면 낮은 수치의 최대 산소섭취량은 심혈관질환과 유방암 사망률의 증가를 보이고 있다 [7, 13, 14].

1956년 바르부르크(Warburg)는 암세포들이 산소없이 발효를 한다고 주장하였다. 즉, 암발생의 동력은 미토콘드리아가 손상됨으로써 불충분한 세포호흡을 하는 것이다. 그는 '사이언스' 지에 '암세포의 기원'이라는 제목으로 기고를 하고 다음과 같이 설명한다[15]. 암의 발생에는 두 단계가 있는데 첫 단계는 세포들의 돌이킬 수 없는 산소호흡의 손상이다. 자외선, 타르, 압력, 우레탄, 독성물질 등 다양한 원인이 있지만 이들의 공통점은 세포의 산소호흡과정의 손상이다.

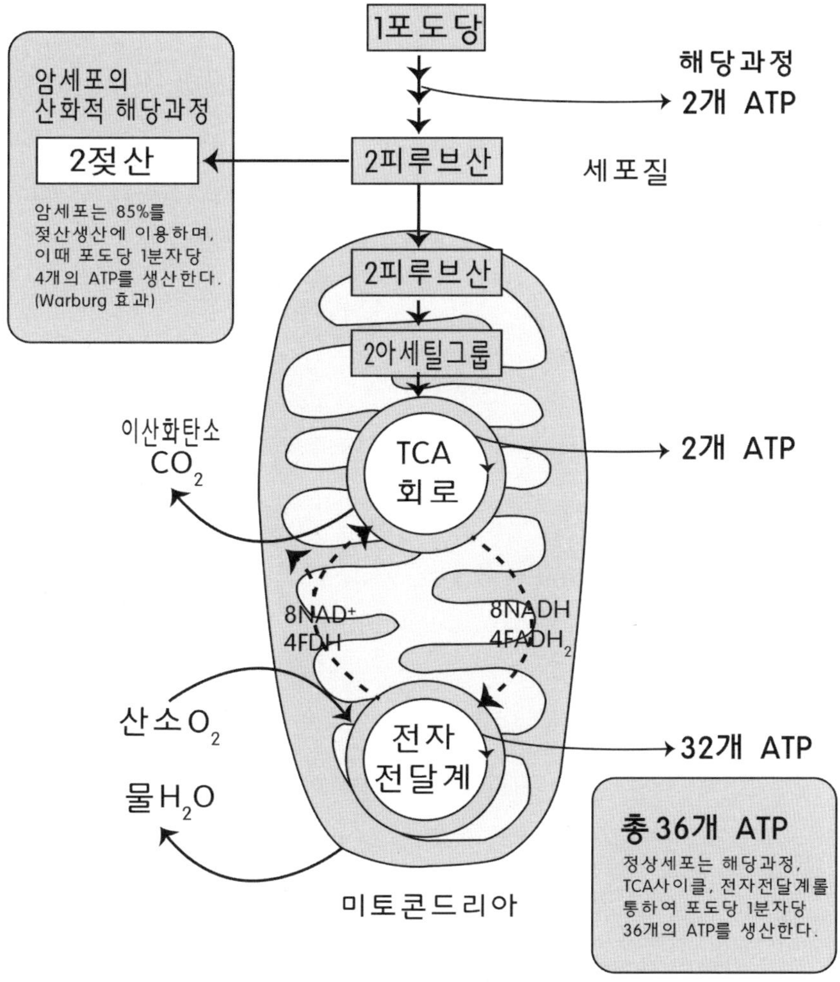

그림 6-10. 세포질과 미토콘드리아에서 유산소 호흡과 무산소 발효과정

암세포는 대부분 미토콘드리아가 손상되어 있어서 지질을 에너지원으로 이용하지 못하고, 보다 많은 탄수화물을 영양소로 필요로 한다. 따라서 케톤식(지질/(탄수화물+단백질) = 4)이나 단식을 하게 되면 암세포는 탄수화물을 이용할수 없어 사망한다. 하지만 정상세포는 미토콘드리아를 이용하여 지질과 케톤체를 에너지원으로 이용하면서 더욱 건강해진다. 자세한 내용은 〈아토파지와 단식의 암치유원리, 이광조 저 2018년〉를 참조할수 있다.

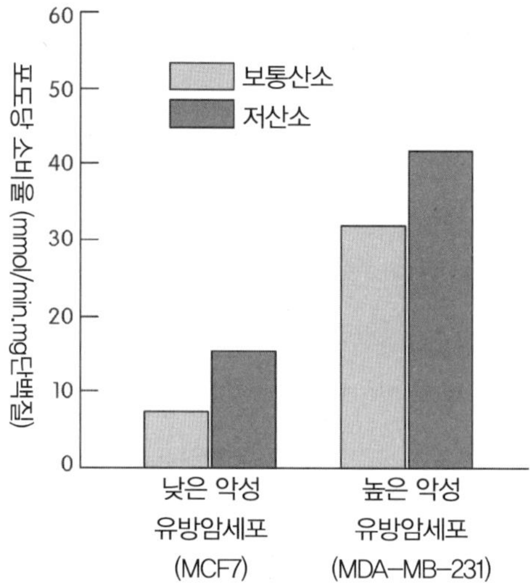

그림 6-11. 보통산소와 저산소상태에서 암의 포도당 소비율

암발생의 두 번째 단계는 산소호흡과정이 손상된 세포들이 살아남기 위해서 발효를 통해 에너지를 얻는 과정이다. 이들은 살아남기 위해 산소가 필요 없는 발효를 비정상적으로 빠르게 발달시킨다. 이것은 마치 하등생물체인 효모와 같다. 그는 주장하기를 모든 암세포는 섭씨 38도에서 24시간동안 모든 영양소를 공급하지 않을때 죽게 된다고 하였다. 하지만 단지 필요한 에너지의 5분의 1만 공급되어도 암세포는 죽지 않고 생존한다. 마치 효모세포들과 같은 하등동물이 산소호흡이나 발효도 하지 않고 단단하게 포장된 채 오랜 시간동안 살아남을 수 있는 것과 같이 말이다. 실제로 암세포들의 대사에너지를 비교해보면 효모와 매우 유사한 것을 알 수 있다.

그렇다면 어떻게 낮은 에너지생산률에도 불구하고 암세포들은 증식할수 있을까? 그것은 발효속도를 더욱 빠르도록 암세포대사를 변경하면서 가능해진다. 즉, 암세포들의 세포질에는 발효와 관련된 효소들이 더욱 많이 발견된다[15]. 가텐비(Gatenby) 등은 포도당 소비율을 확인하기 위해 낮은 악성의 유방암세포주인 MCF-7와 MDA-MB-231이라 불리는 높은 악성의 유방암 세포주를 실험하였다 (그림 6-11). 실험결과 보다 악성일수록 포도당소비율은 높았고, 특히 저산소상태에서 더욱 포도당소비가 높은 것을 알 수 있었다[16].

6.6. 천천히 호흡할수록 폐포의 환기율이 높아진다

대개 호흡은 무의식적으로 이루어진다. 그러나 의식적으로 호흡의 속도와 깊이를 조절할 수 있는데 이 과정은 신체의 호흡률에 변화를 줌으로써 인체의 생리작용과 건강유지에 도움을 줄 수 있다. 이 과정을 이해하기 위해 필요한 개념은 폐포환기율이다.

보통사람의 경우 분당 호흡수는 12회정도로 한번 숨을 들이마시고 내쉴 때의 양은 500ml정도이다. 따라서 분당 환기율은 500ml에 12회를 곱한 6,000ml가 된다. 그러나 폐와 모세혈관 사이의 기체교환은 폐포에서만 일어난다. 즉, 공기의 통로인 기도가 차지하는 부피인 150ml는 기체교환이 일어나지 않는다 (그림 6-12). 호흡을 마시고 내쉴 때 150ml는 기도에 남아있는 것이다. 따라서 실제로 폐포에 도달하는 기체의 양은 500ml에서 150ml를 뺀 350ml가 된다. 그리고 분당 12회를 호흡하므로 분당 호흡율은 350ml 곱하기 12회를 하면 4,200ml가 되는 것이다(표 6-4).

만약 호흡속도를 천천히 하고 대신 복식호흡으로 보다 깊게 호흡을 한다면 폐포에 공급되는 공기의 양은 보다 많아진다. 호흡수를 보통의 경우의 절반인 6회를 하고 대신 1회 호흡량을 1,000ml라고 하자. 그러면 '해부학적으로 죽은공간'인 기도의 공간 150ml를 빼면 실질적으로 환기되는 양은 1,000-150ml = 850ml가 된다. 850ml에 분당 호흡수인 6회를 곱하면 5,100ml가 되어 일상의 호흡수 4,200ml보다 900ml가 더 폐포에 공급되는 셈이 된다.

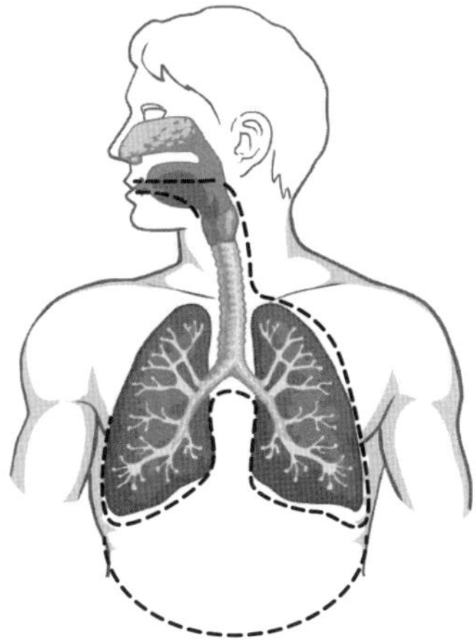

그림 6-12. 겉보기 호흡량과 폐포호흡량

표 6-4. 호흡양상이 폐포환기에 미치는 영향

대상	1회 호흡량 (ml)	해부학적으로 죽은공간 (기도부피, ml)	폐포에 도달하는 기체부피 (ml)	1분당 호흡수	1분당 폐포환기율 (ml/분)
A	150	150	0	40	0
B	500	150	350	12	4200
C	1,000	150	850	6	5,100

천천히 호흡을 할수록 산소공급량은 많아진다. 적혈구 세포 1개에는 25만개의 헤모글로빈이 있으며, 헤모글로빈 1분자는 4분자의 산소와 결합한다. 따라서 적혈구 세포 1개는 100만개의 산소분자를 이동시킬수 있다. 인체의 적혈구는 핵이 소실되고 오목형으로 되어 있어서 산소와 결합할 수 있는표면적을 넓힌다. 그리고 좁은 혈관속을 형태가 변형되어 통과한다. 따라서 천천히 호흡을 할수록 적혈구는 모세혈관벽에 밀착하여 산소를 쉽게 공급받을 수 있게 된다. 복식호흡, 기도, 명상, 단전호흡 등의 과정에서 호흡을 가능한 한 최대한 천천히 마시고 내뱉는 과정은 산소공급을 보다 많이 할 수 있도록 돕는다.

6.7. 불안과 호흡의 상호작용

가슴의 운동은 흡기와 호기호흡성 근육의 주기적인 수축에 의해 이루어진다. 이들 근육의 수축에 대한 운동명령은 뇌의 복합적인 신경네트워크에 의해 이루어진다. 호흡의 명령을 결정하는 경로는 크게 두 가지로 하나는 생리적인 대사적 요구이고 다른 하나는 심리적 상태이다 (그림 6-13).

첫번째, 대사적 호흡을 조절하는 중추는 숨뇌와 뇌교에 있다. 이들 자율적인 호흡은 감정의 변화에 의해서도 반응을 한다.

두 번째, 심리적 호흡을 조절하는 시작점은 대뇌피질에 있다. 고양이를

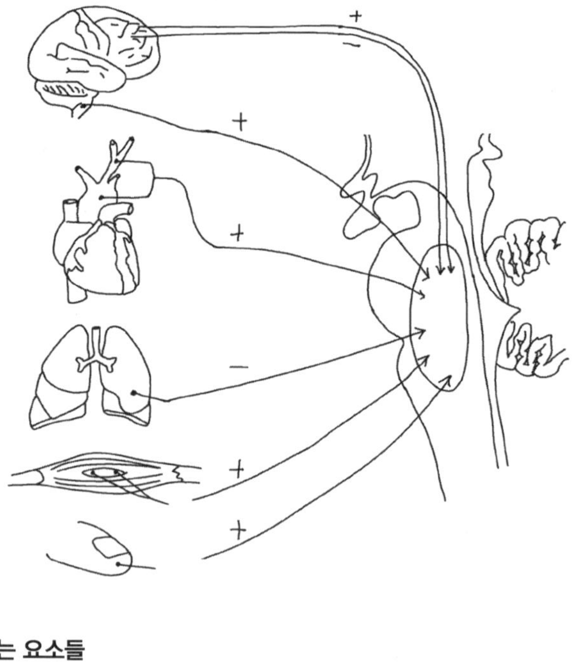

그림 6-13. 호흡에 영향을 주는 요소들

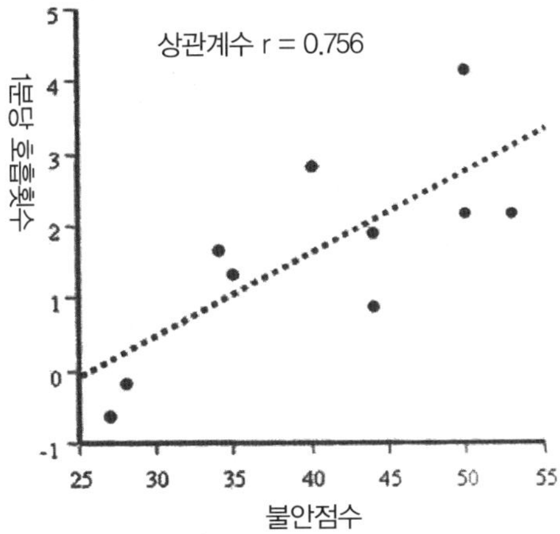

상관계수 r값은 0.756이므로 r^2 값은 0.571이 된다. 즉, 불안의 57.1%는 1분당 호흡횟수로 설명할 수 있다.

그림 6-14. 호흡빈도와 개인의 기질적인 불안점수의 상관관계
불안점수는 *Spielberger's State-Trait Anxiety Inventory*를 사용하였다.

이용한 동물실험에 의하면 고양이의 대뇌피질에 있는 일차운동피질을 전기로 자극하였을 때 뇌의 반대쪽의 늑골근육과 연결된 운동뉴런이 활성화되었다. 그러나 최종적인 호흡신호는 뇌간과 변연계, 대뇌피질의 복잡한 상호작용의 결과물로 나타난다. 예를 들어 동물과 사람을 대상으로 한 연구들에 의하면 공포나 불안의 상태에서 호흡속도가 빨라진다. 즉, 불안의 정도가 심할수록 호흡속도는 빨라지고, 호흡속도가 빨라질수록 실제 흡입되어 세포에 이용되는 산소의 양은 감소하게 된다. 반대로 호흡속도를 천천히 깊게 하면 불안의 정도가 낮아질 수도 있을 것이다. 마사오카(Masaoka) 등의 연구에 의하면 불안지수와 호흡속도는 양의 상관관계를 보이고 있었다 [17] (그림 6-14).

출 처

1. Lindinger MI: Origins of [H+] changes in exercising skeletal muscle. Can J Appl Physiol 1995, 20:357–368.

2. Remer T: Influence of nutrition on acid–base balance—metabolic aspects. Eur J Nutr 2001, 40:214–220.

3. Remer T, Dimitriou T, Manz F: Dietary potential renal acid load and renal net acid excretion in healthy, free–living children and adolescents. Am J Clin Nutr 2003, 77:1255–1260.

4. Berardi JM, Logan AC, Rao AV: Plant based dietary supplement increases urinary pH. J Int Soc Sports Nutr 2008, 5:20.

5. Greenhaff PL, Gleeson M, Maughan RJ: The effects of dietary manipulation on blood acid–base status and the performance of high intensity exercise. Eur J Appl Physiol Occup Physiol 1987, 56:331–337.

6. Metges CC, Barth CA: Metabolic consequences of a high dietary–protein intake in adulthood: assessment of the available evidence. J Nutr 2000, 130:886–889.

7. Peel JB, Sui X, Adams SA, Hebert JR, Hardin JW, Blair SN: A prospective study of cardiorespiratory fitness and breast cancer mortality. Med Sci Sports Exerc 2009, 41:742–748.

8. Jones LW, Courneya KS, Mackey JR, Muss HB, Pituskin EN, Scott JM, Hornsby WE, Coan AD, Herndon JE, 2nd, Douglas PS, Haykowsky M: Cardiopulmonary function and age–related decline across the breast cancer survivorship continuum. J Clin Oncol 2012, 30:2530–2537.

9. Kemps HM, Schep G, de Vries WR, Schmikli SL, Zonderland ML, Thijssen EJ, Wijn PF, Doevendans PA: Predicting effects of exercise training in patients with heart failure secondary to ischemic or idiopathic dilated cardiomyopathy. Am J Cardiol 2008, 102:1073–1078.

10. Eng JJ, Dawson AS, Chu KS: Submaximal exercise in persons with stroke: test–retest reliability and concurrent validity with maximal oxygen consumption. Arch Phys Med Rehabil 2004, 85:113–118.

11. Carlson LE, Smith D, Russell J, Fibich C, Whittaker T: Individualized exercise program for the treatment of severe fatigue in patients after allogeneic hematopoietic stem–cell transplant: a pilot study. Bone Marrow Transplant 2006, 37:945–954.

12. Robergs RA, Ghiasvand F, Parker D: Biochemistry of exercise–induced metabolic acidosis. Am J Physiol Regul Integr Comp Physiol 2004, 287:R502–516.

13. Blair SN, Kohl HW, 3rd, Paffenbarger RS, Jr., Clark DG, Cooper KH, Gibbons LW: Physical fitness and all-cause mortality. A prospective study of healthy men and women. JAMA 1989, 262:2395–2401.

14. Blair SN, Kampert JB, Kohl HW, 3rd, Barlow CE, Macera CA, Paffenbarger RS, Jr., Gibbons LW: Influences of cardiorespiratory fitness and other precursors on cardiovascular disease and all-cause mortality in men and women. JAMA 1996, 276:205–210.

15. Warburg O: On the origin of cancer cells. Science 1956, 123:309–314.

16. Gatenby RA, Gillies RJ: Why do cancers have high aerobic glycolysis? Nat Rev Cancer 2004, 4:891–899.

17. Masaoka Y, Homma I: The effect of anticipatory anxiety on breathing and metabolism in humans. Respir Physiol 2001, 128:171–177.

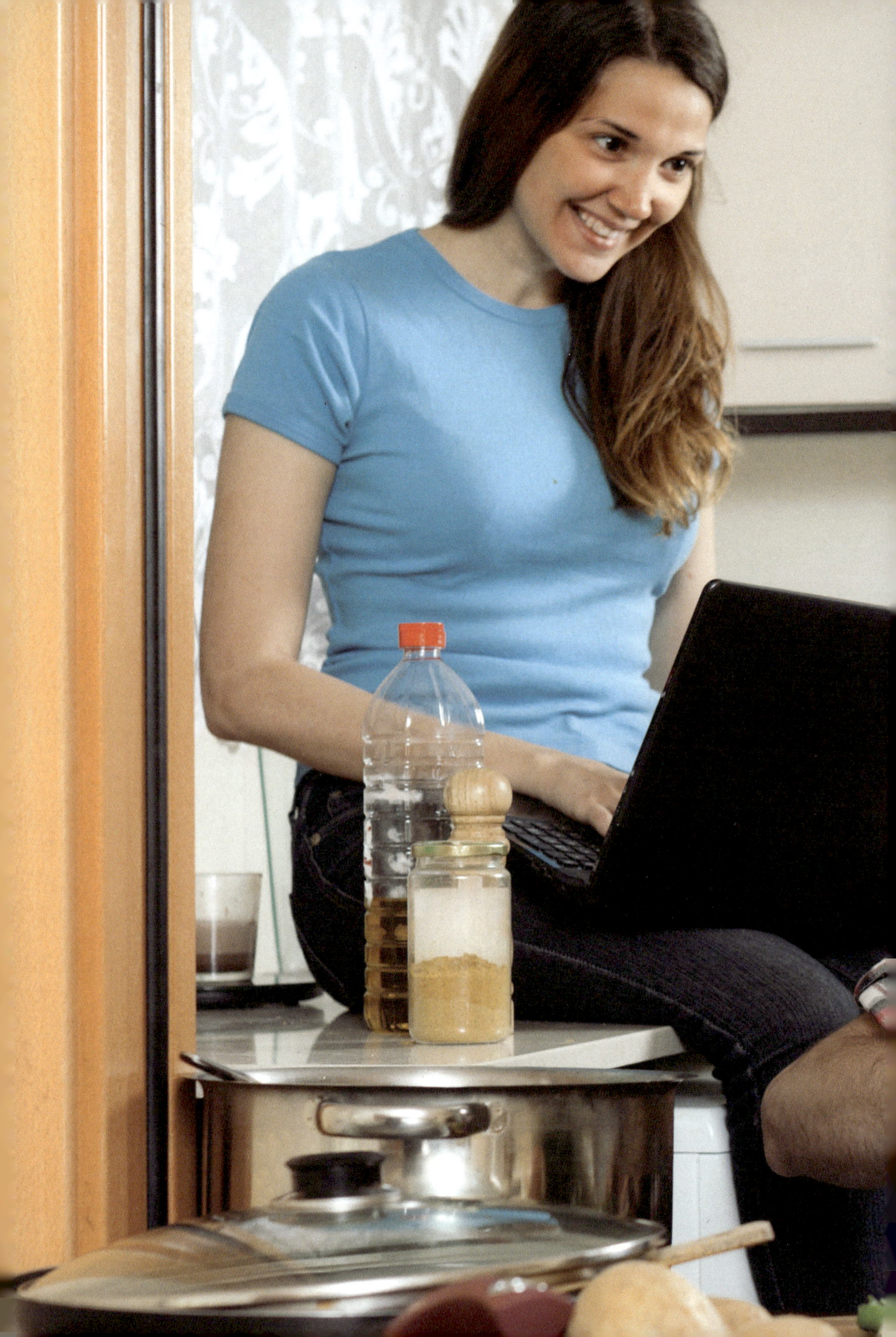

7장. 생식계와 채식

Reproductive System and Vegetarian Diet

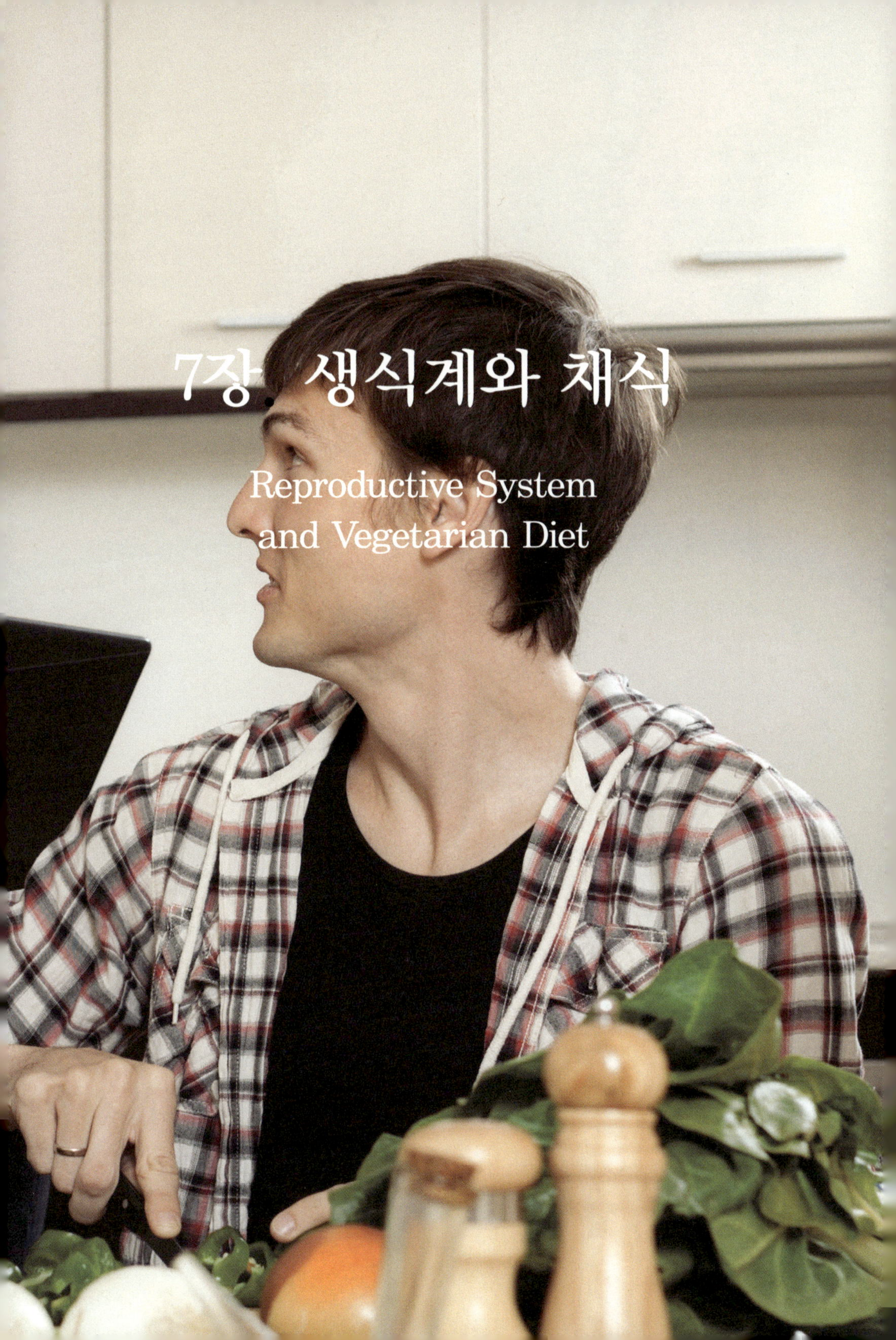

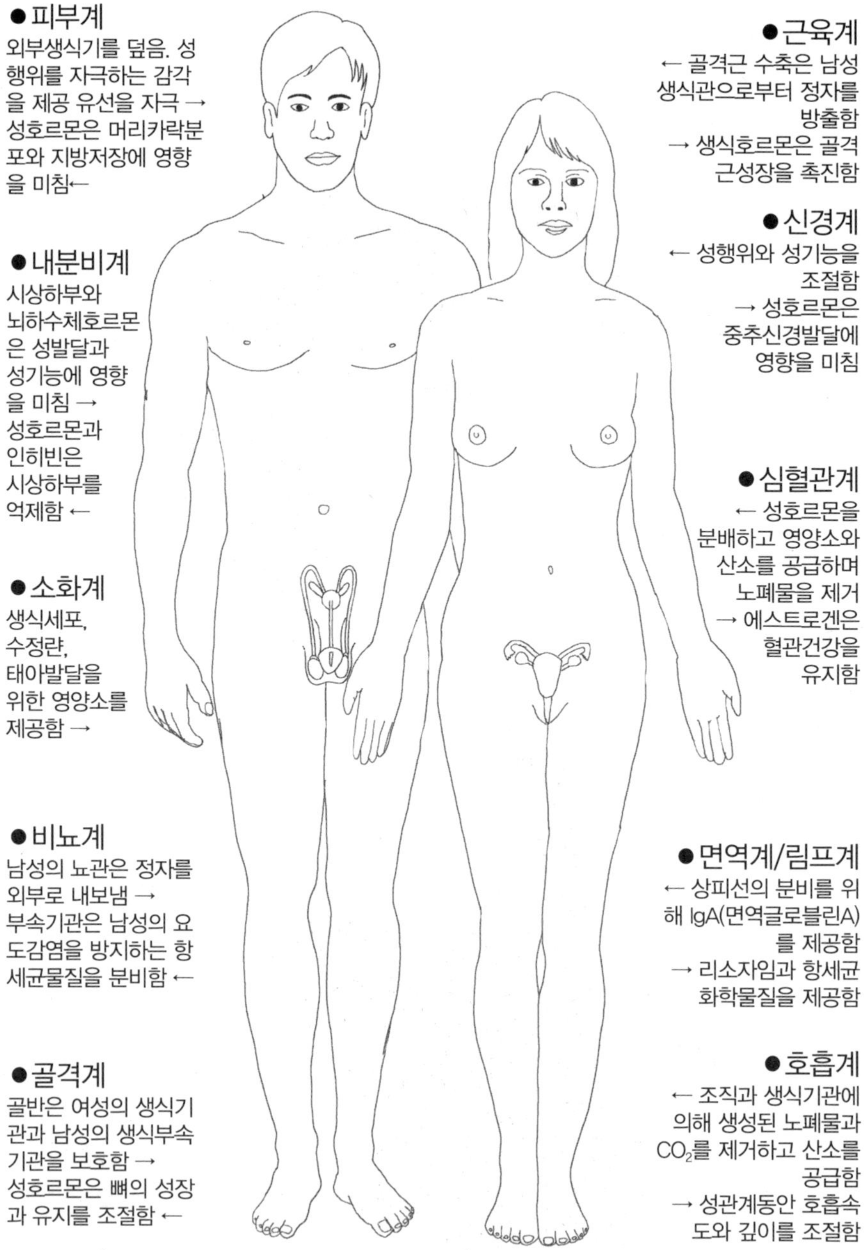
●피부계
외부생식기를 덮음. 성
행위를 자극하는 감각
을 제공 유선을 자극 →
성호르몬은 머리카락분
포와 지방저장에 영향
을 미침←
●내분비계
시상하부와
뇌하수체호르몬
은 성발달과
성기능에 영향
을 미침 →
성호르몬과
인히빈은
시상하부를
억제함 ←
●소화계
생식세포,
수정란,
태아발달을
위한 영양소를
제공함 →
●비뇨계
남성의 뇨관은 정자를
외부로 내보냄 →
부속기관은 남성의 요
도감염을 방지하는 항
세균물질을 분비함 ←
●골격계
골반은 여성의 생식기
관과 남성의 생식부속
기관을 보호함 →
성호르몬은 뼈의 성장
과 유지를 조절함 ←
●근육계
← 골격근 수축은 남성
생식관으로부터 정자를
방출함
→ 생식호르몬은 골격
근성장을 촉진함
●신경계
← 성행위와 성기능을
조절함
→ 성호르몬은
중추신경발달에
영향을 미침
●심혈관계
← 성호르몬을
분배하고 영양소와
산소를 공급하며
노폐물을 제거
→ 에스트로겐은
혈관건강을
유지함
●면역계/림프계
← 상피선의 분비를 위
해 IgA(면역글로블린A)
를 제공함
→ 리소자임과 항세균
화학물질을 제공함
●호흡계
← 조직과 생식기관에
의해 생성된 노폐물과
CO_2를 제거하고 산소를
공급함
→ 성관계동안 호흡속
도와 깊이를 조절함

7장. 생식계와 채식

7.1. 생식계의 구조와 기능

생식계는 개체의 생존과 관계되는 기관은 아니지만 인류라는 종의 계속적인 유지를 위해 필수적이다. 성적으로 성숙한 남성과 여성은 각각 생식세포를 만들어내며 성관계에 의해 하나로 융합되어 태아가 출현한다.

인간의 생식계는 생식세포를 생산하고 저장하며 영양을 주고, 이동을 시킨다. 엄마와 아빠의 생식세포는 결합하여 하나의 수정란이 되는데 태아가 되어 탄생한 후 15년 내지 20여년이 지나면 성인으로 자라게 된다. 이 발달기간동안 생식계에서 호르몬이 나오며 직접적으로 성특이적인 패턴을 생성하게 된다. 생식계는 생식선, 생식관, 부속관, 부속기관, 회음구조로 구성되며 아래와 같이 정의할 수 있다.

(1) 생식선은 생식세포와 호르몬을 생성하는 기관이다.

(2) 관은 생식세포를 받고 운송한다.

(3) 부속관과 부속기관은 액체를 생식계나 다른 분비관으로 분비한다.

(4) 회음구조는 외부생식기로 알려져 있다. 남성과 여성 모두 생식관은 인체 외부에 열려있는 통로와 이어져 있으나 남성과 여성의 생식계는 기능적 · 구조적으로 아주 다르다.

7.2. 남성생식계

남성생식계의 기본적인 구조는 정소, 부정소, 정관, 사정관, 요도 등이며 부속기관에는 저정낭, 전립선 등이 있다. 외부생식기는 정소를 둘러싸고 있는 음낭, 요도와 연결된 발기기관인 음경으로 구성된다. 정소는 납작한 달걀모양으로 대략 길이 5cm, 넓이 3cm, 두께 2.5cm이다. 각각 무게 10~15g이고 피부주머니인 음낭 내에 달려 있다.

정소의 내부는 치밀히 꼬인 상태의 세정관으로 되어 있는데 여기서 정자가 형성된다. 각 관의 안쪽은 몇층의 상피세포로 되어 있는데 처음에 둥근 모양이던 생식세포는 바깥층에서부터 안쪽내강으로 이동하면서 점점 성숙하게 되어 둥근 머리와 길다란 꼬리모양의 정자가 된다. 생식세포의 사이에는 세르톨리세포가 있어서 생식세포를 둘러싸고 양분을 공급하며 보호한다(그림 7-1(a)).

각 세정관의 둘레에는 레이디히 세포가 있어 남성호르몬을 생성한다. 세정관에서 성숙한 정자는 저장장소인 부정소로 가서 운동성을 발달시키게 되고 부정소는 요도와 연결된 정관과 연결된다. 요도는 음경 속을 통과하여 몸 바깥으로 나간다. 사춘기가 되어 시상하부에서 성선자극호르몬방출호르몬(GnRH)을 방출하면 뇌하수체는 이 신호를 받아 황체형성호르몬(LH)과 여포자극호르몬(FSH)을 분비한다. 정소의 레이디히 세포는 황체형성호르몬의 신호를 받고 테스토스테론을 생산하기 시작한다. 테스토스테론의 농도가 높아지면 인체는 2차성징을 나타내면서 사춘기에 보이는 극적인 변화를 보이게 된다. 목소리가 굵어지고, 근육이 강해지며 몸에 털이 나고 정소도 성숙하게 된다. 사춘기 이후에는 증가된 테스토스테론이 계속 유지되다가 노화가 되면서 감소하게 된다.

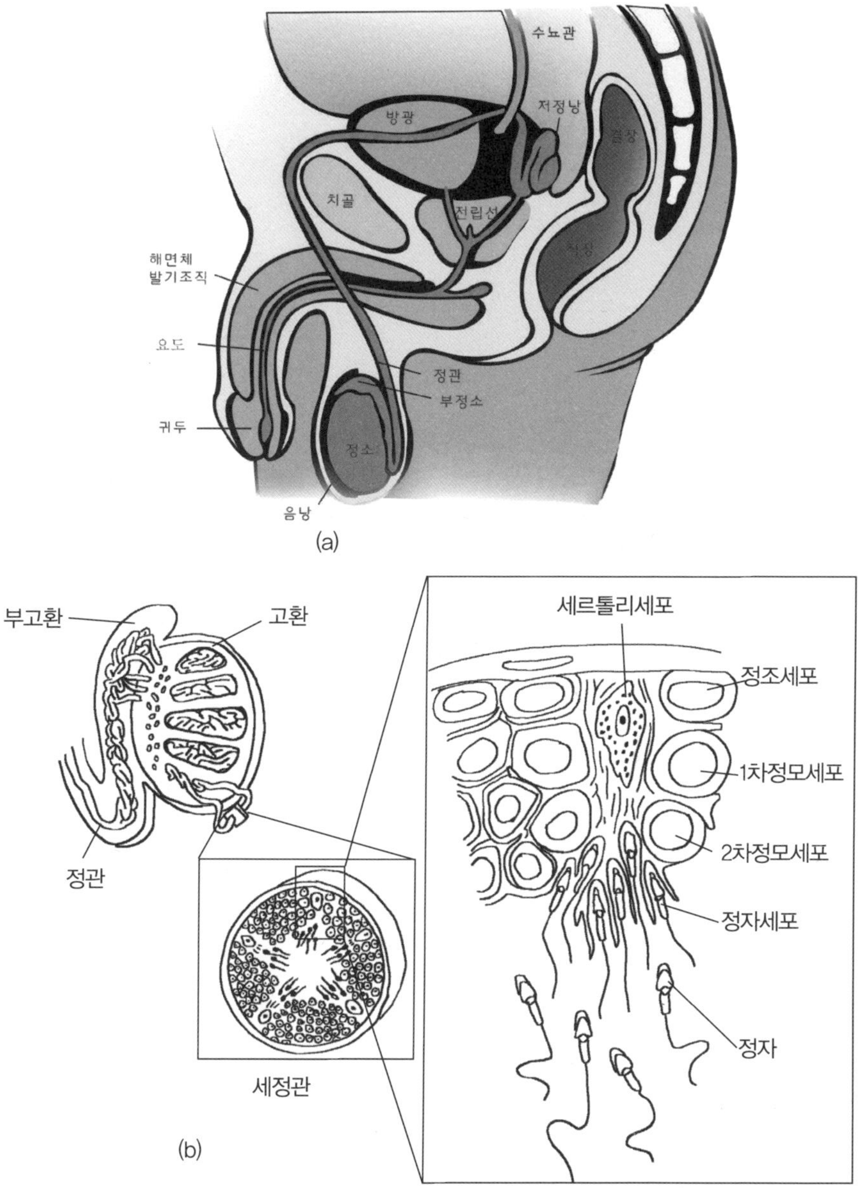

그림 7-1. 남성의 생식계(a)와 정자의 발달(b)

7.3. 여성생식계

여성의 생식계는 성호르몬을 생성하고 생식세포를 성숙하게 하며 발달하는 배를 지지하고 영양을 공급하여 태아를 키워서 신생아를 탄생시켜야 한다. 여성생식계에서 중요한 기관은 난소, 자궁관, 자궁, 질, 외부생식기로 구성된다(그림7-2(a)). 한 쌍의 난소는 골반강의 측면벽 근처에 있는데 길이 5cm, 넓이 2.5cm, 두께 8mm의 무게 6~8g의 작고 납작한 아몬드 형태의 기관이다(그림7-2(b)). 난소는 미성숙여성생식세포를 생산하고, 에스트로겐과 황체호르몬과 같은 여성 성호르몬을 분비하며 뇌하수체의 여포자극호르몬의 피드백조절을 하는 인히빈을 분비한다.

난소에서 생성된 난자는 수란관에서 수정되고 자궁으로 이동하여 착상한 후 태반을 형성한다. 태반을 통해 태아는 모체로부터 산소와 영양소를 공급받게 된다. 자궁 아래를 경부라 하고 그 아래는 질로 연결된다.

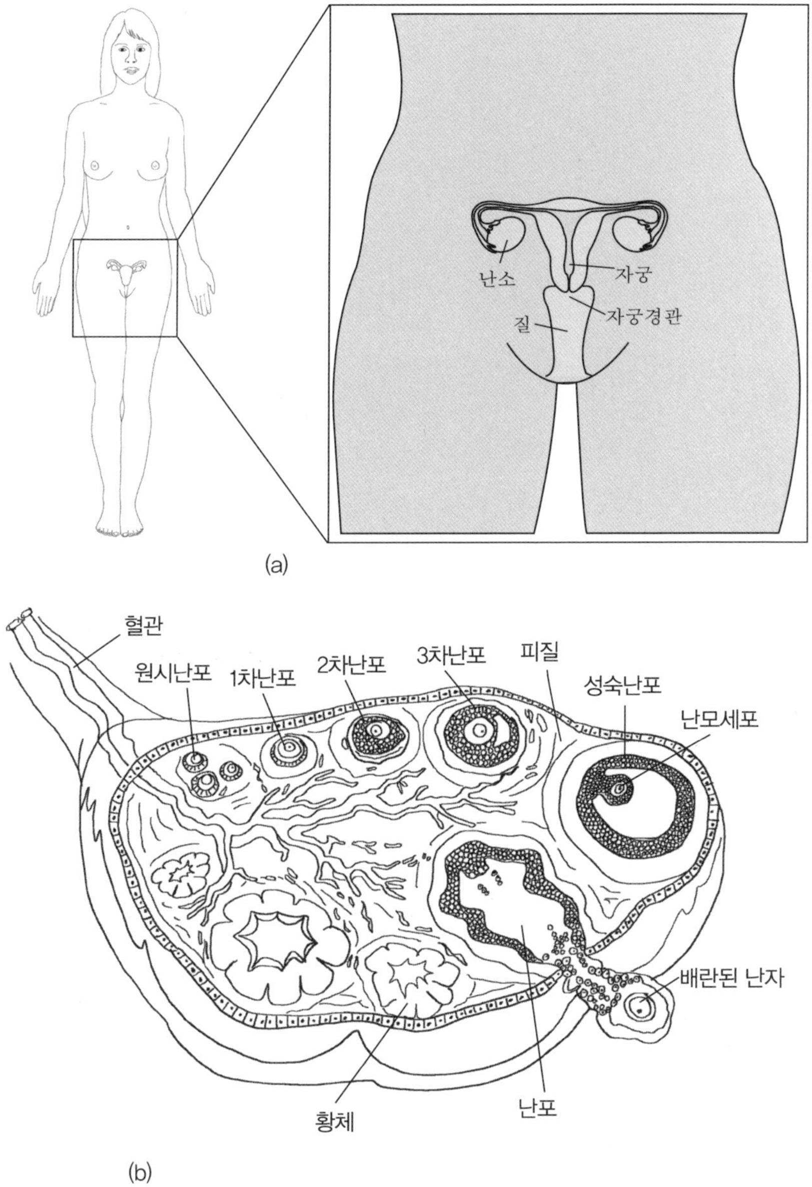

그림 7-2. 여성의 생식계(a)와 난자의 발달과정(b)

7.4. 난소주기와 자궁주기

처음 태어날 때 여성의 난소에는 각각 1백만개의 제1난모세포라 하는 생식세포가 있는데 사춘기가 되면 20만개 정도로 감소하게 된다. 2차성징이 시작되면 대략 28일에 하나씩 제1난모세포는 성숙하여 난자가 된다. 난소에 있는 제1난모세포는 한층의 여포세포로 둘러싸여 있고 이 구조를 여포(follicle)라 한다(그림 7-3).

매달 6개에서 12개의 여포가 성숙하다가 일주일 후 대부분 발달이 정지하면서 1개에 영양분을 공급하여 한 개만 계속 커지게 된다. 2주 후 성숙한 여포는 터지면서 난자를 방출한다. 난자를 방출하고 남은 여포는 황색으로 변하여 2주간 에스트로겐과 프로게스테론을 만드는데 난자가 수정되면 이들 호르몬은 계속 만들어지고 난자가 수정되지 않으면 퇴화된다. 이를 난소주기라 한다.

여성의 자궁주기는 두 단계인데 자궁내막이 성장하고 떨어져 나가는 것이다. 난소주기 5일 후에는 자궁내막이 자라기 시작하는데 이는 수정이 되었을 때를 준비하는 것이다. 배란 후 14일째까지 준비를 하다가 수정란이 자궁에 도달하지 않으면 자궁내막이 떨어져 질로 나가게 된다. 이를 월경이라 한다. 자연상태에서 대부분의 포유류는 자궁내막이 떨어져 나가지 않고 체내로 재흡수되는데 인간만 예외로 알려져 있다.

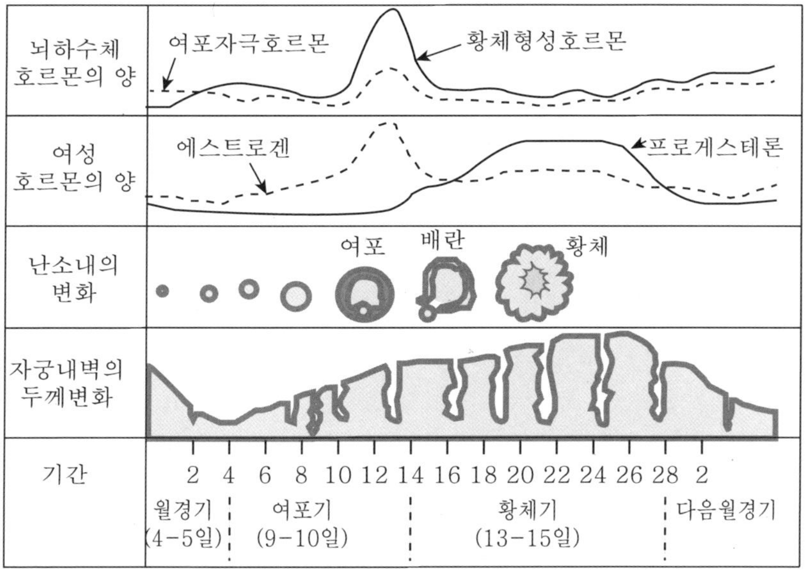

그림 7-3. 여성호르몬의 변화와 자궁내벽의 변화

7.5. 난소주기, 자궁주기와 호르몬

난소주기와 자궁주기는 호르몬에 의해 조절된다. 사춘기가 되면 시상하부에서 성선자극호르몬방출호르몬(GnRH)이라는 긴 이름의 호르몬이 방출되고 이는 뇌하수체전엽에 신호가 되어 여포자극호르몬(FSH)과 황체형성호르몬(LH)을 분비하게 한다(그림 7-4). 뇌하수체에서 방출된 호르몬은 난소를 자극하여 에스트로겐을 생산하고 에스트로겐은 온몸에서 사춘기의 특징인 2차성징을 나타내게 한다.

뇌하수체전엽에서 FSH와 LH분비가 증가하면 난소에서는 몇 개의 여포가 성숙하게 되고 여포는 에스트로겐 생성을 증가시킨다. 그리고 증가한 에스트로겐은 자궁내막이 성장하도록 하는 동시에 난소주기의 처음 12일간 뇌하수체전엽에 음성피드백조절을 하여 LH는 증가, FSH는 감소하게 하면서 여포에서 난자를 방출하게 한다.

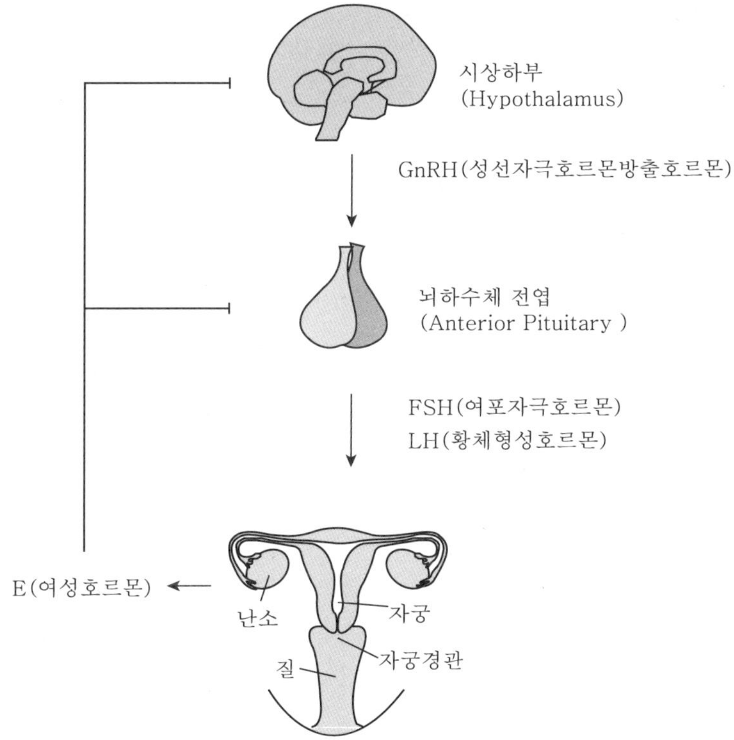

그림 7-4. 시상하부-뇌하수체-여성호르몬축(HPG axis)과 음성되먹임과정

시상하부에서 GnRH를 방출하면 GnRH는 뇌하수체전엽을 자극하여 뇌하수체 전엽에서 FSH(여포자극호르몬 또는 난포자극호르몬)를 방출하도록 한다. FSH는 난소를 자극하여 난소에서 여포의 성숙을 촉진한다. 성숙된 여포는 일시적으로 내분비기관으로 변화하여 여성호르몬을 방출한다. 높은 농도로 방출된 여성호르몬은 뇌하수체전엽에서 LH(황체형성호르몬)을 방출하도록 하고, LH는 난자의 여포벽을 약하게 함으로써 여포벽에 구멍을 만들어 제 이차 난모세포가 나가도록 한다. 이를 배란이라고 한다. 배란후의 난포는 황체(corpus luteum)로 변화하는데 이것은 노란색의 루테인lutein) 때문이다.

황체는 황체호르몬(프로게스테론, progesterone)을 분비하며 LH가 계속 분비되지 않을때 황체는 12-16일후 퇴화하게 된다. 만약 임신이 되면 태반의 융모성선자극호르몬(human chorionic gonadotropin, hCG)가 방출되어 황체에서 프로게스테론을 계속 방출하도록 자극한다. 임신 5주후에는 태반이 프로게스테론을 생성하게 된다. 임신 10-12주에는 태아에서 많은 에스트로겐(여성호르몬)이 방출되는데 여성호르몬은 다시 시상하부와 뇌하수체세포 안에 있는 여성호르몬수용체와 결합함으로써 이들 호르몬기관의 활동을 억제하는 음성되먹임 작용을 한다. 이로 인해서 새로운 월경주기는 중단된다.

7.6. 정자와 난자의 수정

남성은 정소라는 1쌍의 생식선에서 정자와 남성 호르몬을 생산하는데, 이 호르몬이 남성의 생식능력을 조절한다. 여성은 제1생식기관인 난소에서 난자와 성호르몬을 분비한다. 한 쌍의 난관은 난모세포(미성숙 난자)를 난소에서 자궁으로 유도하는 도관으로 여기서 정상적인 수정이 일어난다. 1회 평균 사정액은 약 3㎖이고 이 안에는 약 3억 개의 정자가 들어 있는데 정자의 수명은 배출 후 1.5~3일 간이며, 난자의 수명은 배출 후 24시간이다.

정자가 난자를 만나 수정되기까지 세 개의 관문을 통과해야 한다. 먼저 건강하지 못한 정자는 첫째 관문인 자궁경관 점막에서 탈락하고 둘째 관문인 자궁에서 자궁의 백혈구에 잡아 먹힌다. 3억 개가 출발하여 6만 개만 난관에 도착하는데, 난관 내부의 작은 털 섬모가 정자의 운동 방향과 반대인 아래쪽으로 나 있어 세 번째 관문 역할을 한다. 결국 100여 개 남짓의 정자가 난자에 도착하고 이중 단 하나의 정자만 난자의 막을 통과하여 결합하는데 이를 수정이라고 한다. 수정을 하면 부친의 정자 DNA와 모친의 난자 DNA가 결합하여 부모의 성질을 닮게 된다.

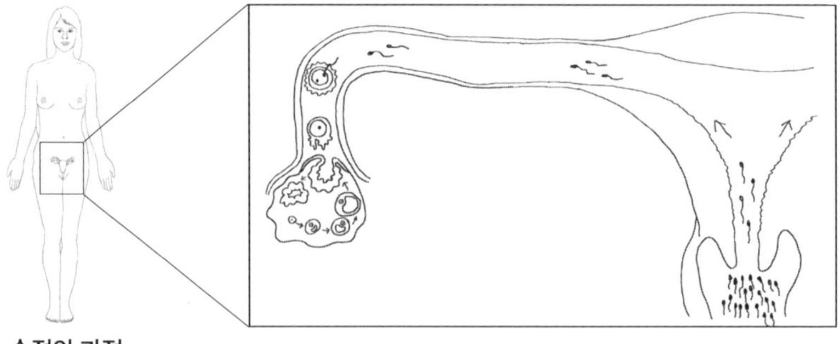

그림 7-5. 수정의 과정

7.7. 채식과 월경주기, 월경통의 감소

난소주기와 자궁주기를 이해한다면 월경이 없어도 배란이 가능하다는 것을 알 수 있다. 월경은 생식력에 필수적인 요소(배란)와 불가분의 관계가 아니다. 월경은 사람 이외의 포유동물들은 없다고 알려져 있는데 배란은 되지만 자궁내막조직이 떨어져 나오지 않고 재흡수 되는 것이다. 그러나 사육하는 동물원의 동물들에게서는 월경혈이 나타난다고 알려진다.

월경기에는 대개 자궁내막 조직의 70%가 떨어져 나오는데 이때 피와 점액, 독소가 함께 밖으로 배출되며 출혈은 대개 3~7일 간 지속된다. 이때 많은 여성이 심한 복통이나 요통, 우울증, 구역질 등으로 고생하며 매달 출혈로 빈혈의 위험에 노출된다. 게다가 월경혈에는 다른 혈액보다 호르몬과 철분 등이 더 많은데 이들의 손실은 노화를 앞당긴다. 따라서 만약 여성이 월경으로 인한 신체영양소의 손실을 줄일 수 있다면 더욱 건강한 삶을 영위할 수 있을 것이다. 만약 월경이란 게 신체의 노폐물이 많아질 때 발생하는 것이라면 신체조직의 노폐물이 적을 때 출혈량이 감소할 수 있지 않을까? 다른 동물들처럼 자궁내막이 인체내로 재흡수되어 배출이 없어질 수 있지 않을까? 이러한 궁금증과 관련된 연구들이 있었다.

콩에는 인체내의 에스트로겐과 유사한 역할을 하는 파이토에스트로겐이 있다. 파이토(phyto)는 '식물'이란 뜻인데 파이토에스트로겐은 인체에 흡수된 후 때로는 약한 에스트로겐 효과를 때로는 에스트로겐 수용체에 대신 결합하여 에스트로겐이 작동하지 못하도록 에스트로겐 억제효과를 나타낸다. 에스트로겐이 과다할 때에는 유방조직의 증식을 촉진하여 유방암의 발생이 많아지므로 약한 작용을 하는 파이토에스트로겐은 유방암을 방지한다. 실제로 서구의 여성에 비해 육류소비가 적고 콩의 섭취가 많았던 전통적인 중국이나 일본여성은 유방암 발생이 적었다.

2002년 플로리다대학의 쿠마(Kumar)와 그 동료들은 파이토에스트로겐이 월경주기에 영향을 줌으로써 유방암 방지효과가 발생하는지를 확인하고자 실험을 설계하였다. 그 논리의 전제는 여성의 월경주기에는 여포기와 황체기가 있는데 황체기 동안에는 유방세포가 여포기보다 두 배 내지 세 배나 빨리 증식을 한다는 것이다. 만약 파이토에스트로겐이 월경주기를 늘리면 이때 황체기 증가기간보다 여포기의 증가기간이 길어지므로 결국 유방세포의 증식이 억제되는 셈이 되고 유방암 발생 가능성은 낮아질 것이라는 논리였다.

대개 월경주기의 1일 변화에서 여포기는 0.77일을 황체기는 0.23일을 차지한다. 이 연구팀은 25세에서 55세까지의 여성 66명을 선발하여 한 그룹에는 파이토에스트로겐의 한 종류인 이소플라본(제니스테인)을 40mg 매일 섭취하도록 하고 다른 한 그룹에는 같은 열량의 우유단백질을 가짜약으로 12주 동안 공급하였다 [1,2]. 아시아인의 이소플라본 평균섭취량은 하루 40~80mg으로 알려져 있다.

3번의 월경주기 동안 혈액을 채취하여 분석한 결과 이소플라본을 섭취한 그룹에서는 에스트로겐의 일종인 에스트라디올의 유리된 상태는 1.37에서 1.28로 감소한 반면 우유단백질 그룹은 1.54에서 1.59로 약간 증가하였다. 인체 내에서 성호르몬은 성호르몬결합단백질(SHBG)과 결합하여 작용을 제한받는데 SHBG와 결합하지 않은 유리된 상태는 그 작용이 제어되지 못하고 인체 내에 돌아다니면서 무작위로 성호르몬 기능을 작용하게 된다. 따라서 유리된 에스트라디올의 감소는 유방세포의 증식을 감소시킨 셈이 될 것이다.

표 7-1. 이소플라본 섭취와 월경주기

월경순서	이소플라본그룹	우유단백질그룹
1회	26.27일	27.82일
2회	27.81일	27.12일
3회	29.81일	27.55일
3회-1회	3.52일 증가	0.06일 감소
유리 에스트라디올	1.28 pg/ml	1.59 pg/ml

Cancer (2002) 94:1166-74. 유리(free) 에스트라디올: 이동 단백질과 결합되지 않은(free) 여성호르몬

이소플라본을 섭취한 그룹은 월경주기도 처음에는 26.27일이었는데 3회째에는 29.81로 3.52일이 증가한 반면 우유단백질 섭취그룹은 처음에 27.82일에서 3회째에는 27.55일로 0.06일이 짧아졌다. 즉, 이들이 처음 예상한 대로 이소플라본이 월경주기를 증가시키고 이로 인해 유방암발생이 감소될 수 있다는 것이 확인된 것이다.

이소플라본 그룹의 월경주기증가 중 여포기의 증가는 1.46일이었고 우유단백질 그룹은 0.14일이 증가하였다. 이소플라본그룹은 황체형성호르몬(LH)과 여포자극호르몬(FSH)의 농도도 낮게 나타났다. 이러한 결과는 이소플라본이 뇌하수체에 장기간 영향을 줌으로써 항에스트로겐 효과를 나타낸 것으로 추정하였다 [3].

7.8. 채식과 월경기간의 변화

채식인들이 즐겨먹는 이소플라본의 장점과 함께 동물성식품의 월경증가 효과의 문제도 있다. 동물성식품의 섭취에서 지방의 문제는 너무 많은 양을 섭취한다는 점이 될 것이다. 라이히만(Reichman)과 동료들은 먼저 섭취하는 지방의 양에 따라 월경주기가 변화하는지를 알아보았다.

실험은 20세에서 40세 사이의 건강한 31명의 여성으로 진행되었는데 처음에는 4회의 월경주기 동안 총섭취열량 중 지방으로 40%인 식단을 제공하고 다음 4주 동안은 20% 지방을 섭취하게 하고 각 월경주기의 기간을 측정하였다. 실험결과 31명 중 7명은 여포기가 감소하였고 20명은 증가하였는데 30명 전체의 평균변화는 0.9일 증가였다(그림 7-6). 그리고 증가한 20명의 평균증가기간은 1.9일이었다 [1].

섭취하는 음식의 종류는 월경주기뿐만 아니라 월경 때 발생하는 통증에

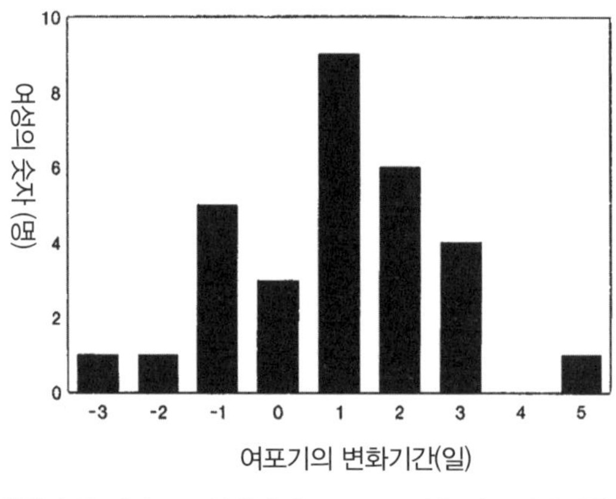

그림 7-6. 섭취열량 중 지방 40%섭취에서 20%로 줄인후 여포기의 단축과 증가

지방섭취량을 줄이면, 평균적으로 난소의 세포주기가 증가하고, 이것은 호르몬에 의해 촉진되는 암들의 발생 가능성을 낮추게 된다.

도 영향을 준다. 이 연구는 이탈리아 나폴리의 한 대학에서 진행되었다. 연구진은 14세에서 21세까지 356명의 여학생을 대상으로 월경시의 증상과 섭취하는 식품의 종류를 알아보았다. 월경혈이 패드를 적시는 정도에 따라 점수를 정하고 월경통증의 정도, 통증위치, 통증시간, 통증기간, 월경 후의 통증, 각 주기동안의 통증 등을 설문지로 조사하고 자궁부피, 난소부피, 둘 간의 관계, 난소형태 등을 초음파로 스캔하였다. 이들의 조사에 의하면 조사대상의 85%가 월경곤란증을 가지고 있었는데 54명은 통증이 없었고 초경이 일찍 시작한 경우일수록 월경통증이 심하고 통증기간도 길었다 [4].

연구진은 월경통이 있는 그룹과 없는 그룹의 섭취하는 식품의 종류를 비교하였는데 월경시 통증이 없는 그룹은 과일, 계란, 생선을 보다 많이 섭

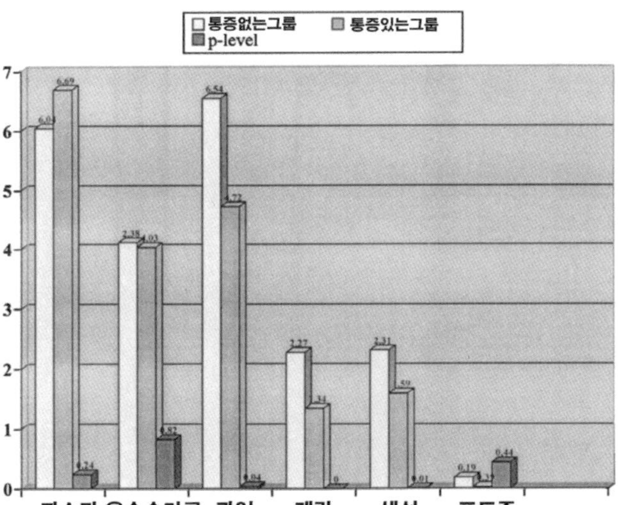

그림 7-7. 월경통과 섭취음식의 종류

취한 반면 통증이 심한 그룹은 파스타(도정된 백밀가루), 옥수수가루, 포도주 등을 섭취하는 경향이 심한 것으로 나타났다(그림 7-7). 과일은 항산화제와 각종 비타민이 풍부한 것으로 알려져 있고 달걀은 칼슘으로, 생선은 오메가-3가 풍부한 것이 통증감소라는 유익한 효과를 가져왔을 것으로 추정하였다. 염증 지방산으로 알려진 오메가-6지방산은 옥수수에 풍부한데 섭취가 많으면 월경동안 오메가-6는 자궁내막에서 프로스타글란딘과 루코트리엔을 생산하여 염증발생을 촉진하게 된다. 반면 오메가-3는 다른 계열의 프로스타글란딘을 생성하고 혈관수축과 자궁내근의 수축을 감소시킨다(그림 7-8). 이러한 효과는 자궁내의 자궁평활근세포의 증식을 억제하게 되며 따라서 월경통증은 감소하고 월경혈의 기간과 출혈량도 감소하게 될 것이라고 연구진은 추정한다.따라서 생선섭취가 많은 학생들에게 월

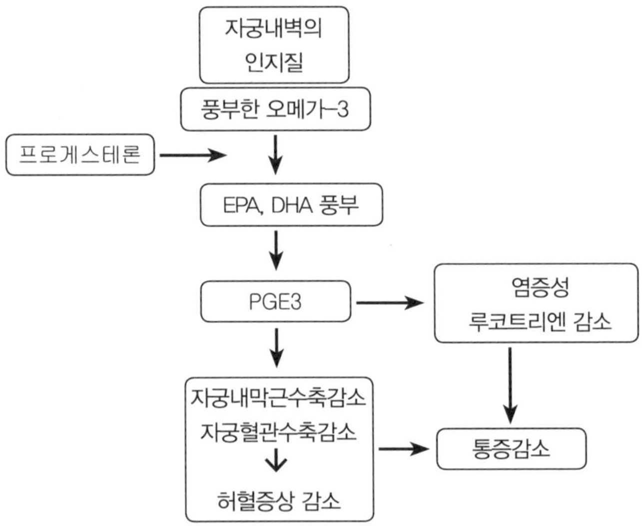

그림 7-8. 오메가3의 월경통 감소효과의 메카니즘

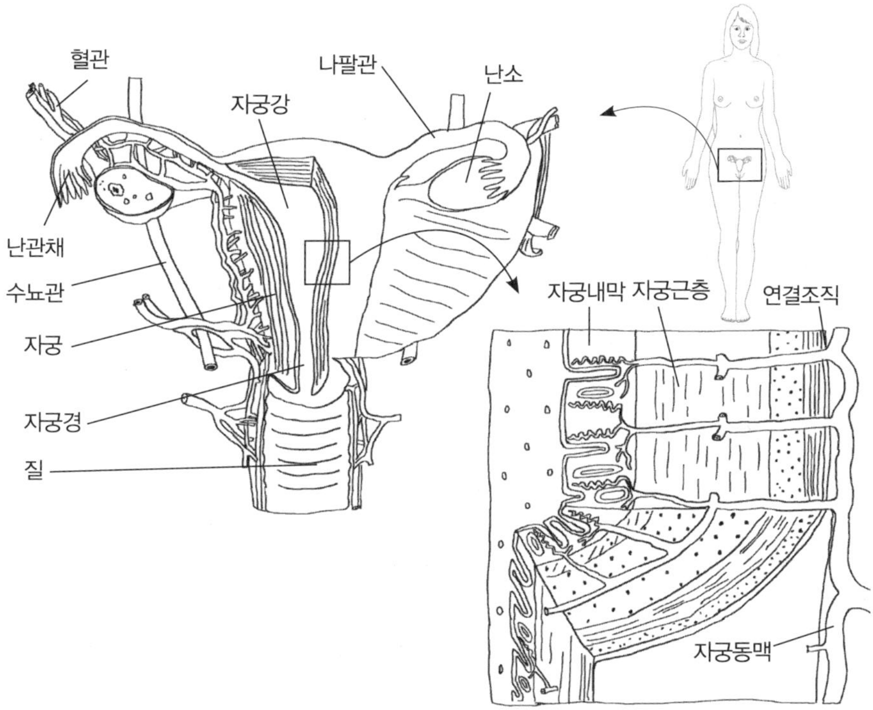

그림 7-9. 자궁의 구조

경통증이 적게 되었다는 것이다 [4]. 그러나 오메가-3계열지방산은 생선에만 있는 것이 아니고 들깨에 더욱 풍부하며 다음으로는 호두, 콩을 통해 안전하고 저렴하며 손쉽게 섭취할 수 있다.

일련의 연구들은 채식여성들이 왜 월경주기가 길고 그러면서 월경통은 적으며 월경혈도 적고 월경기간은 짧아지는가를 잘 설명하고 있다. 그리고 월경혈로 낭비되는 호르몬과 비타민, 무기질, 영양소가 적어짐으로 인해 채식식이패턴으로 신체는 더욱 건강하고 활력있게 된다.

7.9. 건강한 정자와 환경호르몬

건강한 정자는 건강한 자손을 낳는 데 필요조건이다. 그러나 외부환경은 건강한 정자생성에 방해를 할 수 있다. 환경호르몬, 수은과 같은 중금속, 자유라디칼 등의 인자들이 생식세포를 공격하여 파괴하고, 유전자를 손상시키며 이들의 단백질을 파괴한다. 그렇게 되면 정자가 손상이 되고, 손상된 정자가 수정이 될 때 이는 신생아의 결손이나 자라나면서 암, 심혈관질환, 불임과 같은 여러 문제를 발생하게 된다. 이 장에서는 건강한 정자에 위협을 가하는 환경호르몬, 중금속, 자유라디칼이라는 세 가지 요소를 고려하여 채식의 장점을 알아보고자 한다.

환경호르몬이 남성생식기를 손상시킬 수 있다라는 증거는 점점 쌓여가고 있다. 에스트로겐효과와 관련된 이들 환경호르몬은 유기염소살충제, 염소계페닐(polychlorinated biphenyl: PCBs), 페놀화합물, 프탈레이트계화합물(PEs) 등이다. 이들 화합물의 근원은 주로 산업폐기물, 쓰레기에 오염된 토양, 농업폐기물, 도시쓰레기 등이다.

PCB는 할로겐화 되어있는, 친유성이며, 방향족인 탄소화합물로 200종 이상이 보고되어 있다. 이들은 PVC와 같은 전기기구의 절연제, 복사지, 신문재활용을 위한 용매, 방수물질 등으로 널리 이용된다. 이들은 공기, 물, 토양, 물고기, 야생생물, 우유, 정자, 인체지방세포 등 모든 생태계에서 검출되고 있다. PCB는 발달, 생식, 피부, 간독성, 내분비부작용, 발암효과, 대사효소 등의 문제발생과 관련있다. 자궁에서 태아상태일 때 미량의 PCBs에 노출된 어린이의 경우 성기가 매우 작아지고 있었다.

프탈레이트계화합물은 플라스틱의 가소제로 가장 널리 사용되는 화학물질이다. 이 화학물질은 여성호르몬이나 프로게스테론과 같이 스테로이드 호르몬으로 작용함으로써 남성의 정자운동을 약화시키고 돌연변이를

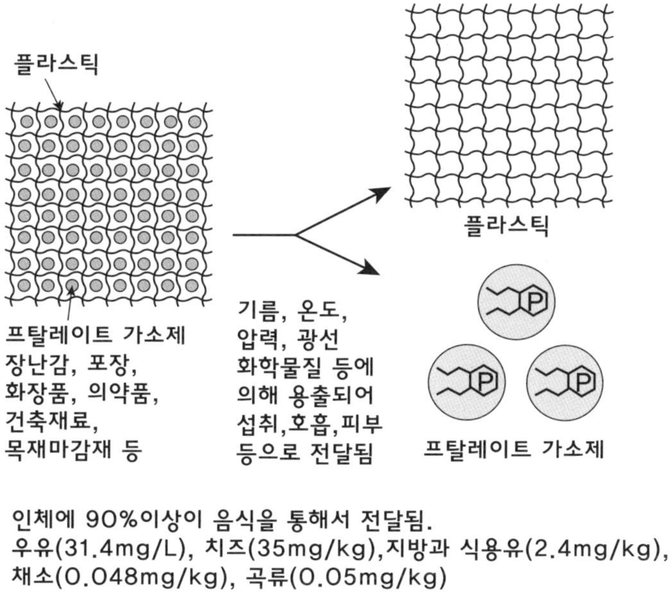

그림 7-10. 프탈레이트의 용출과정

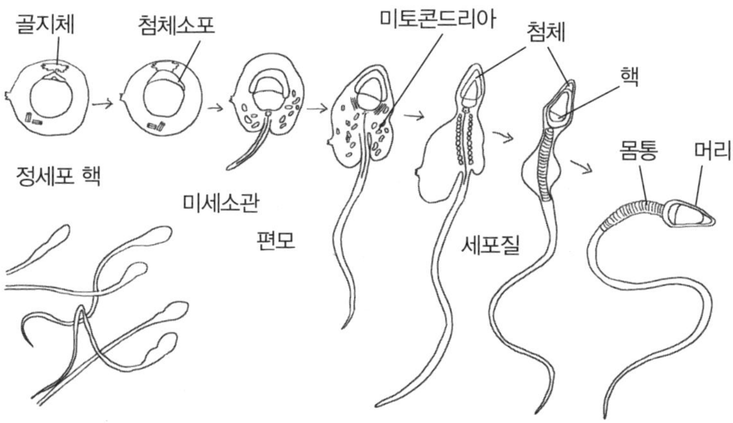

그림 7-11. 정자의 발달과정

일으킬수 있다. 이들은 에스트로겐처럼 역할을 하여 태아 고환의 세르톨리세포의 발달과정을 저해하고 손상된 세르톨리세포는 다시 레이디히세포에 부정적인 영향을 주면서 남아가 여아생식기처럼 변화하기도 한다(그림 7-12).

인도에서 5백 57명의 불임커플을 대상으로 조사한 결과는 정자건강에 있어 채식의 유익을 분명히 알려준다. 인도의 연구진들은 환경호르몬이 정자의 건강에 영향을 줄 것이라는 가정하에 불임남성과 건강한 가임남성의 환경호르몬양을 측정하였다. 검사한 결과 불임남성의 경우 정액에서 환경호르몬이 검출되었으나 가임남성의 경우는 검출되지 않거나 매우 적었다. 즉, PCBs는 불임남성이 7.63㎍/ml이었으나 가임남성에게서는 검출되지 않았고 PEs는 불임남성이 2.03㎍/ml인 반면 가임남성은 0.06㎍/ml로 매우 적었다 (표 7-2)[5].

연구진은 더 나아가 환경호르몬을 접촉할 기회가 도시가 시골보다 더 많을 것이라 보고, 환경호르몬이 대개 물에 녹아 수생생물에게 축적된다는 가정하에 생선섭취여부를 기준으로 불임남성을 네 그룹으로 나누었다. 그

표 7-2. 불임남성과 정상남성의 환경호르몬과 정액지표

특징	불임남성	건강한 가임남성
PCBs농도 (㎍/ml)	7.63	0
PEs농도 (㎍/ml)	2.03	0.06
정자수 ($\times 10^6$/ml)	17.04	72.75
1회 사정정자부피 (ml)	2.5	3.5
정자의 정상적인 형태 (%)	38.67	63.46
DNA의 단일사슬 (손상상태)	15.92	4.3

Environ Health Perspect (2004) 112:69–78

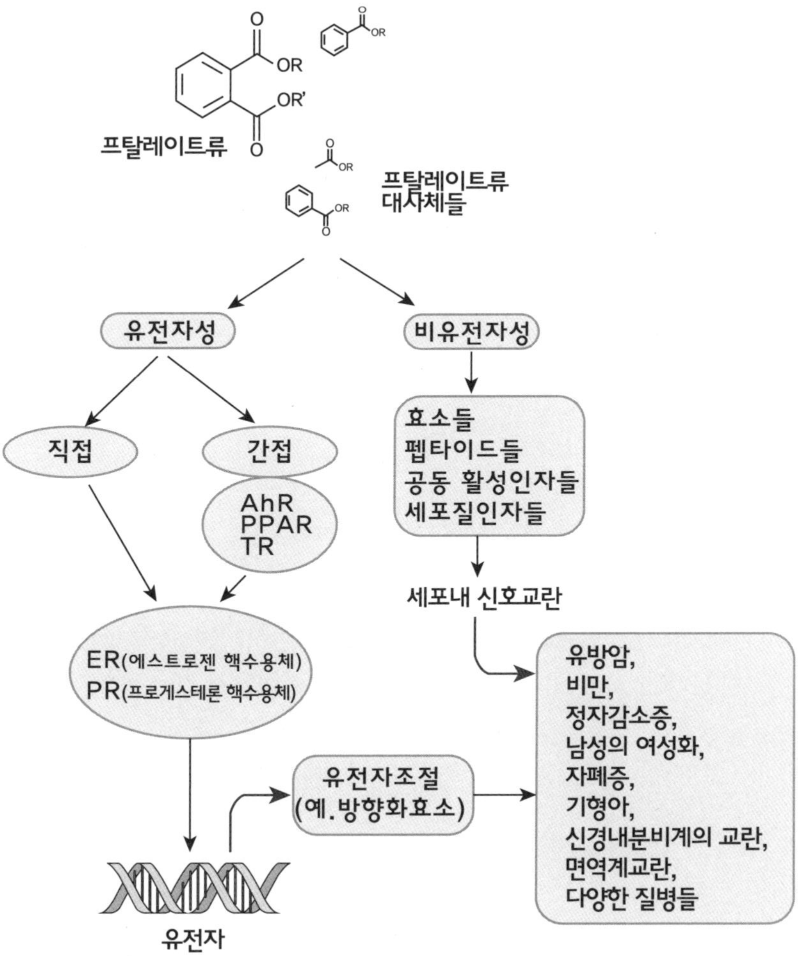

그림 7-12. 프탈레이트와 대사체들의 유전자 교란의 과정과 결과들

표 7-3. 불임남성의 환경호르몬농도와 정액의 질

	평균PCBs농도 (μg/ml)	평균PEs농도 (μg/ml)	평균운동성 정자수 ($\times10^6$/ml)
도시 생선섭취자	10.49	3.13	0.51
시골 생선섭취자	5.26	0.77	0.92
도시거주 채식인	4.92	0.57	1.24
시골거주 채식인	1.28	0.37	7.5

Environ Health Perspect (2004) 112:69–78

리고 각 그룹의 남성에서 정액의 환경호르몬 농도와 정액의 건강성을 알아보았다.

검사결과 환경호르몬수치가 가장 높은 그룹은 도시에 거주하며 생선을 섭취하는 남성으로 평균 PCBs농도가 10.49μg/ml인 반면, 환경호르몬농도가 가장 낮은 그룹은 시골에 거주하면서 생선을 섭취하지 않는 그룹 1.28 μg/ml으로 8배나 차이가 났다(표7-3). 그리고 시골에 거주하지만 생선을 먹는 그룹보다 도시에 거주하면서 생선을 먹지 않을때 더 낮았다 [5].

환경호르몬은 성호르몬결합 글로불린(sex hormone binding globulin: SHBG)이나 남성호르몬 결합단백질과 결합하거나, 세포에 존재하는 호르몬수용체에 붙어서 인체내분비계를 교란시키게 된다. 이들은 고환이나 부고환에 작용하여 정상적인 정자생성과 남성호르몬분비에 영향을 줄 수 있다. 고환에서 정상적인 호르몬분비가 손상되면 이들 호르몬에 관계하는 갑상선, 송과체, 부신 같은 호르몬기관에도 부작용을 주게 된다. 또한 백혈구에 작용하여 과산화음이온을 조절되지 않은 상태에서 방출하게 하고 이는 정자의 손상과 감소를 이끌어 낼 수 있다. 프탈레이트는 식품포장지, 장난감, 화장품, 혈액주머니나 신장투석기와 같은 의약품, 건축자재 등에 광범위하게 사용되며, 입을 통해 80%이상이 인체로 들어오는데, 그 주된 공급원은 생선, 가금류, 육류가 된다.

7.10. 중금속, 정자, 채식

중금속과 관련하여 세계적으로 유명한 사례로 꼽히는 것 중 하나는 일본에서 발생하였던 수은오염일것이다. 1950년대 미나미타만에 있던 공장에서 수은이 흘러나와 연해를 오염시키기 시작했는데 1955년부터 근해의 사람들은 어류를 통해 매년 체중 1kg당 5~100mg씩, 일인당 평균 30mg을 섭취하게 되었다. 수은독성은 체중 1kg당 3~7mg으로 알려져 있다. 1965년까지 10여년 동안 수은은 체내에 계속 축적되다가 이윽고 독성농도에 다다르자 수은중독증상을 보이는 사람들이 나타나기 시작하였다. 이들에게서 시각, 청각, 언어능력, 운동실조, 사지경련 등이 나타났으며 주요 타깃은 중추신경계였다.

섭취량이 적을지라도 수은은 체내에 축적되기 때문에 매일의 식탁을 통해 20년~30년 정도가 되었을 때에는 남성불임의 문제가 될 수도 있다. 세계적으로 산업화가 진행되면서 중금속에 대한 해양의 오염은 더욱 심각해졌는데 어류섭취가 용이하고 일상화되어 있는 바닷가의 도시에서는 더욱 그러할 것이다.

홍콩인들은 보통 일주일에 4번 이상 생선이나 어패류를 먹는다고 한다. 이에 착안하여 1997년 홍콩인들의 중금속 오염실태와 불임여부에 대한 보고가 있었다. 연구진은 불임남성과 건강한 가임남성을 연령별로 구분하였고 채식인도 한 그룹으로 하여 머리카락의 수은농도를 조사하였다 [6].

결과는 예상과 같이 가임남성이 불임남성보다 수은농도가 낮게 나타났는데 30대의 경우 가임남성이 3.462mg/kg인 반면 불임남성은 3.867mg/kg로 높았다. 채식인의 수은 농도는 0.38mg/kg였는데 이것은 비채식인들의 10분의 1정도로 매우 낮은 수치이다(표 7-4). 그리고 연령이 증가할

표 7-4. 가임과 불임남성, 채식인의 머리카락 수은농도(mg/kg)

그룹	연령	가임남성	불임남성
비채식인	17-29세	2.445	3.128
	30-39세	3.462	3.867
	40-49세	2.985	5.313
	50-72세	3.762	7.563
채식인	0.38		

수록 축적된 수은농도도 증가하고 가임남성과 불임남성간의 차이도 증가하는 것을 알 수 있었다.

이와 같은 어류섭취에 대한 수은의 축적비례 경향은 219명을 대상으로 한 1996년의 방글라데시 연구에서도, 149명을 대상으로 한 2001년의 브라질 연구에서도, 143명을 대상으로 한 2004년의 스웨덴 조사에서도 동일하게 나타났다.

스웨덴의 경우를 보면 한달에 한 번 이하로 생선을 섭취하는 남성의 머리카락 수은농도가 0.5g/kg인 반면 한달에 8번 이상은 3.6g/kg이었다. 조사대상 중 37쌍을 분석해본 결과 35쌍이 남녀 모두 생선섭취범위와 머리카락 수은농도가 비례하는 것을 알 수 있었다 [7].

7.11. 산화제, 정자, 채식

기능이 손상된 정자는 남성불임의 중요한 원인이 될 것이다. 정자의 기능손상은 앞서 살펴본 바와 같이 환경호르몬, 수은 등의 원인이 있지만 활성산소로 인한 기능 손상도 중요한 부분으로 여겨지고 있다. 임상적으로도 불임을 알아내는 중요한 지표 중 하나는 정액에서의 높은 산소스트레스상태이다.

활성산소는 인체 내 세포에서 에너지를 생산하기 위해 미토콘드리아라는 세포내 소기관에서 산소를 이용하여 연료를 태우면서 발생하게 된다. 대략 250개의 산소 중 하나가 활성산소로 되는 것으로 추정되고 있는데 자연발생하는 활성산소의 위험을 막고자 인체는 항산화효소를 만들고 항산화물질을 음식의 형태로 섭취한다. 그러나 활성산소와 항산화물질의 균형이 맞지 않아 생성되는 활성산소에 충분히 적절히 대응하지 못하면 인체세포는 손상을 받게 될 것이다. 물론 여기에는 정자도 포함된다. 정자가 생성되는 고환은 특히 불포화지방산이 풍부하여 활성산소의 좋은 표적이 된다.

그리하여 정자가 활성산소에 의해 공격당하여 정상적인 기능이 손상되면 수란관의 난자를 만나기까지 넘어야 하는 자궁 내에 도사리는 낮은 pH와 백혈구 같은 관문을 통과할 수 없을 뿐더러 도달한다 하더라도 첨체가 손상되었을 경우 난자의 막을 열어낼 수 없게 된다. 그리고 설사 통과된다 하더라도 유전자가 손상되어 있을 때 수정이 어려워질 것이며 발달과정을 중단하게 될 것이다. 즉, 활성산소는 수정까지 필요한 과정의 다양한 단계에서 필요한 정자의 기능을 파괴시켜 불임으로 이어지게 할 수 있다. 한 연구에 의하면 불임남성을 무작위로 선발하여 조사한 결과 40~88%의 불임남성의 정액에서 높은 수치의 활성산소가 나오고 있었다(그림 7-13, 표

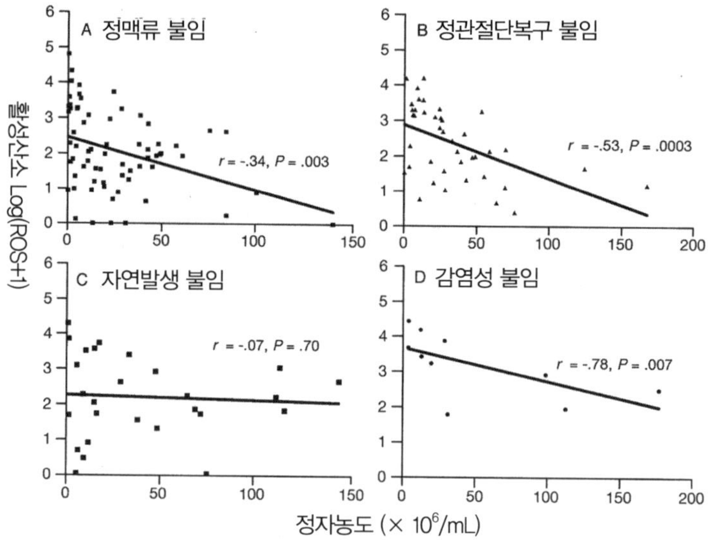

그림 7-13. 활성산소와 정자농도

7–5).

1997년부터 1998년까지 오하이오의 남성학 연구팀은 167명의 불임남성을 대상으로 정액의 활성산소와 정자 농도와의 관계를 조사하였다. 이들은 불임의 원인에 따라 정맥류불임, 정관절단복구불임, 자연발생불임, 감염과 관련된 불임의 네 그룹으로 나뉘어졌다. 결과는 정상인 그룹에 비교할 때 네 그룹 모두 활성산소의 양이 많았는데 특히 감염으로 인한 경우가 가장 높았다 [8].

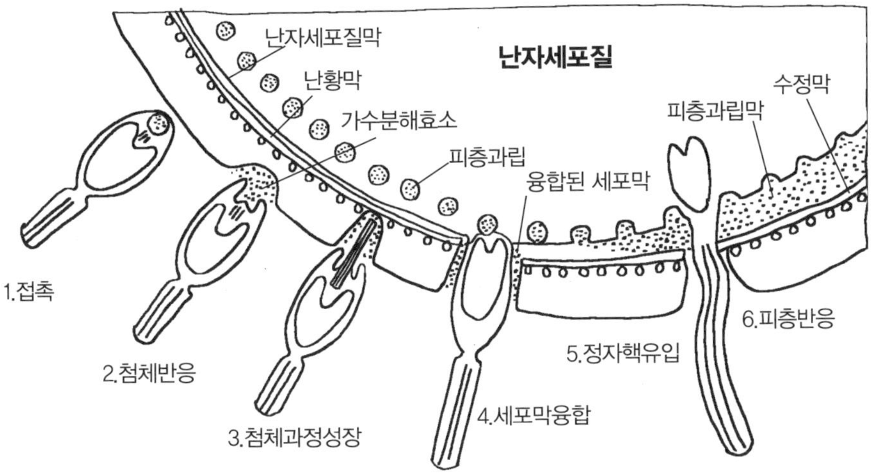

그림 7-14. 정자와 난자의 수정과정

표 7-5. 정자상태와 활성산소의 관계

임상진단	정자농도 (×10^6/ml)	정자운동성(%)	Log(활성산소+1) (cpm)
정상인	69.42	55.45	1.3
정맥류불임	25.89	38.40	2.2
정관절단불임	34.18	28.97	2.4
자연발생불임	37.53	37.93	2.3
감염불임	48.24	48.17	3.2

Fertility and Sterility (2000) 73(3): 459–464

7.12. 태아의 건강과 태아프로그래밍 가설

수정에서 성숙까지의 점차적인 변화를 우리는 발달이라 한다. 발달과정은 놀랄만한데 그것은 단지 하나의 세포가 점차 커져서 수십조개의 세포로 고도로 조직화된 조직, 기관, 기관계를 이루게 되기 때문이다. 발달과정동안 어떤 유전자는 켜지고 다른 것은 꺼져서 분화(differentiation)를 가능하게 하는데 이를 위해 태아는 영양소를 필요로 한다. 태아는 태반을 통해 모체에서 만든 영양소를 흡수하고, 대사 노폐물을 모체로 내보낸다 (그림 7-15). 따라서 태반은 태아의 생명 유지 장치라 할 수 있다. 태반은 모체태반과 태아태반으로 나뉘는데 이들은 혈관으로 연결되어 있지 않고 각각의 독립적인 영역을 갖는다.

그러면 어떻게 어머니의 영양소가 태아에게 전달될까? 태아태반의 융모는 모체태반의 융모와 서로 양손가락을 엇갈려 놓은 것처럼 짧은 간격을 두고 떨어져 있어 두 융모 사이로 물질이 확산되며 때로는 에너지를 이용하는 능동적인 이동도 있게 된다.

산소 전달에 중요한 적혈구는 융모 사이를 통과하기에는 너무 크지만 태아태반 헤모글로빈의 산소 결합력이 더 크기 때문에 모체태반의 적혈구는 그대로 있는 채 태아태반 쪽으로 산소만 전달하게 된다. 어머니와 태아의 혈액형이 서로 달라도 괜찮은 것은 바로 이 태반 때문이다. 이처럼 태반은 태아가 영양을 공급받는 집과도 같아 가능한 한 깨끗해야 한다.

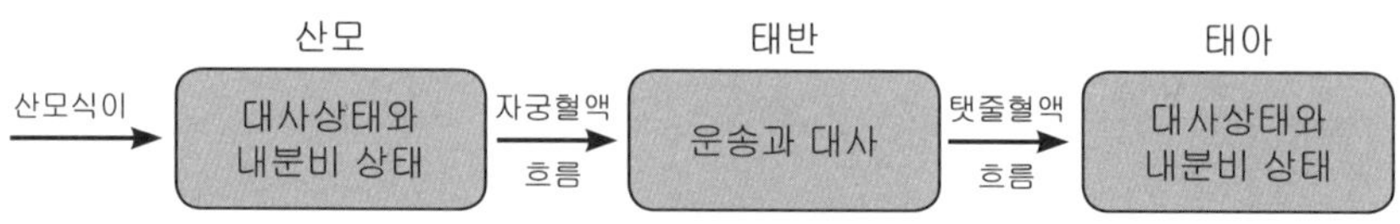

그림 7-15. 산모의 식이에서 태아로의 영양소공급과정

7.13. 태아프로그래밍에서 태반의 역할

질병의 '태아기원가설'이란 성인의 심혈관질환과 대사질환은 태아시기의 영양부족에 의한 영향이 크다라는 이론이다. 즉 태아의 영양요구에 산모의 태반이 부응하지 못하면 부족한 영양상태에 태아가 적응하려고 자신의 신체발달과정을 생존이 가능하도록 적응시키게 된다. 즉, 영양이 부족해지면 태아는 신체에서 가장 중요한 부분인 뇌의 발달을 위해 혈액의 흐름을 바꾸어 영양소를 뇌로 보내고 대신 생존에 당장 심각한 영향을 주지 않는 폐나 심장, 췌장등에 혈액흐름을 감소시킴으로써 태아시기의 생존을 가능하게 한다. 이렇게 되면 당장의 생존은 가능해졌지만 출생한 후 과도한 부하가 걸릴 때 폐질환, 심혈관질환, 대사증후군 등으로 발현된다.

이 가설은 1990년대초에 처음으로 제안되었으며 현재까지 수많은 역학조사와 실험자료에 의해 지지되고 있다. 즉, 산모의 영양은 태아의 신체를 프로그래밍하여 탄생이후의 생존기간동안 계속 영향을 줄 수 있다.

이 프로그래밍은 직접적으로는 태아가 이용할 수 있는 영양소에 변화를 줌으로써 간접적으로는 태반의 기능과 구조에 영향을 가함으로써 가능해진다. 즉, 태반의 성장과 혈관저항의 변화는 태반의 영양과 호르몬대사를 변화시키게 되고 산모, 태반, 태아 사이에 영양소의 전달과 분배의 변화를 일으키게 되는데 이 모든 것은 태아의 적응에 중요한 영향을 주게 되며 이것이 프로그래밍의 중심사상이다 [9].

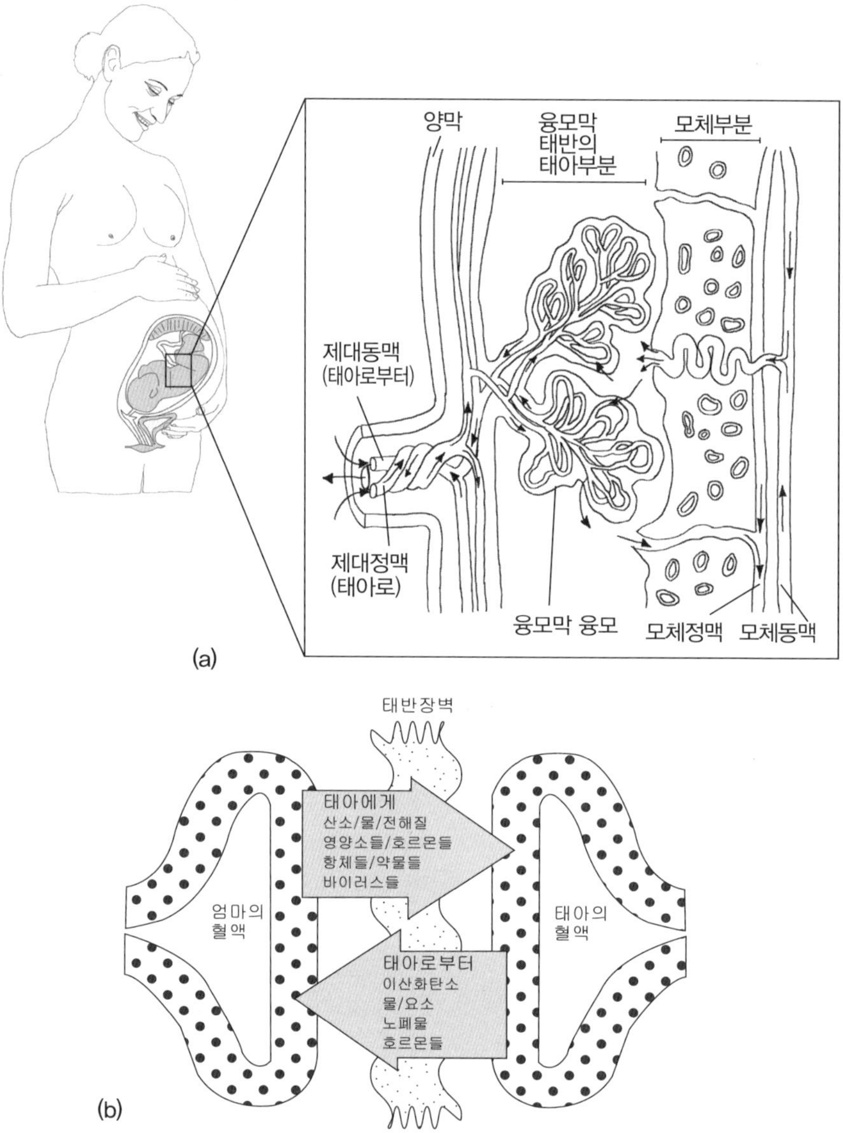

그림 7-16. 태반의 구조(a)와 영양소의 이동(b)

모체태반에서 태아태반으로 확산에 의해 영양소가 이동하며, 혈액이 묽어지면서 확산과정은 효율적이 된다. 임신과정에서 지나치게 높은 수치의 철분농도는 확산과정을 방해할 수 있다.

7.14. 산모의 식이패턴과 태아의 성인기 심혈관질환

산모의 혈액 속 영양소는 태반의 혈액 속 영양소에 영향을 주고 이것은 다시 태아의 영양상태를 결정짓게 된다(그림 7-16). 태반의 무게에 따라 성인이 되어서 관상동맥심장질환의 사망율이 달라진다(그림 7-17).

스코틀랜드의 마더웰 지방에서 626명의 남성과 여성을 대상으로 조사된 연구가 있었다. 산모는 1967년에서 1968년에 병원에 입원하였고 조사시기에 자손의 연령은 27세에서 30세였다. 연구진은 마더웰의 병원에 가서 당시 산모들의 임신전기와 후기의 식이섭취에 대한 자료를 얻은 후 10개 식품품목 즉 고기, 생선, 달걀, 치즈, 녹색채소, 감자, 빵, 케이크/비스킷, 설탕, 우유 등의 섭취횟수를 알아냈는데 동물성단백질의 1일 평균섭취량은 58g 정도였다. 그리고 산모들이 낳은 신생아의 몸무게 등의 자료를 입수한 후 현재 성인으로 성장한 대상자들의 혈압을 조사하였다 [11].

조사한 결과에 의하면 산모가 녹색채소를 많이 먹을수록 자손의 이완기 혈압은 낮았고 육류를 많이 먹을수록 혈압이 높았다. 표 7-6에서 제시된 바와 같이, 녹색채소를 1주에 7회이상 먹고 육류를 1주에 11회 이하로 먹은 산모의 자손은 이완기혈압이 118이었다. 반면 녹색채소를 1주일에 7회 이하로 먹으면서 육류, 생선을 21회 이상 먹은 산모의 자손은 이완기혈압이 124로 그 차이는 6mmHg였다. 보통 혈압이 10mmHg 감소하면 사망률이 30% 감소한다고 알려져 있다.

그렇다면 왜 산모의 고단백식이가 문제가 될까? 필수아미노산은 인체에 흡수되어 단백질로 합성되거나 산화되어 에너지원으로 이용되게 되는데 산화되기 위해서는 비타민B6와 엽산등이 필요하다. 따라서 필요 이상의 과도한 양의 필수아미노산 공급은 산모에게 대사 스트레스를 주게 되며 산모의 체내에서 코티솔 증가와 같은 호르몬의 변화를 가져온다. 연구진은

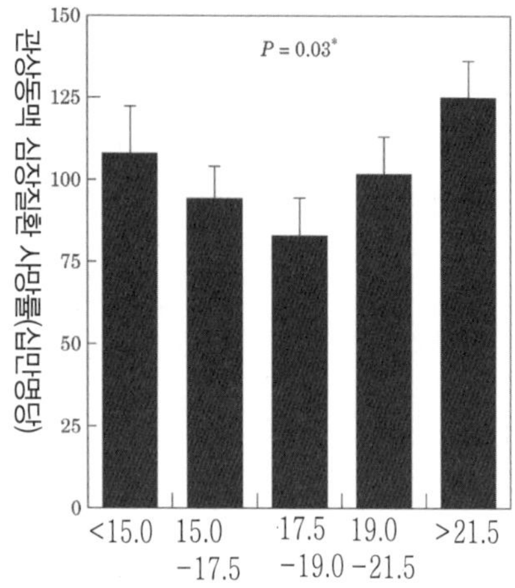

그림 7-17. 심장질환 사망률과 태반의 무게비[10]

표 7-6. 녹색채소, 육류, 생선 섭취와 이완기혈압(mmHg)

녹색채소 (회/1주)	육류, 생선 (회/주)			
	11회 이하	12~15	16~21	21회 이상
7회 이하	120	120	123	124
7회 이상	118	120	120	121
평균	119	120	121	122

이것이 태아에게 좋지 않은 영향을 미쳐 태아의 발달과정에 영향을 주고 결국 성장하여 심혈관질환의 발생이 높아진 것이라 해석하였다. 특히 임신 후기에 생선을 많이 먹은 산모의 자손은 성장한 후 이완기혈압이 상승하였다 [11].

7.15. 지방산과 산모의 건강

산모가 섭취하는 지질의 종류에 따른 혈압의 변화를 알아본 실험은 임신기 동안 동물성식품이 태아에게 어떠한 위험을 가하게 되는가를 알려준다. 2003년 칸(Khan)과 그 동료들은 어미쥐의 임신 10일전부터 임신기간과 수유기 동안 한 그룹은 옥수수기름 5.3%의 보통식이를, 다른 그룹은 동물성지방을 25.7% 공급하고 대신 단백질과 탄수화물은 증가된 지방질량만큼 감소시켰다. 그리고 두 그룹의 산모에서 태어난 자손이 젖을 뗀 후에는 똑같은 식이를 공급하여 자유롭게 먹도록 하고 80일, 180일, 360일에 혈압을 측정하였다.

180일째 몸무게는 동물성지방섭취그룹이 458.27g인 반면 보통식이그룹은 399g이었고 수축기혈압은 142.1mmHg 대 129.7mmHg로 보통식이그룹이 12.4mmHg 낮았다 (그림7-18)[12]. 연구진은 이러한 결과에 대해 동물성지방이 혈관 내피세포의 기능이상을 가져왔고 이것이 혈압 상승으로 나타난다고 추정하였다. 이들은 DHA가 심혈관질환의 예방에 중요하다는 언급도 빼놓지 않았다.

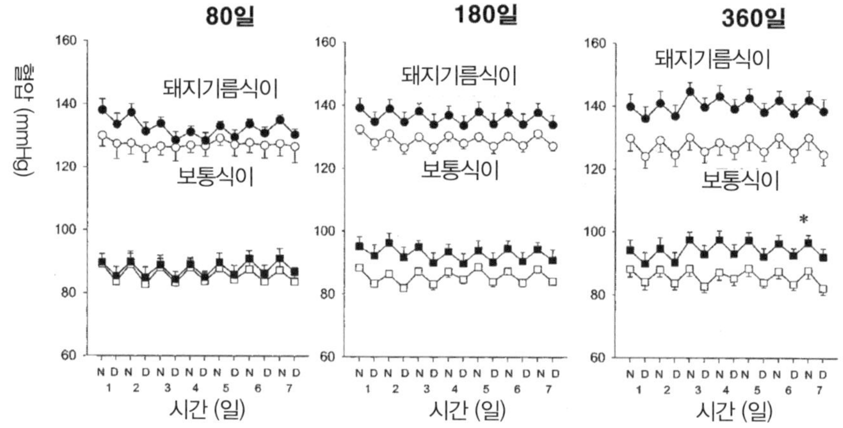

그림 7-18. 식이지방에 따른 혈압차이

7.16. 임신성 당뇨와 대사증후군

산모에게서 공급되는 영양소가 부족해질 때 태아는 영양소와 산소의 함유량이 많은 혈액을 뇌의 성장과 다른 필수 기관의 성장을 위해 절약하게 되는데 이를 '뇌절약 적응'이라 한다. 동물실험에 의하면 저산소혈증이 발생할 때 태아는 탯줄의 동맥혈을 차단하여 간조직과 췌장조직을 손상시킨다. 그럼으로써 절약된 혈액은 중추신경계의 순환으로 이용된다.

1992년부터 1997년까지 대만의 6세에서 18세까지의 취학연령어린이를 대상으로 당뇨여부에 대해 조사한 자료는 태아프로그래밍 가설(그림 7-19)의 한 예가 된다. 연구진은 당뇨환자 1,780명과 정상인 1,966명을 무작위로 선발하여 공복시 혈당시험을 하였다. 그리고 출생등록소로부터 대상자들의 출생몸무게를 입수하였다.

조사결과 당뇨위험은 출생 시 몸무게가 3,000g에서 3,499g인 대상자의 당뇨발생을 1로 보았을 때 2,500g이하의 당뇨발생은 2.32였고, 2,500~2,999g그룹은 1.35, 3,500~3,999g그룹은 1.43이었는데 태어날 때 4,000g이상의 몸무게였던 그룹은 당뇨발생이 2.67이나 되었다 (그림 7-19)[13]. 즉, 나이, 성, BMI, 유전, 사회경제적인 상태 등을 감안하지 않고 당뇨발생으로만 본다면 가장 건강한 그룹은 3,000g에서 3,499g 사이가 되며 당뇨발생추이는 이 그룹을 중심으로 U자형을 그리게 된다.

산모의 임신기 때 영양소공급이 부족하게 되면 태아는 생존에 필수적인 뇌와 심장 등으로 혈액흐름을 집중하여 영양소와 산소를 공급하고 이로 인하여 췌장의 베타세포의 수가 줄어들게 되어 인슐린에 대한 감수성이 약화된다(그림7-18). 그런데 저체중으로 태어난 자손의 약화된 베타세포와 인슐린감수성이 저하된 인체세포는 성장시기동안 과도하게 영양이 공급될 때 이에 대한 부담을 이겨내지 못하게 되는데 결국 인체는 오줌으로

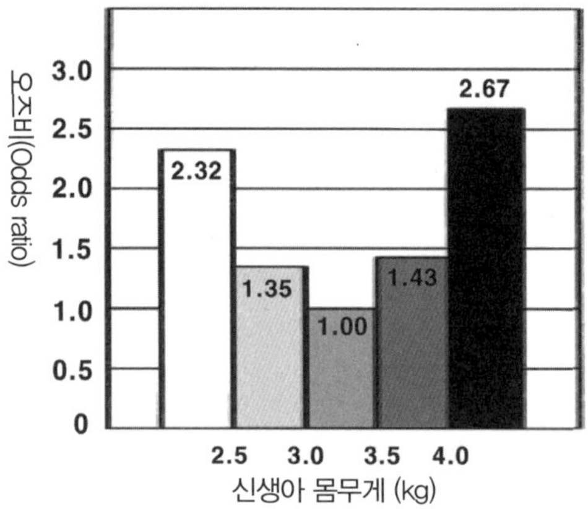

그림 7-19. 신생아 몸무게와 학령기의 제2형 당뇨발생의 상대위험도

방출하는 당뇨현상으로 췌장에 가해지는 과도한 당 부담을 처리하게 된다 [14].

태아시기의 영양부족은 태아의 성장, 대사, 혈관계변화를 통해 출생 후 당뇨 이외에도 신장손상, 고혈압 등의 위험에 노출되게 되는데 이는 일종의 대사증후군현상으로 나타난다.

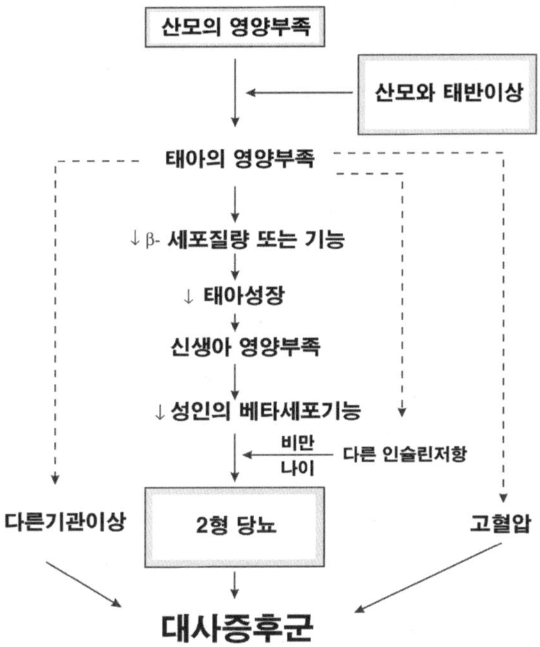

그림 7-20. 대사증후군의 태아프로그래밍 가설

7.17. 채식, 태반과 태아에 유익한가?

여성은 매월 월경으로 철을 손실하기에 남성보다 철 저장량이 적다. 대개 남성은 3.2g, 여성은 2.8g정도를 체내에 보유하고 있다. 임신기 동안에는 태아가 성장하기 위해 모체로부터 철을 요구하게 되는데 임신초기에는 매일 1mg내지 2.5mg을 임신기 마지막 3개월에는 6.5mg까지 증가하게 된다. 채식인들은 식물식품으로부터 대부분의 철을 공급받아야 하는데, 동물성식품의 헴철보다 흡수율이 낮다는 비헴철로 태아의 요구량을 충족시킬 수 있을까?

과학자들의 연구결과는 충족시킨다고 말한다. 대부분의 식단이 식물성일 수밖에 없는 제3세계의 산모들은 평균 10mg내지 14mg의 비헴철을 섭취한다. 그러나 섭취하는 철이 모두 흡수되는 것은 아니다. 임신시기동안 철의 흡수량은 매우 극적으로 변화하여 임신 12주에는 섭취량의 7%만 흡수될 뿐이지만 24주에는 36%가 36주에는 66%가 흡수되게 된다. 즉, 채식을 해도 산모의 빈혈 없이 각 시기마다 태아가 필요로 하는 양만큼 공급할 수 있게 되는데 식물성식품의 비헴철 흡수율 변화능력은 9.4배나 되는 셈이다. 이미 앞서 살펴본 바와 같이 동물성식품의 헴철은 흡수율이 최대 2배로 섭취량에 상관없이 거의 일정한 양이 흡수된다.

흡수율의 변화폭이 좁은 헴철이 왜 문제가 될 수 있는가 하면 태아가 성장하기 위해 산모의 피는 묽어져야 한다는 점 때문이다. 여성이 임신을 하게 되면 태아 태반에서 발생하는 열이 산모의 체온을 상승시키게 된다. 이때 산모는 말초부의 혈관을 확장시킴으로써 열을 발산하게 되는데 동시에 혈액의 부피가 증가하게 되고 혈액의 농도는 묽어지게 된다.

임신하지 않은 여성의 혈액 헤모글로빈 농도는 평균 133g/L인데 임신

20주부터 급격히 낮아져 임신 36주째가 되면 110g/L로 된다. 그런데 혈액이 묽어지는 것은 결과적으로 태아의 성장에 이로운 작용을 하게 된다. 왜냐하면 농도가 감소하게 되면서 혈액의 점도도 감소하게 되는데 이는 산모태반 융모와 태아태반 융모 사이의 혈액의 흐름을 빨라지게 하여 태아에게 영양소를 충분히 공급하게 되기 때문이다.

태반은 태아태반과 산모태반이 분리되어 있고 마치 두 손의 손가락을 엇갈린 것처럼 접촉하고 있어 영양소와 산소공급은 그 사이 간격의 확산을 통해 이루어진다. 그러나 산모의 혈액부피가 증가하기 때문에 전체 헤모글로빈과 적혈구 질량은 임신기 동안 증가한다.

1988년부터 1991년까지 런던에서 15만명의 임산부를 대상으로 한 대규모 조사에 의하면 산모의 헤모글로빈 농도가 낮은 85~95g/L일때 신생아의 평균 몸무게가 높았으며, 신생아의 몸무게가 낮은 그룹의 혈액농도는 95~105g/L 이었다.

그런데 혈장부피의 증가가 충분히 이루어지지 못한다면 혈액의 흐름은 태아융모에 영양소를 공급할 수 있을만큼 빨라지지 못하고 따라서 태아의 성장은 제한된다. 즉, 산모의 혈액은 태반의 꼬여있는 동맥에 의해 융모공간에 공급되는데 만약 혈압이 높아지게 되면 자궁벽으로부터 태반이 분리되고 충격이 가해져서 출혈이 일어나 태반에 피가 덩어리지게 된다. 이러한 상황은 결국 태아에게 공급되는 산모융모와 태아융모 사이의 공간폐쇄로 이어져 영양공급은 어렵게 되는 반면 태반의 크기는 커지게 된다. 부족한 영양환경에서 태아는 살아남기 위해 생존 프로그램을 가동시켜 심장과 폐, 신장, 췌장으로 가는 혈액을 감소시키고 대신 뇌와 중추신경계로 혈액흐름을 증가시킨다. 이는 출생 후 여러 질병의 원인이 된다.

대표적인 예 중 하나가 태아 헤마토크릿(hematocrit)과 혈액점도의 상승 때문에 태아의 심장순환계 성장에 손상을 준다는 보고이다. 미국에서 3만 8천여명의 신생아를 사전조사한 바에 의하면 신생아의 몸무게에 대해 기대되어진 것보다 태반의 무게가 적은 경우 태아의 헤마토크릿치가 높았다. 산소전달에서 생긴 생리적인 변화가 태아의 헤마토크릿의 변화라는 적응과정을 일으키고 이는 다시 태반의 크기변화와 산소전달에 변화를 일으켜 태아의 폐발달에 중요한 결과를 가져오게 될 수 있다.

신생아의 몸무게에 대한 태반의 무게비(태반무게/신생아몸무게) 역시 태아의 프로그래밍에서 태반의 역할을 간략히 암시하고 있는데 1996년 마틴(Martyn), 바커(Barker), 오스몬드(Osmond)의 연구에 의하면 태반의 비율과 심장질환 사이에는 U자형의 관계를 나타내고 있다. 즉, 신생아의 몸무게에 비해 태반의 무게가 너무 낮거나 너무 높으면 아기가 성장한 후 관상동맥심장질환으로 사망할 위험이 높다 [15].

수종, 두통, 단백뇨, 혈압상승, 여러 기관의 기능이 저하되는 자간전증(preeclampsia)은 혈장부피팽창이 손상되었을 때 3배나 증가한다. 물론 빈혈이 될 정도의 철 결핍도 태아의 성장에 문제를 발생시키지만 산업화된 국가에서는 오히려 철의 과다로 인한 혈액부피팽창 실패를 더 우려해야 할 듯 하다. 이미 앞에서 살펴본 바와 같이 식물성식품의 비헴철은 인체의 상황에 따라 흡수율이 능동적으로 변화하고 산모의 혈액부피팽창이라는 목표를 충분히 달성하면서 필요한 철분공급이라는 임무도 완성하게 된다.

7.18. 결론

한 완전채식산모의 사례가 알려져 있다. 이 여성은 임신하기 몇년 전부터 완전채식을 하였는데 아기가 씻기지 않아도 될만큼 깨끗하여 당시 장면을 본 많은 사람들이 매우 놀랐다고 한다. 산모의 직접적인 음성은 다음과 같다.

"제 시누이도 채식을 하고 있는데, 아이를 갖고 병원에 갔더니 의사가 다른 산모들보다 양수가 아주 깨끗하다고 하더랍니다. 정확한 과학적 근거는 없지만 제 생각에는 채식의 영향이 아닌가 싶어요. 우리 아기가 그렇게 태어난 것도 마찬가지고요."

그녀는 임산부들이 많이 먹는 잉어 같은 보신 음식에는 입도 대지 않았으며 대신 아침에는 과일과 함께 직접 간 유기농 곡물로 생식을 하고, 뽕잎가루를 많이 먹었다고 한다. 뽕잎에는 우유의 6배에 달하는 칼슘과 시금치의 6배에 달하는 철분이 있다.

막 태어난 아기가 씻기지 않아도 될 만큼 깨끗하였다는 것은 태반 역시 깨끗하였다는 것이고 이는 산소와 영양소가 장애없이 잘 공급되었다는 의미일 것이다. 인체를 대상으로 한 구체적인 조사는 없지만 앞서 살펴본 바와 같이 동물성지방의 섭취사례라든지 채소와 탄수화물을 많이 섭취하고 동물성단백질을 적게 섭취한 산모의 자손이 혈압이 낮았다라는 사례 등은 채식식이가 영양소를 충분히 공급할 뿐만 아니라 태아의 프로그래밍에서도 매우 유익할 것이라는 추정을 할 수 있게 한다.

출 처

1. Reichman ME, Judd JT, Taylor PR, Nair PP, Jones DY, Campbell WS: Effect of dietary fat on length of the follicular phase of the menstrual cycle in a controlled diet setting. J Clin Endocrinol Metab 1992, 74:1171–1175.

2. McIntosh JE, Matthews CD, Crocker JM, Broom TJ, Cox LW: Predicting the luteinizing hormone surge: relationship between the duration of the follicular and luteal phases and the length of the human menstrual cycle. Fertil Steril 1980, 34:125–130.

3. Kumar NB, Cantor A, Allen K, Riccardi D, Cox CE: The specific role of isoflavones on estrogen metabolism in premenopausal women. Cancer 2002, 94:1166–1174.

4. Balbi C, Musone R, Menditto A, Di Prisco L, Cassese E, D'Ajello M, Ambrosio D, Cardone A: Influence of menstrual factors and dietary habits on menstrual pain in adolescence age. Eur J Obstet Gynecol Reprod Biol 2000, 91:143–148.

5. Chapin RE, Robbins WA, Schieve LA, Sweeney AM, Tabacova SA, Tomashek KM: Off to a good start: the influence of pre– and periconceptional exposures, parental fertility, and nutrition on children's health. Environ Health Perspect 2004, 112:69–78.

6. Dickman MD, Leung KM: Mercury and organochlorine exposure from fish consumption in Hong Kong. Chemosphere 1998, 37:991–1015.

7. Johnsson C, Sallsten G, Schutz A, Sjors A, Barregard L: Hair mercury levels versus freshwater fish consumption in household members of Swedish angling societies. Environ Res 2004, 96:257–263.

8. Pasqualotto FF, Sharma RK, Nelson DR, Thomas AJ, Agarwal A: Relationship between oxidative stress, semen characteristics, and clinical diagnosis in men undergoing infertility investigation. Fertil Steril 2000, 73:459–464.

9. Harding JE: The nutritional basis of the fetal origins of adult disease. Int J Epidemiol 2001, 30:15–23.

10. Forsen T, Eriksson JG, Tuomilehto J, Teramo K, Osmond C, Barker DJ: Mother's weight in pregnancy and coronary heart disease in a cohort of Finnish men: follow up study. BMJ 1997, 315:837–840.

11. Shiell AW, Campbell–Brown M, Haselden S, Robinson S, Godfrey KM, Barker DJ: High–meat, low–carbohydrate diet in pregnancy: relation to adult blood pressure in the offspring. Hypertension 2001, 38:1282–1288.

12. Khan IY, Taylor PD, Dekou V, Seed PT, Lakasing L, Graham D, Dominiczak AF, Hanson MA, Poston L: Gender-linked hypertension in offspring of lard-fed pregnant rats. Hypertension 2003, 41:168–175.

13. Wei JN, Sung FC, Li CY, Chang CH, Lin RS, Lin CC, Chiang CC, Chuang LM: Low birth weight and high birth weight infants are both at an increased risk to have type 2 diabetes among schoolchildren in taiwan. Diabetes Care 2003, 26:343–348.

14. Hales CN, Barker DJ: The thrifty phenotype hypothesis. Br Med Bull 2001, 60:5–20.

15. Martyn CN, Barker DJ, Osmond C: Mothers' pelvic size, fetal growth, and death from stroke and coronary heart disease in men in the UK. Lancet 1996, 348:1264–1268.

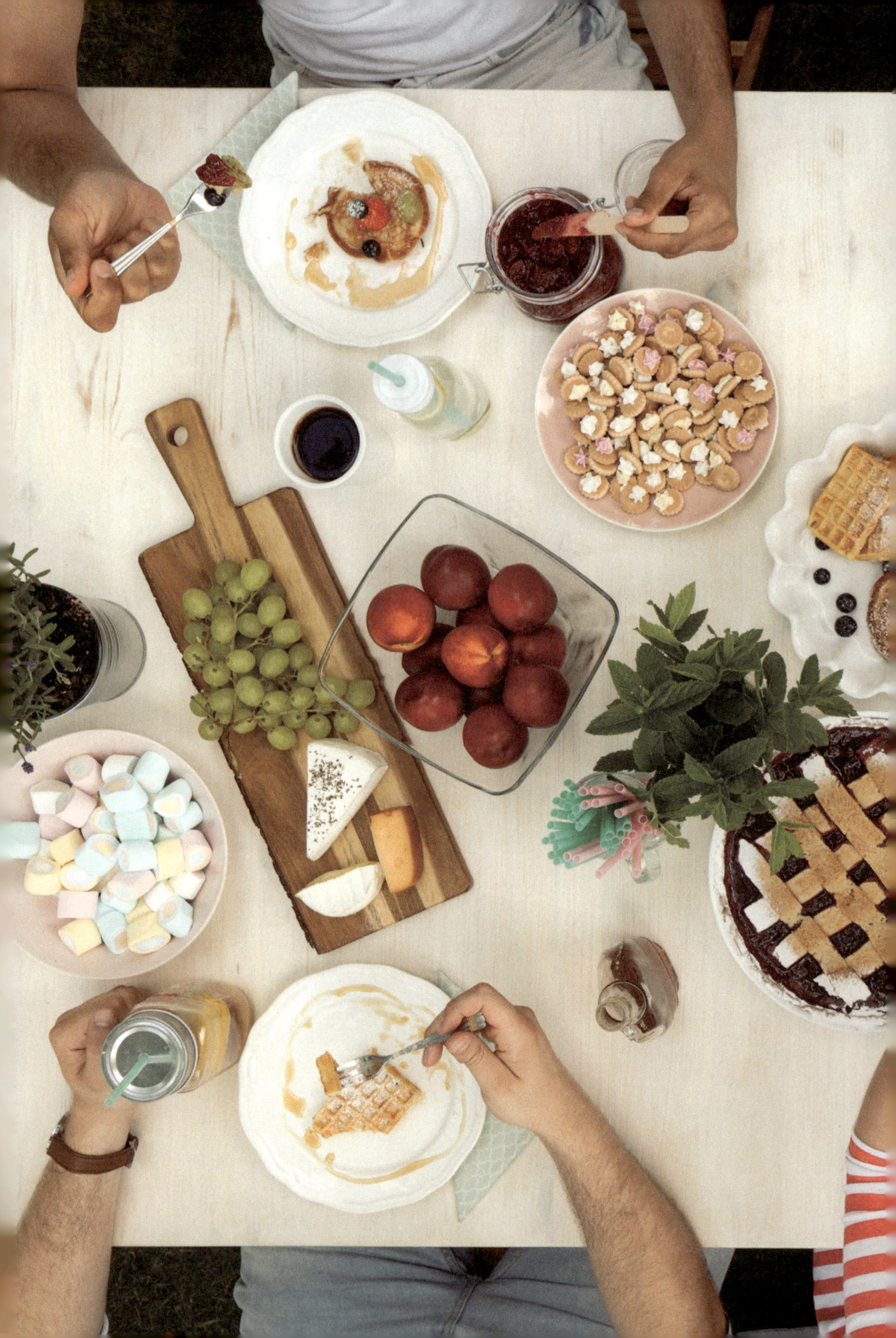

8장. 면역계와 채식

Immune System and Vegetarian Diet

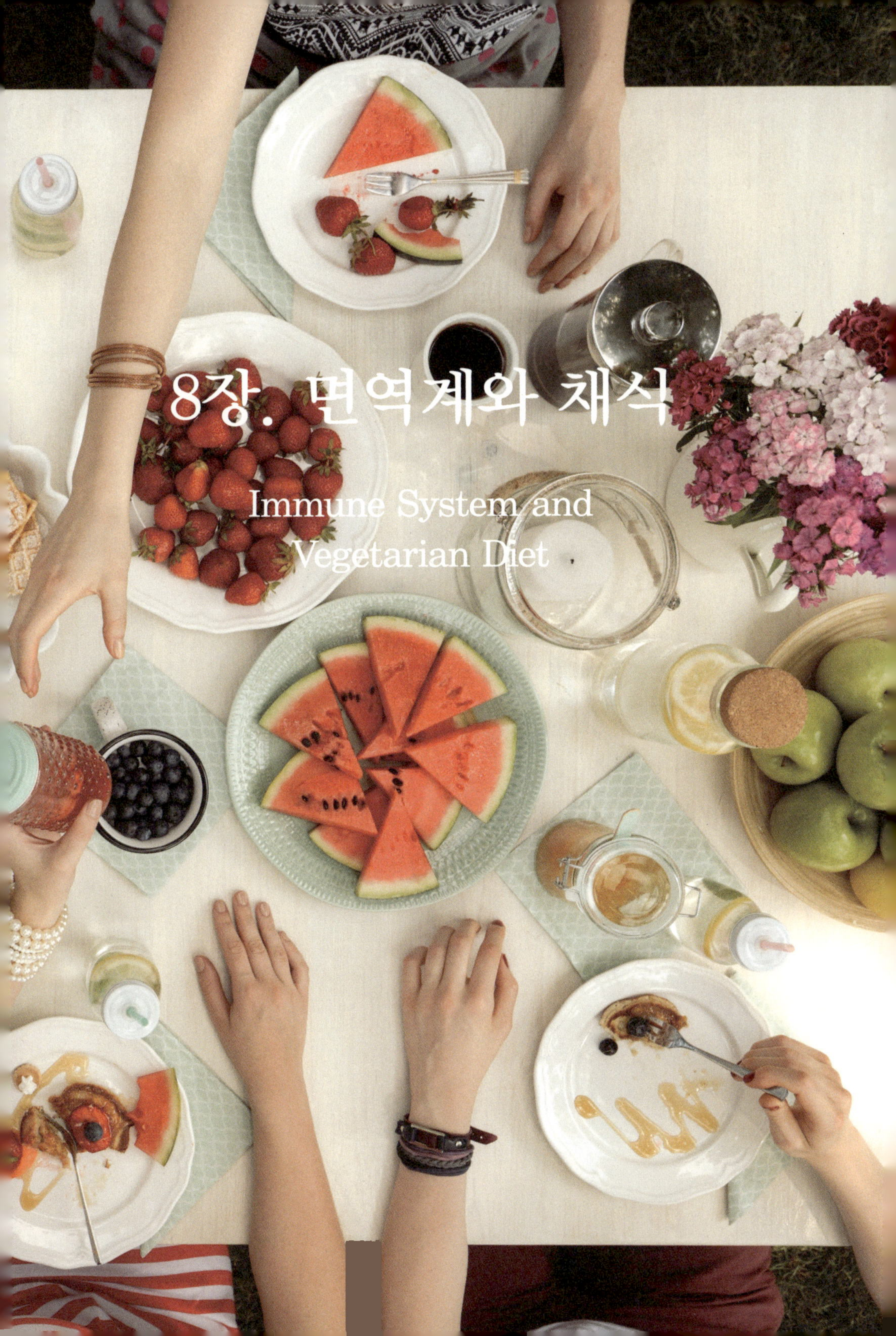

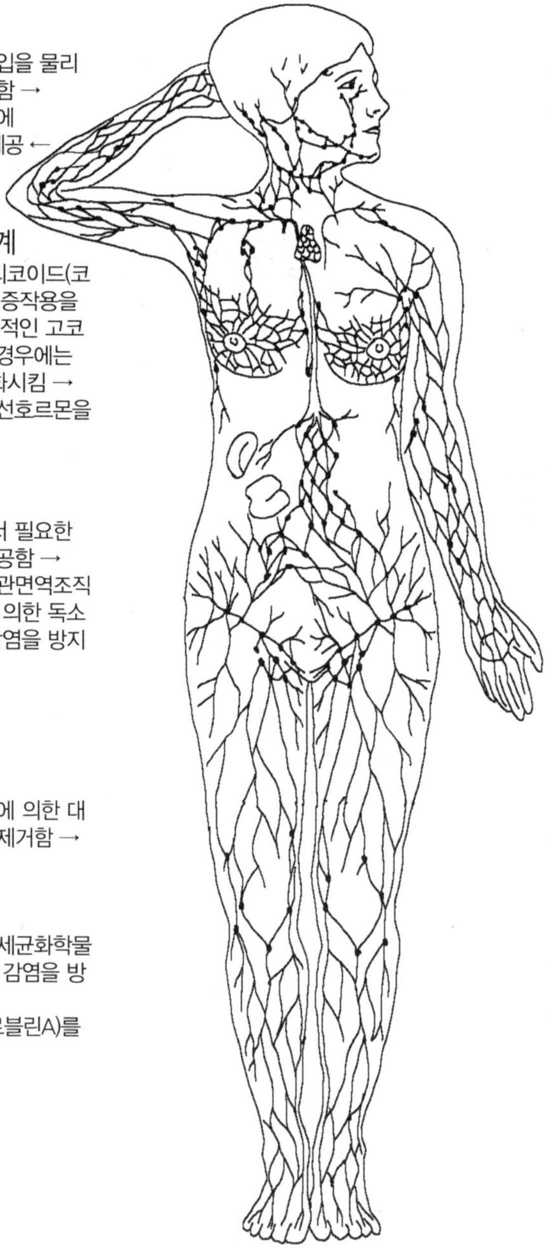
●피부계
병원균의 침입을 물리
적으로 차단함 →
피부의 표면에
IgA항체를 제공 ←
●내분비계
글루코코르티코이드(코
르티솔)는 염증작용을
억제함, 만성적인 고코
티졸혈증의 경우에는
면역기능약화시킴 →
흉선에서 흉선호르몬을
방출 ←
●소화계
림프조직에서 필요한
영양소를 제공함 →
편도와 장연관면역조직
은 소화관에 의한 독소
의 흡수와 감염을 방지
함 ←
●비뇨계
세포의 활동에 의한 대
사노폐물을 제거함 →
●생식계
리소자임과 세균화학물
질은 생식기 감염을 방
비함 →
IgA(면역글로블린A)를
제공함 ←
●근육계
← 림프절표면을 방어
하고 림프관을 따라 림
프액이 잘 흐르도록 함
→ 상처가 난 후 치료
를 도움
●신경계
← 성상세포는 특이한
방어를 자극하는 항원
을 제시함
→ 면역세포의 사이토
카인은 시상하부를
자극함
●심혈관계
← 병원균을 공격하는
항체를 운반함. 골수에
서 림프구와 과립구를
생성함
→ 심혈관기관의 감
염을 방지
●골격계
← 면역세포는 골수에
서 생성되고 저장됨
→ 상처가 났을때 뼈의
치료를 도움
●호흡계
← 폐포의 식세포는 항
원을 제거함
→ 편도는 호흡계의 감
염을 방지함

8장. 면역계와 채식

8.1. 면역계의 정의

면역이란 나와 나 아닌것의 투쟁이다. 이 투쟁은 생명의 시작단계에서부터 있었다고 보여진다. 미생물들이 자신의 유전자를 보호하기 위해서 바이러스를 분해하는 모습은 이러한 추론을 가능하게 한다. 진화의 과정을 통해 나와 나 아닌것의 투쟁은 지속적으로 상호작용을 하며 함께 진화를 해왔다. 그 흔적은 우리몸에서 지금도 생생하게 확인할 수 있는데 대표적인 예가 내재면역(innate immunity)과 적응면역(adoptive immunity)라는 두가지 시스템을 가지고 있다는 것이다. 내재면역 또는 선천면역이라 일컬어지는 시스템은 인간이 태어나면서부터 가지고 있는 면역인식패턴들이다. 미생물들의 세포벽이나 유전자 등을 기본적인 분자를 인식하는 Toll 유사수용체(TLR)와 같은 면역장치는 태어나면서부터 가지고 있다(그림 8-1). Toll은 통행료 징수원이라는 의미이다. 대표적인 면역세포들이 수지상세포나 대식세포, 과립구, 자연살해세포들이다(그림 8-1, 표 8-1).

하지만 진화과정에서 미생물들은 내재면역계를 속이기 위해서 끊임없이 돌연변이와 변신을 하였다. 그리하여 수많은 침입자들의 분자패턴들을 모두 한정된 유전자 속에 기억하는 것은 불가능하게 되었다. 이러한 상황에서 고안해낸 새로운 면역장치는 태어난 이후에 침입하는 미생물이나

나 아닌것에 대한 인식을 만들어내는 것으로서 이를 적응면역 또는 후천면역이라 일컫는다. 대표적인 후천면역세포는 T(thymus: 흉선에서 발달)세포와 B(Bone, 골수에서 발달)세포이다. 선천면역계와 후천면역계는 서로 상호작용하면서 인간이라는 개체를 보호한다.

나라는 개체가 나아닌 것을 만나는 중요한 접점은 바로 소화관과 호흡관이다. 그래서 진화론적으로 면역기관은 소화기관, 장에서부터 시작된다. 지금도 우리 인간의 신체중에서 가장 크고 넓은 면적을 차지하고 있는것이 바로 장관면역계와 기관면역계이다.

우리가 음식을 먹을때 체내의 면역시스템의 활동량은 급격히 증가하게 된다. 나아닌 것이지만 개체의 생존을 위해 받아들여야 하기에 인체는 관용이라는 시스템을 개발하였다. 내가 아니지만 나의 것으로 만들기 위해 관용을 베풀게 된다. 면역세포들은 신경계와 내분비계와 상호작용을 한다. 이로인해서 신체적 건강이 심리에 영향을 미칠수 있으며 반대로 심리적 상태가 면역계에 영향을 줄수 있다.

8.2. 면역계의 구조와 기능

림프기관

우리 주위의 세상에는 많은 미생물들이 생존하고 있을뿐만 아니라 우리 몸 안에서 살아가려 한다. 질병을 일으키는 미생물들을 병원체라 부르는데 바이러스, 박테리아, 진균, 기생충의 4가지로 분류된다. 면역계는 신체의 모든 세포와 세포조직, 기관들이 제 기능을 할 수 있도록 외부에서 침입한 병원균과 유해물질을 찾아내고 비정상적으로 변형된 세포를 인식하여 제거하는 기능을 담당한다. 병원체들은 다른 생활양식을 가지고 특별한 방법

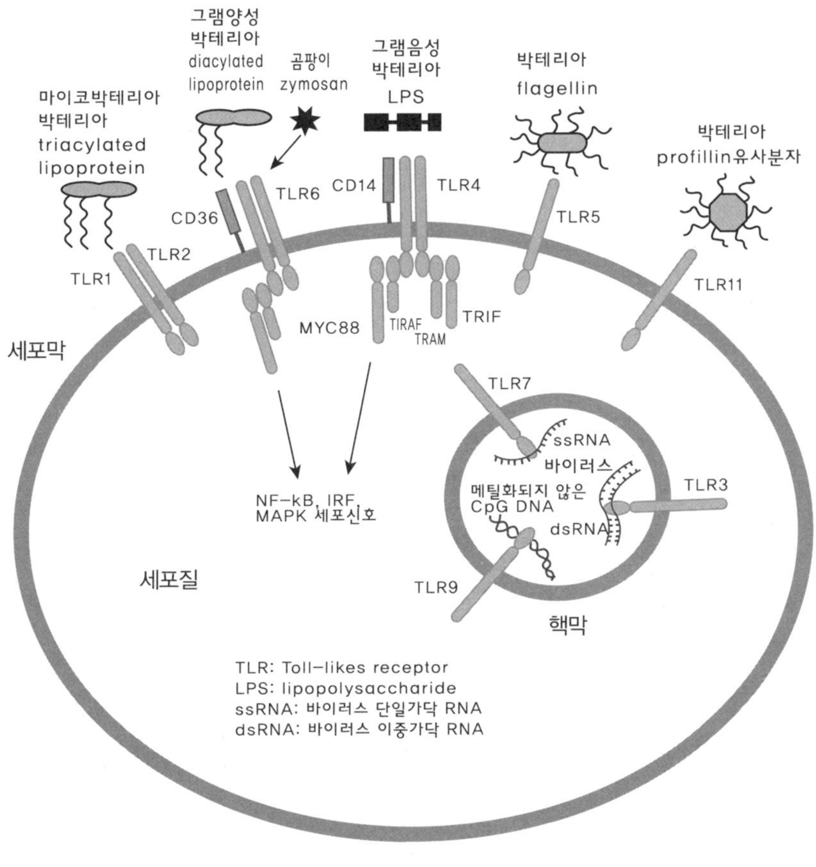

그림 8-1. 내재면역(선천성 면역)계를 담당하는 Toll 유사수용체

Toll 유사수용체(TLR)는 박테리아나 바이러스의 기본적인 몇가지 구성분자에 대한 패턴정보를 인체의 유전자에 저장시켜 놓아 태어나면서부터 면역계가 작용할 수 있도록 하였다. 현재 13가지 정도의 TLR이 발견되었다.

으로 신체를 공격하며 면역계도 이에 대항할 다양한 방법을 발전시켰다.

면역계는 림프액, 림프관, 림프구, 림프기관의 네 주요부분으로 구성되어 있다. 림프관은 임파관이라고도 하는데 말초조직에서 시작하여 정맥을 연결하는 곳에서 끝나며 끊임없이 순환하면서 이상한 침입자를 림프기관에서 제거하도록 돕는다. 림프기관은 림프관들을 연결하고 많은 수의 림프구를 담고 있으며 림프는 혈장과 유사한 액체이지만 현탁된 단백질의 농도는 훨씬 낮다.

림프기관은 일차림프기관(primary lymphoid organs)과 이차림프기관(secondary lymphoid organs)으로 나뉜다. 일차림프기관은 중앙림프기관이라고도 하는데 골수와 흉선으로 구성되며, B림프구는 골수에서, T림프구는 흉선에서 성숙하게 된다.

이차림프기관은 말초림프기관이라고도 하는데 림프절, 비장, 장연관 림프조직, 기관연관 림프조직, 점막연관 림프조직 등으로 구성된다.

비특이적 면역과 특이적 면역

단 1ml의 혈액 속에도 적혈구의 수는 50억개이고 백혈구의 수는 7백만개나 된다. 혈액 내의 모든 세포는 골수안에 있는 전능조혈세포라는 동일한 세포에서 분화되는데 다양한 종류의 백혈구들은 크게 식세포와 림프구라는 두 종류로 나뉠 수 있다. 식세포는 선천성 면역 또는 비특이적 면역을 담당하고 림프구는 특이적 면역을 담당한다.

선천성 면역은 미생물들의 진화과정에서 변하지 않은 부분을 인지하는 것이다. 식세포 중에서 대식세포와 호중구는 세포표면의 수용체에 의해 공통된 병원소 관련분자를 인식하여 병원소를 포획하고 소화하며 호산구, 비

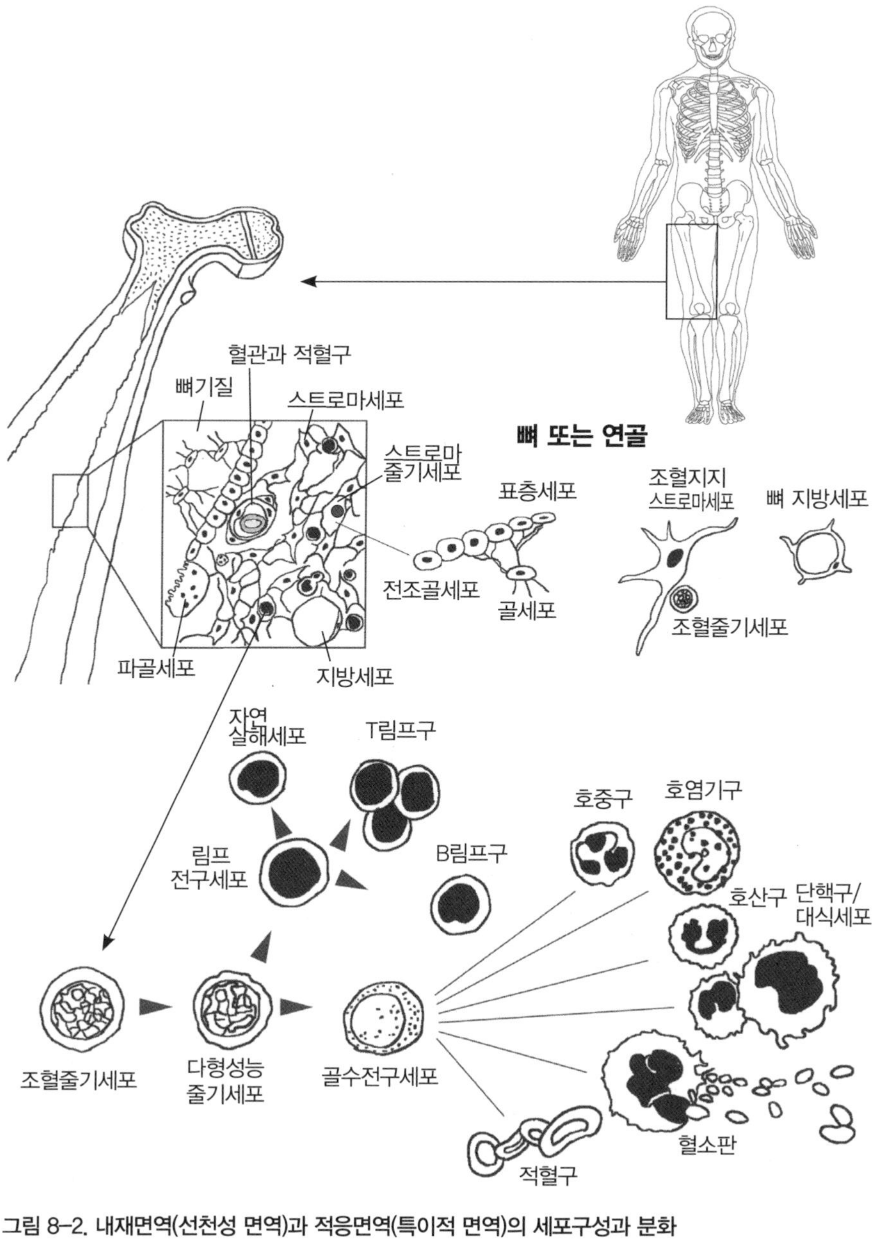

그림 8-2. 내재면역(선천성 면역)과 적응면역(특이적 면역)의 세포구성과 분화

만세포, 자연살해세포는 용해성 항미생물인자를 방출하여 병원소를 공격한다.

이에 반해 특이적 면역은 T세포와 B세포가 담당하는데 다양한 항원에 반응하는 특화된 세포는 하나의 항원만을 인식할 수 있다. 따라서 수백만 이상의 항원을 인식할 수 있는 다양한 종류의 T세포들과 B세포들이 있게 된다.

혈액, 조직, 상피표면 등의 감염부위에서 식세포에 잡힌 항원이 미경험 림프구(naive lymphocytes)에 전달되는 장소가 이차림프계인데 항원에 대한 정보를 받은 림프구는 효과세포(effector cells)와 기억세포(memory cells)로 분화한다.

T세포의 면역작용

신체세포의 수명은 평균적으로 10개월에서 1년 정도이다. 부위마다 그 수명은 다른데 소화관에서는 일주일 정도이고 심장이나 뇌세포에서는 거의 평생을 살게 된다. 따라서 일정한 신체를 유지해야 하는 인체에서 수명을 다한 세포의 처리는 중요한 과제에 포함된다. 이를 위해 인체는 괴사(necrosis), 고사(apoptosis), 자식작용(autophagy)이라는 세 가지의 프로그램된 세포사망 기작을 개발하였다.

괴사는 물리적, 화학적손상에 의해 세포가 파괴되는 것으로 이때 죽은 조직은 주위에 염증성 신호분자를 방출하여 염증을 만들어내거나 식세포에 의해 먹혀서 분해되어 그 부위가 깨끗해진다. 다른 하나는 계획세포사(programmed cell death) 또는 아포토시스(apoptosis)로서 세포가 자기 스스로 분해되면서 5개 내지 12개로 나뉘어지는 것인데 가장 큰 특징은 핵의 DNA가 잘려 200bp로 나뉘어지는 현상이다. 이때 생성된 세포조각들은 주위세

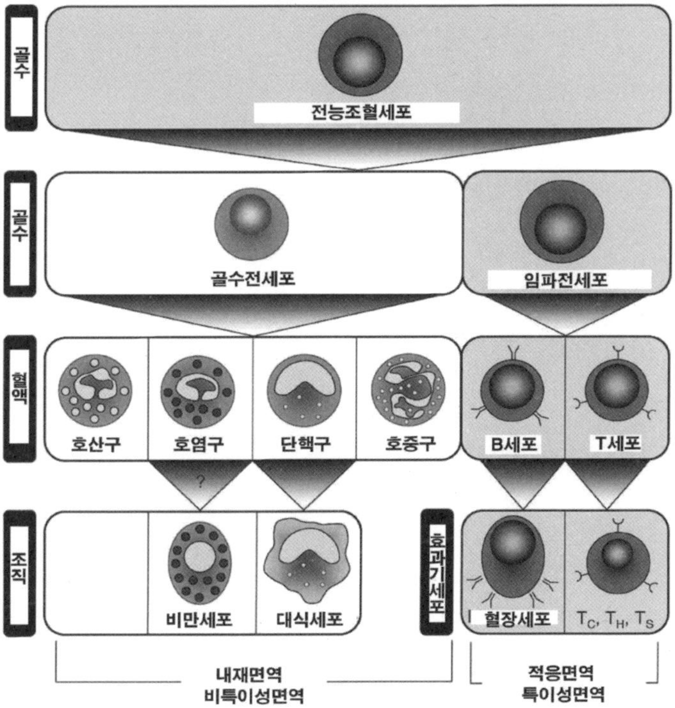

그림 8-3 내재면역(선천성 면역)과 적응면역(특이적 면역)의 세포구성과 분화

표 8-1. 내재면역과 적응면역의 비교

구분	내재면역	적응면역
반응시간	분, 시간내 반응	일(day) 단위반응
특이성	비특이적	매우 특이적
다양성	적다	매우 많다
정확도	완벽하다	가끔 실수한다
기억작용	없다	있다
주로 관여세포들	대식세포 자연살해세포 수지상세포	B세포, T세포

표 8-2. 괴사와 세포사의 차이점

	괴사 (necrosis)	세포사 (apoptosis)
자극	저산소, 독소, ATP고갈, 손상	유전적으로 조절된 생리적 신호
ATP요구	없음	없음
세포변화	팽창, 세포내 소기관파괴, 조직이 죽음	염색질응축, 막기포화, 단일세포만 죽음
DNA파손	무작위적 절편	200bp 크기로 절단
원형질막	파열	기포모양
죽은 세포의 운명	식세포에 의한 섭식	주위세포에 흡수됨
조직에서의 반응	염증	염증없음

포에 깔끔히 먹혀서 재이용된다. 그리고 아토파지(autophagy)는 외부에서 에너지 공급이 차단될때 세포 자신을 먹어나가다가 결국 굶어죽는 것이다(표 8-2).

처음에 T세포의 발생은 골수에서 하지만 성숙은 심장 바로 위에 있는 흉선에서 이루어진다. 흉선에 도착한 T세포의 98%는 자기면역방지(자기관용)를 위해 세포사하고 단지 2%만 배출된다. 즉, 무작위로 만들어진 T세포들 중 자신을 공격하는 T세포를 제거하고, 또한 자신의 세포표지를 인식하지 못하는 강하지 못한 T세포도 제거된다. 이를 각각 '음성선택(negative selection)'과 자기의 주조직 적합성 복합체(Major Histocompatibility Complex: MHC) 항원을 인식할 수 있는 T세포만이 분화하는 것을 '양성선택(positive selection)'이라 한다. 주조직 적합성 복합체(MHC)란 감염된 세포가 표면에 항원을 제시할때 항원주위에서 함께 제시되는 단백질이다. MHC를 김밥이라고 하면 항원은 김밥안에 들은 단무지정도가 될 것이다. MHC를 T세포가 인식해야 감염된 세포가 제시하는 항원을 인식할 수 있다. MHC1형과 MHC2형 있는데, MHC1형은 거의 모든 세포에 존재하며 이것은 세포독성

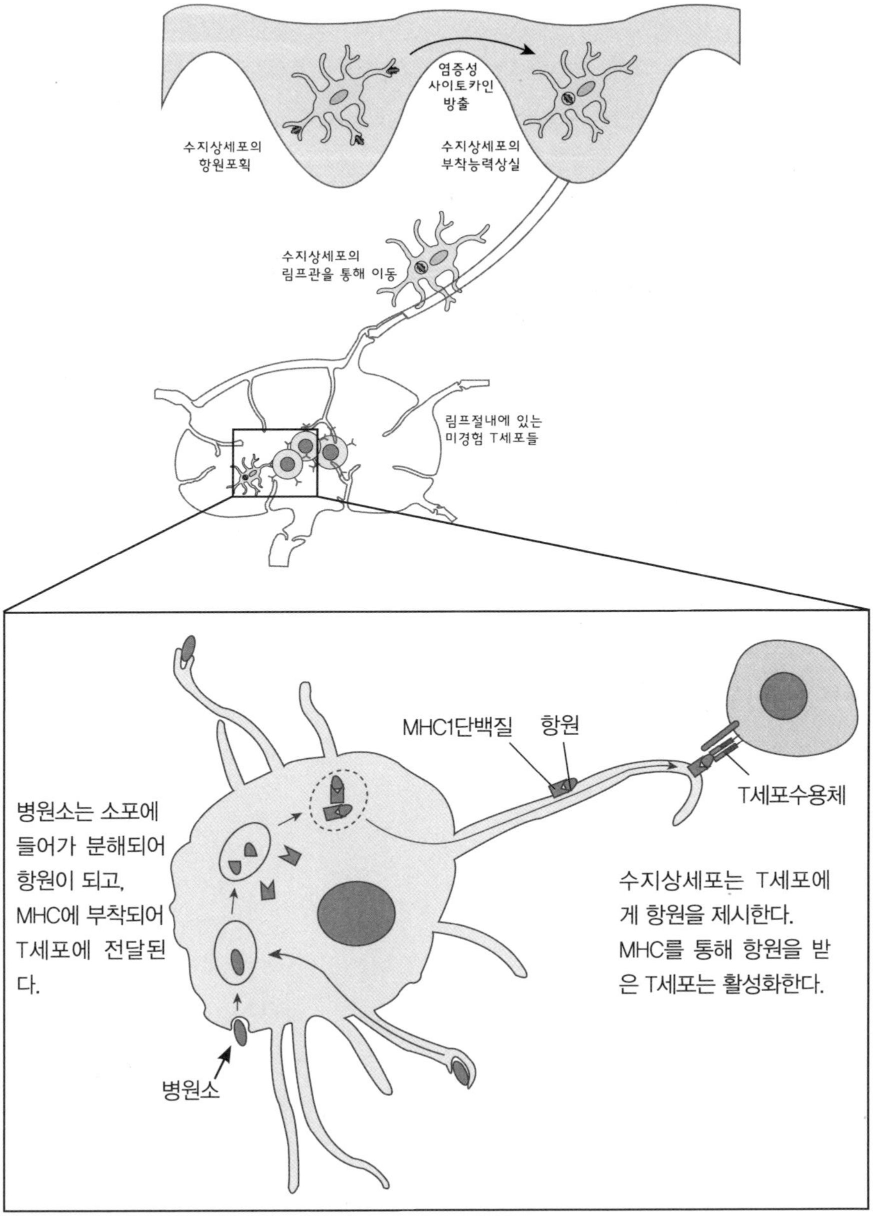

그림 8-4. 항원제시세포(수지상세포)와 T세포 사이의 항원제시과정

B세포도 유사한 과정으로 침입자를 인식하고, 항체를 만들어 낸다.

T세포가 인식한다(그림 8-4). MHC2형은 대식세포나 B세포에만 있고 이들세포를 항원제시세포(抗原傳達細胞, antigen-presenting cell: APC)라고 한다. 항원제시세포가 MHC2와 함께 제시한 항원은 보조T세포가 인식하면서 면역반응이 활성화된다.

음성선택과 양성선택이라는 두 가지 선택을 잘 통과하고 흉선에서 출발한 T림프구는 림프절과 같은 2차면역기관에서 수지상세포와 같은 전문화된 세포제시세포에 의해 제시되는 항원의 일부 조각을 제공받게 된다. 항원 조각의 종류에 따라 T세포는 세포독성 T세포와 보조T세포로 전문화, 즉 분화된다.

활성화된 세포독성 T세포(cytotoxic T cells)는 암바이러스 등에 감염된 비정상적인 세포를 찾아내어 세포사를 하도록 신호를 보낸다. 세포 내에서 증식하는 박테리아, 기생충, 바이러스가 생성해내는 단백질은 세포 표면으로 이동하게 되는데 세포독성세포는 감염된 세포 표면에 있는 주조직적합복합체(MHC)에 의해 제시된 항원을 인식하여 바이러스에 감염된 신체세포를 아포토시스(스스로 사망)하도록 한다.

보조T세포(helper T cells; Th cell)는 B세포나 대식세포와 같은 다른 세포의 활성을 돕는다. Th1세포는 대식세포를 자극하여 미생물분해효소와 항미생물 물질이 많이 들어 있는 소포(vesicle)를 박테리아가 기생하는 소포와 융합하도록 하여 감염세포를 살해한다. Th2세포는 B세포를 활성화시켜 세포외 병원체를 파괴하도록 한다. 자연살해세포(natural killer cells, NK세포)는 항원 특이 수용체가 없이 외부의 이물질을 제거해서 내재면역계로 분류된다.

8.3. 만성염증과 암 생성

많은 만성염증질환은 암의 발생과 진행에 중요한 원인이 된다. 예를 들어 대장염(ultrative colitis; UC)과 크론병(Crohn's disease)와 같은 염증성 장질환(IBD)은 식생활이 서구화되면서 증가하고 있는데 이것은 만성염증과정을 통해 대장암 등의 위험을 증가시킨다(표 8-3). 또한 바렛(Barrett's) 식도염은 식도성 선암(adenocarcinoma), 대장암 발생 가능성을 증가시키며 유전성 췌장염은 만성염증을 동반하여 암으로 진행되기 쉽다.

만성췌장염과 만성간염의 감염결과도 모두 염증경로를 거쳐서 암으로 진행되는 특징을 보인다. 현재 세계적으로 종양의 15%는 감염에 의한 것으로 추정되는데 감염을 통한 만성염증질환과 암 발생은 매우 밀접한 관련이 있다고 추정된다(표 8-3).

사실 염증은 신체가 감염을 방지하기 위한 메커니즘이다. 신체의 1차 방

표 8-3. 암발생과 관련된 만성염증질환

암	염증질병	병인
방광암	방광염	칩거, 비뇨카테테르
대장암	염증성 장질환, 크론병, 대장염	
폐암	기관지염	실리카, 석면, 흡연
장연관조직림프암	쇼그렌증후군, 하시모토 갑상선염	
흑색종	피부염증	자외선
중피종, 폐암	석면침착증, 규분증(폐진증의 일종)	석면섬유, 실리카입자
식도암	식도염, 바렛식도	위산
구강인세포암	치은염, 태선	
췌장암	만성췌장염, 유전성 췌장염	알콜중독, 트립신효소돌연변이
타액선암	타액선염	
생식기선암	건성 경화증	

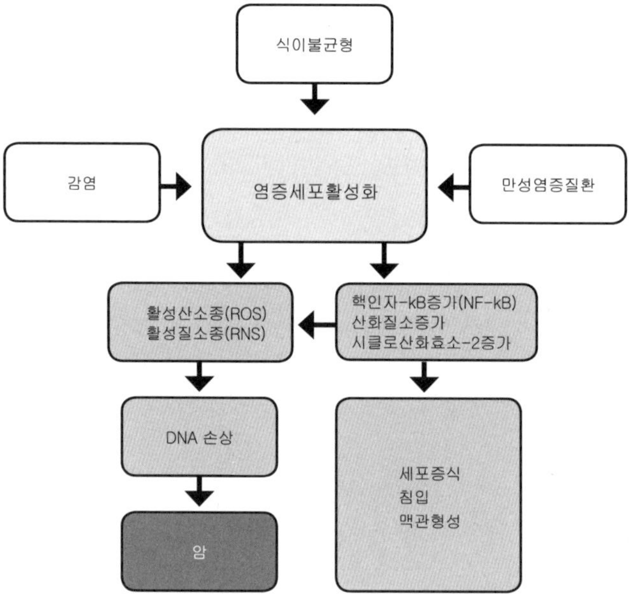

그림 8-5. 염증이 암을 이끄는 과정

어벽은 피부인데 어떠한 원인에 의해 피부나 호흡기, 소화기관의 벽이 손상되면 그 밑에 있던 비만세포가 손상당하면서 히스타민을 방출한다. 히스타민은 모세혈관을 확장시켜 투과성을 증가시키는데 이것은 식세포의 이동을 용이하게 하여 침입한 세균 등을 제거하는 것이다.

또한 상처가 나거나 감염된 조직의 세포들은 사이토카인을 방출하여 백혈구를 모으는 신호를 보내는데 이때 호중구가, 이어서 단핵구가 뒤에 온다. 단핵구가 흥분하면 화가 난 헐크처럼 즉시 대식세포로 변신, 분화하여 외부세균이나 침입물질을 삼킨다. 흥분하여 거대해진 대식세포는 이어서

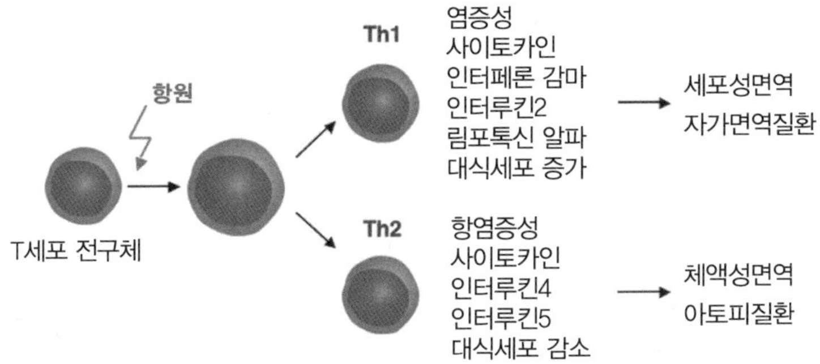

그림 8-6. T세포의 보조T1(Th1) 또는 보조T2(Th2) 효과기 세포로의 분화과정

다양한 사이토카인을 분비하여 다른 백혈구들을 유인하는데 이것이 특이적 면역반응의 시작이 된다. 염증현상에서 흔히 나타나는 고름은 죽은 호중구와 죽은 인체세포, 체액 등인데 정상적인 경우라면 대식세포가 이들을 소화하여 점차 사라지게 된다.

즉, 사이토카인은 면역세포와 다른 많은 세포에서 분비되는 작은 용해성 단백질로 분비하는 자신이나 다른 세포의 특성과 작용을 변화시키는 면역세포의 신호전달물질이라 할수 있다. 따라서 외상과 감염에서 신체를 보호하기 위해 다른 세포에게 신호를 보내는 사이토카인의 방출은 자기보호를 위해 숙주에게는 필수적인 부분이지만, 제어되지 못하고 과도하게 방출된 사이토카인은 암을 포함한 수많은 질병의 발생 가능성을 증가시킬 수 있다. 그래서 보통의 경우 염증은 염증생성 사이토카인(Th1사이토카인)의 생성 후에는 거의 즉각적으로 항 염증성 사이토카인(Th2사이토카인, IL-1, IL-

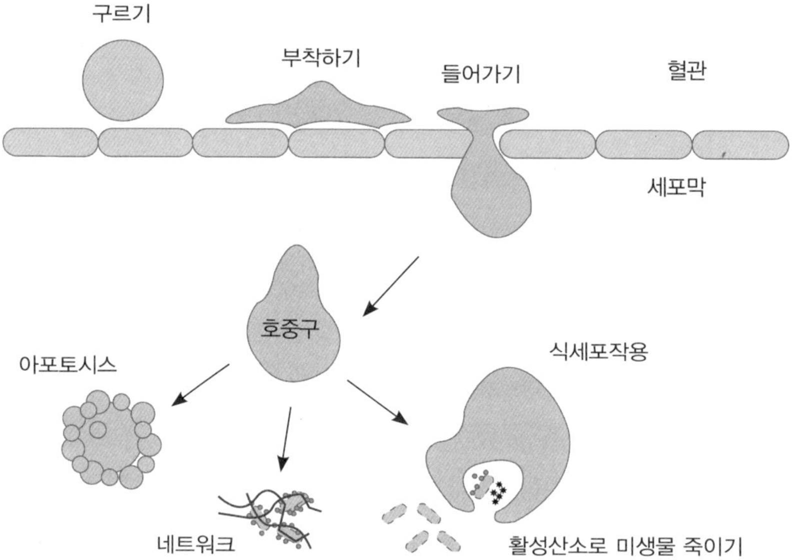

그림 8-7. 호중구의 다양한 면역작용

10, IL-13 등)을 생성한다(그림 8-6). 이들 사이토카인은 이어서 시상하부에 신호로 작용하여 시상하부-뇌하수체-부신의 호르몬축을 거쳐 부신피질에서 코티솔을 방출하는데 코티솔은 다시 면역세포내로 들어가서 면역반응을 억제하게 된다. 이를 사이토카인-HPA 피드백이라 하며 면역계와 신경계의 대표적인 상호작용으로 널리 알려져 있다. 다양한 염증성질환에 처방되는 스테로이드 약물의 작용기전이 이것이다. 그러나 사이토카인 개시인자의 유지나 용해작용의 실패와 같은 어떤 문제가 생기면 염증은 악화되고 만성염증이 진행될 수 있다.

침입한 미생물에 대한 면역세포의 방어방법 중 하나는 활성산소와 질소종을 생성하여 파괴하는 것인데 이 물질들은 DNA를 손상하고 지질을 과산화시키기도 한다. 즉 돌연변이는 DNA손상 때문이며 만성염증으로 인한 면역세포의 작용은 역설적으로 암세포 진행의 중요한 가능성이 된다. 유방암, 대장암, 췌장암, 갑상선암, 방광암, 피부암 등에서 염증과 관련된 현상이 모두 발견된다. 여기서 과도한 염증반응의 중요한 제어작용이 항산화제임을 알게 된다. 다양한 과일과 채소의 성분들은 항산화제로, 핵수용체라는 리간드 의존성 유전자 조절물질의 리간드로 역할을 한다. 리간드는 보다 큰 고분자의 거동을 조절하는 작은 분자를 의미하는데, 호르몬 등이 일종의 리간드이다. 예를 들어 몸에 염증이 나서 우울해질때, 블루베리, 딸기, 당근, 견과류, 천일염 소량과 물을 넣어서 믹어서 갈아먹으면 단 몇시간만에 염증이 가라앉는 것을 확인할 수 있다. 물론 다양한 과일과 채소들은 항염증능력을 가지고 있으니 개인마다의 기호에 맞게 다양한 식품을 선택할 수 있을 것이다. 가공하지 않은 천연의 과일은 수분이 많아서 당부하수치가 낮고 따라서 당뇨나 심혈관, 대사증후군 환자들도 안심하고 섭취할 수 있다.

염증반응은 암의 발단이 될 뿐만 아니라 암세포분화, 암세포주위의 혈관생성과 같은 암 증식작용에도 중요한 역할을 한다. 염증성 사이토카인이 거의 없는 상황에서는 제한된 염증이 발생하며 혈관생성과 종양성장이 제한된다. 그러나 염증성 사이토카인이 풍부하게 되면 암 주위에 새로운 혈관생성이 촉진되고 암의 급속한 성장이 잇따른다. 어떤 조건에 의해 염증생성 사이토카인과 항염증성 사이토카인의 균형이 변화하고 이는 과도한 염증, 항혈관형성과 종양 퇴화로의 변화를 의미한다 [1].

염증세포의 활성화에는 감염과 함께 보조Th1세포와 보조Th2세포의 균형, 그리고 식이인자가 관여하고 있다. 염증과 관련된 식이인자 중 중요 부분은 식물에 풍부한 오메가-3지방산과 항산화물질이다.

8.4. 천식과 오메가-3지방산

감염이 없는 면역질환에는 알레르기와 자가면역질환이 있으며, 자가면역질환에는 천식, 아토피, 류마티스 관절염이 포함되며 이들은 비정상적인 염증반응과 관련되어 있다. 대표적인 예로 천식은 호흡기관의 만성적인 염증성질환으로 발작적인 호흡곤란증상이 나타나는데 이때 호흡이 빨라지고 짧아진다. 처음에는 기침으로 시작하지만 시간이 지나면서 덩어리진 가래와 점액이 나오게 된다. 급성일 때는 호흡곤란이 오고 심한 경우 구토, 체온상승, 쇼크가 온다.

천식은 특히 보조세포Th1과 보조세포 Th2의 밸런스가 중요하다. 항원을 만나지 않은 미경험 T세포가 보조세포Th1이나 보조세포 Th2로 분화되는 과정은 매우 다양한 인자들에 의해 정교한 메카니즘에 의해 조절되며, 아직 명확히 밝혀지지 않았다. 다만 감염 때 발생하는 사이토카인, 펩티드 등 여러 가지 요인들이 분화작용에 영향을 준다고 알려져 있다.

하나의 가설은 다음과 같다. 즉, 수지상세포, 대식세포, NK세포는 바이러스나 특정한 세포 내 세균을 공격하면서 인터루킨2(IL-2)와 인터페론 감마(IFN-γ)라는 사이토카인들을 방출하는데 이 신호를 받은 미경험 T세포는 보조세포Th1으로 진행하며 동시에 보조세포 Th2로의 생산은 억제된다. 반면 IL-4와 IL-5가 있을 때에는 보조세포 Th2로 분화되고 이때 보조세포 Th1으로의 변화는 억제된다.

혈액과 기관지 폐포액에서 보조T세포를 조사한 연구에 의하면 아토피 천식환자들의 혈액은 염증성 T세포인 보조세포Th2 생성으로 치우쳐 있다. 그리고 이때 Th2보조세포의 활성화에는 오메가6계열의 지질이 관여한다. 즉, 어떠한 자극에 Th2보조세포가 노출되면 Th2보조세포는 지질산

표 8-4. 천식에 영향을 주는 영양소들 [5]

영양소	효과의 잠재적 메카니즘	급원
비타민 A,C,E	항산화제; 내생, 외생 산화적 염증을 방지	
비타민C	프로스타글란딘 억제	신맛과일, 토마토, 감자, 브로콜리,딸기, 양배추, 시금치
비타민 E	막안정화, IgE생성억제	현미, 통밀, 견과류, 과일, 채소
플라본, 플라보노이드	항산화제; 비만세포 안정화	
마그네슘	평활근이완, 비만세포 안정화	견과류, 콩류,현미,통밀
셀레늄	글루타치온 과산화효소의 항산화보조인자	해조류, 견과류,종실류, 현미, 통밀
구리, 아연	SOD의 항산화 보조인자	해조류, 견과류,현미,통밀
오메가-3지방산	루코트리엔 대체물, 세포막염증을 안정화	들깨, 콩류, 호두
오메가-6지방산	에이코사노이드 생성을 증가, 염증발생	옥수수유, 식용유
소금	평활근수축을 증가, 염증발생	가공식품 등

Am J Respir Crit Med (2004) 170:725-729

화효소를 활성화시켜 오메가6계열 지방산인 아라키돈산을 루코트리엔A4라는 물질로 변환되게 한다. 루코트리엔A4는 다시 루코트리엔B4와 루코트리엔C4, D4, E4로 분화하게 되는데 루코트리엔B4는 에이코사노이드의 일종으로 백혈구를 강력히 유인하여 호중구와 염증세포를 모이게 한다(그림 8-8). 그리고 루코트리엔C4, D4, E4는 폐세포에 있는 특정한 수용체에 결합하여 기관지를 수축하게 하고 호흡기관, 기관지에 있는 비만세포(mast cell)에 점액을 분비하게 하며 혈관투과성을 증가시켜 폐부종이 나타나게 된다 [2].

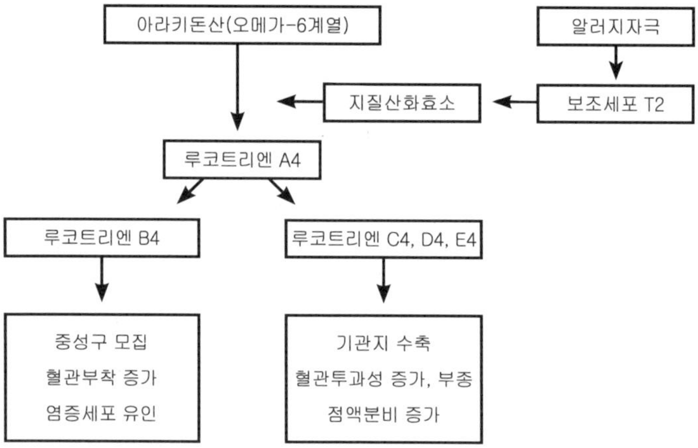

그림 8-8. 오메가-6계열 지방산의 기도에서의 생리효과

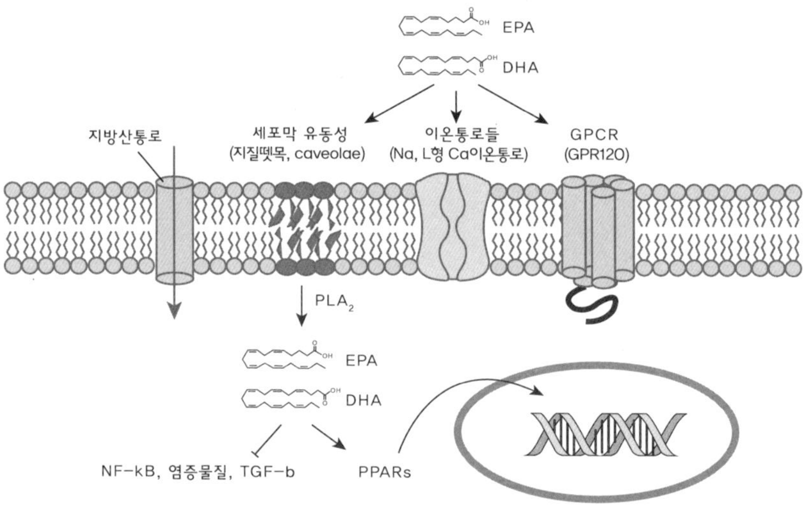

그림 8-9. 오메가-3 다가불포화지방산(PUFA)에 의한 심장 보호의 분자 메커니즘

오메가 3 다가불포화지방산은 세포막에 결합되었을 때 세포막의 특성을 조절한다. 인지질 이중층 및 이온 채널을 조절하여 치명적인 부정맥을 예방한다. 또한 오메가 -3 PUFA는 항 염증 및 항섬유화 기능을 한다. NF-kB : 핵 인자-kB; NLRP3 : NOD- 유사 수용체군3을 함유하는 피린 도메인; PPAR α/g : 퍼 옥시좀 증식자- 활성화 수용체 a/g; GPR120 : G 단백 결합체 수용체 (120); TGF-b : 형질 전환 인자-b.

8.5. 오메가-3지방산 섭취에 의한 천식치료원리

정상인에 비해 천식환자는 상당히 많은 양의 루코트리엔-4계열을 생성하며 따라서 루코트리엔의 생성조절은 천식치료에 중요한 부분이 된다. 이는 시판되는 항 천식약들의 작용원리이다. 그런데 식이로 섭취량을 조절할 수 있는 오메가-3지방산은 항 천식약들과 같이 루코트리엔-4계열의 생성을 감소시킬 수 있다.

오메가-3지방산이 천식과 같은 염증성질환에 예방효과가 있는 것은 오메가-6계열 지방산의 생합성경로에서 경쟁적 효과와 억제적 효과를 가지고 있기 때문이다. 이러한 효과의 원인은 오메가-3계열과 오메가-6계열이 동일한 불포화효소와 지질산화효소를 함께 사용하기 때문이다. 즉, 리놀렌산이 EPA로 되고, 리놀레산은 아라키돈산으로 변화할 때 이들은 동일한 효소를 이용한다(그림 8-10). 따라서 만약 리놀렌산의 양이 많으면 리놀렌산이 EPA로 변화하는데 불포화효소를 그만큼 많이 이용하게 되므로 상대적으로 리놀레산이 아라키돈산으로 변화되는 양은 적어지게 된다. 뿐만 아니라 수적으로 증가된 EPA는 지질산화효소를 이용하여 루코트리엔-5계열을 생성하게 되는데 이는 아라키돈산의 루코트리엔-4계열을 생성감소시켜 중성구와 염증세포의 이상집중을 억제함으로써 염증감소효과를 돕는다.

또한 아라키돈산은 시클로산화효소를 이용하여 프로스타글란딘 E2와 트롬복산 A2로 만드는데, 프로스타글란딘 E2는 T림프구를 자극하여 면역글로불린 E(IgE)를 생성하게 만든다. 따라서 EPA가 시클로산화효소를 이용하여 프로스타글란딘 E3와 트롬복산 A3로 변환되면 아라키돈산의 대사경로는 감소하게 되고 따라서 IgE의 생성도 줄어들게 된다. 천식환자는

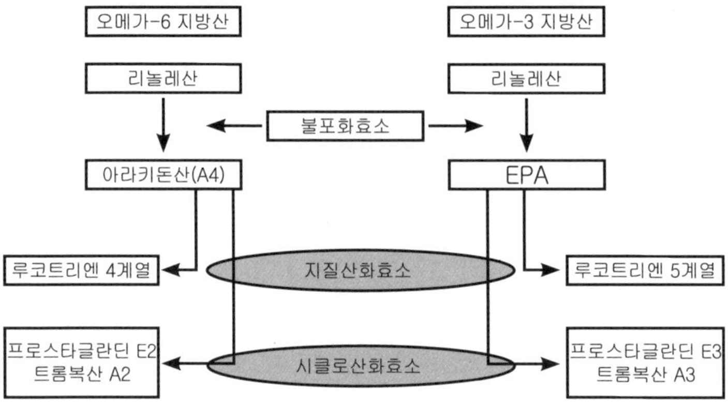

그림 8-10. 오메가-3 지방산과 오메가-6 지방산의 효소경쟁

IgE의 양이 많아지는데 이것은 항원에 대한 알러지반응의 시작으로 알려져 있다. EPA는 시클로산화효소경로를 통해 IgE의 생성을 억제하고 알러지반응을 감소시켜 천식의 발생과 증상을 감소시킬 수 있다.

8.6. 천식치유 식이요법

실제 섭취하는 식품의 종류에 따라 신체세포 내의 지질조성이 달라지고, 또한 생성되는 루코트리엔, 프로스타글란딘, 트롬복산의 계열이 달라질 것인가?

연구결과의 보고에 의하면 두 달간 EPA와 DHA를 매일 200mg씩 보충한 결과 낮시간의 천식이 상당히 감소하였으며 호기의 과산화수소의 농도가 낮아졌고, 최대호기량도 증가하였다 [3].

세포막에서 방출되는 다가불포화지방이 오메가-3계열인지 오메가-6계열인지는 식이패턴에 의존한다. 또다른 연구에 의하면 오메가-3를 2주간 꾸준히 보충시키면 세포막이 오메가-3계열로 포화되며, 오메가-6는 6주간 보충시키면 세포막에 최대로 축적된다.

즉, 식이지방섭취는 세포막의 지질조성을 변화시키고 에이코사노이드 생성의 종류를 변화시키며 이는 다시 세포의 염증반응에 영향을 주게 된다. 이들의 연구는 더 나아가, 매일 3g의 EPA를 식이에 공급하였더니 불포화효소 경로에 의한 억제효과에 의해 아라키돈산의 합성이 억제되었다 [4].

지질산화효소가 오메가-6계열의 아라키돈산에 방아쇠를 당기는 것에서 보듯이 식이항산화제도 천식발생을 예방하는 효과가 있을 것이라 예상할 수 있다. 연구들에 의하면 비타민 C, E, 베타카로틴과 과일은 항산화작용으로 산화적 염증을 방지하며 비타민 C는 프로스타글란딘의 생성을 억제하고, 비타민 E는 막을 안정화하여 결과적으로 IgE의 생성을 억제한다(표 8-5). 또한 셀레늄, 구리, 아연 등은 항산화효소의 보조인자로 중요하다.

염증으로 인한 질병은 단지 천식에 국한되지 않는다. 수많은 심혈관질환과 당뇨, 류마티스관절염, 아토피피부염 그리고 앞서 살펴보았던 암으로까

표 8-5. 아토피, 천식과 식이 항산화제효과에 대한 역학조사 [7]

대상 (나이)	효과
성인 (30)	비타민 C의 섭취는 거친 숨쉬기와 기관지염을 예방한다
어린이 (8-13)	약간의 셀레늄 섭취는 예방효과가 있다
성인여성 (34-68)	많은양의 비타민 E섭취는 천식예방에 효과가 있다
성인 (18-70)	많은양의 비타민 C와 E의 섭취는 폐기능에 도움이 된다
어린이 (8-11)	신선한 과일섭취는 폐기능에 유익하다
어린이 (6-7)	비타민 C가 풍부한 과일은 적은 양을 섭취해도 거친 숨쉬기에 유익

Medical Hypotheses (2004) 63, 280-290

지 진행되는 만성염증질환들이 있다. 염증은 감염을 방지하기 위해 필요한 작용이지만 육류와 식용유로 인한 오메가-6의 과다섭취와 항산화제가 부족한 식이는 인체건강에 불필요한 염증을 만들어낼 가능성을 높인다.

8.7. 아토피피부염을 완화시키는 채식

이 실험은 아토피피부염에 채식식이가 정말 효과가 있는가? 만약 효과가 있다면 그 면역학적 메커니즘은 무엇인가? 라는 의문을 가지고 일본에서 시행되었다. 실험대상은 15세에서 36세 사이에 있는 남성 6명 여성 14명이었다(평균연령 25세). 5명은 천식을 앓은적이 있었고 1명은 실험 당시 천식상태였는데 증상이 심하지 않아 스테로이드처방은 받지 않고 있었다. 10명은 비염을 앓고 있었거나 앓고 있는 중이었다. 환자의 65%가 알러지 가족력이 있었다. 모든 실험참가자는 입원하기 두 달 전에 스테로이드제나 항히스타민약을 중지하였다.

모든 환자는 동일한 식사를 제공받았는데 아침에는 신선한 채소주스 250g을 제공받았다(채소주스는 시금치, 양배추 등 몇 가지 채소로 구성되었다). 점심에는 참깨 10g, 두부 200g, 현미 80g에 상당하는 현미죽에 5g의 해초를 뿌려서 먹었고, 저녁은 점심과 동일하였는데 매일 2.5g의 천일염을 섭취하었다.

에너지 섭취는 1,085kcal로 권장량(recommended dietary allowance)의 55%였고, 단백질은 75%, 칼슘은 180%, 철 130%, 비타민 C 250%, 비타민 E 110%였다. 특이할 만한 점은 물 대신 감잎차를 마셨다. 이 식단을 개인병원에서 2달간 시행하였다. 피부 상태는 매주 두명의 의사로부터 아토피진단에 이용되는 유럽기준(European Task Force on Atopic Dermatitis, 1993)방법으로 측정받았는데 이것은 피부질환의 심한 정도를 알아보는 측정법의 하나로 알려져 있다.

결과는 다음과 같았다. 실험에 들어가기 전과 2달이 지난 후에 진단지수는 현저히 낮아졌고, 호산구수치도 낮아졌다 [6]. 호산구는 염증성 세포인데 피부염 형성에 일정한 역할을 맡고 있다. 자연 살해세포(NK세포)의 수치도 낮아진 것을 알 수 있었다.

저자들은 저칼로리가 기반이 된 채식식이는 피부염증을 현저히 감소시킨다고 말한다. 실험에서 보면 염증반응을 일으키는 면역세포인 호산구와 호중구의 수는 피부염이 호전되기 전에 비해 감소하였다(그림 8-11(b)). 일반적으로 저칼로리 식이나 단식은 말초혈관에서 호중구수를 감소시킨다.

젖산탈수소효소(Lactate dehydrogenase: LDH), 말초부 호중구의 수, 혈청 IgE수치는 아토피질환의 심한 수준을 알 수 있는 지표로 알려져 있다. 채식을 한 이후에는 NK활동도가 감소하는 한편으로 말초혈관의 T세포의 인터루킨-4/인터페론-γ의 합성량도 약간 낮아졌다 [6]. B세포의 활성화에 의해 생성되는 프로스타글란딘E2(Prostaglandin E2: PGE2)는 면역글로블린E(IgE)합성과 미경험 T세포의 Th2세포로의 전환을 유도한다. 그리고 이 분자들은 아토피환자의 면역학적 비정상성에 핵심 인자이다. 2달간의 채식식이는 말초 단핵세포에 의한 PGE2의 합성량을 감소시킴으로써 IgE수치와 Th1/Th2균형을 개선시켰고 이는 아토피질환의 증세로 이어졌다. 이들 연구진은 채식식이요법은 아토피질환의 대체요법으로서 매우 유용하다고 결론내린다.

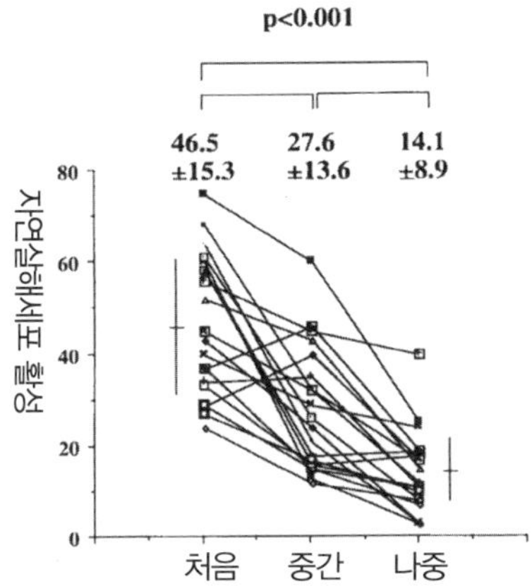

(a) 채식후 자연살해세포활성감소

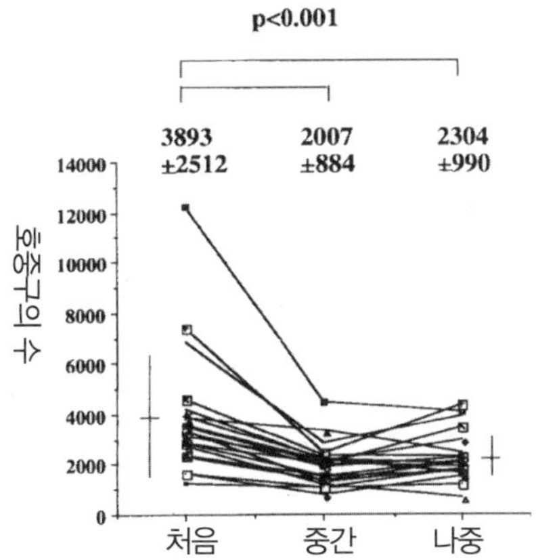

(b) 채식후 호중구수의 감소

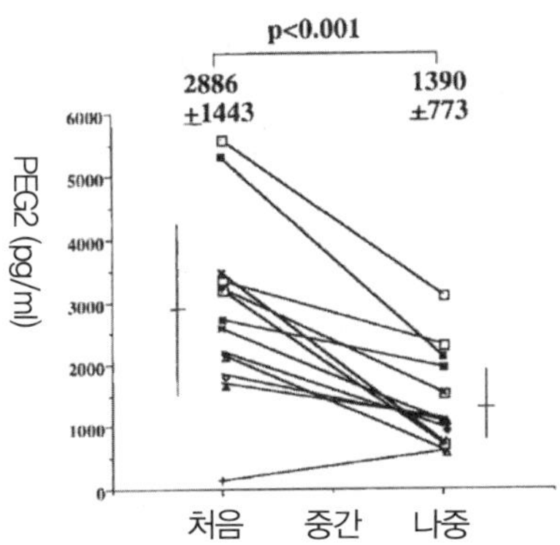

(c) 채식후 PGE2의 감소

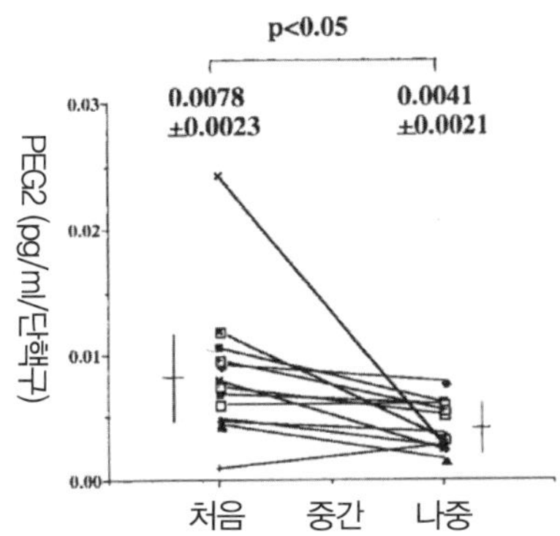

(d) 채식후 PEG2/단핵구의 감소

그림 8-11. 아토피 피부염 환자들의 채식 후 생리적 개선 [6]

8.8. 류마티스 관절염을 호전시키는 채식

이 실험은 오슬로의 대학병원에서 수행한 것이다. 자원자를 무작위로 두 그룹으로 나누어 한 그룹은 채식식이를 다른 한 그룹은 비채식을 13개월간 공급하고 그 결과를 관찰한 것인데 채식식이그룹은 27명이었고 비채식그룹은 26명이었다.

채식식이그룹은 건강농장에서 4주간 프로그램을 단식으로 시작하였다. 그런다음 채식식이를 공급받은 후 집으로 돌아가서 12개월동안 안내된 대로 채식식이를 하였다(표 8-6). 비채식그룹은 요양원에서 4주간 지냈으며 보통의 일상적인 식사를 12개월간 계속하였다. 건강농장과 요양원에 들어가기 전 그리고 1개월, 4개월, 7개월, 10개월, 13개월째에 의사에게 임상적인 검사를 받고 혈액을 채취하였다.

표 8-6. 단식후에 시행된 식품 품목

	완전채식 (3.5개월)	유란채식 (12개월)
채소	토마토, 오이를 제외한 모든채소	모든 채소
근채소	감자, 당근, 비트, 순무	완전채식과 동일
과일	모든 종류의 건조과일, 신선한 배, 복숭아, 바나나, 멜론	모든 종류
곡물	수수, 메밀, 쌀, 옥수수 전분 (글루텐제외)	모든 종류
종실류	해바라기씨,아마씨,참깨,호박씨	완전채식과 동일
기름	모든 종류	완전채식과 동일
콩류	모든 종류	완전채식과 동일
유제품	섭취하지 않음	모든 종류
음료	허브차, 채소스프, 달인채소	완전채식과 동일 + 과일주스, 포도주를 제외한 알콜음료
설탕	꿀, 갈색설탕 약간	완전채식과 동일

그리고 2.5, 5.5, 8.5, 11.5개월일때 영양사가 24시간 회상법으로 식사 내용을 조사하였으며 가능한 한 이들 채식과 비채식의 두 그룹은 식사 이외에 동일한 조건을 갖도록 하였다. 완전채식식이그룹은 단식 후 3개월 반 동안 엄격한 채식을 하였고 그 기간 후에는 글루텐 포함 식사와 우유 및 유제품도 허용하였다.

실험을 시행한지 1개월 후에 거의 전 조사항목에서 급격한 변화가 있었다. 채식식이그룹에서 유익한 결과를 보였는데 식이에 대한 반응이 월등한 그룹과 그렇지 않은 그룹으로 양분되었다. 즉, 채식그룹에서는 27명 중 12명이 상당히 호전된 반면 비채식그룹에서는 26명 중 2명이 증상이 개선되었다.

먼저 통증시간을 보면 비채식그룹에 비해 채식그룹이 월등히 좋아진 것을 알 수 있다. 채식그룹의 통증시간은 채식을 하기 전에 5시간대에서 채식을 한 후 한 달만에 3시간 미만으로 줄어든 반면 비채식그룹은 4시간 이하로 되었다가 13개월 후에는 5시간 이상의 통증으로 되돌아간 것을 볼 수 있다(그림 8-12(b)). 손으로 쥐는 힘인 악력에 대한 조사에서도 채식그룹과 비채식그룹은 차이가 있었는데 채식그룹이 오히려 더 강한 악력세기를 보여서 채식전의 55kPa수준에서 13개월 후 70kPa로 증가한 반면 비채식그룹은 60kPa대에 머물고 있는 것을 알 수 있다 (그림8-12(a)) [8]. 류마티스 환자들이 흔히 느끼는 아침에 일어나 관절이 뻣뻣한 느낌은 비채식그룹이 13개월 후 2.7시간대였으나 채식그룹은 1.7시간대로 줄어들었다(그림 8-13(a)). 특히 완전채식기간인 채식시행 1개월 후의 시간은 1.2시간으로 매우 감소하였다. 이것은 완전채식과 생채식이 류마티스관절염에 더욱 효과적이라는 다른 결과들과 일치하는 현상으로 보인다.

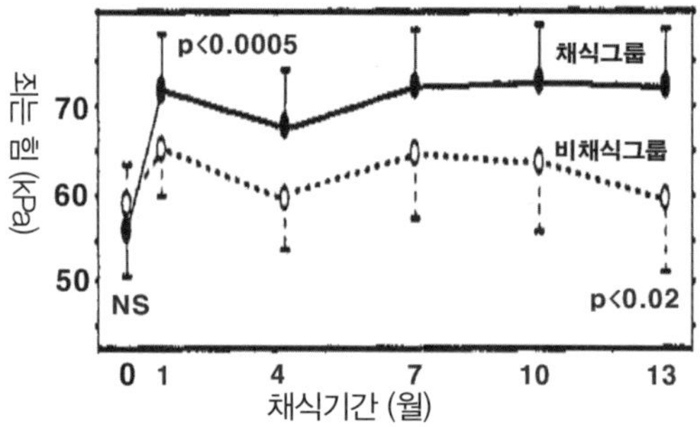

(a)채식식이와 쥐는힘 증가

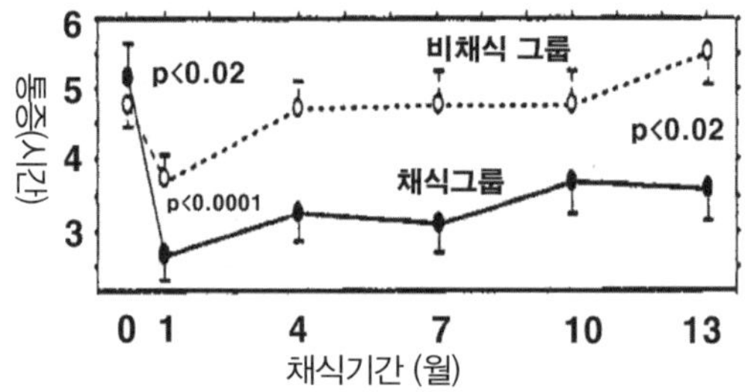

(b)채식식이와 통증시간감소

그림 8-12. 류마티스 관절염환자의 채식그룹과 비채식그룹의 쥐는힘(a)과 통증(b)의 비교

몸무게의 경우는 처음 완전채식을 시행하고 1개월이 되었을때 급격히 감소하여 70kg대에서 64kg까지 감소하였으나 시간이 지나면서 회복되어 13개월째에는 비채식인과 몸무게에 있어 통계적으로 큰 차이가 없었다.

백혈구수는 비채식그룹이 거의 변화가 없는 반면 채식그룹은 채식 1개월째에 급격히 감소하여 13개월째에 완만히 회복되었으나 여전히 비채식그룹에 비해 적은 것을 알 수 있다 (그림8-13(b)) [8]. 채식그룹의 백혈구수 감소는 다른 연구들에서도 공통적으로 나타나는 현상으로 자가면역질환에 장점으로 작용할 수 있다. 총 섭취열량, 단백질의 제한과 항산화역할에 중요한 비타민, 무기질의 섭취가 면역반응을 억제한다고 알려져 있는데 과도한 면역반응의 일종인 자가면역질환에 면역억제는 효과적이라 할 수 있다. 즉, 채식은 인체에 필요한 영양소와 항산화제 등을 골고루 제공하면서 총섭취열량을 안전하게 낮추어주는 효과가 있어 자가면역의 억제에 효과적일 수 있다.

프로테우스 미라빌리스라는 장내미생물로 표면막에 헤모리신이라는 독성 펩타이드를 만드는데 항원으로 작용을 하여 자연살해세포의 자극과 보체활성화에 의해 염증을 유발하게 된다. 이 항원에 대한 면역글로불린 G(IgG)의 농도측정에서도 채식반응그룹이 비채식인에 비해 월등히 낮은 수치를 보이고 있었다.

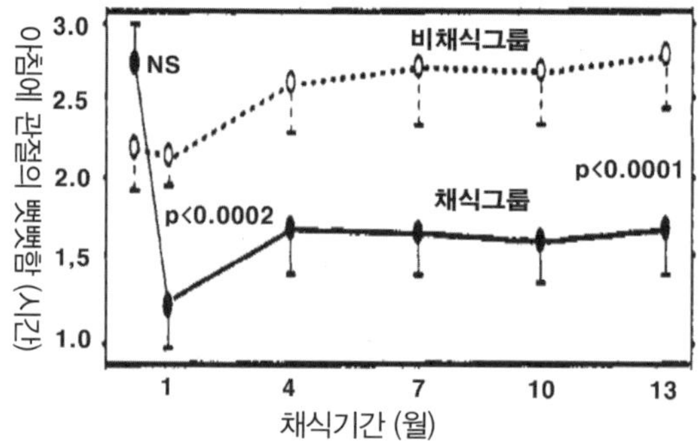

(a)채식식이와 관절경직시간감소

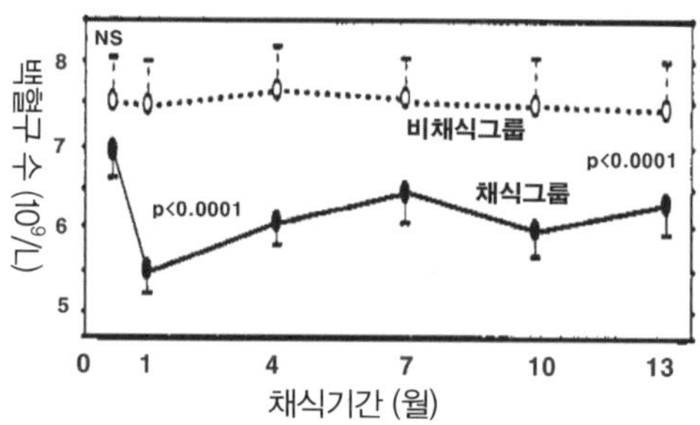

(b)채식식이와 백혈구수 감소

그림 8-13. 류마티스 관절염환자의 채식그룹과 비채식그룹의 관절경직시간(a)과 백혈구수(b)의 비교

8.9. 자가면역질환과 채식

궤양성 대장염과 크론병은 대표적인 염증성 장 질환이고 자가면역질환의 일종이다. 서구인들에게 주로 걸리며 아시아 태평양인에게는 드문 질병으로 알려져 있었다. 그러나 최근 일본, 중국 뿐만 아니라 우리나라에서도 전에 볼 수 없는 급격한 속도로 이들 질병의 발생이 증가하고 있다.

일본 보건국에서 조사한 바에 의하면 궤양성대장염과 크론병은 1990년 초기 이래로 10년 동안 3배나 증가하였다고 한다. 이러한 경향은 우리나라도 예외가 아니어서 1986~1988년에 10만명당 0.2명이던 것이 1995~1997년에는 1.23명으로 6.1배나 증가하였다 [9] (그림 8-14).

1960년대 버킷은 풍부한 섬유소로 채식위주 식생활을 하는 아프리카 우간다인들에게 자가면역질환이 매우 희귀하며, 나타나는 경우에도 증상이 심하지 않았다고 보고하였다. 반면 육류중심의 서구사회에서는 자가면역질환이 심하였고 그 증상도 매우 극심한 고통스러운 상황이다. 한국도 최

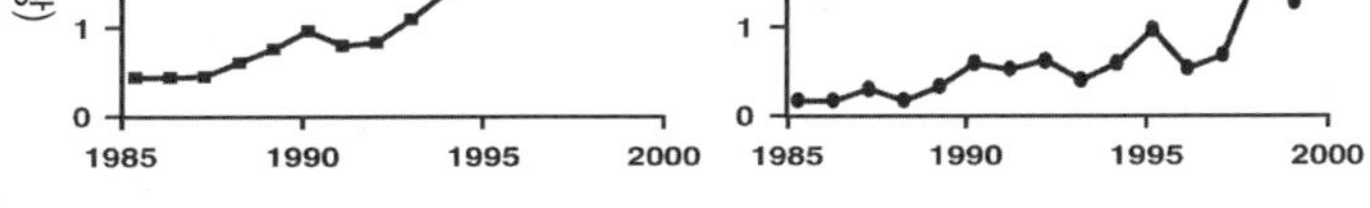

그림 8-14. 서울 송파지역의 15년간 궤양성 대장염과 크론병 유병률[9]

표 8-7. 자가면역질환과 자가항원 [10]

기관특이성 질환	알려진 항원
에디슨병	21-수산화효소
복강질환	조직 글루타민전환효소
제1형당뇨	인슐린
그레이브스 갑상선기능항진증	갑상선자극 호르몬 수용체
하시모토 갑상선염	갑상선 과산화효소, 갑상선글로블린
근무력증	아세틸콜린 수용체
굿파스튜어 증후군	제 4형 콜라겐
천포창	메스모글레인 3
악성빈혈	내적인자
담낭경변	E2 PDC
백반	티로신효소
다발성 경화증	미엘린 단백질, 당지질
체성질환	**알려진 항원**
체성 루프스	스플라이솜 snRNP
홍반	홍반, DNA
쇼그렌증후군	리보뉴클리아 입자
다근염	무스카린 수용체
피부근염	싸이클린 펩티드
범발성 체성경화증	이성질화효소
국소성 체성경화증	센트로미어 단백질

Lancet (2004) 363:1544–46

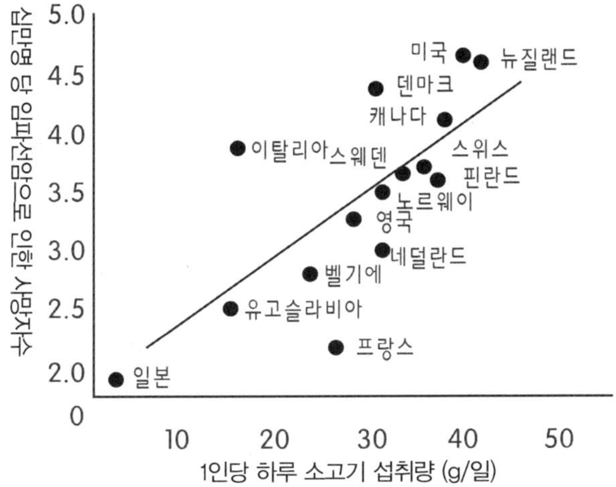

그림 8-15. 소고기섭취량과 임파선암 사망주수의 비례관계 (1963-65)

근 육류 소비량이 서구에 못지않게 증가하였고 이러한 자가면역질병의 발생에 식생활이 관계된 것은 아닐까? 자가면역질환의 원인은 무엇인가? 왜 식생활패턴이 관계하게 되는가? 이를 이해하기 위해서는 이중선택이라는 면역세포들의 생성과정을 이해할 필요가 있다. 즉 면역세포는 나를 공격하면 안되고, 나아닌것은 공격해야만 한다. 이 두가지 조건을 만족하는 세포들만 골수와 흉선에서 나와서 인체내를 돌아다닐 수가 있다.

8.10. 면역세포의 이중선택과정

골수에서 생성된 T세포는 흉선으로 이동하여 거기서 다시 성숙한 T세포로 분화되는데 1주일정도가 소요된다. 성숙한 마우스(쥐)의 경우 흉선에서 매일 5천만개의 T세포가 생성되는데 성숙되어 배출되는 수는 단지 1만개 정도이다. 나머지 98%인 4천9백만개의 T세포는 흉선에서 세포사한다. 그렇다면 왜 이렇게 낭비적인 작업들이 진행되는 것일까? 그것은 새로 생성되는 T세포가 자기 주조직적합성복합체 (主組織適合性複合體, major histocompatibility complex: MHC)제한이라는 양성선택과 자기관용이라는 음성선택을 받아야 하기 때문이다. 여기서 양성선택이란 세포가 감염되었을 때 항원을 제시하는 MHC를 인식하는 T세포만 살게 하는 것이다. 쉽게 말해서 침입한 외부자를 공격할 수 있는 T세포는 살게 하고 공격을 하지 못하는 T세포는 필요가 없으니 흉선밖으로 나갈 필요 없이 죽게 만든다(그림 8-17(c)).

반면 음성선택은 자신의 정상적인 세포를 항원으로 인식하게 되면 자가면역질환이 일어나게 되므로 흉선에서 배출되기 전에 세포사하도록 하는 작업이다(그림 8-17(d)).

이 두 가지 기작으로 인해 생성되는 T세포의 단지 2%만이 성숙하여 흉선 밖으로 나와 인체에서 면역작용을 하게 된다.

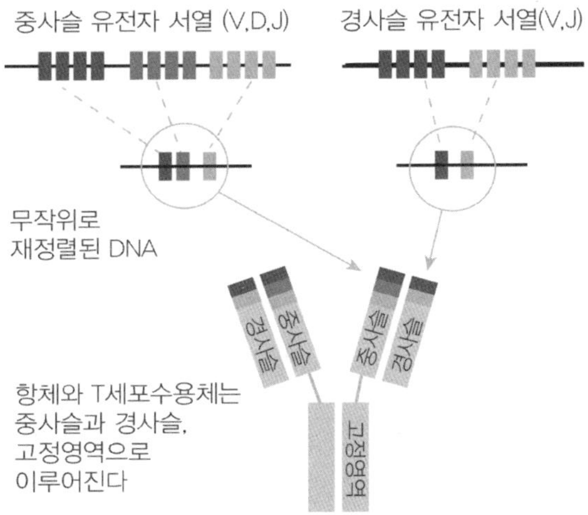

그림 8-16. T세포수용체(TCR)와 B세포 항체의 무작위적인 VDJ 재조합과정

유전자 조각들이 무작위로 조합되어 만드는 항체의 종류는 10억가지 이상이다. 쥐를 대상으로 한 실험에 의하면 VDJ재조합(variable-diversity joining segment recombination)은 RAG2 단백질에 의해서 이루어지며, 세포주기 중 G1기에 RAG2단백질이 다른 세포주기인 S, G2, M기보다 20배 많이 생성된다. 암세포를 이용한 연구에 의하면 RAG2의 유전자는 E2A, FOXO1, FOXP1에 의해 조절된다. FOXO1(forkhead box protein O1)은 당신생과 당분해, 지질합성에 중요한 역할을 하는 전사인자이다. 그리고 FOXP1(forkhead box protein P1)은 뇌, 심장, 폐의 발달과정에 중요한 역할을 하는 전사인자이다. E2A는 림프구, 뉴런, 근육세포의 성장과 조절에 중요하다. E2A, FOXO1, FOXP1 단백질과 유전자들의 조절은 에너지대사와 성장호르몬, 스테로이드 호르몬들에 의해 영향을 받을 수 있다.

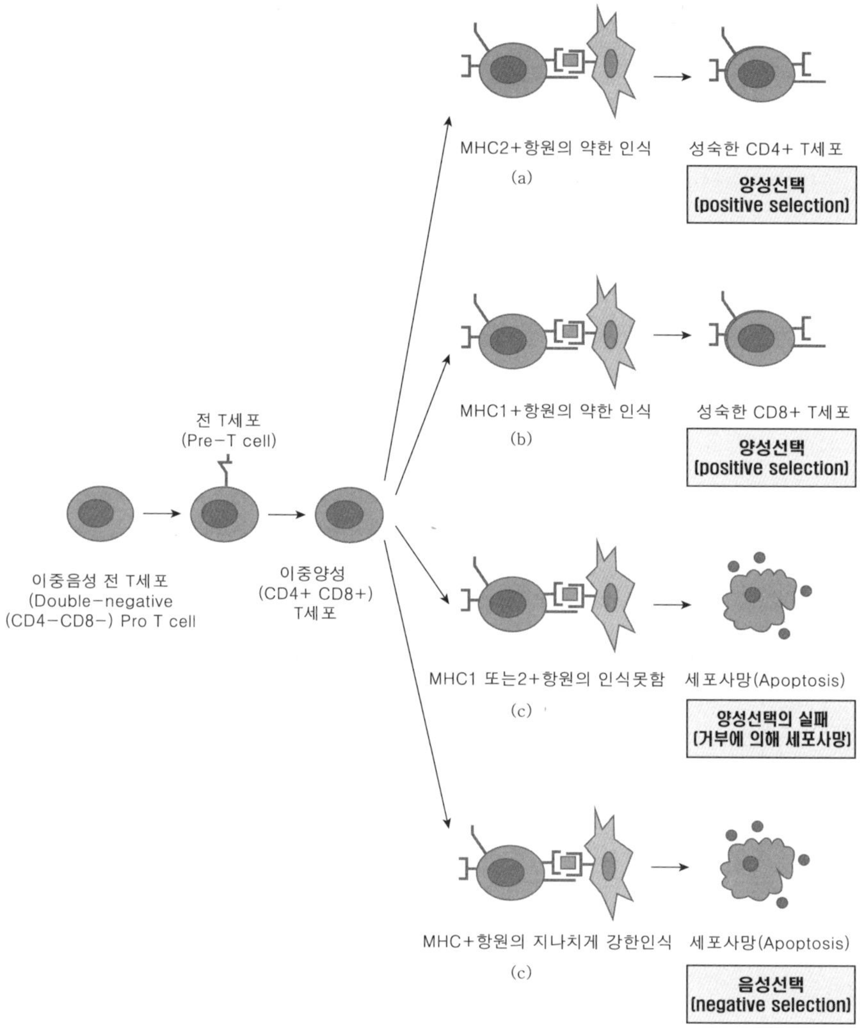

그림 8-17. T세포의 양성선택과 음성선택과정

8.11. 자가면역질환

인체의 많은 질병이 자기관용을 잃은 자가면역이라는 공격을 당해 발생한다. 자가면역질환은 크게 기관특이성(organ-specific) 자가면역질환과 체성(systemic) 자가면역질환으로 나뉜다. 기관특이성 자가면역질환에는 갑상선질환, 제1형당뇨, 악성빈혈 등이 있으며 체성 자가면역질환에는 홍반, 다근염, 류마티스관절염 등이 있다 [10].

여기서 주목할만한 부분이 있는데, 그것은 자가면역질환이 발생할 때 다른 종류의 자가면역질환이 발생하는 경우가 많다는 것이다. 예를 들어 제2형 APS의 경우 주요 질환은 에디슨병인데 만성 갑상선염이 함께 발생한 경우가 56.1%, 그레이브스병이 함께 발생한 경우가 21.1%등이다. 이러한 자가면역질병의 동시발생 유형을 자가면역 다분비선 증후군(autoimmune polyglandular syndromes: APS)이라 한다 [11] (표 8-8).

무엇인가 공통된 원인이 있고 그것이 먹는 음식이 포함된다면 채식 식이 패턴이 자가면역질환의 치유에 관련될 수도 있을 것이다.

표 8-8. 제2형 APS의 자가면역질환 [11]

내분비질환	유병률(%)
에디슨병+만성갑상선염	56.1%
에디슨병+그레이브스병	21.1%
에디슨병+제1형당뇨	10.9%
에디슨병+만성갑상선염+제1형당뇨	9.6%
에디슨병+그레이브스병+제1형당뇨	2.0%

Clin Exp Immunol (2004) 137:225–233

완전채식이 자가면역질환의 위험을 낮출 수 있는 요인으로 메카티(McCarty)는 유사인슐린성장인자-1(insulin-like growth factor-1; IGF-1)과 IGF결합단백질(IGF Binding Protein; IGFBP), 프로락틴, 비타민 D, 오메가-3 지방산, 녹차를 들고 있다. 채식인에 비해 비채식인은 IGF-1의 분비가 많은데 IGF-1은 조절된 세포사를 방해하여 자가항원을 공격할 수 있는 면역세포를 방출하게 된다는 것이다. 이 작용은 두 가지가 있는데 하나는 흉선에서 음성선택을 방해하여 자가반응성 T림프구의 생존을 증가시키는 것이며, 다른 하나는 단구와 호중구 그리고 성숙한 T세포와 B세포의 기능을 항진시키는 것이다.

또한 비채식인은 IGF결합단백질의 생성이 적은데 이는 결합되지 않은 IGF-1의 양을 증가시키고 따라서 IGF-1의 무절제한 작용의 증가로 역시 정상적인 세포사를 감소시켜 자가면역질환의 발생위험을 더욱 높이게 된다.

자가면역작용에 이로운 채식의 두 번째 장점으로 메카티는 프로락틴(Prolactin)을 들었는데 프로락틴은 림프구의 성장인자이다. T림프구, 흉선세포,흉선 상피세포, B림프구, 단구에 프로락틴 수용체가 있어 이들 세포의 성숙을 촉진한다. 그는 혈액의 프로락틴 농도가 높은 여성의 경우 자가항체수치가 증가하였고 자가면역질환이 시작되었으며 프로락틴을 처방한 쥐는 관절염이 더욱 심해졌다는 사례를 든다.

1981년에 50~79세인 41명의 채식인과 45명의 비채식인을 대상으로 호르몬을 측정한 브루스와 그 동료들의 연구에 의하면 채식인의 혈장 프로락틴 농도는 평균 6.0μg/l 인 반면 비채식인은 7.1μg/l로 비채식인이 16%나 높았다 [12].

프로락틴은 자기항체를 공격하는 임파구의 생성도 촉진하지만 임파구

자체의 변형도 증가시킬 수 있다. 랜싯(Lancet)에 1976년에 발표된 논문에 의하면 1963년부터 1965년까지 발표된 세계 각국의 소단백질섭취량과 임파선암 사망자 수를 비교해 본 결과 거의 비례관계를 나타내고 있었다[13].

오메가-3의 섭취 역시 자가면역질환에 중요한데 오메가-3는 염증방지효과 이외에도 유전자조절에 관여하여 흉선의 네거티브 선택과정에서 세포사를 촉진하여 자가항원에 대한 반응성을 감소시킨다. 필자는 여기에 더해서 육식을 통한 스테로이드 호르몬의 과잉생산이 관련이 있을 수 있다고 추론해 본다. 왜냐하면 이중선택과정에서 스테로이드 호르몬이 미성숙한 면역세포들의 유전자조절물질에 영향을 주고 이것이 다시 불완전한 면역세포로 만들어서 결국 체내의 자가면역질환의 증가라는 결과를 낳을 수 있다는 것이다. 이와 관련된 추가적인 연구가 필요하다.

8.12. 채식인과 비채식인의 면역상태비교

앞에서 여러 질환에 효과를 보이는 채식식이 연구가 있었는데 채식인과 비채식인의 구체적인 면역지표에 대한 조사도 있었다. 이 연구는 1999년 미국 임상영양학회지에 발표된 내용으로 미국 로마린다 대학 연구진에 의해 수행되었는데 조사대상자들은 로마린다 대학 학생들과 지역 건강관리기구의 고용인들로 구성된 45명의 건강한 성인 자원자들이었다.

연령은 20세에서 60세 사이였고 이상(理想)체중의 120%이내이고 현재의 식이패턴을 1년 이상 유지하고 있는 경우였다. 또한 영양상태에 영향을 줄 수 있는 경우 즉 대사질환이 있거나, 약을 먹거나, 흡연을 하거나, 하루 1회 이상 음주를 하거나, 1주일에 7시간 이상 운동을 하는 경우 등은 모두 제외하였다.

완전채식인은 25명이었는데 남성이 10명 여성이 15명이었으며 완전채

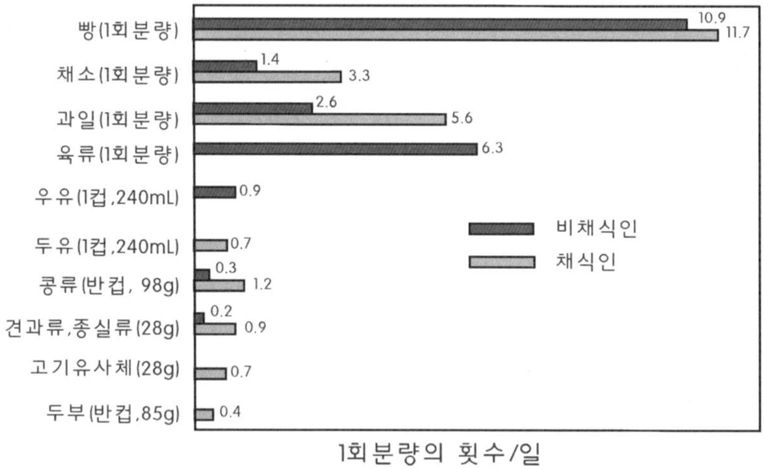

그림 8-18. 채식인과 비채식인의 식사패턴 비교

식을 한 기간은 1년에서 25년까지였는데 평균기간은 4.2년이었다. 완전채식을 하기전에 평균 12.1년간 유란채식을 하였고 그 범위는 1년에서 37년이었다. 비채식인은 남녀 각각 10명씩 총 20명이었는데 7명은 보통의 복합비타민정제를 먹고 있었다. 완전채식인 중 복합비타민 섭취자는 4명이었는데 비타민 B12보충제는 25명중 9명이 먹고 있었다. 참가자들은 숙련된 연구자들로부터 섭취한 식품의 품목과 양을 정확히 기록하는 방법을 배웠다. 그 결과는 그림 8-18에 제시된 바와 같다.

비채식인에 비해 채식인은 채소와 과일, 견과류 두유, 식물로 만든 고기유사체의 섭취량이 많았고 반면 육류와 우유는 섭취하지 않았다. 혈액의 임상적인 생화학적 측정은 로마린다 의과대학 임상연구소에 의해 표준적인 방법으로 수행되었다.

조사결과 비채식인에 비해 완전채식인이 백혈구, 림프구, 혈소판, 보체인자3의 농도가 낮았고 반면 혈청알부민수치는 매우 높았고 혈중 요소질소농도는 낮았다 (표 8-9) [14]. 연구진들은 혈청알부민이 단백질섭취에 대해 민감한 지표가 아니라 할지라도 완전채식인에게서 그 농도가 높다는 것은 단백질섭취가 충분하다고 보았다. 그리고 완전채식인의 NK세포 활성이 비채식인에 비해 높았으며 용해단위도 비채식인에 비해 높았다. 연구진들은 이러한 차이에 대해 명확한 해석을 유보하고 있었다.

표 8-9. 면역지표와 식이의 상관관계

변수	베타값 (β)	설명력 (R^2)	P
		림프구수	
식이	0.34	0.12	0.02
체질량지수 (BMI)	0.09	0.12	–
		보체인자3	
식이	0.51	0.26	0.000
체질량지수 (BMI)	0.23	0.29	–

표 8-10. 비채식인과 완전채식인의 면역상태

	비채식인 (n=20)	완전채식인 (n=25)	비채식인에 비해	
			차이	변화율 (%)
		백혈구수 ($\times 10^9$/L)		
백혈구	5.83	4.96	0.87↓	14.9↓
림프구	1.90	1.56	0.34↓	17.9↓
호중구	3.47	3.04	0.43↓	12.4↓
단핵구	0.24	0.19	0.05↓	20.8↓
호산구	0.17	0.14	0.03↓	17.6↓
호염기구	0.05	0.04	0.01↓	20.0↓
혈소판	270	235	35↓	13.0↓
알부민	46.9	49.3	2.4↑	5.1↑
혈액요소질소				
		면역글로불린 (g/L)		
IgG	13.5	13.6	0.1↑	0.7↑
IgA	29.0	23.0	6.0↓	20.7↓
IgM	18.5	20.0	1.5↑	8.1↑
보체인자3(g/L)	0.75	0.63	0.12↓	16.0↓
		NK세포 세포독성활성		
표적에 대한 효과기 비율 (%용해)	31.6	33.6	2.0↑	6%↑

Am J Clin Nutr 1999;70(suppl):586S–93S

8.13. 효소영양학

앞서 살펴본 바와 같이, 비채식인에 비해 채식인이 백혈구, 림프구, 호중구, 단백구, 호산구, 호염기구 등 대부분의 면역세포들의 수가 12.4%에서 20.8%까지 적은 반면 NK(자연살해)세포의 세포독성활성은 6%정도 높았다. 이러한 현상에 대한 이해를 1930년대 널리 려졌던 효소영양학 가설이 도울 수 있다.

1934년 하웰(Howell)은 식품 자체의 효소가 인체내 소화과정을 돕는다는 주장을 하였다. 신선한 과일이나 채소를 익히지 않고 먹으면 그 식품자체에 포함되어 있는 효소가 인체의 소화기 내에서 작용하여 흡수하기 좋게 만들고 인체는 백혈구가 증가할 필요가 없게 된다는 것이다. 반면 음식을 지나치게 가열한 후 먹게 되면 자연식품에 포함되어 있던 유익한 효소가 모두 파괴되고, 인체가 전적으로 섭취한 음식의 소화를 담당해야 하고 그만큼 인체의 노화는 촉진된다는 것이다. 뿐만 아니라 인체가 단백질과 요산 과잉 상태가 될 때 효소가 풍부한 백혈구세포가 소화를 돕기 위해 그 수가 증가하게 된다 [15].

인체의 소화기관은 가장 큰 면역기관으로 여겨지고 있는데 그것은 인체의 위와 장의 표면은 300m^2내지 400m^2나 되는데 여기에는 1000종류가 넘는 인체세포의 10배수 이상의 미생물들이 서식을 하고 있기 때문이다(그림 8-19, 20) [16]. 소화기관표면 아래에 연이어져 존재하는 장연관면역조직(Gut-associated lymphoid tissue: GALT)은 인체에서 가장 큰 면역기관 중 하나로 간주된다. GALT는 면역영양에서 매우 중요한데 그것은 소화관의 표면조직은 식이인자의 고농도에 노출되어 있기 때문이다. 음식이란 본질적으로 '나 아닌 것'이고, '나 아닌것'에 대한 방어작용으로 면역이 시작

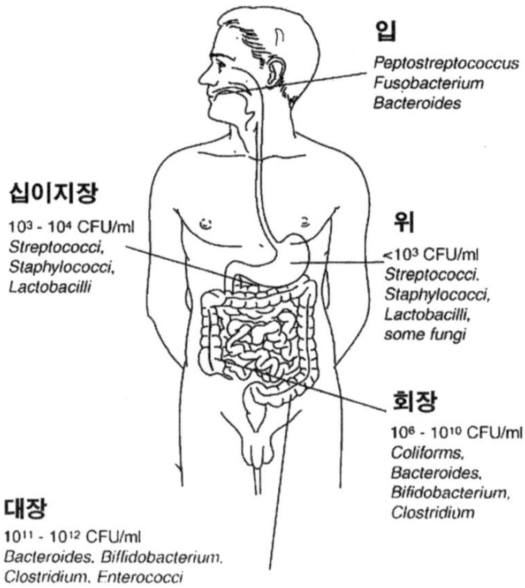

그림 8-19. 소화관의 미생물들

되므로 진화론적으로도 초기의 면역기관은 장에서 시작한다.

GALT의 주요 기본구조는 페이어 패치(Peyer's patch)인데 M세포는 장관과 림프조직아래 사이에서 상피장벽을 형성하는데 항원을 선별하여 소화기관내의 항원을 페이어 패치로 이동시킨다(그림8-20). 페이어 패치 안의 B세포는 장에 붙어있는 점막으로 항체를 분비하고, 점막장벽을 가로질러 침입한 병원균은 T세포가 방어한다. 하지만 GALT는 많은 양의 식품항원에 노출되어 있어 부적절한 염증성반응을 방지하기 위해 항원특이성 억제세포가 존재하여 점막면역계를 식품항원과 보통의 장균총 박테리아에 대해 무시하도록 한다.

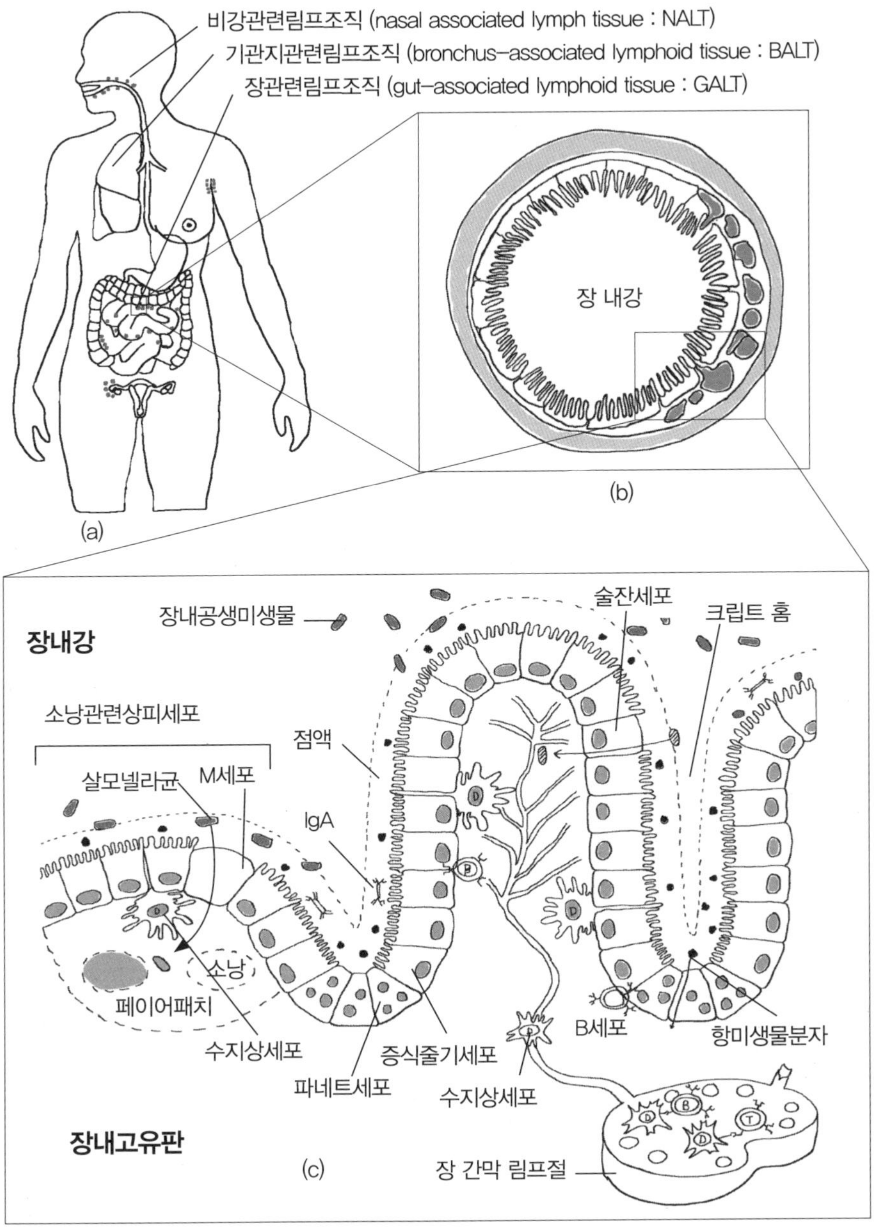

그림 8-20. 소화관의 면역계, 소화기연관림프조직(gut-associated lymphoid tissue, GALT)

유익한 균들은 외부에서 들어오는 음식과 미생물의 거대한 항원으로부터 인체를 보호하기도 하며 이러한 균은 섬유소를 먹고 잘 자라는 비피더스와 같은 종류이다. 그러나 섬유소가 부족한 육식위주의 식단은 건강한 장내미생물의 조성을 약화시키고 인체에 해로운 병원체를 증식시킬 수 있다. 따라서 완전채식에 비해 비채식은 보다 많은 병원체와 그들이 생성하는 독소에 노출이 되고 보다 많은 항체와 백혈구들이 필요하게 될 것이다.

말초림프기관은 구조적으로 림프구가 모이는 곳인데, 감염부위로부터 이동해 온 병원소를 잡는 작용을 한다. 림프조직에서 병원소의 표면에 있는 특이항원을 인지하기 위해 림프구는 순환을 중지하고 효과 B세포나 T세포로 분화하게 된다. 채식에 비해 비채식은 병원소의 증식이 쉽게 많이 되며 인체는 보다 많은 림프구들을 필요로 하게 될 것이다. 그리고 비채식인의 혈액에는 채식인에 비해 콜레스테롤과 지질의 함량이 높으며 혈당농도와 철의 농도도 높은데 이는 혈액의 혈류흐름을 느리게 한다. 따라서 백혈구의 이동속도와 활동도 느려질 것이며 항원에 대항하는 백혈구 수는 상대적으로 더 많이 요구될 것이다. 완전채식은 혈액의 흐름을 원활히 하여 백혈구의 활동과 이동속도를 높여 더욱 효과적인 방어작용을 하도록 할 수 있으며 따라서 같은 기능을 하는 데 더욱 적은 수의 백혈구로 충분하게 된다.

신경내분비계와 관련된 또다른 가설이 가능하다. 즉 T세포의 흉선에서 음성과 양성선택과정 중에 스테로이드 호르몬이 관여한다는 것이다. 채식인에 비해 비채식인은 코르티솔의 수치가 매우 높은데 그것이 T세포의 선택과정에 영향을 줌으로써 자가면역질환을 만들 수 있는 T세포들이 다량으로 만들어져 순환계에 방출될 수 있다. 여기에 대해서는 아직 이중선택

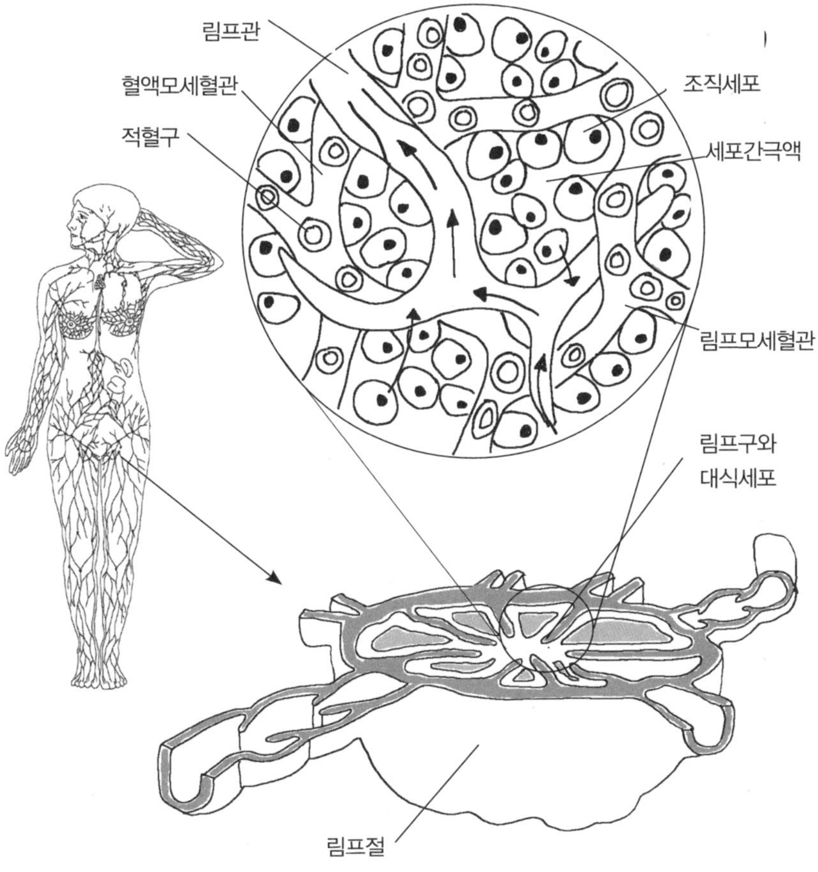

그림 8-21. 림프절의 모식도

에 대한 메카니즘이 자세히 알려져 있지 않아 향후 추가적인 연구들이 필요하다.

8.14. 결론

면역계에 대해서는 아직도 많은 부분이 밝혀져 있지 않다. 특히 영양과 면역과의 관계는 앞으로 중요하게 연구되어야 할 영역이다. 다양한 식물에 풍부한 항산화제들은 염증반응을 완화함으로써 암, 당뇨, 치매, 관절염, 백내장 등 인체의 거의 모든 질병들에 유익한 효과를 낳는다. 육류는 콜레스테롤을 공급함으로써 인체의 다섯가지 스테로이드 호르몬을 비롯한 다양한 호르몬들을를 교란시킨다. 이것은 다시 면역세포의 발달과정에 유해한 영향을 주고 인체의 다양한 질병들의 원인 중 하나가 될 수 있다. 이에 대한 심층적인 연구가 필요하다. 암의 발달과정에서 혈관이 새롭게 형성되는 것을 식물성 성분들이 억제한다. 질병이 발생한 후 치료하는것 보다는 사전에 예방하는 것이 중요하다는 점에서 식이와 면역과의 이해가 필요하다.

출처

1. Philpott M, Ferguson LR: Immunonutrition and cancer. Mutat Res 2004, 551:29–42.

2. Wong KW: Clinical efficacy of n–3 fatty acid supplementation in patients with asthma. J Am Diet Assoc 2005, 105:98–105.

3. Emelyanov A, Fedoseev G, Krasnoschekova O, Abulimity A, Trendeleva T, Barnes PJ: Treatment of asthma with lipid extract of New Zealand green–lipped mussel: a randomised clinical trial. Eur Respir J 2002, 20:596–600.

4. Villani F, Comazzi R, De Maria P, Galimberti M: Effect of dietary supplementation with polyunsaturated fatty acids on bronchial hyperreactivity in subjects with seasonal asthma. Respiration 1998, 65:265–269.

5. McKeever TM, Britton J: Diet and asthma. Am J Respir Crit Care Med 2004, 170:725–729.

6. Tanaka T, Kouda K, Kotani M, Takeuchi A, Tabei T, Masamoto Y, Nakamura H, Takigawa M, Suemura M, Takeuchi H, Kouda M: Vegetarian diet ameliorates symptoms of atopic dermatitis through reduction of the number of peripheral eosinophils and of PGE2 synthesis by monocytes. J Physiol Anthropol Appl Human Sci 2001, 20:353–361.

7. Kalantar–Zadeh K, Lee GH, Block G: Relationship between dietary antioxidants and childhood asthma: more epidemiological studies are needed. Medical Hypotheses, 62:280–290.

8. Kjeldsen–Kragh J: Rheumatoid arthritis treated with vegetarian diets. Am J Clin Nutr 1999, 70:594S–600S.

9. Inoue G, Horiike N, Michitaka K, Onji M: Hepatitis C virus clearance is prominent in women in an endemic area. J Gastroenterol Hepatol 2000, 15:1054–1058.

10. Scofield RH: Autoantibodies as predictors of disease. Lancet 2004, 363:1544–1546.

11. Betterle C, Lazzarotto F, Presotto F: Autoimmune polyglandular syndrome Type 2: the tip of an iceberg? Clin Exp Immunol 2004, 137:225–233.

12. Armstrong BK, Brown JB, Clarke HT, Crooke DK, Hahnel R, Masarei JR, Ratajczak T: Diet and reproductive hormones: a study of vegetarian and nonvegetarian postmenopausal women. J Natl Cancer Inst 1981, 67:761–767.

13. Cunningham A: LYMPHOMAS AND ANIMAL–PROTEIN CONSUMPTION. The Lancet 1976, 308:1184–1186.

14. Haddad EH, Berk LS, Kettering JD, Hubbard RW, Peters WR: Dietary intake and biochemical, hematologic, and immune status of vegans compared with nonvegetarians. Am J Clin Nutr 1999, 70:586S–593S.

15. 하웰 에: 효소영양학개론. 서울: 한림원; 2003.

16. Young RJ, Huffman S: Probiotic use in children. J Pediatr Health Care 2003, 17:277–283.

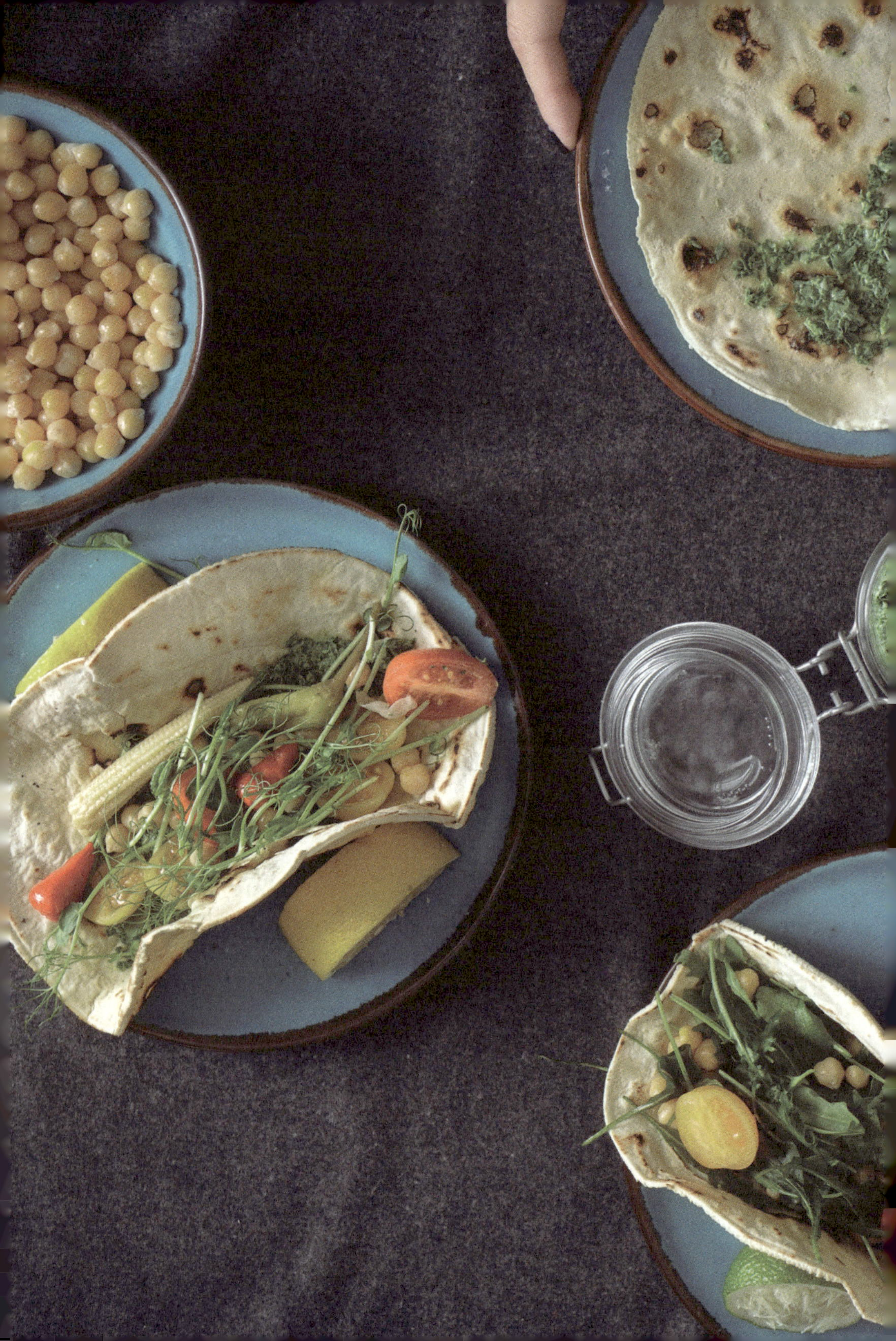

9장. 내분비계와 채식

Endocrine System and Vegetarian Diet

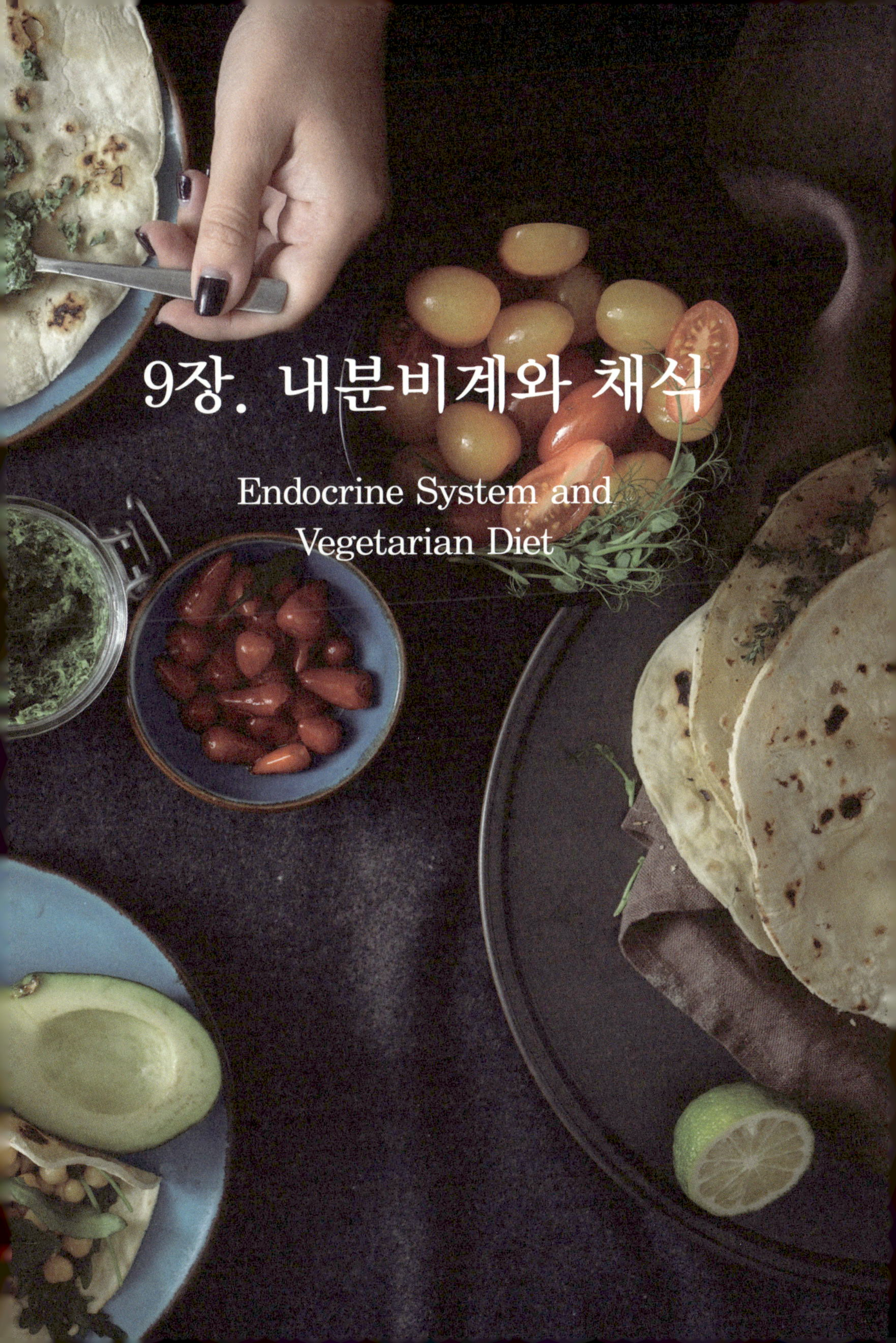

●골격계
뇌, 가슴, 골반등의 내분비기관을 보호함 →
골격성장은 부갑상선호르몬, 칼시토닌 등 여러 가지 호르몬에 의해 조절됨 ←

●피부계
내분비기관의 표면을 보호함 →
성호르몬은 피지선의 활성화를 촉진하고 머리카락성장, 지방분포, 담선의 활성에 영향을 줌 ←

●소화계
내분비세포를 위해 영양소와 물질을 제공함 →
에피네프린과 노르에피네프린은 괄약근을 조절하고 소화관의 압력을 조절함 ←

●비뇨계
신장세포는 레닌과 에리트로포이에틴, 칼시트리올을 분비함 →
알도스테론, ADH, ANP는 혈류속도와 전해질을 조절함 ←

●생식계
스테로이드 성호르몬과 인히빈은 시상하부와 뇌하수체에서 분비활성을 억제함 →
시상하부와 뇌하수체호르몬은 성발달과 기능을 조절함 ←

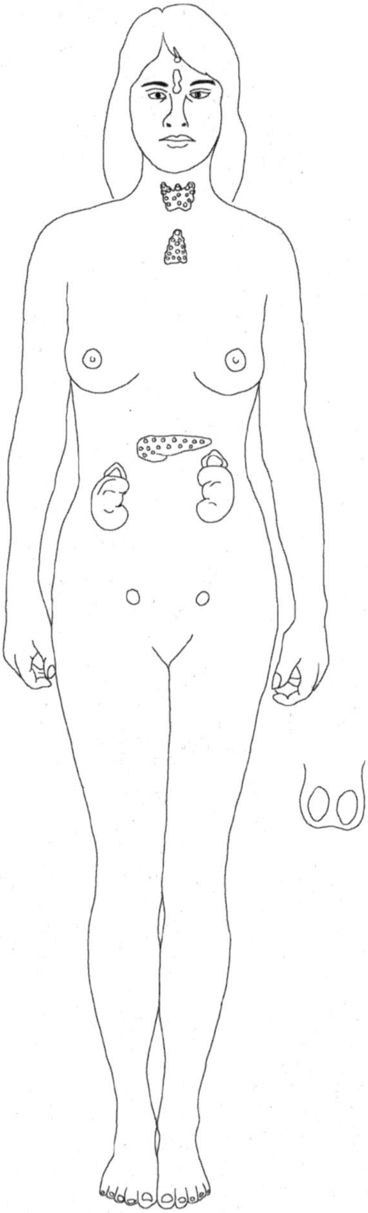

●근육계
← 골격근은 몇가지 내분비기관을 보호함
→ 호르몬은 근육대사, 에너지생성, 성장을 조절함

●신경계
← 시상하부는 직접적으로 뇌하수체를, 간접적으로는 다른 내분비기관의 분비를 조절함
→ 몇가지 호르몬들은 신경대사에 영향을 미침 호르몬은 액체, 전해질균형을 조절함

●심혈관계
← 순환계는 신체전체에 호르몬을 전달한다
→ 에리스토포이에틴(EPO)은 적혈구세포의 생산을 조절함.

●면역계/림프계
← 림프구는 감염방어와 상처수선을 함
→ 글루코코르티코이드는 항염증 효과를 보임

●호흡계
← 산소를 공급하고 CO_2를 제거
→ 에피네프린과 노르에피네프린은 호흡활성을 조절함

9장. 내분비계와 채식

9.1. 내분비계의 종류와 기능

단세포나 작은 생물체는 환경으로부터 필요한 물질과 에너지를 직접 받아들이고 세포대사 후의 노폐물을 바로 환경으로 내보낸다. 그러나 많은 세포로 이루어진 다세포 생명체는 직접 환경과 물질, 에너지 교환을 할 수 없다. 왜냐하면, 예를 들어 인체 세포의 평균 지름은 1마이크로미터로 가슴의 두께를 10cm라 하여도 외부환경표면에서 중심세포까지는 5만개 이상의 세포를 통과해야 하기 때문이다. 따라서 인체와 같은 구조물은 모든 세포가 일정한 환경 속에서 기능을 발휘할 수 있도록 내부환경을 만들었다. 세포 밖의 액체인 세포외액은 모든 세포가 잠긴 용액과 같은 상태로 만드는 주요한 내부환경이다.

내부환경인 온도, pH, 영양소, 전해질 농도 등을 일정하게 유지하는 것은 에너지대사를 포함한 생리대사를 안정적이고 효율적으로 작동시키는데 핵심적 요인으로 이를 일정한 범위내로 유지시키려는 특성을 항상성(homeostasis)이라 한다. 항상성을 깨는 요인을 스트레서(stressor)라고 하며 신체적으로는 염증반응 등과 심리적으로는 위험한 상황과 같은 다양한 요인들이 있다. 항상성의 주요목적은 생명체가 필요로 하는 에너지를 생성해내는 것에 있다. 인체는 내부환경조절을 전담하는 두 가지 종류의 세포조직을 만들었다. 인체내부와 외부환경의 변화를 감지하고, 항상성을 유지하도록 인체세포들에 필요한 신호를 보내게 되는데 전기적으로는 신경계이며, 화학적으로는 내분비계이다.

내분비는 외분비와 대비되는 말로 땀이나 침처럼 특별한 분비관이 없이 체액의 흐름에 확산하는 방법으로 신호물질을 전달하는 방식을 말한다. 내분비세포는 호르몬을 만드는 세포들의 집합체를 말하며 호르몬은 내분비를 지나는 세포외액으로 방출, 확산되어 순환계의 혈액을 통해 온몸으로 전달된다. 열쇠격인 특정 호르몬의 신호를 받아들이는 것은 표적세포의 수용체포이다. 수용체는 호르몬을 인식하고 결합한다. 대개의 경우 펩티드호르몬은 수용체가 세포막에 있고, 스테로이드호르몬의 수용체는 세포질 내에 있다. 호르몬은 매우 미량으로도 작용할 수 있는데 100톤의 물에 1g정도의 양으로도 기능을 발휘하게 된다.

척추동물은 12개의 중요한 내분비선이 있는데 시상하부, 뇌하수체, 송과선, 갑상선, 부갑상선, 흉선, 부신, 췌장(이자), 심장, 신장, 소화관, 생식

표 9-1. 시상하부의 호르몬의 종류와 기능

	호르몬	작용
방출 호르몬	갑상선자극호르몬방출호르몬 (TRH)	갑상선자극호르몬 방출을 자극
	생식선자극호르몬방출호르몬 (GnRH)	FSH와 LH의 방출을 자극
	성장호르몬방출호르몬 (GHRH)	성장호르몬 방출을 자극
	부신피질자극호르몬방출호르몬 (CRH)	부신피질자극호르몬 방출을 자극
	프로락틴(PRL)방출호르몬	프로락틴 방출을 자극
억제 호르몬	성장호르몬방출억제호르몬	성장호르몬 방출을 억제
	멜라닌세포자극호르몬방출억제호르몬	멜라닌세포자극호르몬 방출을 억제
	프로락틴방출억제호르몬	프로락틴 방출을 억제

표 9-2. 뇌하수체의 호르몬의 종류와 기능

	호르몬	작용
전엽	갑상선자극호르몬 (TSH)	갑상선의 티록신분비조절
	여포자극호르몬 (FSH)	여포성숙, 에스트로겐 분비촉진
	황체형성호르몬 (LH)	배란, 프로게스테론 분비촉진
	성장호르몬(GH)	뼈, 근육발육촉진
	부신피질자극호르몬(ACTH)	코르티코이드 분비촉진
	젖분비자극호르몬 (PRL)	젖샘발달과 젖분비촉진
후엽	바소프레신	혈압상승, 수분재흡수촉진
	옥시토신	분만시 자궁근육수축 (부족시 난산)

표 9-3. 말초호르몬기관의 호르몬의 종류와 기능

내분비선		호르몬	작용
갑상선		티록신	세포의 물질대사 (이화작용)촉진
		칼시토닌	혈장내의 칼슘농도감소
부갑상선		파라토르몬	혈장내의 칼슘농도증가
이자	α세포	글루카곤	혈당량증가 (글리코겐→포도당)
	β세포	인슐린	혈당량감소 (포도당→글리코겐)
부신	피질	당질 코르티코이드	혈당량증가 (단백질,지방→포도당)
		무기질 코르티코이드	신장에서 Na^+재흡수, K^+분비촉진
	수질	아드레날린 (에피네프린)	혈당량증가 (글리코겐→포도당)
생식선	정소	테스토스테론	남성의 2차성징발현
	난소	에스트로겐	여성의 2차성징발현, 자궁벽발달
		프로게스테론	배란억제, 임신유지

소(정소, 난소) 등이며 이들이 내분비계를 형성한다.

내분비계를 중심에서 총괄하는 것은 우두머리샘이라고 하는 시상하부이다. 시상하부는 뇌하수체전엽에는 화학물질로 뇌하수체후엽에는 전기 신호를 보낸다. 뇌하수체후엽은 시상하부의 전기적 신호를 받고 항이뇨호르몬과 옥시토신을 분비하며, 뇌하수체 전엽은 9종류의 호르몬을 방출한다.

9종류의 호르몬은 크게 샘자극호르몬과 기타호르몬으로 분류되는데 샘자극호르몬은 다른 내분비선을 자극하여 그 내분비선에서 호르몬을 방출하도록 자극한다. 예를 들어 갑상선자극호르몬은 갑상선을 자극하여 갑상선호르몬을 방출하도록 하고, 부신피질자극호르몬은 부신피질을 자극하여 코르티솔(당질코르티코이드)이나 알도스테론(무기질코르티코이드)을 방출하도록 한다. 그리고 생식기관을 자극하여 여포를 생성하도록 자극하는 것이 여포자극호르몬이며 황체를 형성하도록 자극하는 호르몬이 황체형성호르몬이다.

9.2. 신경내분비계 그리고 호르몬의 3단계 신호 전달

활동전위를 발생하는 신경계와 호르몬을 방출하는 내분비계는 시상하부와 뇌하수체를 공유함으로써 신경내분비계로 통합되어 다루어지고 있다. 이것은 시상하부의 해부학적 구조와 다른 뇌부위와의 연결을 통해 이해될 수 있다. 시상하부는 시상의 아래 그리고 제 3뇌실의 아래쪽 바닥에 위치한 전체 뇌 부피의 1% 미만을 차지하는, 4g 정도의 작은 구조물이다 [1].

시상하부는 해부학적으로는 간뇌(diencephalon)에 포함되며 기능적으로는 변연계(limbic system)로 간주된다. 시상하부는 등쪽 선조체(ventral

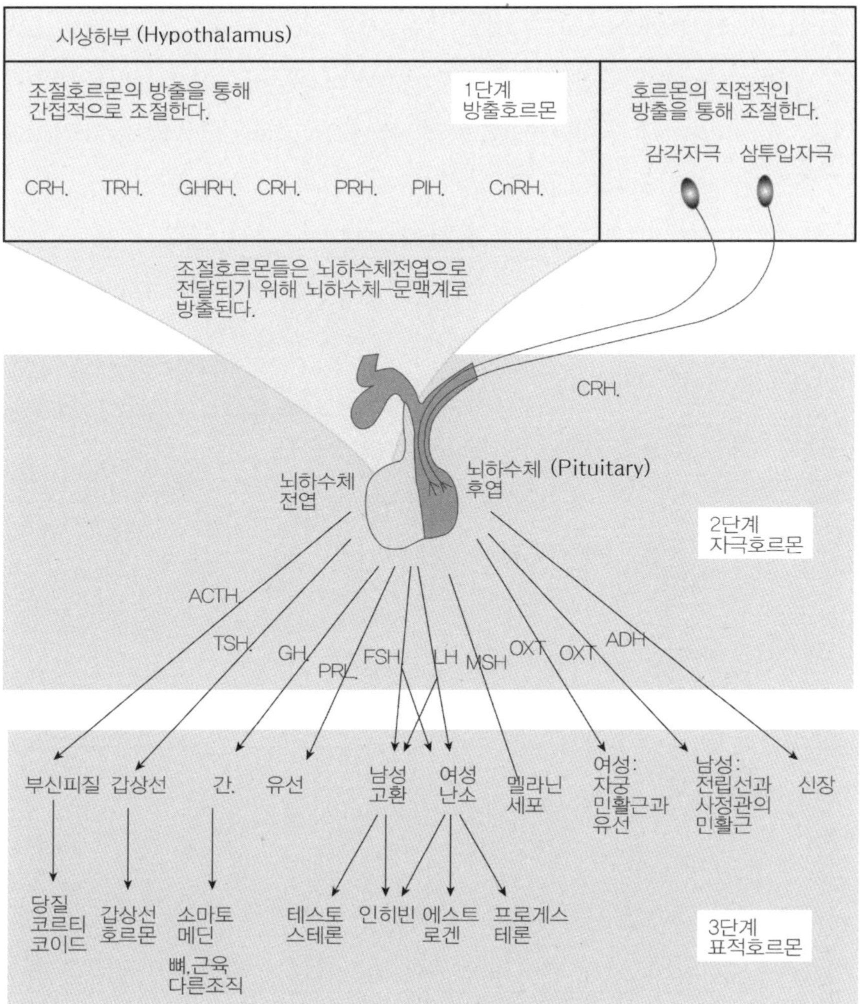

그림 9-1. 시상하부-뇌하수체-표적호르몬기관의 3단계 호르몬구조

HPA: Hypothalamus-Pituitary-Adrenal Axis, / HPG: Hypothalamus-Pituitary-Gonad,
HPT: Hypothalamus-Pituitary-Thyroid / HPS: Hypothalamus-Pituitary-Somatotroph,
E2: Estradiol, GC: Glucocorticoid, GH: Growth Hormone

striatum), 뇌간(brainstem) 그리고 척수(spinal cord)를 통하여 신체(somatic)와 내장(visceral)의 구심성 신호(afferent signal, 말초에서 뇌로 올라가는 신경)를 받고, 시상(thalamus), 대뇌피질(cortex: orbitofrontal and cingulate cortex) 그리고 변연계(limbic system: hippocampus and amygdala)와 신경들이 직접 상호연결됨으로써 신체의 외부와 내부 환경에 대해 반응하고 신체 내부의 항상성을 유지하도록 한다 [2]. 뿐만 아니라 시상하부는 변연계와 결합된 기저핵(basal ganglia)과 간접적으로 상호작용함으로써 감정과 심리에도 영향을 주고 받을 수 있다.

내분비계의 신호는 3단계 과정을 통하여 증폭된다. 즉, 시상하부에서 방출호르몬들이 나오면 이 신호를 뇌하수체에서 받아서 자극호르몬을 분비하게 된다. 자극호르몬은 순환계를 통하여 각 호르몬기관을 자극하고, 호르몬기관은 표적호르몬을 방출하는데 인체의 거의 모든 세포들이 영향을 받게 된다. 이러한 3단계 과정의 목적은 크게 인체의 다양한 신호들의 종합과 중추에서 말초로 내려가는 화학적 신호를 증폭하는 것으로 이해할 수 있다 (그림 9-1).

즉, 인체내부와 외부의 신호들을 신경계에서 종합하고, 최종적으로 인체 항상성을 위하여 시상하부에서 신호의 여부와 정도를 결정한다. 그리고 각 단계를 거치면서 그 신호는 1천 배 정도 증폭되어 말단호르몬 기관에서는 1백만 배 증가된 화학적 신호를 만들어 냄으로서 신체전반에 영향을 줄 수 있는 것이다. 말단의 호르몬들은 다시 상부의 시상하부와 뇌하수체의 호르몬수용체를 경유하여 음성되먹임을 함으로써 일정 범위내의 수치를 유지하도록 한다.

성선의 성호르몬들과 부신의 코르티솔, 알도스테론 등은 인체 대사에도 영향을 주기에 다양한 질병들이 내분비계와 관련된다. 이에 대한 중요성은 코르티솔의 면역억제로 널리 알려져 있다. 그리고 크로소스(Chrousos) 등은 대사증후군과 관련해 호르몬계의 중요성을 강조하였다 [3, 4].

내분비계는 동물들의 심리와 행동에 영향을 주기에 오래전부터 생물학자들뿐만 아니라 인문, 사회학자들 그리고 대중 사이에서도 관심이 있어 왔다.

식이 콜레스테롤에 의한 혈중 스테로이드 호르몬의 영향

인체의 호르몬계는 다섯 가지 스테로이드 호르몬을 가지고 있다. 스테로이드 호르몬은 혈액을 따라 신경세포와 면역세포를 포함한 인체의 거의 모든 세포에 영향을 준다. 세포막을 통과하여 세포질 안에 있는 호르몬수용체와 결합을 하면, 호르몬수용체가 세포질 안에서 핵 안으로 이동하여 수백 개의 유전자들의 스위치를 조절함으로써 장기적인 변화를 만들어내게 된다. 스테로이드호르몬의 기본골격은 콜레스테롤로서 실제로 콜레스테롤을 원료로 하여 합성된다. 따라서 섭취하는 영양소에 의해 다섯 가지 스테로이드 호르몬의 수치가 영향을 받을 수 있음을 충분히 예상할 수 있다. 연구에 의하면 저밀도 지단백(LDL)은 콜레스테롤 합성의 속도 제한 효소(rate-limiting enzyme)인 MHGCoA(3-hydroxy-3-methylglutaryl Co-enzyme A) 환원효소를 억제한다 [5, 6]. 따라서 육류 섭취 여부는 인체의 다양한 스테로이드 호르몬의 수치 변화를 통하여 인체와 심리 전반에 영향을 주게 된다 (그림 9-2) [7, 8].

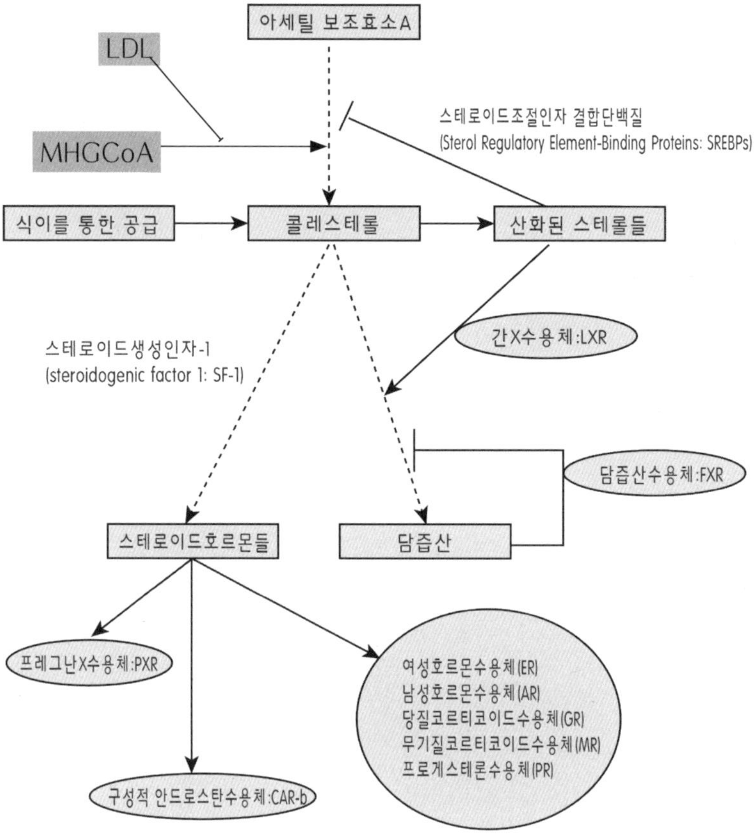

그림 9-2. 핵수용체의 리간드로 작용하는 인체내 대사물질들[5,6]

9.3. 성호르몬과 암, 그리고 채식

유방암의 발생이 배란기능과 관련이 있다고 주장되어 온 이유는 지난 50년 이상 수행되었던 역학적인 시험관 실험 및 생체연구 결과, 남성호르몬과 여성호르몬 같은 스테로이드 성 호르몬이 세포증식을 조절하고 유방암 촉진에 중요한 역할을 하였기 때문이다. 과학자들의 연구에 의하면 다양한 호르몬과 요인이 유방암 발병과 관련이 있었다. 즉 단백질과 결합되지 않은 유리(free) 에스트라디올, 총 에스트라디올, 총 테스토스테론과 다른 에스트로겐 그리고 안드로겐의 농도가 높을 때, 성호르몬결합글로불린(SHBG)농도가 낮을 때 유방암의 발생위험은 높았다. 또한 다양한 역학조사 결과 혈장에서 IGF-1(유사인슐린성장인자) 호르몬의 농도가 높을 때 유방암, 전립선암, 대장암, 난소암의 위험이 높았다.

* 유방암, 전립선암, 대장암, 난소암 환자의 혈중 안드로겐 농도가 높다
유리에스트라디올 농도가 높다
총 에스트라디올 농도가 높다
성호르몬결합단백질 농도가 낮다
IGF-1 농도가 높다
IGF-1 결합단백질 농도가 낮다

IGF는 물에 잘 녹지 않는 소수성의 펩티드호르몬인데 세포증식을 자극하고 프로그램된 세포사망(apoptosis)을 억제한다. 원래 신체에서 IGF-1의 중요기능은 신체대사와 성장을 촉진하는 것인데 동시에 이용가능한 성스테로이드(성호르몬)의 혈장수치도 조절한다. 실험연구에서는 IGF-1이 유

방조직에서 정상세포와 종양세포 모두의 성장을 촉진하였다. 시험관에서 IGF-1과 인슐린은 성호르몬결합글로불린(SHBG)의 합성을 억제하고 부신과 난소에서는 남성호르몬인 안드로겐의 합성을 촉진시킨다. IGF-1의 이러한 작용은 남성과 여성 모두에 동일하게 나타난다.

9.4. 채식식이패턴과 암발생연구실험

암 발생이 호르몬에 의해 영향을 받고, 호르몬생성량이 식이에 따라 영향을 받는다면 당연히 식이변화에 따라 유방암위험도가 변화할 것이다. 관련된 실험이 이탈리아 북부의 밀란에서 이루어졌다. 베리토와 그 동료들은 1996년 1월부터 6월까지, 50~65세의 312명의 건강한 폐경기 여성을 모집하였다.

실험참가 여성의 조건은 폐경기간이 2년 이상 되고 최소 한 개이상의 난소가 있으며 실험하기 최소 6개월 이전에 호르몬대체요법을 받지 않은 경우여야 했다. 여성들은 실험에 참가하기 이전에 채식을 한 적이 없었는데 각각 52명씩 두 그룹으로 나뉘어져 한 그룹은 지중해식 채식이나 장수식이 식단 안내를 받고 다른 한 그룹은 특별한 식이 안내를 받지 않았다.

채식그룹은 고기, 달걀, 우유 대신 어떻게 식물성급원으로 필수아미노산, 비타민, 미네랄을 공급받을 수 있는가를 교육받았고 최소한 일주일에 한 번 이상은 먹지 않도록 하였다. 탄수화물은 백밀 대신 통밀과 같은 복합탄수화물로 대체되었으며 과일이나 발효된 곡류을 권장받고 지방이나 소금은 요리 중 거의 첨가하지 않도록 하였다. 최소한 하루에 한 번의 식사에서는 두유, 된장국, 두부, 템페 등 콩식품을 먹도록 하였다. 우유지방이 아

표 9-4. 채식과 비채식의 호르몬변화 평균 비교 [9]

	구분(명)	1월	6월	변화(%)	p-value
SHBG (nmol/l)	채식(50)	36.03	45.10	25.2	0.0001
	비채식(49)	36.32	37.61	3.6	
테스토스테론 (ng/ml)	채식(50)	0.41	0.33	-18.3	0.004
	비채식(49)	0.42	0.39	-6.4	
여성호르몬(pg/ml)	채식(50)	8.62	7.07	-18.0	0.13
	비채식(49)	8.30	7.84	-5.7	
유리테스토스테론 (ng/ml)	채식(50)	0.006	0.005	-28.6	0.0001
	비채식(49)	0.010	0.010	-8.2	
유리여성호르몬 (pg/ml)	채식(50)	0.23	0.17	-23.4	0.05
	비채식(49)	0.22	0.21	-6.8	
공복인슐린 (μIU/ml)	채식(50)	4.82	4.31	-10.4	0.14
	비채식(49)	4.63	4.87	5.1	
공복혈당 (μg/dl)	채식(50)	91.66	86.47	-5.7	0.026
	비채식(49)	93.55	92.44	-1.2	
성장호르몬 (ng/ml)	채식(50)	1.25	1.92	54.2	0.22
	비채식(49)	1.10	1.20	9.5	
성장호르몬결합단백질(ng/ml)	채식(50)	0.94	1.21	29.1	0.002
	비채식(49)	0.89	0.65	-26.8	
IGF-1 (ng/ml)	채식(50)	146.65	138.00	-5.9	0.64
	비채식(49)	135.18	129.29	-4.4	
IGFBP-1 (ng/ml)	채식(50)	40.07	45.73	12.2	0.015
	비채식(49)	48.07	44.98	-6.4	
IGFBP-2 (ng/ml)	채식(50)	6.15	8.02	30.4	0.0004
	비채식(49)	6.11	6.52	6.6	

SHBG: Sex hormone binding globulin (성호르몬결합글로블린),
IGF-1: Insulin like growth factor-1 (인슐린유사성장인자)

니라 여러 가지 씨앗이나 올리브의 정제되지 않은 기름을 안내받았다. 실험에 참가한 여성들은 매주 한 번 1kg의 빵을 받았는데 이것은 통밀과 아마씨(오메가-3지방산이 풍부하며, 반은 가루로 반은 통으로)를 8% 넣어서 만들어진 것이었다. 이소플라본의 추정 섭취량은 비채식그룹의 하루 2mg에 비해 채식그룹은 40mg이었는데 이는 동양여성의 평균섭취량이다.

채식그룹의 식이조성은 총지방, 설탕, 정제탄수화물의 섭취는 낮추고, 단일불포화지방과 오메가-3 다가불포화지방산, 낮은 혈당지수 음식인 현미, 콩, 채소등의 섭취는 증가시킴으로써 혈장인슐린 수치를 낮게 한 것이다. 게다가 이 식이는 내생 안드로겐(남성호르몬)과 에스트로겐(여성호르몬) 수치를 낮추는 중요한 인자인 이소플라본과 리그난 등 식물성 호르몬, 즉 파이토에스트로겐이 풍부하였다. 이 실험의 최종목적은 유방암의 위험을 낮추는 장기간의 채식식이가 가치 있는가의 여부였다.

채식식이를 한지 5개월 후의 결과는 놀라웠다. 체중감소는 -4.06kg(채식그룹) 대 -0.56kg(비채식그룹)이었고 혈장의 성장호르몬수치는 채식그룹에서만 54.2% 증가하였다. 성장호르몬결합단백질은 채식그룹이 증가한 반면 비채식그룹은 오히려 감소하였다 [9]. 그리고 성호르몬결합글로불린은 채식그룹이 25% 증가한 반면 비채식그룹은 18% 감소하였다(표 9-4). 성호르몬결합글로불린과 결합하지 않은 유리(遊離)된 테스토스테론(남성호르몬)과 에스트라디올(여성호르몬)은 채식그룹에서 각각 28.6%, 18.0%나 감소하였다. 이에 반해 비채식그룹은 8.2%, 5.7% 감소하였을 뿐이다. 이상의 결과를 종합해볼 때 채식식이는 인체내 암 발생과 관련된 호르몬수치들에 유익한 영향을 준다고 할 수 있다.

9.5. 성호르몬결합단백질(SHBG)과 파이토에스트로겐

성호르몬은 수정한 배가 7주가 되었을 때 생성되기 시작하는데 남성의 Y염색체의 신호를 받아 안드로겐이 생성되면 태아의 생식기는 남성으로, 안드로겐이 생성되지 않으면 여성으로 발달하게 된다. 사춘기 전까지는 시상하부의 생식선자극호르몬방출호르몬의 억제로 인하여 생식선에서 성호르몬을 많이 생산하지 않으나 13, 14세가 되면서 시상하부의 억제가 풀려 성호르몬의 생성이 증가하게 된다.

남성은 황체형성호르몬증가로 정소에서 남성호르몬으로 알려진 안드로겐을 생성하게 되는데, 이로인해 목소리가 굵어지고 근육이 강해지며, 얼굴과 몸에 털이 나고 정소와 음경이 성장한다. 여성의 경우는 황체형성호르몬과 여포자극호르몬의 증가로 난소에서 여성호르몬이 생산되고 자궁, 젖가슴이 성장하고 피하지방이 증가하며 월경주기가 시작된다.

스테로이드골격을 가진 물에 잘 녹지 않는 성호르몬들은 혈액을 통해 이동하고자 할 때 성호르몬결합글로불린(SHBG: Sex Hormone Binding Globulin)이나 알부민이라는 운반단백질과 결합한다. 체내의 성호르몬은 결합된 상태가 99%이며 나머지 1%정도가 운반단백질과 결합하지 않은 유리된(free) 상태이다. 이러한 유리된 상태의 성호르몬은 조절되지 않고 무작위로 세포내로 들어가게 된다.

그림 9-3에서 보듯이 외래 환경호르몬이나 단백질과 결합하지 않은 유리된 성호르몬은 세포막을 쉽게 통과하여 핵수용체라는 유전자조절물질에 신호를 줌으로써 적은 양으로도 매우 큰 영향을 줄수 있다. 반면 SHBG와 결합된 성호르몬은 혈액에 많은 양이 있다 하더라도 세포 내에 들어가지 못하여 작용하지 않는다. 즉, SHBG가 적게 생성되면 유리된 성호르몬

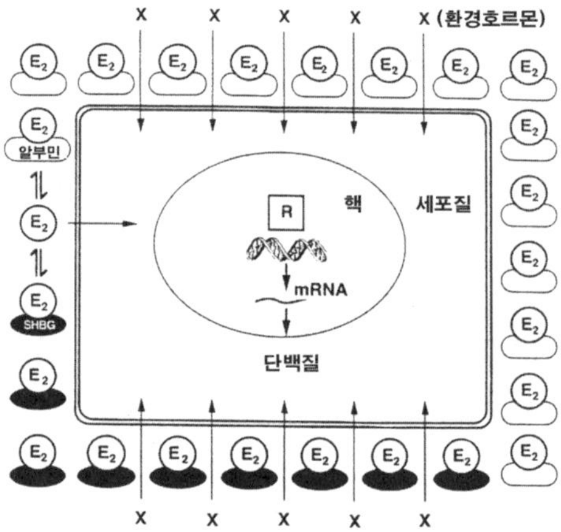

그림 9-3. 혈액속의 호르몬의 작용모델 [10]

E2: 에스트라디올(여성호르몬), R: 핵수용체(Nuclear receptor) 리간드 의존성 유전자 조절물질, X: 환경호르몬,

이 많아지게 되고 호르몬반응은 총호르몬의 양보다 유리(遊離)호르몬의 수치에 의해 더 크게 영향받게 된다 [10]. SHBG의 양은 성인일 때보다 어린이 시기일 때 높은 수치를 가지며, 비만인에게서는 낮은데, 실험에 의하면 인슐린분비가 증가할 때 SHBG의 생성량은 감소된다.

9.6. 파이토에스트로겐과 SHBG

파이토에스트로겐은 식물에서 생산되는 인체에서 호르몬과 유사한 작용을 하는 화합물이다. 이들은 채소, 과일, 곡물 등 식물에 풍부하며 콩과 식물과 견과류에 특히 많은 양이 있다. 식물에 풍부한 파이토에스트로겐의 종류에는 이소플라본, 리그난 등이 있는데 내생호르몬인 에스트로겐과 그 화학구조가 유사하여 인체에 에스트로겐이 과다하게 분비되면 수용체를 두고 경쟁자적 억제자로 작용하며, 부족할 때에는 보완자로 작용함으로써 내분비계를 일정범위내에 항상성을 유지하도록 돕는다. 그리하여 파이토에스트로겐은 자궁암, 난소암, 전립선암, 골다공증, 심장병의 예방효과를 가지며 파이토에스트로겐은 폐경기증후군의 진행을 억제한다.

파이토에스트로겐은 성호르몬결합글로불린의 합성에도 영향을 준다. 2000년 칠레의 연구진은 인간의 암세포를 조직배양하여 여기에 파이토에스트로겐의 한 종류인 제니스테인을 투여하여 생성되는 SHBG의 양을 알아보았다. 표9-5에서 볼 수 있듯이 제니스테인을 전혀 가하지 않은 대조군에서 생성되는 SHBG의 양을 100%으로 보았을 때 제니스테인을 5마이크로몰(μmol) 가하면 SHBG는 143%로 증가하였으며, 10마이크로몰(μmol) 일때는 153%로 증가하였다 [12]. 즉, 식물에 있는 파이토에스트로겐을 일정량까지 많이 섭취할수록 인체는 SHBG가 많아지고 이 단백질들은 성호르몬과 결합하여 성호르몬이 무질서하게 작용하지 못하도록 한다.

단식을 할 때에도 SHBG수치는 증가한다. 반면 고탄수화물을 섭취할 때보다 고단백질을 섭취할 때 SHBG의 생성량은 낮아지며 지방을 많이 섭취하면 역시 낮아진다 [13]. 표 9-6은 다양한 식품 중의 이소플라본의 함량이다 대두가 100g당 84mg을 함유하여 가장 높은 수치를 보이고 있으며 이어서 낫또, 템페, 두부가 뒤를 잇고 있다.

표 9-7은 식이 패턴에 따른 혈중의 성호르몬결합글로블린(SHBG)으로 비채식인의 42.6에 비해 유란채식은 44.6, 완전채식은 50.9임을 알수 있는데, 이것은 통계적으로 유의하였다. 즉 식이패턴에 따라 성호르몬의 단백질과 분리된, 유리상태의 수준은 달라지며 이것은 인체내의 다양한 유전자들의 조절과정에서 교란가능성을 암시한다.

한편, 식물에서도 스테로이드 호르몬이 있다는 것을 과학적으로 처음 밝힌 사람은 Gawienowsk와 Gibbs이다[47]. TLC와 기체 크로마토그래피를 이용하여 분석한 결과에 의하면, 100g의 사과씨에는 385마이크로그램의 콜레스테롤과 50마이크로그램의 프로게스테론이 있었다. 햄스터와 쥐를 대상으로 한 Zhang 등의 연구에 의하면 캡사이신(capsaicin)은 시토크롬 P450이라는 효소의 발현에 영향을 미치고 있었다[48]. P450은 부신, 성선, 말초세포들의 미토콘드리아에서 스테로이드 호르몬을 합성하는데 중요한 역할을 한다. 그리고 다가불포화지방산들을 보다 긴 사슬로 합성할때에도 중요한 역할을 한다. Yuriko 등[49]은 마늘 추출물을 한그룹의 쥐에게 주고 다른 한 그룹에는 주지 않고 비교를 하였다. 마늘추출물을 준 쥐들에서는 고환과 혈중에 남성호르몬인 테스토스테론 수치가 높았다. Kravets 등[50]은 부추잎 100g당 30mg의 스테로이드 사포닌이 있음을 검출해 냈다. Sobolewska 등[51]은 부추속에 속하는 다양한 식물들에 스테로이드 호르몬 유사체들이 있음을 보고하였다.

불교에서는 오신채(五辛菜) 또는 오훈채라고 하여 부추, 파, 마늘, 달래, 흥거를 먹지 못하도록 한다. 그 이유는 생으로 먹으면 성욕이 강해지고, 익혀서 먹어도 화내는 성질이 강해지기 때문인데, 필자는 스테로이드 성호르몬, 특히 성욕과 공격성을 상승시키는 남성호르몬과 관련이 있다고 추론한다.

표 9-5. 제니스테인 농도에 따른 SHBG의 생성량

제니스테인투여량 (단위: 마이크로몰)	세포당 SHBG의 생성비율 (%)
대조군	100
5	143
10	153
20	426
30	772
40	343

J Clin Endocrinol Metab (2000) 85:2797-2800

표 9-6. 다양한 식품 중의 이소플라본 함량 [11]

식품	이소플라본 총량*
대두	84.0 (13.8-153.4)
두유	9.6 (1.26-21.1)
콩치즈	31.3 (3.33-21.1)
콩요거트	16.3
된장	31.5 (3.31-59.4)
두부	39.0 (22.63-67.49)
템페	43.5 (6.88-62.5)
미소	42.6 (6.88-62.5)
낫또	58.9 (46.4-87.0)

표 9-7. 식이패턴에 따른 혈중 SHBG 수치의 변화

	비채식	유란채식	완전채식	p-value
SHBG	42.6 (226명)	44.6 (237명)	50.9 (233명)	0.001

9.7. 베르톨트의 수탉 거세실험

호르몬과 관련된 최초의 과학적 연구는 베르톨트의 수탉거세실험이다 [14]. 1948년 베르톨트는 여섯 마리의 어린 수탉을 각각 두 마리씩 세 그룹으로 나누었다. 그리고 첫 번째 그룹의 닭들을 양쪽의 고환을 거세하였을 때 어린 수탉의 단조로운 톤의 울음소리와 다른 닭과 싸우려 하지 않고 짝짓기 행위도 보이지 않는 것을 관찰하게 된다. 거세된 수탉들의 머리와 몸체는 작았고 볏과 육수(肉垂: 닭 등의 목 부분에 늘어져 있는 붉은 피부)의 색은 바래 있었고 크기도 위축되어 있었다.

이어서 베르톨트는 두 번째 그룹의 닭들도 거세를 하였으나 떼어낸 고환을 재결합시켰다. 놀랍게도 이들 닭들은 모두 정상적인 수탉의 행동과 모습을 보이고 있었다 (그림9-4).

"그들은 서로 싸우려 하였고 힘차게 울었으며 암탉들에 대해 정상적인 짝짓기 반응을 보였다. 외모도 다른 어린 수탉들과 구별되었다. 그들은 몸집과 머리가 컸으며 볏이 높이 발달하였고 밝은 적색으로 변화하였다."

세 번째 그룹의 수탉들도 거세를 하고 서로 다른 수탉의 고환을 이식하였는데 이들은 두 번째 그룹처럼 정상적인 수탉으로 발달하고 행동하였다 [14].

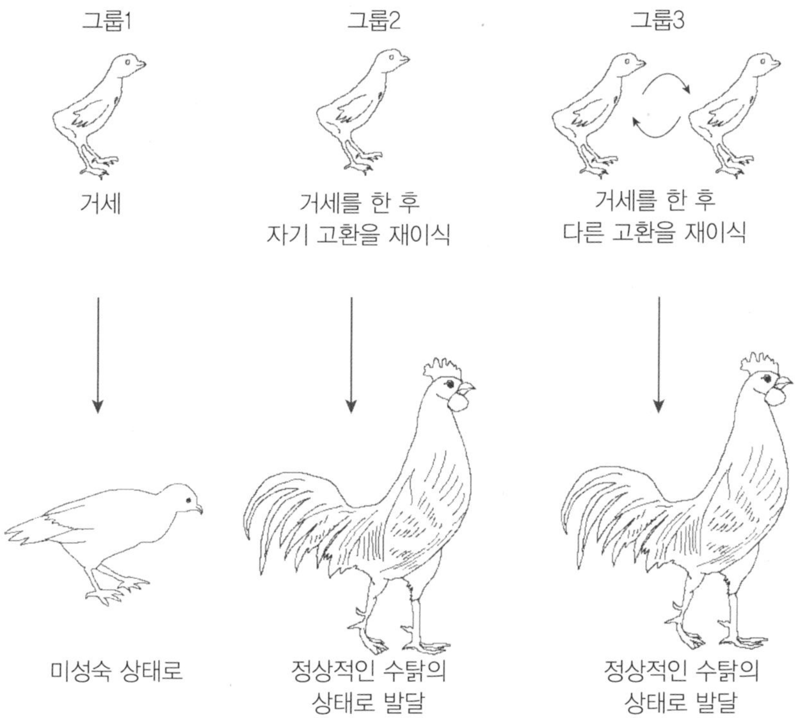

그림 9-4. 베르톨트의 수탉 거세를 통한 호르몬과 행동변화실험

9.8. 테스토스테론의 다양한 기능

남성호르몬은 인체의 생리적 특징들과 관련되어 있으며, 대머리 · 탈모 등 다양한 증상에 관련되어 있다. 남성호르몬은 생리적 작용에 영향을 줄 뿐만 아니라 뇌신경에 작용을 하여 다양한 심리적 영향도 줄 수 있다. 예를 들어 성범죄자의 평균 테스토스테론 수치가 높고 재범자는 특히나 높다 [15].

공격성은 사회적, 생물학적인 다양한 원인이 복합적으로 작용하여 발생하는 사회적 행동이다. 생물학적으로 공격성은 내분비계와 신경계의 작용과 관련성을 가진다. 행동내분비학의 연구에 의하면 높은 수치의 혈중 테스토스테론은 공격적인 행동과 양의 상관관계를 가진다. 충동적인 공격성과 함께 나타나는 사회적인 지배성, 상황을 처리할 때 나타나는 과잉행동 등은 높은 테스토스테론 수치를 가진 남녀 모두에게 동일하게 나타나는 현상이다.

그림 9-5와 표 9-8에서 제시된 바와 같이, 테스토스테론의 수치가 증가하면 시각적 인지능력은 증가(+)하는 반면 청각적인 인지능력은 감소(-)하는 것을 알수 있다. 그리고 테스토스테론수치가 증가하면 DHT가 증가하고 이어서 대머리의 경향성이 높아지는 한편 수염과 몸에 털이 많아진다. 테스토스테론은 심리적으로도 영향을 미쳐서 공격성, 자폐성을 증가시키고, 반면 테스토스테론의 수치가 너무 낮으면 우울감이 발생할 수 있다. 이러한 다양한 기능은 테스토스테론이 작용하는 수용체가 인체의 거의 모든 세포에 존재하기 때문이다. 즉, 테스토스테론은 일종의 리간드로 작용해서 신경세포, 면역세포, 근육세포 등에 작용해서 수백가지의 유전자발현을 변화시키는 등 감정변화를 포함하여 인체 전반에 걸쳐서 다양한 기능변화를 일으킨다.

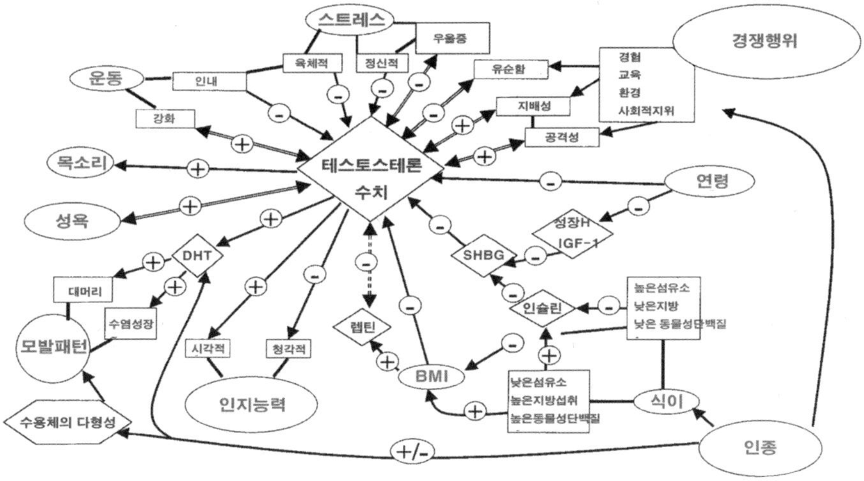

그림 9-5. 테스토스테론과 행동, 신체, 생리작용의 피드백 메카니즘 [15]

+기호는 양의 영향을 주고, −기호는 음의 영향을 준다. 테스토스테론은 성욕을 증가시킨다. 테스토스테론은 시각적 인지능력은 증가시키는 반면, 청각적 인지능력은 약화시킨다. 연령이 증가하면 테스토스테론수치는 감소한다. 테스토스테론 수치가 증가하면 공격성도 높아진다. 테스토스테론수치가 감소하면 우울증이 증가한다. 육체적, 정신적 스트레스는 테스토스테론 수치를 낮춘다. 테스토스테론수치가 증가하면 대머리가 증가하며, 수염이 많아진다.

표 9-8. 테스토스테론수치와 신체특성 [15]

		테스토스테론 수치의 범위		
종류	특성	낮음	중간	높음
머리카락패턴	대머리		●	● ●
	수염성장		●	● ●
성욕	비남용		●	●
	범죄적측면			●
육체적능력	강화		●	● ●
	인내	●		
우울증		●		
스트레스		●		
사회적행동	공격성		●	●
	육체적폭력		●	●
	지배성		●	●
	복종	●		
	시각적인식		●	
인식특성	언어적능력	●		
목소리	저음		●	● ●
	고음	●		
거주지고도	산	●		
	수면		●	
노화		●		
식이	채식	●		
	서구식		●	

●: 관련 있음, ● ●:상당히 관련 있음

European Journal of Endocrinology (2001) 144:183–197

9.9. 프란잘의 공격성 실험과 테스토스테론

신경학적으로 공격성은 안와전두피질과 관련성을 갖는다. 눈썹 뒤에 위치한 안와전두피질은 자기조절 및 충동조절과 관련있는 뇌 부위이다. 안와전두엽은 미엘린화가 가장 나중에 이루어지는 신경부위로 알려져 있다.

연구들에 의하면 안와전두피질의 활동이 증가하면 반응적 공격성의 수치는 감소하며, 반면 안와전두피질이 제거된 경우 충동적인 행동과 과잉 공격성이 나타난다. 맥린의 삼위일체뇌 가설에 근거하면 안와전두엽이 하위의 변연계와 파충류뇌를 잘 제어할 때와 그렇지 못할 때의 행동특성이라 추론할 수 있다. 높은 수치의 반응성 공격성을 나타내는 신경질환 환자들은 안와전두피질의 활동이 감소되어 있었다 [16].

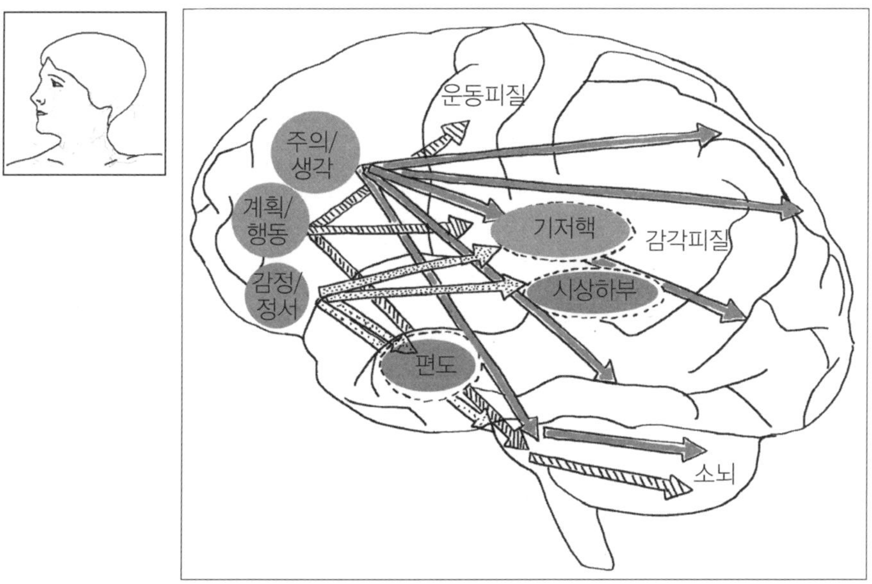

그림 9-6. 전전두엽, 안와전두엽의 기능

프란잘 등은 공격성과 관련된 내분비계와 신경계의 특징들에 주목하고, 테스토스테론의 수치가 증가할 때 안와전두피질의 활동이 감소되고, 감소된 안와전두피질의 기능은 곧 공격성의 증가로 나타날 것이라고 가정하였다 [17]. 안와측 전두엽은 공격성뿐만 아니라 약물남용, 감정적 처리, 의사결정 등 다양한 기능과 관련되어 있다고 알려져 있다. 프란잘 등은 제안자-수용자 모델을 이용하였다. 이것은 일정 금액을 제안자 마음대로 비율을 결정하여 수용자에게 제시하는 것이다. 이때 받을 금액이 낮더라도 수용자가 제안을 받아들이면 수용자와 제안자 모두 돈을 받을 수 있고, 수용자가 제안을 거절하면 두 사람 모두 받는 돈은 없는 것이 된다.

대개의 경우 그 비율이 어떠하든 수용자는 제안을 받아들이지만, 제안을 거절하는 경우가 있는데 그것은 수용자의 제안자에 대한 공격성을 의미한다. 실험과정 중에 부위에 따른 뇌의 활동변화를 '에코평면영상 (Echo-planar imaging: EPI)'이라는 기기를 통하여 모니터로 실시간으로 확인하였고, 침을 통해 테스토스테론 수치를 검사하였다. 그 결과는 이들 연구진이 처음 세웠던 가설과 일치하였다. 테스토스테론의 증가는 좌우 내측 안와전두엽의 활동을 억제하였고, 억제된 안와전두엽은 본능적인 특성인 공격성을 증가시켰다 (그림 9-7) [17].

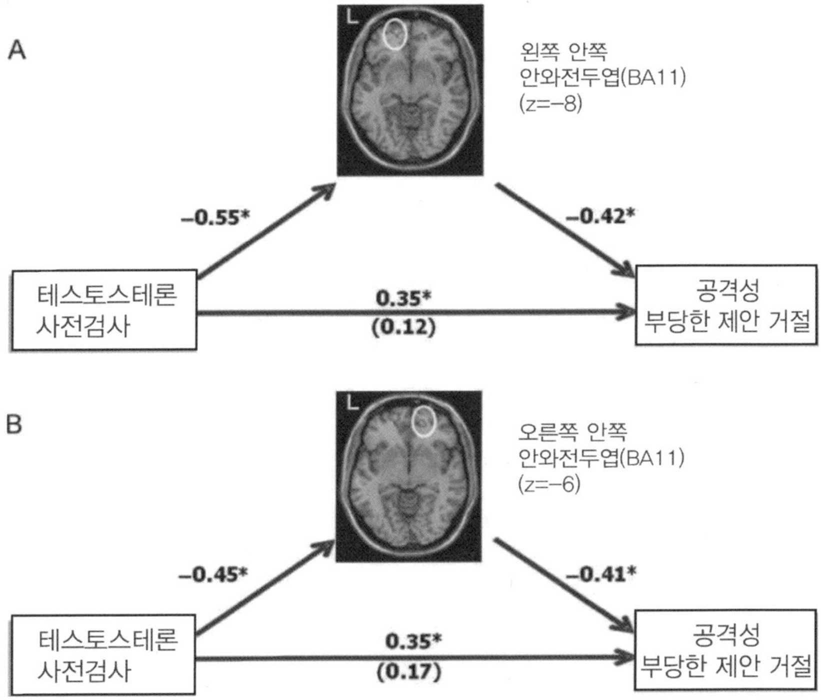

그림 9-7. 테스토스테론, 안와전두엽, 공격성의 인과관계 모형 [17]

위의 결과는 32명의 오른손잡이 남녀의 평균이다. 화살표 위의 숫자는 회귀계수이고, 숫자 위의 별표시는 통계적으로 유의함을 나타낸다. 화살표 아래의 괄호 내 숫자는 뇌 활동을 조정한 후 테스토스테론과 공격성의 관계를 나타낸다. 그림A에서 테스토스테론->공격성의 인과관계는 좌측안쪽 안와전두엽을 경유하지 않고 통계를 내면0.35라는 계수값이 나타났다. 이것은 테스토스테론 수치가 1 증가할때 공격성은 0.35만큼 증가한다는 의미이다. 하지만 인과관계를 테스토스테론->좌측안쪽 안와전두엽->공격성으로 설정하게 되면 테스토스테론->공격성의 인과효과는 0.12로 줄어들고 통계적 유의도가 없다라고 나타난다. 즉, 테스토스테론의 공격성에 대한 효과는 안와전두엽을 매개로 하여 공격성을 증가시킨다. 그림A에서 테스토스테론->안와전두엽의 계수값은 -0.55이다. 이것은 테스토스테론이 1만큼 증가할때 안와전두엽의 활성은 0.55만큼 감소한다는 의미이다. 이어서 안와전두엽->공격성의 계수값은 -0.42이다. 이것은 안와전두엽의 활성이 1만큼 증가하면 공격성은 0.42만큼 감소한다는 의미이다. 따라서 테스토스테론수치의 증가는 안와전두엽의 활성을 감소시키고, 활성이 낮아진 안와전두엽은 다시 공격성을 높인다.

9.10. 채식과 혈중 남성호르몬 수치의 변화

식이에 따른 콜레스테롤 섭취의 스테로이드 호르몬수치에 대한 영향을 확인하는 가장 대표적인 방법은 채식인과 비채식인을 비교하는 것이다. 이에 대해서 몇 가지 연구보고들이 있다.

피터(Peter)와 어니스트(Ernist)는 몇몇 호르몬에서 높은 수치의 농도와 높은 암발생 빈도의 관련성에 주목하고 채식식이의 예방, 치료적 가능성을 알아보았다. 11명의 남성을 2주간 채식식이를 실시하게 한 후, 오후 4시에서 5시 사이에 혈액을 채취하고 테스토스테론을 측정하였을 때 그 농도는 비채식인의 553±57ng/100ml에 비해 채식인은 373±33ng/100ml로 낮았으며 이러한 차이는 통계적으로 유의성이 있었다 (그림 9-8)[18].

채식식이에 따른 테스토스테론의 감소는 폐경기 여성을 대상으로 한 카스(Kaaks) 등의 연구에 의해서도 재확인되었다. 이들은 채식식이가 가진 항암성 영양성분에 주목하였는데, 특히 총 지방섭취의 감소, 풍부한 섬유소와 오메가 3, 오메가 6지방산 그리고 식물성 에스트로겐의 섭취 증가를 꼽았다.

연구자들은 총 99명의 폐경기 여성을 무작위로 두 그룹으로 나눈 후 한 그룹은 채식식이를 다른 그룹은 보통의 고기가 포함된 식이를 공급하였다. 실험결과 비채식그룹에 비해 채식그룹은 남성호르몬인 테스토스테론과 여성호르몬인 에스트라디올이 모두 낮은 수치를 보였고 그 차이는 통계적으로 의미가 있었다 [9]. 특히 성호르몬결합글로불린(SHBG)은 비채식그룹이 3.6%가 증가한 데 비해 채식인은 25.2%나 증가하였다. 그리고 유리(free) 테스토스테론과 유리 에스트라디올은 채식을 하지 않은 그룹이 8.2%, 6.8% 각각 감소된 데 비해 채식그룹은 무려 28.6%, 23.4%가 감소되었다.

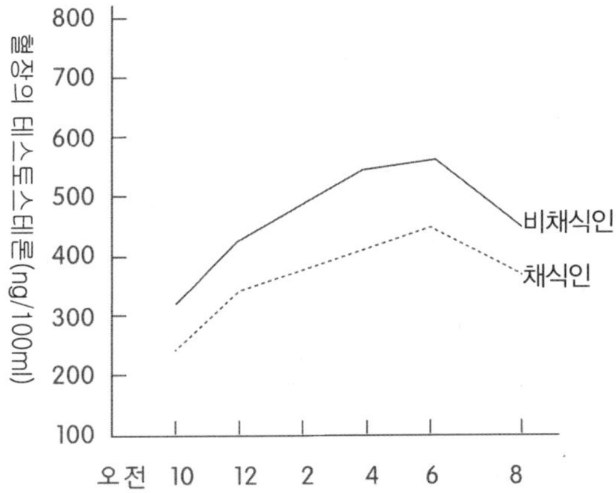

그림 9-8. 채식과 비채식 사이의 테스토스테론의 수치차이 [18]

비채식인이 평균 553ng/100ml인데 비해, 채식인은 373ng/100ml로 대략 33% 감소한다.

표 9-9. 채식식이와 비채식식이의 테스토스테론수치변화 비교

검사항목	채식여부	1월	6월	변화량	p-value
성호르몬결합글로불린 (SHBG) (nmol/l)	채식(50명)	36.03	45.10	25.2%증가	0.0001
	비채식(49명)	36.32	37.61	3.6%증가	
테스토스테론 (ng/ml)	채식(50명)	0.41	0.33	18.3%감소	0.004
	비채식(49명)	0.42	0.39	6.4%감소	
유리 테스토스테론 (pg/ml)	채식(50명)	6	5	28.6%감소	0.0001
	비채식(49명)	10	10	8.2%감소	
유리 에스트라디올 (pg/ml)	채식(50명)	0.23	0.17	23.4%감소	0.05
	비채식(49명)	0.22	0.21	6.8%감소	

9.11. 인슐린과 글루카곤의 균형

이자는 내분비샘과 외분비샘을 함께 가지고 있는 독특한 기관인데, 외분비샘으로는 소화효소를 만들어 관을 통해 소화기관으로 방출하여 소화를 돕는다. 이자의 내분비샘은 외분비세포들 내에서 섬처럼 떨어져 있어 랑게르한스섬이라고 하는데 여기에는 알파, 베타, 델타라는 세 종류의 세포들이 있다. 알파세포는 글루카곤을 만들고, 베타세포는 인슐린을, 델타세포는 소마토스타틴을 합성하여 방출한다.

인체세포는 연료원으로 포도당을 이용한다. 자동차가 일정한 속도를 내려면 안정적으로 연료가 공급되어야 하듯, 인체 내에 포도당 농도는 80mg/dL에서 115mg/dL 사이에 있어야 한다. 이보다 높으면 고혈당이고 낮으면 저혈당이라 한다.

인슐린은 식후에 흡수된 포도당이 혈액 내에 많아지면 췌장에서 방출되는데, 그 역할은 세포들의 인슐린 수용체와 결합하여 혈액의 포도당을 세포 내로 들어가도록 하는 것이다. 그리고 세포 내로 들어간 포도당을 효율적인 저장형태인 글리코겐으로 만들고 더 나아가 지방으로 전환하도록 한다(그림 9-9).

글루카곤은 혈액 내의 당농도가 낮아졌을 때 간세포를 자극하여 간에 저장된 글리코겐을 포도당으로 전환하여 혈액내로 방출하도록 한다. 소마토스타틴은 포도당과 아미노산이 급격히 증가할 때 완충장치로 인슐린과 글루카곤의 분비를 억제하도록 하는 한편 소화기관에서 영양소를 흡수하는 속도를 느리게 한다.

인체가 호르몬의 작용을 증폭시키는 방법은 두 가지로, 하나는 방출호르몬양을 증가시키는 것이고, 다른 하나는 표적세포의 수용체 수를 증가시키는 것이다. 그러나 호르몬의 방출량을 높일 때에 일시적으로는 그 효과가

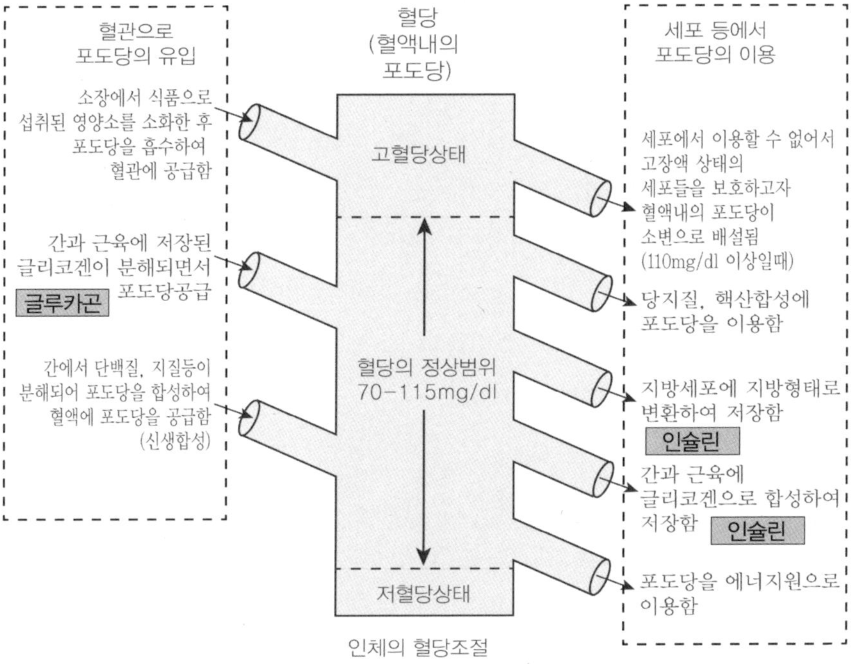

그림 9-9. 포도당 유입과 유출을 통한 혈당의 조절과정

증가되지만, 만성화될 때 인체 항상성유지를 위해 표적세포는 수용체 수를 감소시킨다. 이를 하류조절(downregulation)이라 한다. 하나의 예는 만성적인 고인슐린혈증에서 세포들의 수용체 감소로 인슐린 민감성이 낮아지는 것이 될 수 있다.

9.12. 통곡류의 당뇨예방과 당지수, 당부하

체내의 혈당 증가 속도는 섭취하는 식품의 종류와 섭취하는 방법에 영향을 받는다. 예를 들어 섬유소가 풍부한 현미나 통밀을 먹게 되면 섬유소의 스펀지작용으로 섬유소 사이에 들어있는 영양소가 천천히 소화관을 따라 방출, 흡수되어 혈액 내의 혈당은 인체가 이용하는 에너지를 공급하는 정도로 천천히 상승하게 된다. 그러나 섬유소가 제거된 단순탄수화물인 백미, 백밀을 먹게 되면 고농도로 농축된 상태이므로 혈당이 급격히 증가하게 된다. 고혈당과 고인슐린증의 급격한 상승정도는 주로 혈당지수(glycemic index)와 혈당부하(glycemic load=glycemic index ×서빙 크기당 탄수화물의 양)에 의해 영향을 받는다 [19]. 당지수가 높더라도 탄수화물의 양이 적은 경우 실제로 인체에 고혈당으로 인한 위험은 그리 크지 않다. 비유를 들자면 아무리 농도가 높아도 섭취하는 양이 적으면, 실제 총량은 적은 것이 된다. 예를 들어 표 9-10에서 보면, 벗긴 감자의 혈당지수는 85로 높은 편이지만, 혈당부하는 단지 19.5일뿐으로 감자를 먹고 혈당이 급상승하는 경우는 드물다. 대부분의 과일들은 수분함량이 90% 이상이므로 당지수가 높더라도 혈당부하는 매우 낮은 것을 알 수 있다. 하지만 과일주스와 같이 농축된 경우엔 혈당부하가 매우 높고 따라서 과잉섭취할 경우 고인슐린혈증의 위험은 커지게 된다.

세포외 체액이 고혈당이 되면 세포 내에서 수분이 빠져 나오게 되고 정상적인 세포대사에 위협을 받게 되므로 인체는 자체보호를 위해 인슐린을 급격히 생성 · 방출하게 된다. 이 상태가 지속될 때 고인슐린혈증이라 한다. 탄수화물과 함께 단백질, 지질이 혼합되어 있을 때 총 당과 인슐린반응은 낮게 나타나지만 계속해서 당부하가 높은 식품을 계속 먹게 되면 혈당과 인슐린 농도는 높아지게 된다.

표 9-10. 당부하 (당지수×100g당 탄수화물의 양) [19]

정제한 단순식품			정제하지 않은 복합식품		
식품	당지수	당부하	식품	당지수	당부하
포도당	97	96.8	벗긴 감자	85	19.5
콘플레이크	88	77.3	끓인 수수	71	16.8
떡	82	66.9	끓인 강낭콩	79	15.5
설탕	65	64.9	끓인 고구마	54	13.1
콘칩	73	46.3	바나나	53	12.1
베이글빵	72	38.4	포도	43	7.7
도넛	76	37.8	당근	71	7.2
백밀빵	70	34.7	사과	39	6.0
모든 통곡류	42	32.5	수박	72	5.2
통밀빵	69	31.8	오렌지	43	5.1
과당	23	22.9	복숭아	28	3.1

Am J Clin Nutr (1995) 62, 871S–890S

인슐린이 많아지다 보면 처음에는 효과가 있지만 하류조절작용에 의해 표적세포는 인슐린 수용체 수를 줄이게 된다. 인슐린수용체 수가 줄어들면 음식을 섭취할 때 급격히 증가된 혈당이 세포로 들어가는 속도가 줄어들게 되며 이자는 전보다 더 많은 인슐린을 생성하게 된다. 결국 악순환이 반복되어 이자는 노화가 촉진되고 기능을 상실하게 된다. 이 과정이 유전과 관련된 10%남짓의 제1형당뇨와 구분하여 당뇨환자의 90%를 차지하는 제2형당뇨병의 일반적인 진행단계이다.

9.13. 채식식이와 당뇨예방

1999년 니콜슨(Nicholson) 등은 저지방 채식식이를 하는 사람들은 제2형 당뇨가 적고 합병증도 적다라는 역학조사보고서에 주목하고 실제로 완전 채식식이가 당뇨병에 효과가 있는지를 실험하였다. 실험대상자는 제2형당뇨를 앓고 있는 13명이었는데 두 그룹으로 나누어 한 그룹에는 완전채식식이를 다른 그룹에는 일반적인 비채식식이를 공급하였다. 완전채식의 메뉴는 점심에 렌즈콩 스프, 샐러드, 쌀크래커 등을 저녁에는 병아리콩 스튜, 밀가루 음식, 엽채소 등이었다. 칼로리의 10~15%는 단백질로부터 10%는 지질로부터 공급되었다. 탄수화물은 주요영양소가 제거되지 않은 복합탄수화물(통곡류)을 섭취하였다. 반면 대조군은 총섭취열량 중 탄수화물이 55~60%였고, 지방이 30%였는데 콜레스테롤이 매일 200mg 정도였다 [20].

12주의 식이공급 후 완전채식그룹은 공복혈당수치가 28%가 낮아진 반면 비채식그룹은 12% 감소하였다. 혈중 콜레스테롤은 채식그룹이 289mg에서 4.4mg으로 낮아졌으며 비채식그룹은 310mg에서 122mg으로 되었다. 섭취하는 총열량에 제한을 두지 않았음에도 채식그룹의 몸무게는 평균 7.2kg이나 감소하였다. 비채식그룹의 평균감소량은 3.8kg이었다. 평균공복혈당은 채식그룹이 10.74에서 7.75로 감소하였으며 비채식그룹은 9.86에서 8.64로 낮아졌다 [20].

저자들은 실험대상자들의 수가 적기는 하였지만 12주 동안 의료치료가 감소하였음에도 저지방 완전채식식이로 공복혈당농도와 체중, 뇨단백이 감소하였으므로 채식식이는 당뇨에 유익하였다고 결론내린다.

표 9-11. 채식그룹과 비채식그룹의 식이특징

	채식그룹		비채식그룹	
	시작때	12주후	시작때	12주후
총섭취열량 (kcal/day)	1,683	1,409	1,430	1,526
단백질 (%)	20	14	23	18
탄수화물 (%)	46	75	46	51
섬유소 (g)	14	26	12	20
지질 (%)	34	11	31	31
포화지방 (%)	10	3	11	8
콜레스테롤 (mg)	289	4.4	310	122

Preventive Medicine (1999) 29, 87–91

표 9-12. 채식식이패턴으로 바꾼 지 12주 후의 신체변화 [20]

	채식그룹		비채식그룹	
	시작때	12주후	시작때	12주후
몸무게 (kg)	96.7	89.5	97.0	93.2
공복혈당 (mmol/L)	10.74	7.75	9.86	8.64
당화혈색소 (HbA1c(%))	8.3	6.9	8.0	7.0
콜레스테롤 (mmol/L)	5.26	4.63	5.56	4.93
HDL (mmol/L)	1.15	0.95	1.12	1.10

Preventive Medicine (1999) 29, 87–91

9.14. 고인슐린혈증과 대사증후군

인슐린이 혈중에 높아짐으로써 발생하는 부작용은 연쇄적이며 다양하다. 도정된 단순탄수화물과 고기섭취로 인하여 인슐린분비가 많아지면 말초기관에서 인슐린 수용체가 하류조절되고 이를 보상하고자 인슐린생성은 다시 증가하게 된다. 이때 간에서는 유사인슐린성장인자 결합단백질-1 (IGFBP-1; insulin-like growth factor binding protein-1)의 합성이 감소하게 되는데 동시에 유리 IGF-1이 많아지게 되어 세포증식이 촉진되며 성장호르몬의 분비량이 감소하게 된다. 성장호르몬이 감소하면 IGFBP-3의 합성량도 감소한다. IGFBP-3은 레티노이드가 핵 내 수용체와 결합하여 아포토시스를 하게 하며 다양한 신체조직에서 세포의 불필요한 성장을 억제한다.

따라서 고인슐린혈증에 의해 혈장에서 IGFBP-3 농도가 낮아지면 여러 조직에서 상피세포의 증식을 정상적으로 제한하지 못하게 된다(그림 9-10). 그리고 이것은 여러 가지 질병의 양상으로 나타나게 된다 [21].

인체의 모든 기관은 상피조직, 연결조직, 근육조직, 신경조직이라는 네 가지 기본조직으로 구성된다. 상피조직은 분비선이나 방광과 같은 방, 소화관과 같은 내부통행경로의 표면을 만든다. 신장의 사구체, 입의 침샘, 췌장의 분비선, 폐의 기도, 소화관의 내부표면 등이 상피조직의 대상이다.

따라서 고혈당으로 인해 IGFBP 생산이 감소되고, 이로 인한 레티노이드의 아포토시스작용 교란은 이들 상피조직 모두에 적용될 가능성이 있다. 실제로 암의 90%는 상피조직에서 발생한다. 필요한 아포토시스가 일어나지 못한다는 것은 암세포와 같은 이상세포가 제어되지 못할 가능성을 높이며 유방암, 전립선암, 난소암, 대장암 등의 암세포가 초기에 사멸되지 못하고 증식하는 것과 관련될 수 있다.

다른 한편으로 고인슐린혈증은 성호르몬의 생산을 증가시키는 동시에

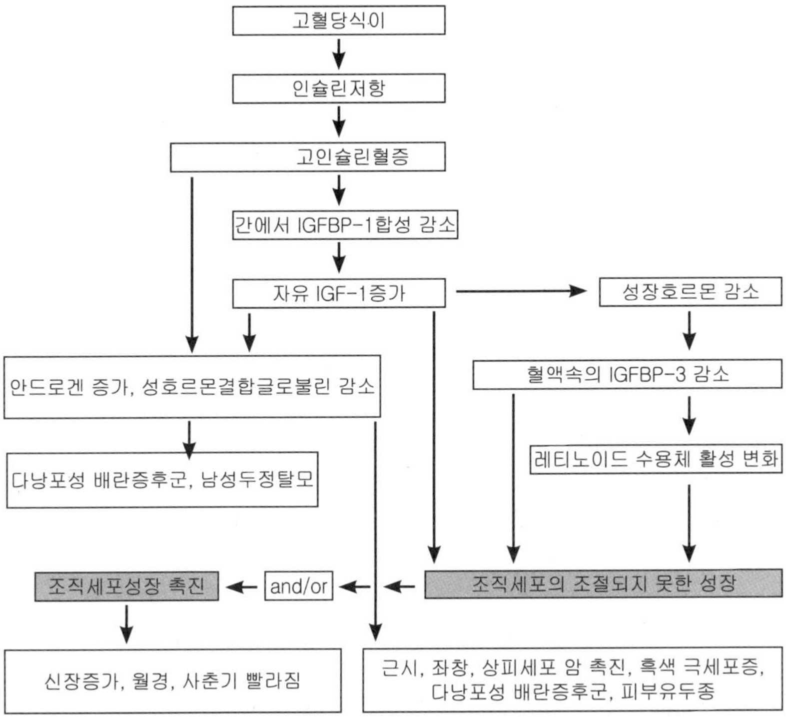

그림 9-10. 호르몬의 작용과 대사증후군의 발달과정

성호르몬결합글로불린의 합성은 감소시켜 혈액 속에 순환하는 유리호르몬의 양이 증가하게 한다. 과다한 성호르몬의 작용은 난소의 이상과 남성의 머리카락 생성, 소멸주기를 빨리하여 탈모를 일으키게 된다. 그리고 성호르몬의 증가와 성호르몬결합글로불린의 감소, 조절되지 못한 세포증식은 근시, 좌창, 흑색 극세포증, 다낭포성 배란증후군, 피부유두종 등이 발생할 가능성을 높인다. 이러한 과정들은 암이 유전자문제이기 보다는 에너지 대사문제가 1차적 원인일 수 있음을 암시한다.

9.15. 부신피질자극호르몬방출호르몬(CRH)과 음주행위

부신피질자극호르몬방출호르몬(CRH)은 시상하부에서 분비되는 호르몬으로 음주행위에 직접적인 영향을 준다. 예를 들어 쥐의 뇌혈관에 CRH를 처리했을 때 에탄올용액을 좋아하던 쥐는 에탄올 섭취가 감소하였는데 CRH의 투여량이 많을수록 알콜섭취량은 더욱 줄어들었다. 이때 24시간동안 먹은 음식 섭취량도 약간 감소하였으나 쥐들의 체중은 변함이 없었다. CRH의 음주에 대한 영향은 분명하여 CRH유전자가 제거되어 CRH생성이 완전히 차단된 쥐는 정상쥐보다 알콜섭취가 두 배로 된다. 그리고 알콜을 좋아하도록 교배된 쥐는 보통쥐에 비해 중추신경계에 CRH수치가 상당히 감소되어 있다[22].

알콜섭취와 HPA축

과도한 알콜섭취는 혈장에서 몇몇 호르몬농도를 변화시키는데 특히 시상하부-뇌하수체-부신(HPA)축의 호르몬이 중요하다. HPA축에서 중요추진력은 시상하부의 부신피질자극호르몬방출호르몬(CRH)이다. CRH와 함께 바소프레신은 뇌하수체에 신호를 보내어 부신피질자극호르몬(ACTH)과 엔돌핀을 방출하게 한다(그림 9-11).

ACTH는 다시 부신피질을 자극하여 코르티솔(당질코르티코이드)을 분비하게 한다. 증가된 코르티솔은 네거티브 피드백을 작용, HPA계의 활동을 약화시켜 HPA 전체가 일정상태에서 조절된다. HPA계에서 방출되는 모든 호르몬은 알콜섭취와 관련된 행위를 조절하게 되는데 이러한 작용은 스트레스와 걱정의 효과와는 독립적으로 발생한다[23].

CRH이외에도 다양한 호르몬이 음주행위와 관련이 있다. 예를 들어

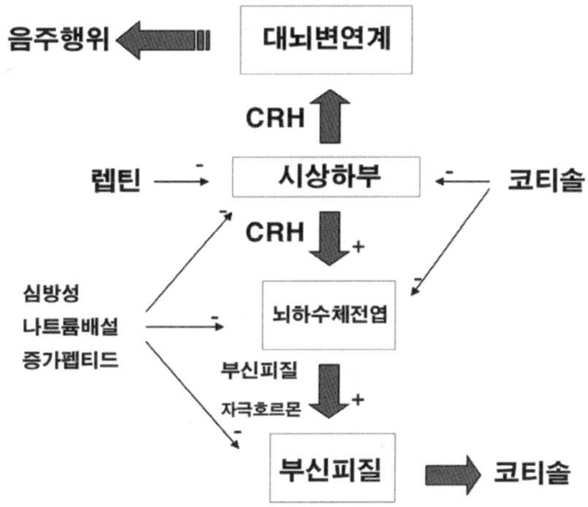

그림 9-11. 시상하부-뇌하수체-부신피질 호르몬축과 음주의 관련성

ACTH나 그 유사체를 쥐에 가했을 때 쥐는 자유선택상황에서 알콜을 적게 섭취한다. 또한 지방세포에서 분비되는 신경내분비호르몬인 렙틴을 쥐의 배에 처방하면 알콜섭취량이 증가하는데 렙틴은 시상하부에서 CRH분비를 감소시켜 알콜섭취욕구를 증가시키는 것 같다. 알콜중독자의 혈액에는 렙틴수치가 높은데 금주치료를 한지 14일 후 이들의 혈장렙틴수치는 상당히 감소하였고 더 이상 알콜에 대한 욕구를 보이지 않았다.

코르티솔과 알콜중독자의 관계에 대한 연구도 보고되고 있다. 12명의 남성 알콜중독자의 평균나이는 42.9세였는데 처음 중독은 평균 22.1세에, 중독기간은 평균 20.7년이었으며 평균적으로 하루 256g의 알콜을 섭취하고 있었다. 비교대상인 정상인그룹의 평균나이는 38.5세였다. 금주초기는 마지막으로 알콜을 섭취한지 0.5일을 말한다. 알콜중독자의 코르티솔농도도 처음 806nmol/L에서 금주한지 3주 후 512nmol/L으로 감소하였는데 정상인의 평균은 453nmol/L였다. 프로락틴도 금주초기에는 평균 7.4ng/mL에서 금주한지 3주 후에는 4.9ng/mL로 감소하였는데 건강한 남성의 평균은 3.9ng/mL였다 [24].

알콜중독과 불안, 우울증

알콜중독자에게 종종 나타나는 불안과 우울증의 현상은 HPA축의 조절 이상과 관련있다고 한다. 불안과 우울은 CRH상승이라는 공통성을 가지지만 두 병증은 기작이 다르다.

우울증 환자들의 혈장에는 병적으로 CRH가 증가되어 있고 이어서 혈장에서 ACTH와 코르티솔이 상승된다(그림 9-12). 반면 병적인 불안은 스트레스에 의해 반복되어 활성화된 HPA축의 둔감화로 나타나는데 계속 스트레스가 반복될 때 CRH가 방출되어도 ACTH 방출은 이끌어내지 못하게 되는 것이다. 따라서 병적으로 불안해 하는 환자의 혈중 코르티솔농도는 만성적으로 낮아져 있다. 즉, HPA조절 이상, 알콜중독, 불안과 우울증은 상호작용을 주고받아 서로 원인과 결과의 관계를 가질 수 있다 [25].

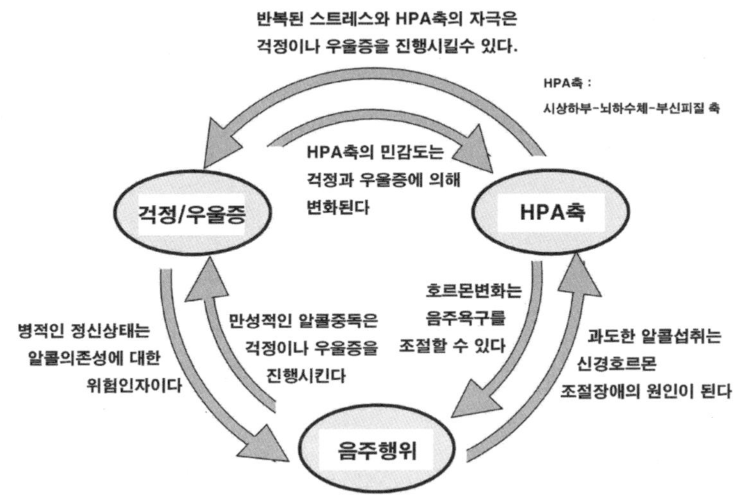

그림 9-12. 음주, HPA축, 걱정/우울증의 삼각축 상호작용

표 9-13. 시상하부-뇌하수체-부신 축에서 약물의 영향 [26]

종류	기간	ACTH · Cortisol
신경자극	급성	증가
	만성	내성 없음
알콜	급성	증가
	만성	내성 있음
니코틴	급성	증가
	만성	내성 있음

Pharmacol Rev (2001) 53:209-243

9.16. 니코틴, 알콜, 마약과 HPA축

흡연은 선진국과 후진국에서 주요한 사망원인의 하나이다. 담배의 첫 번째 중독물질은 니코틴으로 담배를 계속 피우게 한다. 게다가 니코틴은 도파민을 경유하여 불안, 우울증, 스트레스, 감동성과 같은 여러 가지 심리를 자극하는 효과도 갖는데 어떤 연구에 의하면 니코틴이 걱정과 스트레스를 경감시킬 수 있다. 이러한 현상은 니코틴이 시상하부–뇌하수체–아드레날린축을 자극하여 순환계의 코르티솔의 수치를 증가시키는 것과 관련이 있다. 예를 들어 니코틴을 투여하면 감정형성에 중요한 편도체 세포에서 코티솔의 mRNA가 증가하며 혈장에서 CRF와 ACTH 농도가 높아진다.

HPA축의 호르몬은 다양한 중독현상과 관련이 있는 것 같은데 왜냐하면 니코틴뿐만 아니라 알콜과 마약을 급성으로 투여할 때에도 코르티솔과 ACTH는 동일하게 증가하기 때문이다 [26]. 알콜, 니코틴, 마약 등의 급성 투여가 ACTH와 코르티솔의 상승이라는 동일한 현상을 공유하고, 이들 호르몬이 신경작용에 영향을 준다면 이들 약물과 정신현상에도 어떠한 연관이 있을 듯 하다 (그림 9–13).

중독현상과 정신병

영국에서 1995년 정신병 이환율에 대한 전국적인 조사가 있었다. 16세에서 64세까지 모두 10,018명의 성인이 인터뷰에 응하였다. 전체 샘플 중 67%가 비중독자였고 33%가 마약, 니코틴(담배), 알콜중독자로 분류되었다. 비중독자와 중독자의 정신질환발생률은 달랐는데 비중독자의 12%가 정신질환이 있는 반면 니코틴중독자는 22%가, 알콜중독자는 30%가, 약물중독자는 45%가 정신질환을 앓고 있었다 [27].

중독자와 비중독자의 종류별 정신병 발생도 조사되었다. 혼재된 불안질

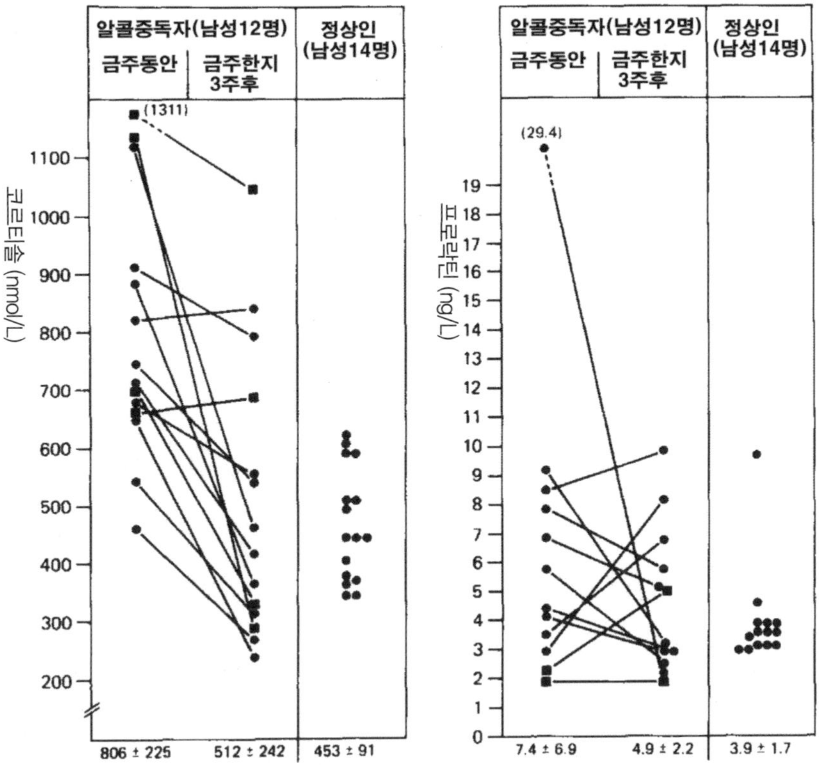

그림 9-13. 알콜중독자와 정상인의 코티솔, 프로락틴 호르몬의 차이

환자, 일반적인 불안질환자, 우울증, 공포증, 공황장애 등 모든 정신질환 종류에서 중독자는 비중독자보다 발생이 높았는데 가장 높은 발생비율은 마약중독그룹이었다.

표 9-14. 중독자와 비중독자의 정신병 발병률 (%) [27]

	비중독	니코틴중독	알콜중독	마약중독
정신병 없음	87.8	77.6	70.4	54.8
한 가지 정신질환	10.9	18.8	12.5	33.0
둘 이상 정신질환	1.3	3.6	6.2	12.2

British Journal of Psychiatry (2001) 179: 432–437

표 9-15. 중독자와 비중독자의 정신질환의 종류별 비교 (%)

	비중독자	니코틴중독자	알콜중독자	마약중독자
질환없음	87.5	77.0	69.4	52.9
혼재된 걱정	6.2	10.2	9.9	16.3
일반적 걱정	2.4	4.1	5.3	7.3
우울증	1.2	3.7	7.3	9.1
공포증	0.8	1.5	1.0	5.4
공황장애	0.5	1.5	2.7	2.5

British Journal of Psychiatry (2001) 179: 432–437

9.17. 채식인과 음주, 흡연

재림교인 사망률연구는 1960년 캘리포니아의 198개 모임에서 참가자를 모집하였고 건강식품구매자연구는 1974년 영국의 건강식품가게와 채식협회 · 채식잡지를 통해, 재림건강연구는 1976년 캘리포니아의 재림교인을 대상으로 교회에서 모집하였으며, 하이델베르크연구는 1978년 독일의 채식잡지를 통해 모집하였다. 옥스퍼드채식인연구는 1981년 영국채식인협회와 채식잡지를 통해 모집하였다.

표9-16에는 채식인과 비채식인의 흡연율과 음주율이 나와 있다. 재림교인 사망률연구에 의하면 비채식인의 흡연율은 7.2%인 반면 채식인은 2.9%로 절반이 채 되지 않았다. 음주에서도 비채식인이 2.0%인 반면 채식인은 0.7%로 3분의 1 수준이었다. 이러한 패턴은 다른 연구들인 건강식품구매자연구나, 재림건강연구, 하이델베르크연구, 옥스포드채식인연구에서 거의 비슷하게 나타나고 있었다. 즉, 시간과 지역을 달리한 독립적으로 진행된 다섯개의 연구에서 모두 채식인에 비해 비채식인의 흡연율과 음주율은 낮았다. 다른연구에 비해 재림교인 사망률연구와 재림건강연구에서 특히 흡연과 음주비율이 낮은것은 금연과 금주를 권장하는 재림교인을 대상으로 한 연구이기 때문인 듯 하다. 하지만 재림교인을 대상으로 하였든 그렇지 않든 모든 연구에서의 공통점은 채식인들이 비채식인에 비해 흡연율과 음주율이 낮다라는 점이다 [28~32]. 이러한 결과에 대해 혹자는 채식은 원래 건강을 살피는 사람들이 하는 식생활이라고 주장한다. 하지만 인과관계는 오히려 반대일 가능성이 높다. 흡연과 음주경향에 영향을 주는 HPA축의 호르몬농도가 식이의 종류에 따라 변화될 수 있음을 암시한다.

표 9-16. 채식인과 비채식인의 흡연과 음주율 비교

연구이름	채식여부	참가자수	평균연령	흡연 (%)	음주 (%)
남성					
재림교인사망률	비채식인	5,023명	49	7.2	2.0
	채식인	3,971명	51	2.9	0.7
건강식품구매자	비채식인	2,462명	46	30.6	–
	채식인	1,519명	41	20.1	–
재림건강	비채식인	9,045명	52	8.5	14.0
	채식인	3,169명	51	0.2	0.4
하이델베르크	비채식인	304명	45	9.9	29.4
	채식인	408명	43	4.2	14.1
옥스퍼드채식인	비채식인	2,572명	34	29.1	86.0
	채식인	1,603명	33	17.5	63.2
여성					
재림교인사망률	비채식인	9,257명	50	1.2	1.6
	채식인	6,287명	54	0.1	0.7
건강식품구매자	비채식인	3,626명	45	18.0	–
	채식인	2,271명	47	12.3	–
재림건강	비채식인	11,904명	52	2.7	4.8
	채식인	4,834명	54	0.2	0.2
하이델베르크	비채식인	370명	49	3.2	24.9
	채식인	603명	53	2.2	7.3
옥스퍼드채식인	비채식인	3,801명	34	18.5	76.3
	채식인	3,071명	32	13.4	56.5

Am J Clin Nutr (1988) 48:739S–48S, Am J Clin Nutr (1982) 36:873–7
Cancer (1989) 64:570–81, Nutr Cancer (1988) 11:117–26
BMJ (1994) 308:1667–71, by Am J Clin Nutr (1999) 70:516S–24S

9.18. 채식인과 비채식인의 코르티솔 수치

6명의 건강한 성인을 대상으로 단기간의 유란채식식이가 부신코르티코이드의 활성과 부신 안드로겐에 영향을 미치는지를 알아보는 실험이 있었다. 실험참가자는 24~25세의 여성 3명과 31~49세의 남성 3명이었다. 이들은 처음에 보통의 식이(하루에 단백질 95g, 과일과 채소 700g섭취)로 시작하여 약간 단백질이 많은 식이(단백질 120g, 과일과 채소 230g), 유란채식식이(단백질 49g, 과일과 채소 1,610g) 그리고 다시 처음의 보통식이를 각각 5일간 하였는데 식이를 바꿀때마다 중간에 식이를 제한하지 않고 9일간의 간격을 두었다.

실험결과 혈장의 스테로이드의 변화는 거의 없었으나 소변으로 배출

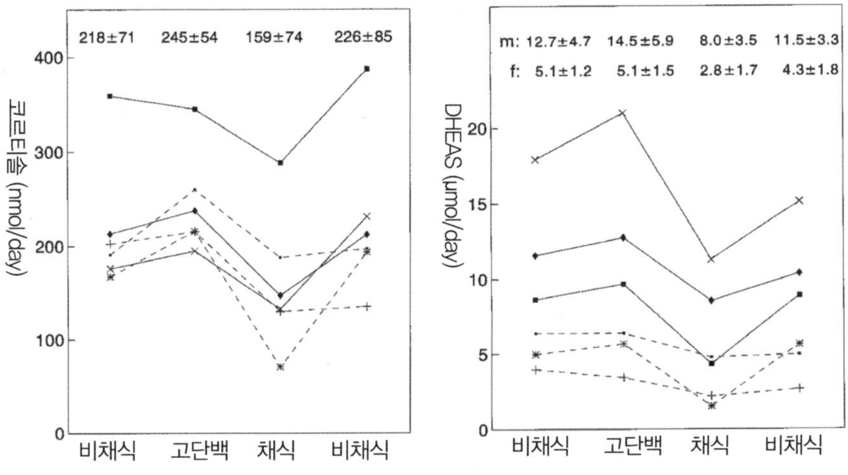

그림 9-14. 식이패턴변화에 따른 24시간 호르몬의 변화

되는 코르티솔양이 보통식이의 218nmol/day 에서 채식으로 이행하자 159nmol/day로 매우 감소하였다(그림 9-14). DHEAS도 채식인의 경우 매우 낮아졌다 [33]. 동물성과 식물성 식품의 식이성분은 호르몬의 리간드로 작용함으로써 인체 전반의 유전자조절에 영향을 줄 수 있으며 여기에는 신경계와 면역계가 포함된다(그림 9-15).

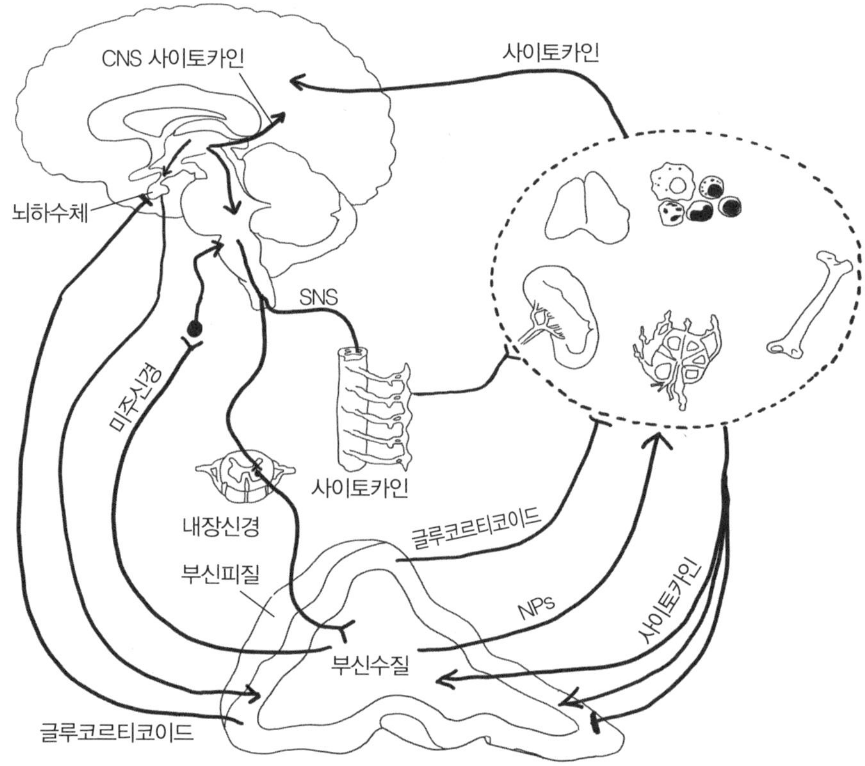

그림 9-15. 시상하부-뇌하수체-부신호르몬축과 자율신경, 면역의 상호작용

예) 죽은 세포가 청소되지 않고 방치되거나 미생물 등이 침입하면 면역세포들이 활성화하여 염증성 사이토카인을 방출한다. 염증성 사이토카인은 시상하부에 자극을 줘서 CRH방출을 증가시킨다. CRH는 뇌하수체를 자극하여 ACTH를 방출하도록 하고, 이어서 ACTH는 부신을 자극하여 글루코코르티코이드의 방출을 증가시킨다. 글루코코르티코이드는 신경계로 가서 신경기능을 억제시킨다.

9.19. 식물성 여성호르몬과 코르티솔

식품의 특정한 성분이 코르티솔분비에 영향을 준다는 보고도 있다. 평균 연령 56.9세의 18명의 폐경기여성을 대상으로 조사한 바에 의하면 이소플라본을 많이 섭취할수록 코르티솔농도는 낮았다 [34] (표 9-17). HPA축과 관련된 호르몬과 알콜 · 니코틴 · 마약과 관련된 행위, 그리고 우울증과 불안감 등의 정신작용에 대한 관련성은 아직은 직접적인 인과관계가 아니라 상관관계로 알려져 있을 뿐이다.

신경과 호르몬의 작용은 넓고 복잡하여 아직은 확실히 그 메커니즘이 밝혀져 있지 않다. 그러나 비채식인에 비해 채식인은 알콜섭취와 니코틴중독 비율이 분명히 적다. 그리고 채식을 할 때와 채식을 하지 않을 때 코르티솔의 변화는 선명하며, 이소플라본과 같은 식물성 성분은 코르티솔과 같은 호르몬의 변화를 이끌어내는 것을 알 수 있다. 채식은 분명 HPA축과 관련된 어떠한 호르몬적 변화를 이끌어내고 금연과 금주라는 건전한 생활패턴을 만들어낸다. 또한 채식이라는 건강한 영양은 다양한 경로의 스트레스를 정상적인 생리상태로 변화시키는 적응반응으로 전환하는 데 도움이 될 수 있다.

표 9-17. 폐경기여성의 이소플라본 섭취에 따른 혈장의 코르티솔농도 감소

	기준(0g)	저 이소플라본	고 이소플라본
코르티솔(nmol/L)	495.0	446.5	410.4

J Clin Endocrinol Metab (1999) 84:3479-3484
콩과 견과류에 풍부한 이소플라본은 인체의 스트레스 호르몬인 코르티솔의 수치를 감소시킨다. 높은 수치의 코르티솔 농도는 우울증, 불안 등과 관련이 있다.

9.20. 채식 식이요법 단일사례연구

2010년 우리나라의 2학년 여대생의 채식식이의 효과가 보고되었다[35]. 이 프로그램의 참가자는 비만의 경계에 근접하여 키에 비해 체중이 많이 나가고 있었다. 그래서 그녀의 어머니의 권유에 의해 채식식이를 일주일간 시도해 본 것이다.

참가자는 일주일간 완전채식을 하였고, 그 전후로 혈액이 채취되어 호르몬을 포함한 몇 가지 생화학적 성분들이 측정되었다. 그 수치결과에 대해 필자에게 분석의뢰가 왔고 다음과 같이 답변하였다.

표 9-18에서 보면 (1) 우선 코르티솔의 수치가 채식 전 9.3㎍/dL에서 채식 후 8.5㎍/dL로 감소하였다. 코르티솔은 스트레스 호르몬으로 알려져 있으며 지나치게 높을 때에는 면역기능이 억제되면서 면역력이 약해진

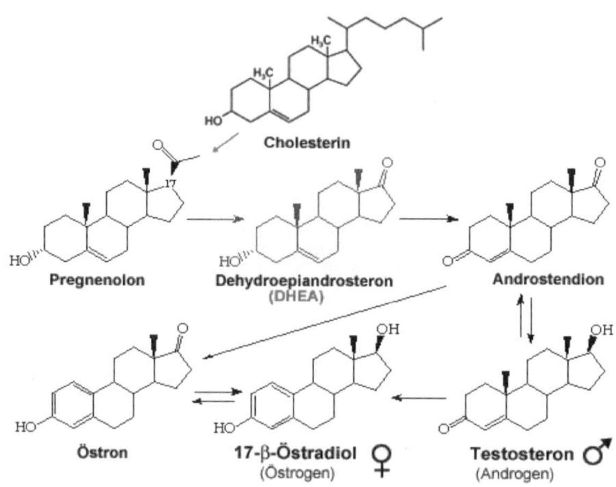

그림 9-16. DHEA와 스테로이드 호르몬들의 생합성과정

다 [36]. 또한 코르티솔은 다른 호르몬들의 정상적인 분비를 억제할 수 있기에 [37] 이와 같은 감소경향은 바람직하다고 보인다. 코르티솔의 분비를 자극하는 ACTH도 역시 감소하여 코르티솔 수치의 감소와 일치하는 경향성을 보인다. 이것은 인체의 핵심적인 호르몬시스템인 다섯가지 스테로이드 호르몬의 재료는 콜레스테롤이기 때문에 육류를 통한 과잉의 콜레스테롤은 인체전반의 내분비계에 영향을 주게 됨을 알수 있다(그림 9-16).

(2) 총 콜레스테롤양은 145mg/dL에서 107mg/dL로 26%가 감소하였다. LDL-콜레스테롤은 일반적으로 심혈관질환, 치매, 당뇨, 담석 등을 유발하는 나쁜 콜레스테롤로 흔히 알려져 있는데 [38], 85mg/dL에서 57mg/dL로 감소하였다. 반면 좋은 콜레스테롤이라고 하는 HDL-콜레스테롤은 거의 변화가 없었다. 또한 중성지방도 98mg/dL에서 44mg/dL로 55% 이상 감소하였다. 이는 복부비만을 일으키는 지질이 매우 감소한 것으로 건강에 좋은 상태로 변하였음을 알 수 있다.

(3) 콜레스테롤은 DHEAS의 전구체(원료)로 사용되며, DHEAS는 성호르몬(여성호르몬과 남성호르몬)의 전구체로 이용되는데 326㎍/dL에서 219㎍/dL로 감소하였다. 이는 총콜레스테롤과 LDL-콜레스테롤의 감소와 일치하는 경향을 보인다. DHEAS는 연령증가와 함께 감소하지만 실질적으로는 코르티솔/DHEAS 비율의 감소가 중요하다. 즉 이 비율이 감소하면 면역계 활성 증가, 대사증후군 방지, 우울증 개선 등 다양한 영역에서 유익하다 [39].

(4) 여성호르몬인 에스트라디올의 수치를 보면115.7pg/mL에서 107.2pg/mL로 감소하였고 폐경기 전의 높은 수치의 에스트라디올은 유방암을 포함한 여러가지 암을 촉진하는 원인이 될 수 있으므로 [40] 이러한 감소경향은 바람직하다고 보인다.

표 9-18. 일주일 채식 전후의 혈액 내 생화학적지표의 변화 (만 21세 여학생)

시기	산성도 (pH)	총단백질 (g/dL)	중성지질 (mg/dL)	혈당 (mg/dL)	총콜레스테롤 (mg/dL)
채식전	5.0	7.6	98	76	145
채식후	5.5	7.6	44	78	107
변화량	0.5증가	동일	55%감소	2%증가	26%감소
시기	HDL콜레스테롤 (mg/dL)	LDL 콜레스테롤 (mg/dL)	DHEA-S (μg/dL)	테스토스테론 (ng/mL)	코르티솔 (μg/dL)
채식전	52	85	326	0.58	9.3
채식후	53	57	219	0.31	8.5
변화량	1%증가	32%감소	33%감소	47%감소	9%감소
시기	ACTH (pg/mL)	성장호르몬 (ng/mL)	여성호르몬 (pg/mL)		
채식전	22.8	0.07	115.7		
채식후	15.1	3.15	107.2		
변화량	34%감소	44배 증가	7%감소		

DHEA-S(안드로스테놀론 황산염): Dehydroepiandrosterone sulfate(DHEA-sulfate), DHEA를 직접 측정하기 어려우므로 sulfate(황산염)가 붙은것으로 대신 측정한다.

(5) 성장호르몬이 0.07ng/mL에서 3.15ng/mL로 증가한 것은 매우 바람직하다. 성장호르몬결핍증세는 대사증후군증세와 매우 유사하기에 [41] 성장호르몬의 증가는 대사증후군 가능성의 감소로 여겨질 수도 있다.

(6) 혈액의 pH는 5.0에서 5.5로 증가하였는데 이는 체내의 알칼리화를 의미한다. 이번 실험에서 조사되진 않았지만 체내 칼슘함량도 증가하였을 것이다. 즉, 골다공증의 예방차원에서도 이러한 정상범위 내에서 혈액의 알칼리화는 바람직하다. 왜냐하면 혈액이 산성화될수록 골다공증은 심해지기 때문이다 [42].

(7) 혈당은 76mg/dL에서 78mg/dL로 채식 전과 후 사이에 거의 차이가 없으며 정상범위에서 작용하고 있다.

(8) 총 단백질의 함량은 7.6g/dL로 채식전후로 전혀 변화가 없어서 채식을 한 이후에도 체내 단백질에 대한 감소는 보이지 않고 있다. 즉, 채식으로 인한 단백질결핍은 전혀 문제가 되지 않았다.

(9) 남성호르몬인 테스토스테론은 0.58ng/mL에서 0.31ng/mL로 무려 47%가 감소하였다. 테스토스테론의 감소는 우울증, 과잉은 이상성욕 증가, 공격성 증가, 대머리, 다모증 등의 원인으로 알려져 있으므로 정상 범위 내에서의 감소는 인체건강에 유익하다고 보여진다.

참가자는 채식을 일주일간 한 후에 마음이 가볍고 기분이 상쾌해졌다고 전한다. 그리고 체중이 감소하고 특히 체지방량이 감소해서 어찌할 수 없을 것 같던 비만에 대한 두려움도 사라졌다. 생활면에서도 자신감과 가족에 대한 사랑도 커진 듯 하다. 이러한 긍정적인 심리변화는 채식을 한 이들에게서 흔히 나타나는 현상이다.

9.21. 채식식이패턴은 심리에 영향을 준다

채식식이패턴과 심리의 관련성에 대한 연구가 보고되었다. 비졸드(Beezhold) 등은 60명의 채식인과 78명의 비채식인의 불안지수를 비교하였다. 표9-19에 제시된 바와 같이, 채식인은 비 채식인에 비해 '우울증과 불안지수(Depression Anxiety Stress Scale; DASS)'가 평균 8.32 대 17.51로 절반에 지나지 않았으며 그 차이는 통계적으로 유의하였다 [43]. 그리고 기분상태(Profile of Mood States: POMS)지표로 확인하였을 때 채식인은 긴장–불안, 우울증–낙담, 화–공격성, 피로, 혼란, 활력 등 모든 항목에서 비채식인에 비해 건강한 상태를 보이고 있었다. 필자가 추론하건대, 채식을 통한 코르티솔 감소와 우울증 · 불안 · 외로움의 감소효과, 그리고 테스토스테론 농도의 감소와 공격성의 감소 등이 관련되었을 것이라 본다. 물론 양질의 필수지방산의 섭취도 포함되겠다. 음식과 마음은 깊은 인과관계를 가지고 있는 듯 하다.

표 9-19. 채식인과 비채식인의 불안지수

	보통값	비채식인	채식인	유의확률 (p-value)
		평균 (표준오차)	평균 (표준오차)	
DASS-총합계	18.38	17.51 (1.88)	8.32 (0.88)	0.000
DASS-D	5.55	4.81 (0.69)	1.67 (0.28)	0.000
DASS-A	3.56	4.31 (0.53)	1.53 (0.24)	0.000
DASS-S	9.27	8.40 (0.92)	5.12 (0.52)	0.024
POMS-총합계	14.8~20.3	15.33 (3.10)	0.10 (1.99)	0.007
긴장-불안	7.1~8.2	6.04 (3.83)	3.83 (0.40)	0.031
우울증-낙담	7.5~8.5	8.99 (0.80)	4.36 (4.10)	0.000
화-공격성	7.1~8.0	7.08 (6.72)	4.28 (0.55)	0.010
피로	7.3~8.7	7.59 (0.66)	5.03 (0.47)	0.021
혼란	5.6~5.8	4.65 (0.43)	3.24 (0.38)	0.085
활력	19.8~18.9	19.15 (0.71)	20.61 (0.71)	0.133

* DASS: Depression Anxiety Stress Scale(우울증과 불안지수),
POMS: Profile of Mood States(기분상태지수)

* 유의확률 p값이 0.05이하이면 두 그룹 사이에 통계적으로 유의한 차이가 있다고 해석한다. 즉, 채식인과 비채식인은 우울증과 피로, 화-공격성, 피로 등에서 통계적으로 유의한 차이가 있으며, 비채식인에 비해 채식인이 보다 유익한 수치를 보이고 있다.

9.22. 후성학과 신경내분비영양학

후성학(epigenetics)은 유전자서열의 변화없이 표현형이 변화하는 것과 관련이 있다. 즉, 유전자의 단백질로의 발현을 결정하는 조절유전자라는 스위치가 어떻게 켜지는가에 따라서 만들어지는 단백질의 구조와 기능, 생성량 등이 달라질 수 있는 것이다. 후성학의 범위에는 DNA 메틸화, 히스톤변형 그리고 microRNA등이 포함되는데, 이는 스테로이드 호르몬이라는 리간드에 의해 조절되는, 유전자조절인자인 핵수용체(nuclear receptor)를 매개로 하여 신경내분비의 기능과 관련된다 (그림 9-16). 인체에는 남성호르몬, 여성호르몬, 코티솔, 알도스테론, 프로게스테론이라는 다섯가지 스테로이드 호르몬이 있다. 이들 각각 호르몬은 인체의 거의 모든 세포에 들어가서 핵수용체의 활성을 조절하고, 핵수용체는 핵안으로 이동하여 수백가지의 유전자를 조절하게 된다 (그림 9-17).

땅위를 기어다니던 징그럽게 보이던 애벌레가 이쁜 나비로 변화하는것이나, 물속에서 헤엄치며 아가미호흡을 하던 올챙이의 꼬리가 사라지고 다리가 나타나고 폐호흡을 하는 개구리로 변화하는 것도 모두 호르몬에 의해 유전자의 발현이 달라지기 때문이다. 그런데 이들 곤충들의 변태는 섭취하는 영양소들을 신호로 하여 유전자가 조절된다. 즉, 호르몬의 기원은 외부로부터 섭취하던 영양소였다. 지금도 여전히 다양한 영양소들이 인체의 유전자를 조절하는데 대표적인 예가 비타민A나 비타민D와 같은 것이다. 그리고 아직 밝혀내지 못한 수많은 영양소들이 인체의 유전자를 조절하고 있을 것이라 필자는 추정한다. 일상 생활에서 섭취하는 다양한 식품들에 포함된 영양소들은 생명체의 형태와 기능을 변화시킬 수 있다.

아브자노프(Abzhanov) 등은 다윈의 진화론에 영감을 준 갈라파고스섬 핀치새들의 부리의 표현형의 차이에 대한 원인을 보고하였다. 갈라파고스섬

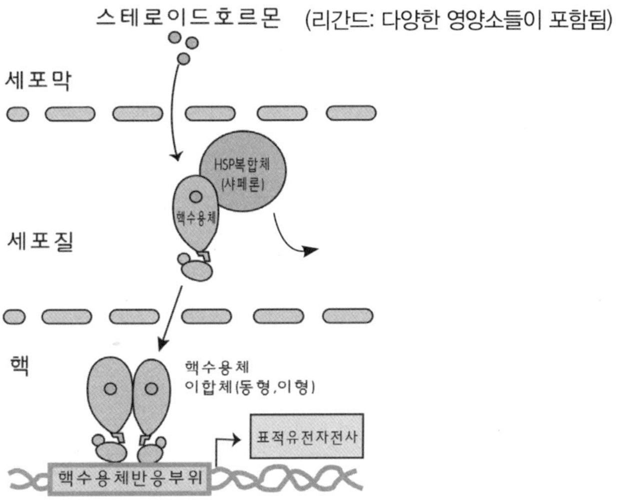

그림 9-17. 스테로이드호르몬과 핵수용체

다양한 영양소들은 유전자 조절물질인 핵수용체와 같은 내분비계를 경유하여 유전자를 조절한다. 예를 들어 다양한 식물성호르몬들은 여성호르몬 핵수용체의 리간드로 작용한다.

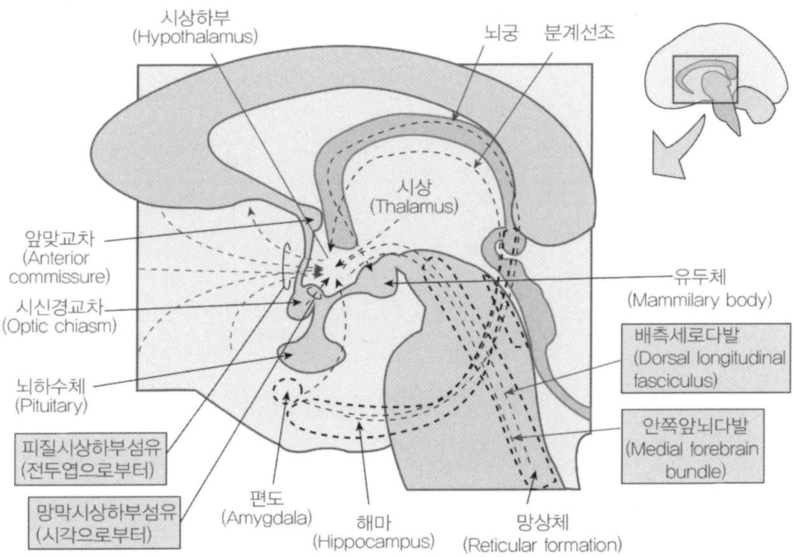

그림 9-18. 시상하부의 구심성회로, 스테로이드 호르몬들은 뇌실주변부세포들에 영향을 미친다.

의 격리로 인하여 핀치새들의 부리는 크기와 뾰족한 정도가 달라져 있었는데 이것은 분자론적 분석에 의하면 BMP4(bone morphology protein-4:뼈형태결정 단백질-4)라는 단백질수치의 차이와 관련이 있었다 [44]. BMP4는 다양한 호르몬과 지용성비타민에 의해 그 발현량의 조절이 영향을 받는다. 따라서 갈라파고스 핀치새들은 그 먹이가 각기 다르며 그 먹이의 영양소의 차이가 내분비계를 변화시켰고, 이어서 BMP4의 발현에 영향을 줌으로써 핀치새들의 부리가 변화하였을 수 있다는 추론이 가능하다.

라마르크(1744~1829)는 1809년 발간한 '동물철학(Philosophie zoologique)'에서 살아있는 유기체는 그들의 환경에 반응하는 능력이 있으며, 유기체의 반응은 유기체의 구조와 기능을 환경에 적응하도록 한다고 하였다. 라마르크의 주장이 있은 50년 후 등장한 다윈의 '종의 기원(The origin of species)'에 의해 라마르크의 획득형질의 유전은 잊혀졌지만, 최근 후성학적 특징들의 유전가능성에 대한 연구가 진행되고 있다. 덩컨(Duncan)은 이와 관련하여 최근의 두 가지 발견을 들고 있다. 첫 번째는 어떤 상황에서는 환경적인 조건들이 후성학적 프로그래밍에 영향을 줄 수 있다는 것이고, 두 번째는 이러한 정보들이 생식세포를 통하여 다음 세대에 전달될 가능성이 있다는 것이다 [45]. 채식과 비채식을 포함한 식이패턴에 따른 영양소의 변화가 내분비계를 매개로 하여 후성학적 메커니즘에 어떻게 관련될 수 있는지에 대한 연구가 더욱 진행될 필요가 있다 (그림 9-17, 그림 9-19)[46].

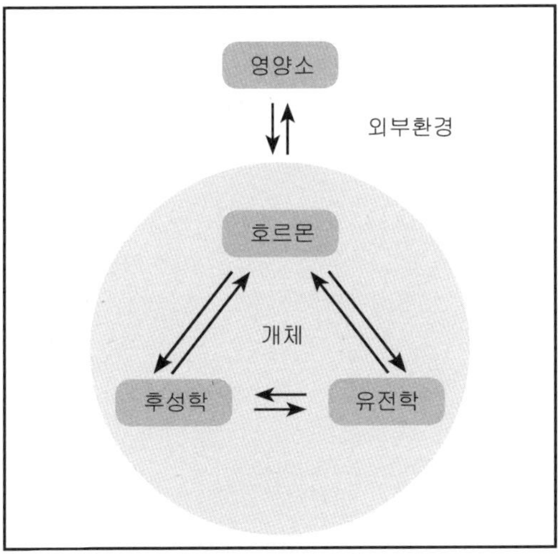

그림 9-19. 영양소들의 내분비계를 경유한 후성학적 특성 메카니즘

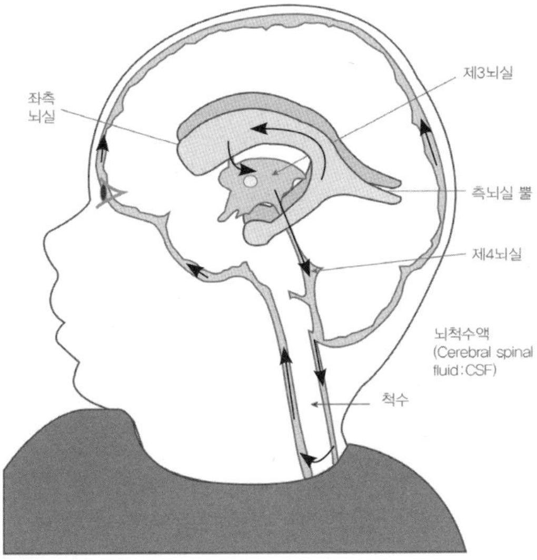

그림 9-20. 뇌실의 구조

뇌실은 척수와 연결되어 하루 2번정도 순환을 하게 된다. 영양소들은 호르몬과 같이 리간드로 작용함으로써 뇌세포들 안에 있는 수용체에 영향을 줌으로써 심리와 유전자발현에 영향을 미칠수 있다.

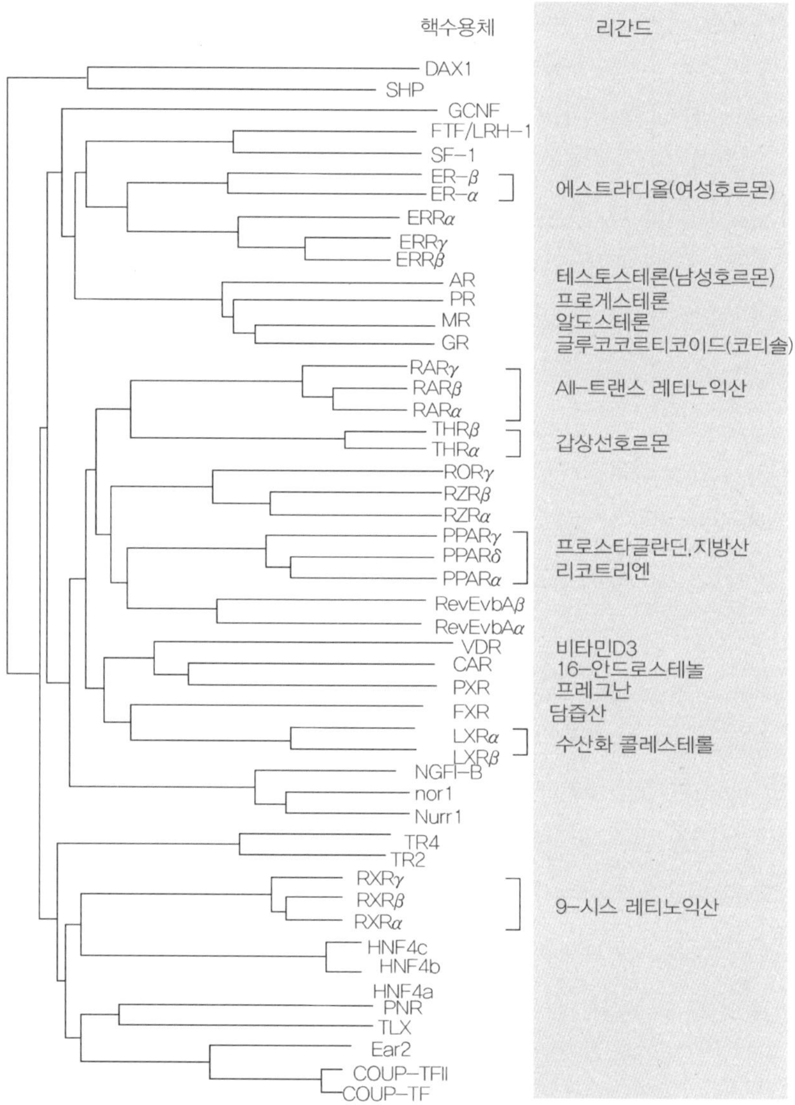

그림 9-21. 유전자를 조절하는 핵수용체들의 계통수와 리간드들

인체에는 48종류의 핵수용체가 있으며, 핵수용체들 중 상당수는 음식을 통한 영양소에 의해 영향을 받을 수 있다.

출 처

1. Ben-Shlomo A, S M: Hypothalamic Regulation of Anterior Pituitary Function. In THE PITUITARY. 3th edition. Edited by S M: Elsevier; 2011
2. C K, J W, E A: Neuroscience. Maryland USA: Wolter kluwer. Lippincott Williams & Wilkins; 2012.
3. Chrousos GP: Stress and disorders of the stress system. Nat Rev Endocrinol 2009, 5:374-381.
4. Chrousos GP, Gold PW: The concepts of stress and stress system disorders. Overview of physical and behavioral homeostasis. JAMA 1992, 267:1244-1252.
5. Miller AE, Heyland A: Endocrine interactions between plants and animals: Implications of exogenous hormone sources for the evolution of hormone signaling. Gen Comp Endocrinol 2010, 166:455-461.
6. Miller WL, Bose HS: Early steps in steroidogenesis: intracellular cholesterol trafficking. J Lipid Res 2011, 52:2111-2135.
7. Repa JJ, Mangelsdorf DJ: Nuclear receptor regulation of cholesterol and bile acid metabolism. Curr Opin Biotechnol 1999, 10:557-563.
8. Kliewer SA, Lehmann JM, Milburn MV, Willson TM: The PPARs and PXRs: nuclear xenobiotic receptors that define novel hormone signaling pathways. Recent Prog Horm Res 1999, 54:345-367; discussion 367-348.
9. Kaaks R, Bellati C, Venturelli E, Rinaldi S, Secreto G, Biessy C, Pala V, Sieri S, Berrino F: Effects of dietary intervention on IGF-I and IGF-binding proteins, and related alterations in sex steroid metabolism: the Diet and Androgens (DIANA) Randomised Trial. Eur J Clin Nutr 2003, 57:1079-1088.
10. Nagel SC, vom Saal FS, Welshons WV: The effective free fraction of estradiol and xenoestrogens in human serum measured by whole cell uptake assays: physiology of delivery modifies estrogenic activity. Proc Soc Exp Biol Med 1998, 217:300-309.
11. Keinan-Boker L, Peeters PH, Mulligan AA, Navarro C, Slimani N, Mattisson I, Lundin E, McTaggart A, Allen NE, Overvad K, et al: Soy product consumption in 10 European countries: the European Prospective Investigation into Cancer and Nutrition (EPIC) study. Public Health Nutr 2002, 5:1217-1226.
12. Pino AM, Valladares LE, Palma MA, Mancilla AM, Yanez M, Albala C: Dietary isoflavones affect sex hormone-binding globulin levels in postmenopausal women. J Clin Endocrinol Metab 2000, 85:2797-2800.
13. Allen NE, Appleby PN, Davey GK, Key TJ: Hormones and diet: low insulin-like growth factor-I but normal bioavailable androgens in vegan men. Br J Cancer 2000, 83:95-97.
14. Nelson RJ: An Introduction to Behavioral Endocrinology. 2nd edn; 2000.
15. Zitzmann M, Nieschlag E: Testosterone levels in healthy men and the relation to behavioural and physical characteristics: facts and constructs. Eur J Endocrinol 2001, 144:183-197.
16. Baars BJ, Gage NM: Cognition, Brain, and Consciousness. MA, USA: Elsevier; 2010.
17. Mehta PH, Beer J: Neural Mechanisms of the Testosterone Aggression Relation: The Role of Orbitofrontal Cortex. Journal of Cognitive Neuroscience 2009, 22:2357-2368.
18. Hill PB, Wynder EL: Effect of a vegetarian diet and dexamethasone on plasma prolactin, testosterone and dehydroepiandrosterone in men and women. Cancer Lett 1979, 7:273-282.

19. Foster–Powell K, Miller JB: International tables of glycemic index. Am J Clin Nutr 1995, 62:871S–890S.

20. Nicholson AS, Sklar M, Barnard ND, Gore S, Sullivan R, Browning S: Toward improved management of NIDDM: A randomized, controlled, pilot intervention using a lowfat, vegetarian diet. Prev Med 1999, 29:87–91.

21. Cordain L, Eades MR, Eades MD: Hyperinsulinemic diseases of civilization: more than just Syndrome X. Comp Biochem Physiol A Mol Integr Physiol 2003, 136:95–112.

22. Bell SM, Reynolds JG, Thiele TE, Gan J, Figlewicz DP, Woods SC: Effects of third intracerebroventricular injections of corticotropin–releasing factor (CRF) on ethanol drinking and food intake. Psychopharmacology (Berl) 1998, 139:128–135.

23. Kiefer F, Wiedemann K: Neuroendocrine pathways of addictive behaviour. Addict Biol 2004, 9:205–212.

24. Heinz A, Rommelspacher H, Graf KJ, Kurten I, Otto M, Baumgartner A: Hypothalamic–pituitary–gonadal axis, prolactin, and cortisol in alcoholics during withdrawal and after three weeks of abstinence: comparison with healthy control subjects. Psychiatry Res 1995, 56:81–95.

25. Kiefer F, Wiedemann K: Neuroendocrine pathways of addictive behaviour. Addiction Biology 2004, 9:205–212.

26. Sarnyai Z, Shaham Y, Heinrichs SC: The role of corticotropin–releasing factor in drug addiction. Pharmacol Rev 2001, 53:209–243.

27. Farrell M, Howes S, Bebbington P, Brugha T, Jenkins R, Lewis G, Marsden J, Taylor C, Meltzer H: Nicotine, alcohol and drug dependence and psychiatric comorbidity. Results of a national household survey. Br J Psychiatry 2001, 179:432–437.

28. Snowdon DA: Animal product consumption and mortality because of all causes combined, coronary heart disease, stroke, diabetes, and cancer in Seventh–day Adventists. Am J Clin Nutr 1988, 48:739–748.

29. Beeson WL, Mills PK, Phillips RL, Andress M, Fraser GE: Chronic disease among Seventh–day Adventists, a low–risk group. Rationale, methodology, and description of the population. Cancer 1989, 64:570–581.

30. Frentzel–Beyme R, Claude J, Eilber U: Mortality among German vegetarians: first results after five years of follow–up. Nutr Cancer 1988, 11:117–126.

31. Thorogood M, Mann J, Appleby P, McPherson K: Risk of death from cancer and ischaemic heart disease in meat and non–meat eaters. BMJ 1994, 308:1667–1670.

32. Key TJ, Fraser GE, Thorogood M, Appleby PN, Beral V, Reeves G, Burr ML, Chang–Claude J, Frentzel–Beyme R, Kuzma JW, et al: Mortality in vegetarians and nonvegetarians: detailed findings from a collaborative analysis of 5 prospective studies. Am J Clin Nutr 1999, 70:516S–524S.

33. Remer T, Pietrzik K, Manz F: Short–term impact of a lactovegetarian diet on adrenocortical activity and adrenal androgens. J Clin Endocrinol Metab 1998, 83:2132–2137.

34. Duncan AM, Underhill KE, Xu X, Lavalleur J, Phipps WR, Kurzer MS: Modest hormonal effects of soy isoflavones in postmenopausal women. J Clin Endocrinol Metab 1999, 84:3479–3484.

35. 서하나(서정원): 2011년 겨울방학실습: 한국의료생활협동조합연대. 서울: 서울대학교 사회복지학과; 2011.

36. Jefferies WM: Cortisol and immunity. Med Hypotheses 1991, 34:198–208.

37. Tsigos C, Chrousos GP: Hypothalamic–pituitary–adrenal axis, neuroendocrine factors and stress. J Psychosom Res 2002, 53:865–871.

38. Patsch W, Gotto AM, Jr.: High–density lipoprotein cholesterol, plasma triglyceride, and coronary heart disease: pathophysiology and management. Adv Pharmacol 1995, 32:375–426.

39. Goldman N, Glei DA: Sex differences in the relationship between DHEAS and health. Exp Gerontol 2007, 42:979–987.

40. Dorgan JF, Stanczyk FZ, Kahle LL, Brinton LA: Prospective case–control study of premenopausal serum estradiol and testosterone levels and breast cancer risk. Breast Cancer Res 2010, 12:R98.

41. Burt MG, Gibney J, Ho KK: Characterization of the metabolic phenotypes of Cushing's syndrome and growth hormone deficiency: a study of body composition and energy metabolism. Clin Endocrinol (Oxf) 2006, 64:436–443.

42. Arnett TR: Extracellular pH regulates bone cell function. J Nutr 2008, 138:415S–418S.

43. Beezhold B, Johnston C, Daigle D: Vegetarian diets are associated with healthy mood states: a cross–sectional study in Seventh Day Adventist adults. Nutrition Journal 2010, 9:26.

44. Abzhanov A, Protas M, Grant BR, Grant PR, Tabin CJ: Bmp4 and morphological variation of beaks in Darwin's finches. Science 2004, 305:1462–1465.

45. Duncan EJ, Gluckman PD, Dearden PK: Epigenetics, plasticity, and evolution: How do we link epigenetic change to phenotype? J Exp Zool B Mol Dev Evol 2014, 322:208–220.

46. Zhang X, Ho SM: Epigenetics meets endocrinology. J Mol Endocrinol 2011, 46:R11–32.

47. Gawienowski, A.M. and C.C. Gibbs, Identification of cholesterol and progesterone in apple seeds. Steroids, 1968. 12(4): p. 545–550.

48. Zhang, Z., et al., Inhibition of liver microsomal cytochrome P450 activity and metabolism of the tobacco–specific nitrosamine NNK by capsaicin and ellagic acid. Anticancer Res, 1993. 13(6a): p. 2341–6.

49. Oi, Y., et al., Garlic Supplementation Increases Testicular Testosterone and Decreases Plasma Corticosterone in Rats Fed a High Protein Diet. The Journal of Nutrition, 2001. 131(8): p. 2150–2156.

50. Kravets, S., et al., Steroids of the spirostan and furostan series from plants of the genus Allium. XXI. Structure of alliospiroside a and alliofuroside a from Allium cepa. Chemistry of Natural Compounds, 1986. 22(2): p. 174–181.

51. Sobolewska, D., et al., Steroidal saponins from the genus Allium. Phytochemistry reviews, 2016. 15(1): p. 1–35.

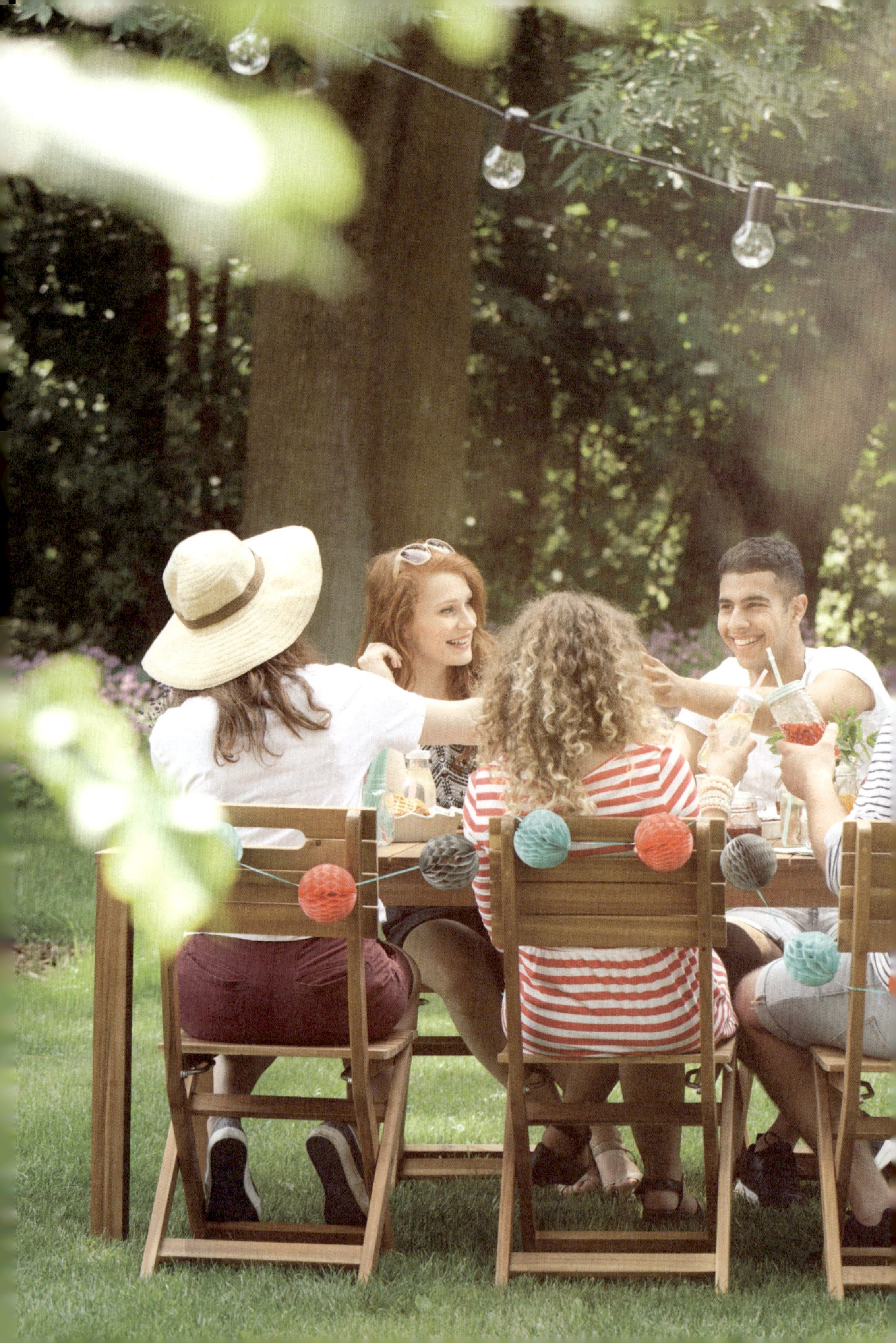

10장. 피부계와 채식

Integumentary System and Vegetarian Diet

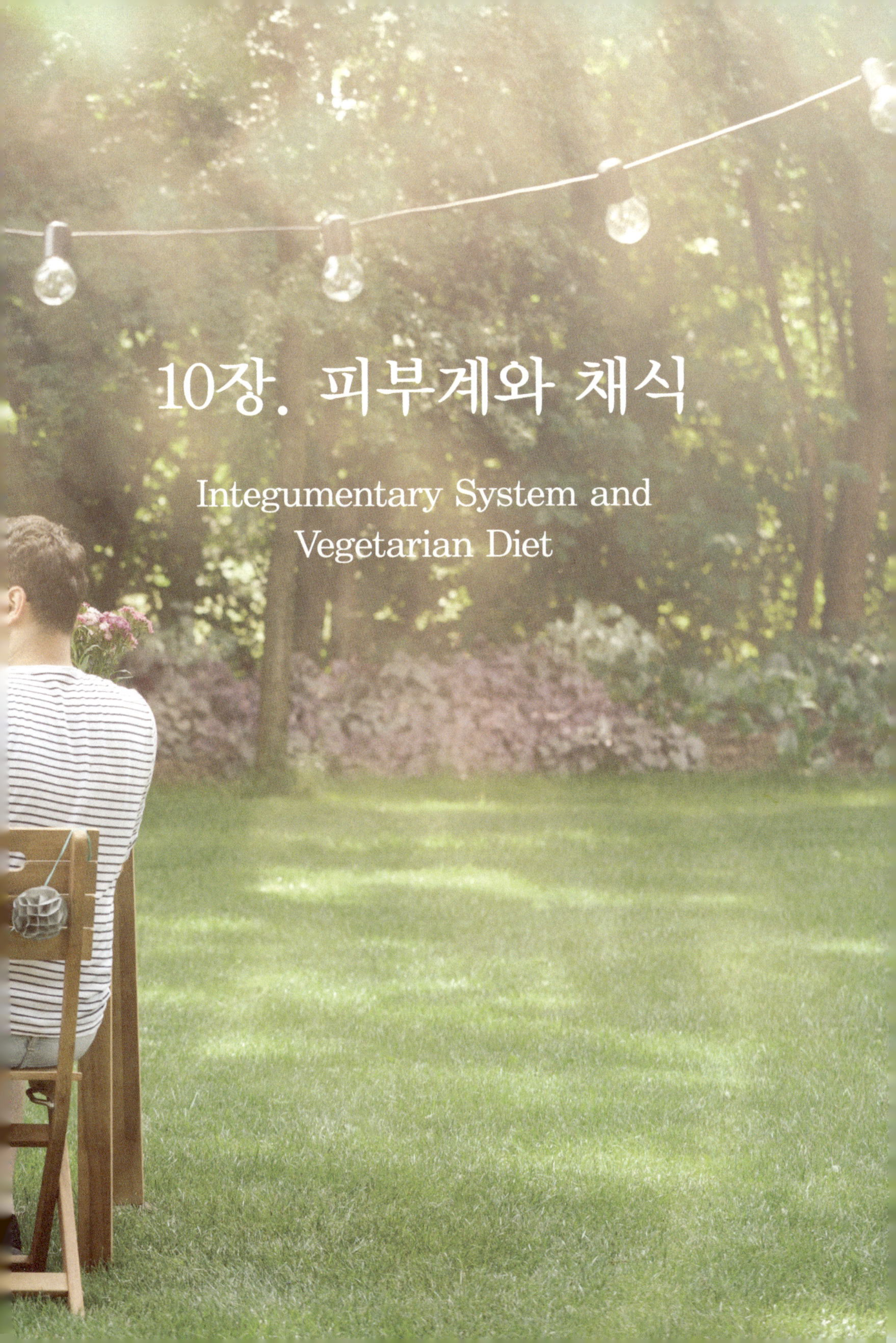

● 골격계

구조적인 지지를 제공함 →
칼슘과 인산의 흡수에 필수적인 비타민 D_3를 합성함 ←

● 내분비계

성장호르몬, 갑성선호르몬조절로 뼈성장 →
내분비계(뇌, 가슴, 골반) 보호 ←

● 소화계

모든세포에 영양소를, 지방세포에는 지방을 제공함 →
칼슘과 인산의 흡수에 필요한 비타민 D_3를 합성함←

● 비뇨계

노폐물을 배출하고 신체의 정상적인 pH와 이온농도를 유지시킴 →
물과 용질을 땀으로 배출시킴. 각질화된 진피는 피부에서 액체손실을 방지함

● 생식계

성호르몬은 머리카락분포, 지방조직분포, 유선의 발달을 도움 →
외부생식기를 덮음. 성행위를 자극하는 감각을 제공함 ←

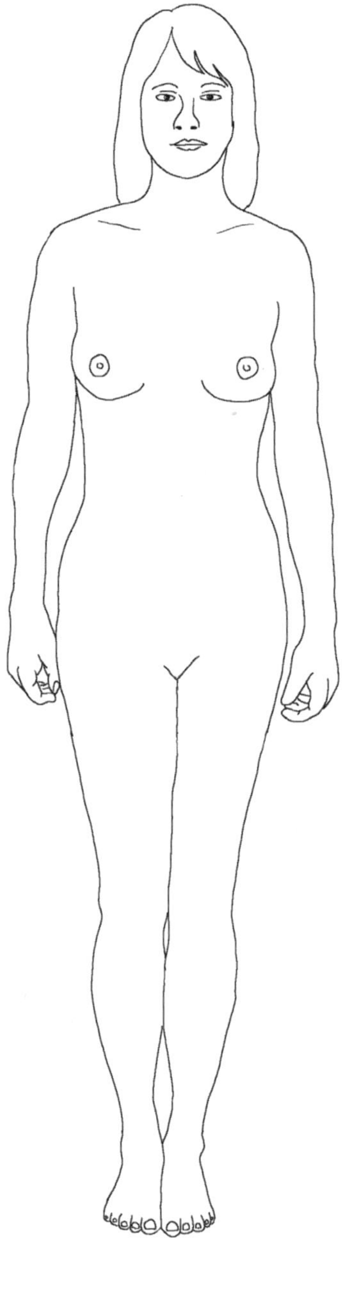

● 근육계

← 골격근의 수축은 얼굴피부에 당겨서 얼굴의 의사표현을 가능하도록 함
→ 비타민D_3의 합성은 정상적이 칼슘흡수에 필수적임

● 신경계

← 체온조절을 위해 혈액흐름과 땀샘활동을 조절함(입모근 조절)
→ 진피와 표피의 수용체는 접촉, 압력, 진동, 온도, 통증정보를 제공함

● 심혈관계

← 영양소, 산소, 호르몬과 면역세포를 제공하고 CO_2, 노폐물제거
→ 미스트세포의 자극은 혈류와 모세혈관의 투과도를 변화시킴

● 면역계/림프계

← 대식세포와 림프구는 피부방어를 도움
→ 물리적장벽은 독소침입을 막음 마스트세포는 염증과 면역반응을 자극함

● 호흡계

← 산소를 공급하고 CO_2를 제거
→ 콧털은 비강으로 이물질의 침입을 방어함

10장. 피부계와 채식

10.1. 피부계의 구조와 기능

피부계는 전체 신체무게의 16퍼센트를 차지할 정도로 크고 고도로 복잡한 기관이다. 그 표면적은 1.5~2제곱미터이고 두께는 평균 1~4mm인데 신체외부의 미생물, 태양의 복사선, 주위의 화학물질의 공격을 막아내고 있다. 다른 많은 기관과 마찬가지로 피부계도 다른 구조들과 관련되어 있고 다양한 작용을 한다 (표 10-1).

다른 신체기관들과 마찬가지로 피부계는 단독으로 기능하지 않는데 진피에는 확장된 혈관의 가지가 뻗어있고 접촉, 압력, 온도, 통증과 같은 다양한 정보를 감지하여 중추신경계에 전달하는 감각수용기는 표피에 연결되어 있다. 피부계는 피부막과 부속구조의 두 요소로 구성된다. 피부막은 다시 표면의 표피와 아래면의 진피로 이루어지며 부속구조는 머리카락, 손톱, 다세포로 구성된 외분비선을 포함한다. 진피를 기초로 한 이들 구조는 표피를 뚫고 피부표면으로 나온다.

피부색

피부색은 표피 색소와 진피순환의 상호작용에 의한 결과이데 표피는 카로틴과 멜라닌이라는 두가지 색소를 함유하며 그 양은 수시로 변화된다. 카로틴은 오렌지-노랑 색소인데 보통 표피세포에 축적되며 밝은 피부의

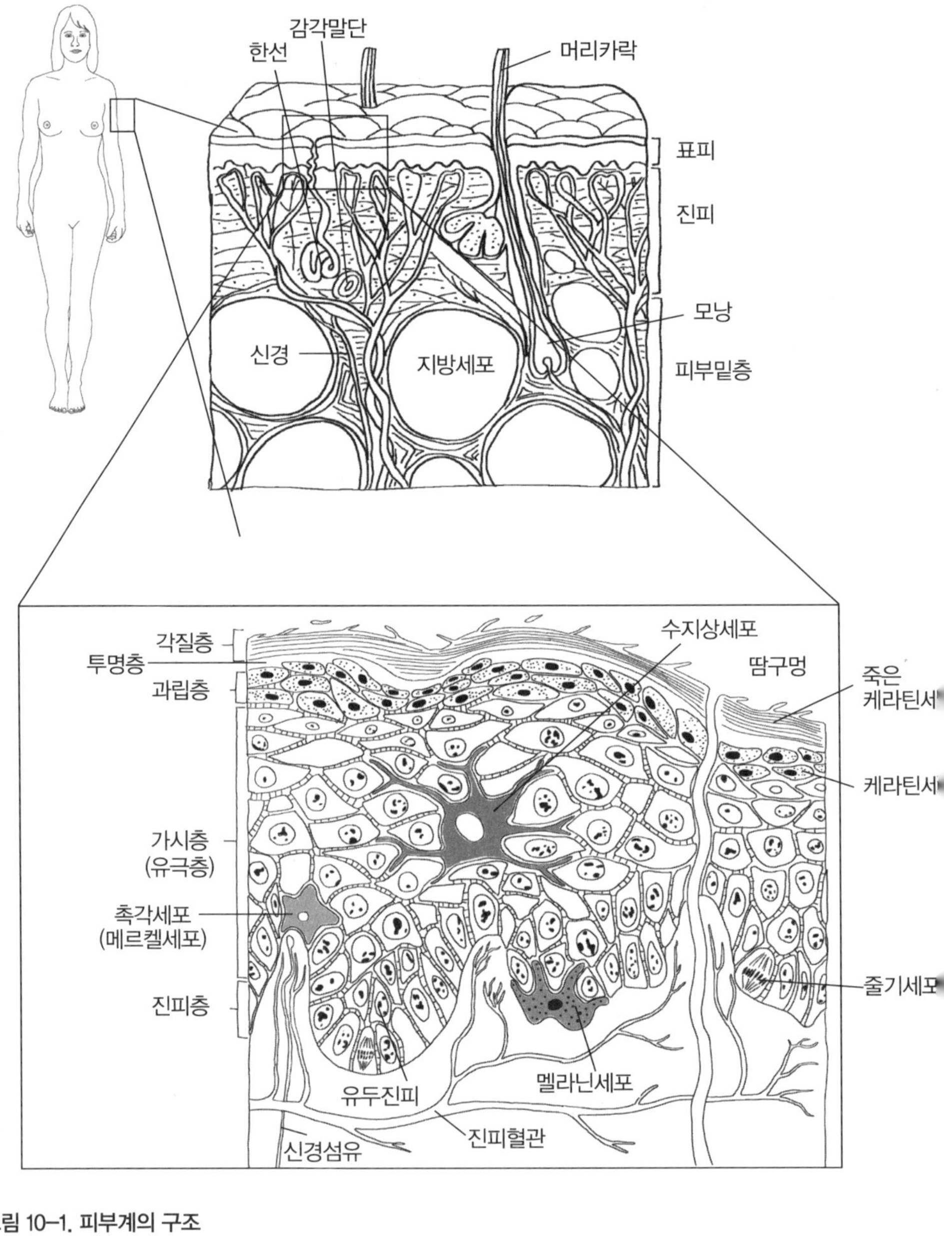

그림 10–1. 피부계의 구조

표 10-1. 피부계의 다양한 작용

종류	기능
보호작용	충격, 찰과상, 화학물질의 공격에 대하여 아래에 있는 기관과 조직을 보호한다.
분비작용	피부선에 의한 염, 물, 유기노폐물을 분비한다.
유지작용	필요에 따라 단열이나 땀의 증발에 의한 냉각을 통해 신체온도를 정상으로 유지한다.
합성작용	비타민 D3라는 스테로이드는 칼시트리올 호르몬으로 전환된다. 이 물질은 정상적인 칼슘대사에 중요하다.
저장작용	진피와 피하층에 있는에 있는 지방세포에 지질이 저장된다.
검출작용	접촉, 압력, 통증, 온도자극등을 검출하여 신경계에 정보를 전달한다.

피부각질층세포라는 현상으로 나타난다. 이 색소는 진피의 지방조직에 분포되어 있기도 한데 카로틴은 당근, 호박과 같은 여러 가지 오렌지색 채소에서 발견된다. 당근을 특별히 좋아하는 코카사스 채식인은 카로틴의 과도한 섭취로 인해 피부색이 오렌지색으로 변화하며 건강에는 전혀 문제가 없고 이를 베타카로틴혈증이라 한다. 카로틴은 비타민A로 전환될 수 있는데, 비타민A는 상피세포의 정상적인 유지를 위해, 눈의 광수용체색소의 합성을 위해 필요하다.

멜라닌세포

멜라닌은 멜라닌세포에 의해 생성되는데, 갈색, 노랑-갈색 또는 검은색 색소이다. 멜라닌세포는 상피세포의 아래나 사이에 있는 종자층(stratum germinativem)에 위치하고 있다. 멜라닌세포는 아미노산인 티로신분자로부터 멜라닌색소를 만들어내고 멜라노솜이라 불리는 세포내 소포에 저장한다. 멜라닌색소가 멜라닌세포에서 케라틴세포로 전달되면 케라틴세포의 색이 변화하는데 멜라노솜이 리소좀과 융합하여 파괴되면 색의 변화가 사라진다.

흑인의 경우 멜라노솜은 크고 색소침착은 더욱 어두워지고 보다 지속적이 된다. 왜냐하면 케라틴세포의 멜라닌은 상당한 양의 적외선을 함유하고 있는 태양빛의 해로운 영향으로부터 표피와 진피를 보호할 수 있기 때문이다. 잘 알려진바와 같이 태양의 적외선 중 약간은 진피의 합성작용을 촉진하여 매우 유익하지만 과도한 적외선은 DNA를 손상시키고 돌연변이와 암발생의 원인이 된다. 멜라노솜은 케라틴세포의 핵주위영역에 집중되며 적외선의 DNA에 대한 공격을 막는다.

멜라닌 합성은 처음에는 천천히 시작하여 나중엔 빨라지는데 처음 햇빛에 노출된지 10일 후에 최대피크가 된다. 신선한 채소에 풍부한 각종 비타민은 햇빛자극이 없을 때 케라틴세포의 주위에 모인 멜라노솜을 제거하여 피부를 밝게 만든다.

각질층은 제거해야 하는 '때'로만 이해하는 경우도 있으나 각질층의 피지막은 pH 5.45의 약산성으로 박테리아 서식을 억제시키며 멜라닌 세포는 자외선에 의한 자유라디칼의 억제하고, 케라틴으로 채워진 각질세포(Corneocyte)는 납작한 형태의 이중층으로 외부공격에 대해 물리적 방어 역할을 한다. 그리고 각질층 사이의 세포간질은 적절한 수분을 유지한 중성지질과 세라마이드로 유익한 기능을 나타낸다. 규칙적이고 원활한 각질의 생성과 탈락으로 이 모든 기능들이 정상적으로 이루어진다. 만약 비정상적으로 피부가 각질화되면 가려움, 여드름, 습진, 건성등으로 나타난다.

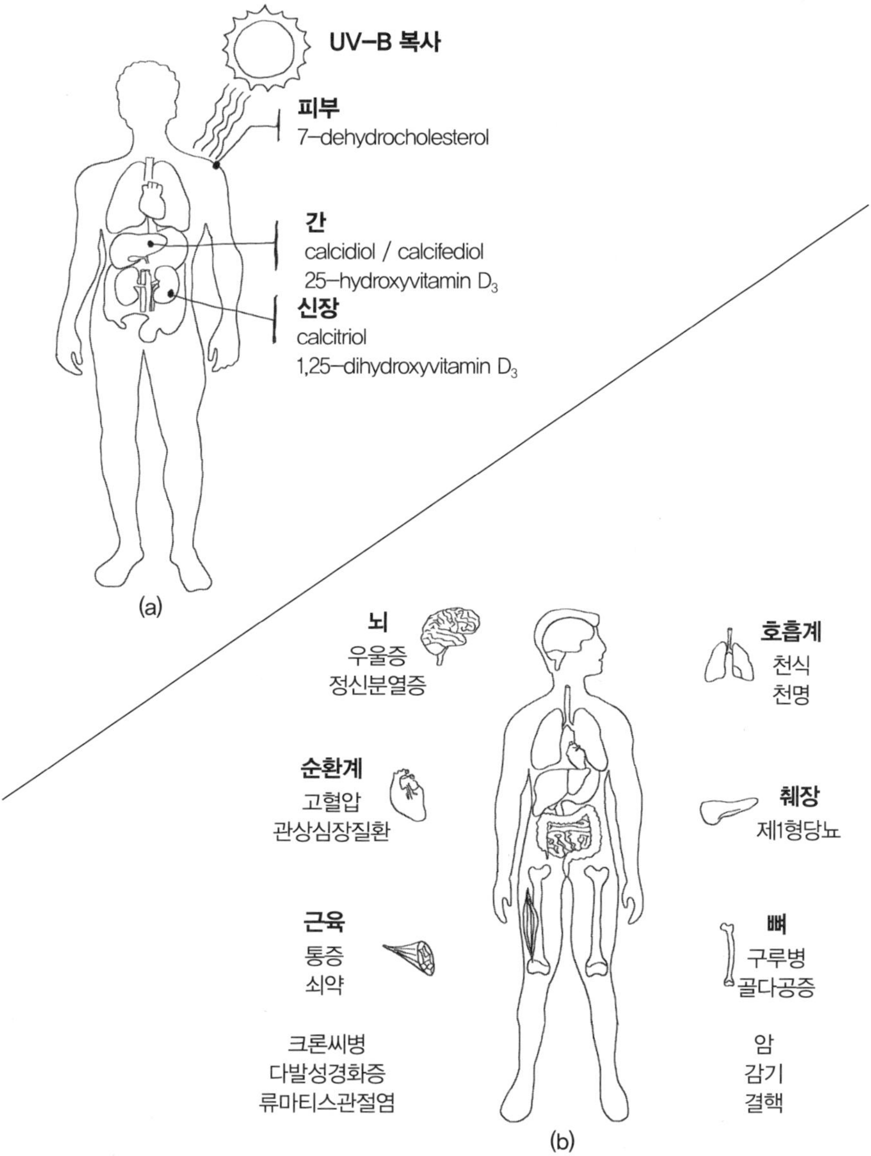

그림 10-2. 비타민D의 합성(a)과 결핍증(b)

머리카락

각각의 머리카락은 길고 원통형의 구조인데 표피표면을 지나 외부로 향해 확장되어 있다. 모근은 피부로 머리카락이 닻을 내린 부위로 머리카락의 기초가 된다. 모발단면은 수질을 중심으로 바깥으로 피질, 모소피의 3층구조로 되어 있다. 머리카락 중 피부내에 있는 부분은 모근(hair root)이라 하고 피부밖으로 나온 부분은 모간(hair shaft)이라 한다(그림10-3).

모근은 피막인 모낭에 둘러싸여 있는데 하단의 쟁반처럼 큰 부분을 모구(hair bulb)라 하며 모구 하단에 오목한 모양의 결합조직은 모유두(hair papilla)로 털에 영양을 공급한다. 모낭은 피부가 함입되어 형성된 것인데 내층은 표피와, 외층은 진피와 이어져 있다. 모낭경사면에는 피지선이 있어 지방을 분비하고 입모근은 모낭부와 진피유두층 사이에 있어서 수축할 때 털이 바로 서게 만들고 피지선에서 피지를 방출하게 한다.

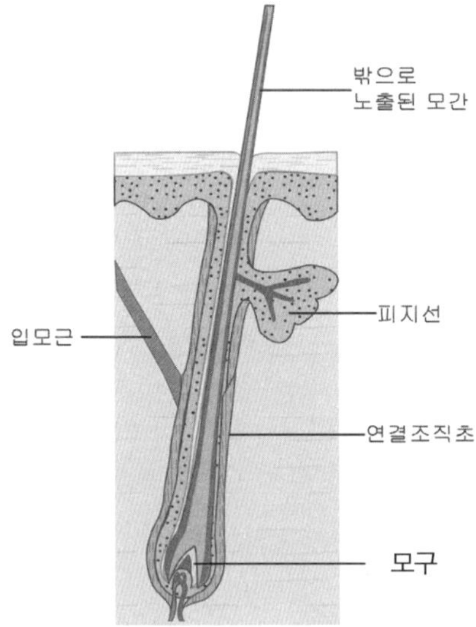

그림 10-3. 머리카락의 구조

10.2. 대머리와 안드로겐

머리카락의 성장주기는 성장기, 퇴화기, 휴지기의 세단계로 나뉜다. 대머리의 경우 성장주기는 짧아지고 모낭은 점점 작아지게 되는데 따라서 대머리의 머리카락손실은 급격히 진행된다. 여러 가지 호르몬이 머리카락성장에 영향을 미치는데 중요한 부분은 안드로겐과 관련있다. 안드로겐의 활동은 안드로겐 수용체에 의해 매개되는데 대머리의 진행에 중요한 역할을 한다.

안드로겐의 대표격인 테스토스테론은 환원효소에 의해 특정기관에서 디하이드로 테스토스테론(DHT)으로 변환된다. DHT는 테스토스테론보다 안드로겐 수용체에 5-10배나 강력히 결합하는데 악성 전립선 이상증식, 전립선암, 좌창, 여드름, 탈모증 등과 같은 몇가지 질병의 병인생성과도 관련이 있다.

한편 에스테스토스테론은 자연적으로 생성되는 테스토스테론의 유사체인데 동일한 수용체를 두고 테스토스테론과 경쟁하여 테스토스테론의 효과를 억제하고 테스토스테론이 DHT로 전환하는 것을 방해한다.

2004년 '피부과학'이라는 저널에 안드로겐이 어떻게 대머리의 발생을 유도하는지에 관한 보고가 있었다. 경희대, 고대, 연대의 구성원으로 이루어진 연구팀은 26세부터 43세까지의 18명의 남성대머리환자와 13명의 정상인을 대상으로 혈액을 채취하여 대머리의 진행을 알아 보았다. 이들이 조사에 의하면 정상인에 비해 대머리환자는 DHT수치가 높았으며 DHT/에피테스토스테론의 비도 정상인에 비해 대머리가 높았다.

대머리그룹의 혈액중의 테스토스테론은 3.19~4.36ng/ml로 평균 4.36ng/ml인 반면 정상인 그룹은 2.06~4.36ng/ml로 평균 3.05mg/ml였다. DHT의 농도는 대머리그룹이 평균 71.84ng/ml(20.50~221.08ng/

표 10-2. 정상인과 대머리의 호르몬수치

	두정부대머리		뒤통수대머리	
	대머리	정상인	대머리	정상인
DHT	2.94	1.25	2.94	1.88
에피테스토스테론(E)	0.71	0.82	0.71	0.73
테스토스테론(T)	8.59	9.12	8.59	12.23
T/E 비율	18.2	6.70	14.44	14.40
DHT/T 비율	0.26	0.16	0.37	0.16

ml)이고 정상인 그룹은 1.41ng/ml(0.45~2.40ng/ml)였다 (표 10-2)[1].

대머리증상인 경우 전립선암도 많이 발생하게 되는 이유도 유리 테스토스테론이 머리카락에도 작용하지만 전립선에도 작용하여 암세포의 증식을 촉진시키기 때문이다. 테스토스테론은 콜레스테롤로부터 합성되며 성호르몬은 식이종류에 따라 생성량이 변화한다. 앞 9장의 내분비계에서 살펴본 바와 같이 채식식이는 테스토스테론의 수치를 감소시킨다.

10.3. 여드름과 안드로겐

10대의 23%에서 50% 정도가 여드름에 걸린다. 남성이 여성보다 두 배 많고 심한 여드름의 비율도 남성이 15%로 여성의 9%보다 많다. 심한 여드름은 감성적으로, 행동적으로도 문제가 될 수 있는데 여성의 경우는 남성보다 더욱 심각한 정신문제가 된다.

여드름 발생의 원인은 크게 네가지로 나뉠 수 있으며, 피지의 증가, 피지선의 과도한 각질화로 인한 피지모낭입구의 차단, 피로피오니 박테리움이라는 세균의 증식, 염증의 발생이 포함된다. 그리고 남성호르몬인 안드로겐과 면역세포가 방출하는 사이토카인의 작용이 관련되어 있다.

여드름은 안드로겐이 피부의 지방세포와 케라틴 세포에 작용을 함으로써 진행된다. 안드로겐이 그 수용체에 작용하면 여드름 환자의 지방세포는 피지를 과다하게 분비하기 시작한다.이때 리놀레산과 리놀렌산과 같은 필수지방산의 결핍되면 케라틴세포가 과도하게 증식을 일으키면서 피부표면에서 각질세포가 축적되고 피지배출구가 막히게 된다. 피부표면이 막힌상태에서 피지가 계속 생성되어 피부아래에서 쌓이고, 결국 모낭은 팽창하게 된다.

공기가 차단된 이러한 환경은 프로피오니 박테리움이라는 세균의 증식에 매우 이상적인 환경이다. 산소가 없는 곳에서 잘 자라는 이 세균은 그 세포벽 자체가 염증을 촉진시키고 백혈구이동을 이끌어내어 모낭을 파괴하게 된다. 모낭이 파괴되고 진피로 모낭내용물이 방출되면 염증은 더욱 심해지게 되며 흉터까지 남는 여드름이 진행된다.이러한 과정은 그림 10-4로 요약될 수 있다 [4].

안드로겐 호르몬의 방출은 섭취하는 음식의 종류나 먹는 방법에 의해서도 영향을 받는데 그 작용에는 인슐린 등이 관련되어 있다. 인슐린은 뇌하

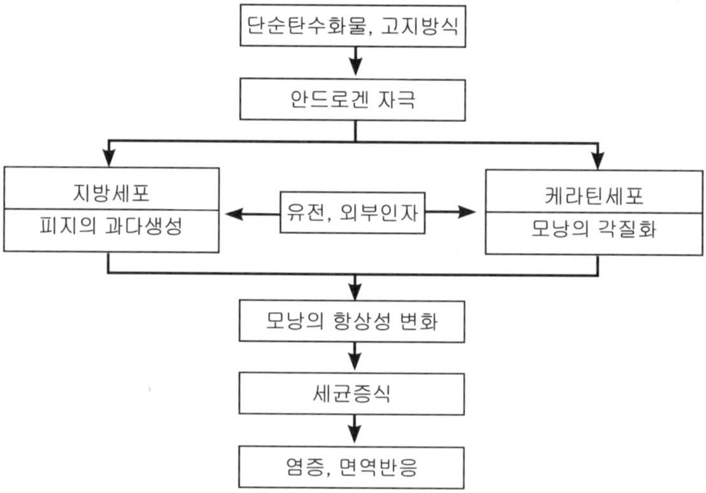

그림 10-4. 단순탄수화물과 고지방식이의 여드름 유발과정

수체, 난소, 간에서 SHBG의 생성, 모낭자체 등 안드로겐축의 전체에 영향을 미친다. 즉, 정제되어 단순화된 곡류나 설탕과 같은 당지수가 높은 식품을 먹을 때 여드름이 발생하기 쉽게 된다. 대표적인 예로 2차대전 전의 오키나와에서 전통적인 식생활은 채식이었고 여드름도 드믈었다. 서구의 산업화된 사회와 같은 식단이 도입되면서 오카나와에서 여드름환자가 증가하기 시작한다. 이와같은 사례는 페루의 시골마을과 에스키모인들에서도 동일하게 나타났다.

2차 성징은 호르몬에 의해 영향을 받으며 따라서 여드름과도 관련을 갖는다. 세계적으로 1900년 초기에는 초경이 14세였지만 1973년에는 12.76세로 1990년에는 12.54세로 점점 빨라지고 있는데 10년마다 3.2개월이 낮

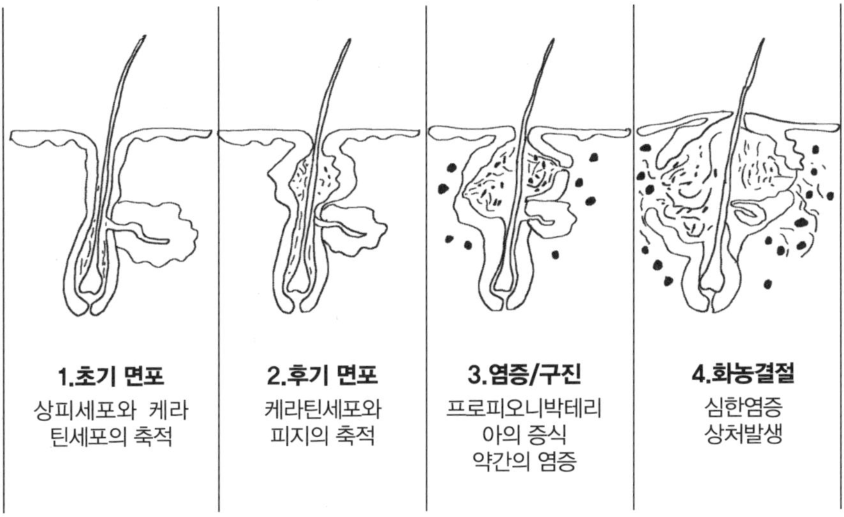

그림 10-5. 여드름의 진행과정

아지고 있는 셈이다. 이렇게 초경이 빨리 시작하는 소녀들과 일찍 성숙하는 소년들은 나중에 보다 심한 여드름의 발달을 보이고 있다.

다양한 종류의 호르몬들이 여드름발생과 관련되어 있지만 특히 안드로겐은 중심적인 역할을 하고 있다. 고지방, 고탄수화물식이는 피지생성을 증가시킨다. 반면 통곡류와 콩류, 견과류, 채소류, 과일류를 중심으로 한 건강한 채식식이는 이 모든 원인을 방지한다.

여드름 염증을 만드는 세균인 피로피오니 박테리움은 햇볕에 의해 사멸하므로 매일 15분 이상 일광욕도 권장된다.

안드로겐이 피지생성을 자극하다는 중요한 증거들

1. 사춘기시기에 여드름발달의 초기에는 혈청에서 테스토스테론의 전구체인 DHEAS가 상승한다.
2. 안드로겐 수용체가 없는 경우 피지가 생성되지 않고 여드름도 발달하지 않는다.
3. 안드로겐과 관련된 자궁암이나 부신종양에 걸린사람은 여드름도 발달한 경우가 많다.
4. 테스토스테론과 DHEAS의 처방은 피지선의 크기와 분비를 증가시킨다.
5. 심각한 여드름에서는 종종 피지의 안드로겐수치가 높아져 있다.

10.4. 다모증과 안드로겐

털이 많이 나는 다모증은 국소성다모증과 전신성다모증의 두가지종류로 나뉜다. 국소성 다모증(hirsuties)은 사춘기 이후 여성에게서 남성과 같이 얼굴과 몸에 털이 성장하는 것을 말한다. 처음에는 입술위에서 털이 나타나기 시작하고, 이후에 턱과 뺨에 나타난 후, 결국 정강이, 넓적다리, 팔, 배, 엉덩이 ,가슴, 등, 팔, 어깨 등으로까지 털이 자라나기 시작한다.

전신성다모증(hypertrichosis)은 신체전체에 균일하게 털이 자라나는 것으로 신경성 식욕결핍, 갑상선기능저하증과 같은 대사질환이나 약의 부작용으로 나타난다. 일반적으로 관심의 대상은 국소성다모증으로 이탈리아의 6%에서 미국의 17%까지의 이환율의 분포가 알려져 있다. 그런데 다모증은 호르몬 수치와 밀접한 관련을 보이고 있다.

터키의 한 의과대학 연구팀은 32명의 다모증여성과 17명의 건강한 여성을 대상으로 혈액의 구성내용을 알아보았다. 다모증여성의 평균연령은 24.8세였고 정상여성은 25.8세였다. 분석에 의하면 여성호르몬인 에스트라디올은 정상인의 85.6pg/ml에 비해 다모증환자가 57.3pg/ml로 낮은 수치였다. 반면 남성호르몬인 테스토스테론은 정상여성의 1.6pg/ml에 비해 다모증여성이 2.2pg/ml로 높은 수치를 보였다 (표 10-3).

혈중에 인슐린농도가 높으면 안드로겐방출을 자극한다고 알려져 있는데 기본 인슐린 양도 다모증환자가 10.9mU/L로 일반여성의 5.7mU/L에 비해 높았다 [5]. 일반적으로 테스토스테론의 대부분은 운반단백질과 결합되어 있는데 70~80%는 성호르몬결합글로블린(SHBG)에 20~30%는 알부민에 결합되어 있고 유리(결합단백질과 분리된)상태는 1% 이하이다. SHBG는 성호르몬결합기능과 함께 SHBG에 대한 특정세포의 표면의 수용체를 찾아

표 10-3. 다모증환자와 일반인의 호르몬수치 [5]

	다모증환자	정상인
여성호르몬 (pg/ml)	57.3	85.6
유리된 남성호르몬 (pg/ml)	2.2	1.6
여성호르몬/유리된 남성호르몬	36.3	81.8
기본(basal)인슐린 (mU/L)	10.9	5.7

* 정상인에 비해 다모증환자는 여성호르몬수치는 낮고, 반면 남성호르몬과 인슐린수치는 높다

서 성호르몬을 전달하는데 모든 안드로겐 전구체(DHEA등)는 테스토스테론과 디하이드로테스토스테론(DHT)로 전환된 후 안드로겐 수용체와 결합하여 유전자와 반응하게 된다. 그런데 혈액에서 인슐린수치가 높으면 SHBG의 수치를 낮추어서 유리된 테스토스테론수치를 높이게 된다. 최종적으로 다모증을 더욱 악화시키는 것이다.

안드로겐수용체와 상호작용하는 대부분의 안드로겐은 테스토스테론과 DHT이다. DHT는 테스토스테론이 효소의 작용으로 변환된 것인데 안드로겐 수용체와 테스토스테론보다 5~10배 강력한 작용을 한다.

여드름(acne)은 사춘기에 시작하여 18세쯤 최대가 되고 20대 중반까지 차츰 완화되며 다모증(hirsuties)은 여성에게서 남성과 같이 얼굴과 가슴에 털이 나오는 것으로 여드름보다 늦은 시기인 20세에서 40세 사이에 나타난다. 겉으로 보기에 이 두가지는 전혀 다른 현상으로 나타나지만 그 작용원리에는 남성호르몬이 공통으로 관련되어 있다는 것을 알 수 있다.

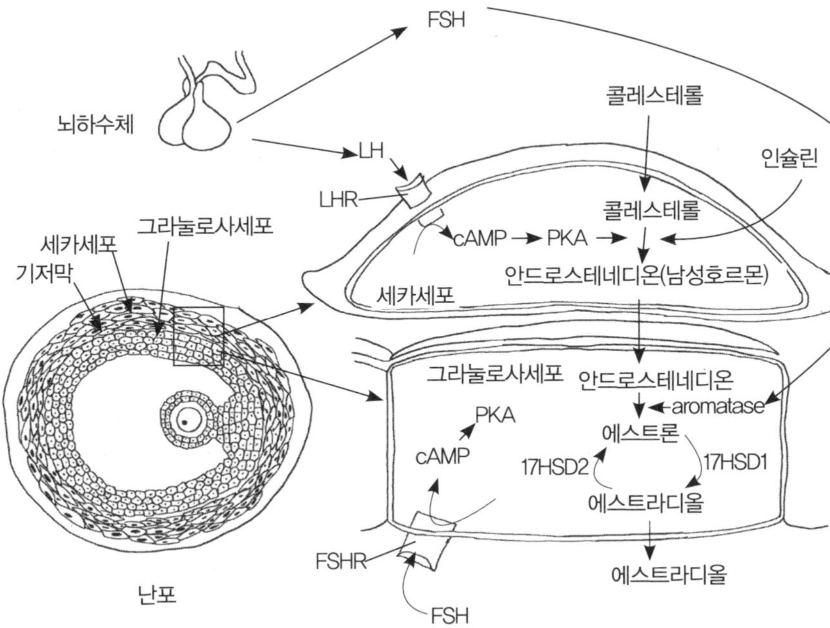

그림 10-6. 다모증의 진행과정

뇌하수체에서 방출되는 FSH는 그라눌로사세포를 자극하여 남성호르몬을 여성호르몬으로 전환시킨다. 반면 LH는 세카세포를 자극하여 남성호르몬의 생성을 증가시킨다. 정제된 탄수화물(백밀, 백미)를 섭취하게 되면 인슐린수치가 급격히 높아지고, 인슐린은 남성호르몬 생성을 촉진시킨다. 동시에 성호르몬결합글로블린의 합성을 억제하여 유리된 남성호르몬 수치를 증가시키고, 최종적으로 다모증을 촉진하게 된다.

10.5. 비타민C와 피부노화

콜라겐은 동물단백질 중 가장 풍부하며 독특하게 합성된다. 나이를 먹으면서 주름이 생기는 가장 큰 원인은 점점 피부의 콜라겐층이 얇아지고 생성되는 양도 감소하기 때문이다. 비타민C는 콜라겐이 만들어지는 과정에 관여한다. 가장 널리 알려진 기능은 콜라겐의 재료인 라이신과 프롤린을 수산화시키는 것인데 이것은 콜라겐섬유를 안정화시키는 과정이다. 비타민C는 콜라겐합성 유전자를 활성화시켜서 콜라겐 합성을 하도록 하기도 한다.

피부건강에 있어서 비타민C는 항산화제로 역할도 중요하다. 왜냐하면 활성산소는 피부를 산화시켜 손상시키기 때문이다. 자외선, 오존, 다른 환경인자들이 손상을 축적시키고 결국 피부암이나 피부염증, 피부노화를 발생시킬 수 있다.

피부염증은 활성산소에 의해 유도될 수 있다. 호중구는 미생물을 죽이기 위해 과산화라디칼을 방출시키는데 여기에 활성산소의 부담까지 더하면 자가산화과정으로 조직손상으로 피부염증이 일어나게 되는 것이다. 이러한 과정과 관련된 피부병들은 피부혈관염증, 베체드병, 좌창, 발적, 건선 등이 포함된다.

비타민C는 자외선, 오존, 담배연기, 식이성 퀴논등에 의해 발생하는 활성산소를 제거한다. DNA는 하루에도 수천번씩 활성산소에 의한 공격을 받고 세포내의 효소를 동원하여 수리한다. 그러나 그 수리능력을 넘어선 공격에 의해 세포는 죽거나 돌연변이를 일으키게 된다. 비타민C는 초기에 활성산소를 제거함으로써 세포의 변이를 감소시킨다.

세포내에서 비타민 C의 반감기는 일주일에서 20일의 범위에 있다. 체중

표 10-4. 비타민C의 항산화제로의 장점
1. 많은 조직에서 이용될 수 있고 충분히 공급될 수 있다.
2. 특정 조직이나 세포내에 축적될 수 있다
3. 산화된 상태에서 환원되어 재이용될 수 있다
4. 다양한 종류의 라유라디칼에 작용할 수 있다
5. 과량(권장량의 100배)을 섭취해도 독성이 적다.
6. 산화된 토코페롤을 환원시켜 재생할 수 있다

1kg당 20mg이 최대 포화량으로 혈장 1dl당 0.9mg에 대응한다. 소화관에서 흡수효율은 섭취가 많을수록 떨어지는데 한번에 3g이 최대흡수량이 되는데 세 시간후 혈장 수치는 3.5mg이 된다.

사람의 경우 표피의 비타민C 농도는 피부1g당 3.8mol이고 진피는 1g당 0.72mol이다. 이들 수치의 차이는 표피와 진피의 항산화활성의 차이를 반영한다. 미국의 권장량은 하루 60mg이다. 혈청내 수치를 상승시키기 위해서는 하루 50mg에서 100mg 요구된다. 흡연자는 하루 140mg섭취를 권장한다. 임신여성이나 수유여성에게 지나치게 많이 섭취하는것이 권장되지는 않는다.

비타민C는 장내에서 철의 흡수를 촉진시킨다. 또한 상처의 치료, 암예방, 백내장예방, 죽상동맥경화예방, 면역계증강의 효과도 있다. 특히 수술후 정상적인 치료를 위해 중요한데 수술 후 봉합이 터지는 환자의 경우 비타민C 수치가 낮았다.

10.6. 피부암과 자외선 그리고 식이패턴

피부암발생과 피부노화과정의 진행은 비슷한 과정을 공유하는데 피부암은 크게 흑색종과 비흑색종 피부암으로 나뉜다. 흑색종(黑色腫, melanoma)은 멜라노세포가 악성세포로 전환되어 발달한 것이다. 즉, 멜라노세포는 색소를 생산하는 세포이고 표피에 있는데 자외선은 피부면역계를 약화시키고 활성산소를 생성하여 멜라닌세포의 DNA를 공격하고 아폽토시스를 억제시켜 결국 암세포로 만들게 된다.

아포토시스는 유해한 세균이나 바이러스에 감염된 세포와 같이 전체의 건강에 위협이 될 때 또는 태아의 물갈퀴 같은 손가락 사이의 세포가 필요없어질 때 작용되는 메카니즘으로 세포가 적절한 신호 자극을 받았을 때 스스로를 파괴하는 것이다. 만약 부적절한 시기에 아포토시스가 일어나거나, 필요한 아포토시스가 억제되면 암을 비롯한 여러가지 질병이 발생할 가능성이 높아진다.

320~400nm의 원적외선 UV-A와 290~320nm의 UV-B가 특히 중요하다. 흑색종은 미국에서 지난 40년간 15배 증가하였고, 호주에서는 지난 10년간 남성은 22%가 여성은 12% 증가하였는데 세계적으로 증가되는 경향을 보이고 있다. 게다가 65세이상 노인층에서 멜라노마에 대한 발생은 더욱 증가하고 있다 (표 10-5) [6].

흑색종의 진행은 방사성성장단계와 수직성 성장단계로 진행된다. 방사성단계에서는 대부분 표피에 머물러 있지만 다음 단계인 수직성 성장단계에서는 보다 급속히 번지게 된다. 수직형단계에서는 진피로 침입하고 보다 깊은 구조로 파고들어 신체의 다른 부위로 전이하게 된다 . 흑색종은 주로 뇌, 폐, 간으로 전이하여 암을 새로 생성한다. 전이되는 단계는 여섯단계

표 10-5 흑색종 사망자수와 증가비

		발생수 (명)	사망수 (명)	10년간 증가율
호주 (2001)	남성	41.4	5.1	22%
	여성	31.1	2.6	12%
미국 (2001)	남성	21.4	3.9	31%
	여성	13.8	1.8	25%
네덜란드 (1998)	남성	11.5	3.1	21%
	여성	14.8	2.1	11%
영국 (2000)	남성	9.7	2.7	59%
	여성	11.2	1.9	41%

를 거친다.

(1) 1차암으로부터 암페포의 방출,

(2) 혈관이나 림프관으로 침입,

(3) 공격하려는 기관의 상피세포에 부착,

(4) 혈관밖으로 암세포의 분출,

(5) 새로운 조직환경에서 생존,

(6) 최종적으로 암세포의 잠복기 후의 본격적인 증식이 2차암의 진행이 된다.

앞의 네 단계는 쉽지만 뒤의 두단계는 쉽게 진행되지 않는다 [7]. 이것은 암세포가 발생하더라도 체내환경을 잘 조절함으로써 암의 전이를 방지할 수 있다는 의미이다. 암으로 인한 사망의 대부분은 전이로 인한 합병증 때문이다.

10.7. 피부암을 방지하는 세 가지 식이인자

비흑색종 피부암도 흑색종과 마찬가지로 태양의 자외선이 주요한 원인인데 차이는 태양조사의 특성과 관계가 있다. 즉 흑색종의 위험은 간헐적일지라도 강력한 태양조사와 관련되어 있고 비흑색종은 장기간의 축적된 태양조사에 주요원인을 둔다.

비흑색종 피부암은 백인들에서 가장 널리 발생하고 있는 악성질환으로 알려져 있는데 미국에서는 대략 매년 1백만명에게 새로 발생하고 있다고 한다. 이러한 심각성에 의해 2004년 미국 암협회에서는 200개 집단을 조사하여 그 원인을 찾아보았는데 결과는 태양자외선이 매개가 된 자유라디칼이었다.

피부암과 관련하여 자유라디칼에 의한 암발생을 감소시키는 식이요인은 세가지로 섭취열량감소, 다가불포화지방산섭취감소, 식이항산화제의 섭취증가이다. 첫번째는 섭취열량을 줄여야 하는 이유는 다음과 같다. 보통의 상태에서는 소모되는 산소의 1%내지 2%만이 활성산소종으로 변화한다. 그러나 신체가 스트레스를 받으면 10%대까지 상승한다. 과도한 열량섭취는 인체대사에 스트레스를 주는 셈이며 이로 인해 활성산소종이 많이 생성하게 되고 인체를 공격하게 된다.

두번째, 지방섭취를 줄여야 하는 이유는 많은 실험으로 증명되었다. Jaax와 동료들은 115명을 두그룹으로 나누어 섭취열량중 지방량을 한 그룹은 40%로 다른 그룹은 20%로 2년간 섭취하게 하였다. 조사는 8개월단위로 하였는데 처음 16개월동안 거의 차이가 없었으나 마지막 8개월 동안 피부암 발생은 현저한 차이가 났다 (그림 10-7, 표 10-6) [8]. 즉, 지방 40%섭취 그룹은 각 기간동안 환자당 피부암발생이 0.21에서 0.26으로 별

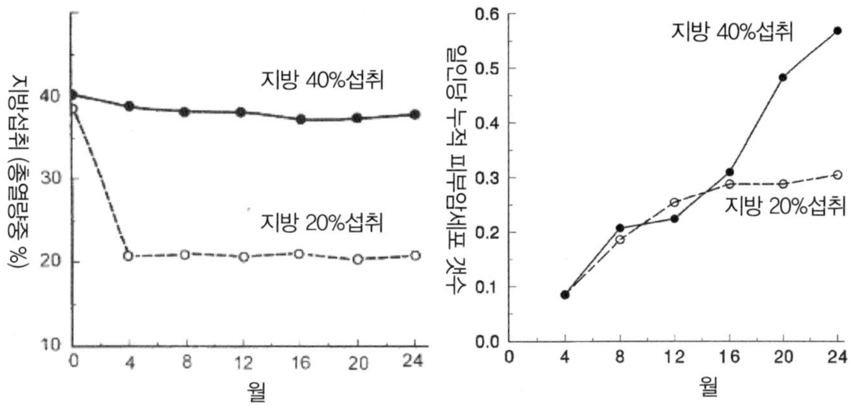

그림 10-7. 피부암과 지방섭취의 관계

표 10-6. 지방섭취량과 피부암발생률

그룹	사람	초기 8개월	후기 8개월
40%지방	58	0.21	0.26
20%지방	57	0.19	0.02

차이가 없었으나 지방 20%그룹은 0.19에서 0.02로 현저히 감소한 것이다. 이것은 피부암 발생에서 대략 9배나 차이가 난 셈이 된다 [8].

10.8. 피부암예방에 지방산의 종류도 중요하다

피부암예방과 지방섭취량의 관계에서 더 나아가 지방산의 종류에 대한 논의도 있다. 분자구조상 포화지방보다 다가불포화지방이 산화되기 더 쉽고 따라서 불포화지방의 섭취도 과다한 경우 문제가 될 수 있지 않을까 하는 추정이었다. 예상과 같이 다가불포화지방은 자외선에 의해 쉽게 산화되었다. 그러나 다가불포화지방산중에서도 피부암발생에 대해 오메가-3계열과 오메가-6계열은 다른 효과를 가져왔다. 즉, 자외선등에 의해 두 계열 모두 자외선에 의해 산화되기는 하지만 오메가-6계열지방산은 피부암발생을 촉진하는 반면 오메가-3계열지방산은 암의 발생을 억제하는 것이다.

이러한 차이의 원인은 오메가-6지방산의 산화는 면역반응을 저하시켜 면역계의 반응을 지체시키고 반면 오메가-3지방산은 면역반응을 계속 높게 유지시키기 때문으로 추정한다. 옥수수기름은 오메가-6계열이 주성분이다. 식이섭취열량 중 0.75%를 옥수수기름으로 먹인 쥐는 암잠복기간이 21.99주였고 쥐 한 마리당 암증식개수는 0.47개였다. 섭취량을 늘려 4.0%를 공급하자 암잠복기간은 19주로 짧아졌고 암생성수는 1.43개로 늘어나게 된다. 그러나 오메가-3계열 지방산이 풍부한 청어기름을 4% 공급하자 암잠복기간은 오메가-6보다 길어져 23.21이 된 반면 암생성갯수는 0.41개로 3분의 1이하로 줄어들었다. 섭취량을 12%로 늘리자 암잠복기간은 더욱 길어지고 암발생수는 더욱 감소한다 [9]. 세 번째는 식이항산화제의 섭취이다. 생물학적으로 작용하는 항산화제는 효소계와 비효소계로 나뉠 수 있다. 먼저 효소계항산화제는 비타민C, 토코페롤, 베타카로틴, 환원보조효소Q, 비티퀴놀, 환원된 글루타치온등이 있는데 이들은 주로 세포내에서 활성산소를 방어해서 자유라디칼의 연쇄반응을 중단시킨다. 비효소계 항산화제는 세포내와 세포외공간에서 작용하는 작은 분자들인데 혈관내와

표 10-7. 섭취한 지질의 종류와 암발생

지질급원 (식이 %)	암잠복기간 (주)	암발생수 (개)
옥수수유 (오메가-6) (0.75)	21.88	0.47
옥수수유 (4.00)	19.00	1.43
청어기름 (오메가-3) (4.00)	23.21	0.41
청어기름 (12.00)	26.14	0.23

연결조직공간에서 중요하다. 비효소계 항산화제는 지용성와 수용성으로 다시 나뉜다. 토코페롤**(비타민E)**과 베타카로틴**(비타민A 전구체)**는 중요한 지용성 비효소계 항산화제이고 이들은 주로 세포막과 LDL에 위치한다. 비타민E의 가장 활성상태인 알파토코페롤은 지질산화의 초기단계에서 작용하며 베타카로틴은 주로 단일산소를 제거한다.

베타카로틴은 이미 1970년대 1980년대에 자외선에 의한 암발생을 차단하는데 상당한 효과가 알려졌다. 베타카로틴은 활성산소에 직접적으로 작용하는 것뿐만 아니라 비타민E와 비타민C의 작용을 돕는 간접적인 역할도 한다. 베타카로틴은 특히 흡연으로 인한 폐암발생에 효과적이라고 한다. 폐암환자의 90%는 흡연으로 인한 것이다.

피부암발생에 대한 미국암협회의 결론은 다음과 같다.

1. 피부가 자외선에 노출되면 자유라디칼이 생성된다.
2. 자외선에 의해 피부의 스테롤이 산화되면 발암물질로 추정 되는 콜레스테롤 에폭시드가 생성된다.
3. 식이 항산화제는 콜레스테롤의 산화를 방지한다.

4. 자외선은 피부에서 과산화지질을 생성한다.
5. 식이 항산화제는 과산화지질의 생성을 막는다.
6. 다가불포화지방과 같은 자유라디칼의 공격을 받기 쉬운 식이화합물은 자외선으로 인한 암발생과정을 촉진한다

오메가-6지방산의 과다섭취문제는 현대인이 정제된 기름을 많이 섭취함으로써 발생한 문제인데 동물성식품을 섭취하지 않는 채식인의 경우 식물성기름사용은 더욱 빈번하다. 따라서 오메가-6 지방산 과잉섭취의 문제는 채식인에게도 예외가 아니다. 대략 섭취비율은 오메가-6지방산 대 오메가-3 지방산은 1:1내지 3:1을 권장하는데 현대인의 섭취비율은 10:1에서 15:1정도이다. 어떤 연구에 의하면 채식인은 이보다 더 높아 15:1에서 20:1까지 섭취가 보고되고 있다. 건강한 채식은 정제된 기름을 사용하기보다는 견과류나 종실류, 콩류를 직접 이용하는 것이다. 식물 중에는 들깨가 오메가-3지방산이 풍부하며, 서구에서는 아마씨를 이용한다. 이들 다음으로는 호두와 콩류가 쉽게 섭취할수 있는 오메가-3급원이 된다. 자연상태의 식품은 외부의 보호막이 있을 뿐더러 식물종자를 스스로 보호하고자 내부에 비타민C와 비타민E와 같은 천연항산화제가 함께 있어서 안전하며 인체에도 유익하다.

출 처

1. Bang H–J, Yang YJ, Lho D–S, Lee W–Y, Sim WY, Chung BC: Comparative studies on level of androgens in hair and plasma with premature male–pattern baldness. Journal of dermatological science 2004, 34:11–16.

2. Giltay EJ, Toorians AW, Sarabdjitsingh AR, de Vries NA, Gooren LJ: Established risk factors for coronary heart disease are unrelated to androgen–induced baldness in female–to–male transsexuals. J Endocrinol 2004, 180:107–112.

3. Kaaks R, Bellati C, Venturelli E, Rinaldi S, Secreto G, Biessy C, Pala V, Sieri S, Berrino F: Effects of dietary intervention on IGF–I and IGF–binding proteins, and related alterations in sex steroid metabolism: the Diet and Androgens (DIANA) Randomised Trial. Eur J Clin Nutr 2003, 57:1079–1088.

4. Krautheim A, Gollnick HP: Acne: topical treatment. Clin Dermatol 2004, 22:398–407.

5. Unluhizarci K, Karababa Y, Bayram F, Kelestimur F: The investigation of insulin resistance in patients with idiopathic hirsutism. J Clin Endocrinol Metab 2004, 89:2741–2744.

6. Thompson JF, Scolyer RA, Kefford RF: Cutaneous melanoma. Lancet 2005, 365:687–701.

7. Chambers AF, Groom AC, MacDonald IC: Dissemination and growth of cancer cells in metastatic sites. Nat Rev Cancer 2002, 2:563–572.

8. Jaax S, Scott LW, Wolf JE, Jr., Thornby JI, Black HS: General guidelines for a low–fat diet effective in the management and prevention of nonmelanoma skin cancer. Nutr Cancer 1997, 27:150–156.

9. Orengo IF, Black HS, Kettler AH, Wolf JE, Jr.: Influence of dietary menhaden oil upon carcinogenesis and various cutaneous responses to ultraviolet radiation. Photochem Photobiol 1989, 49:71–77.

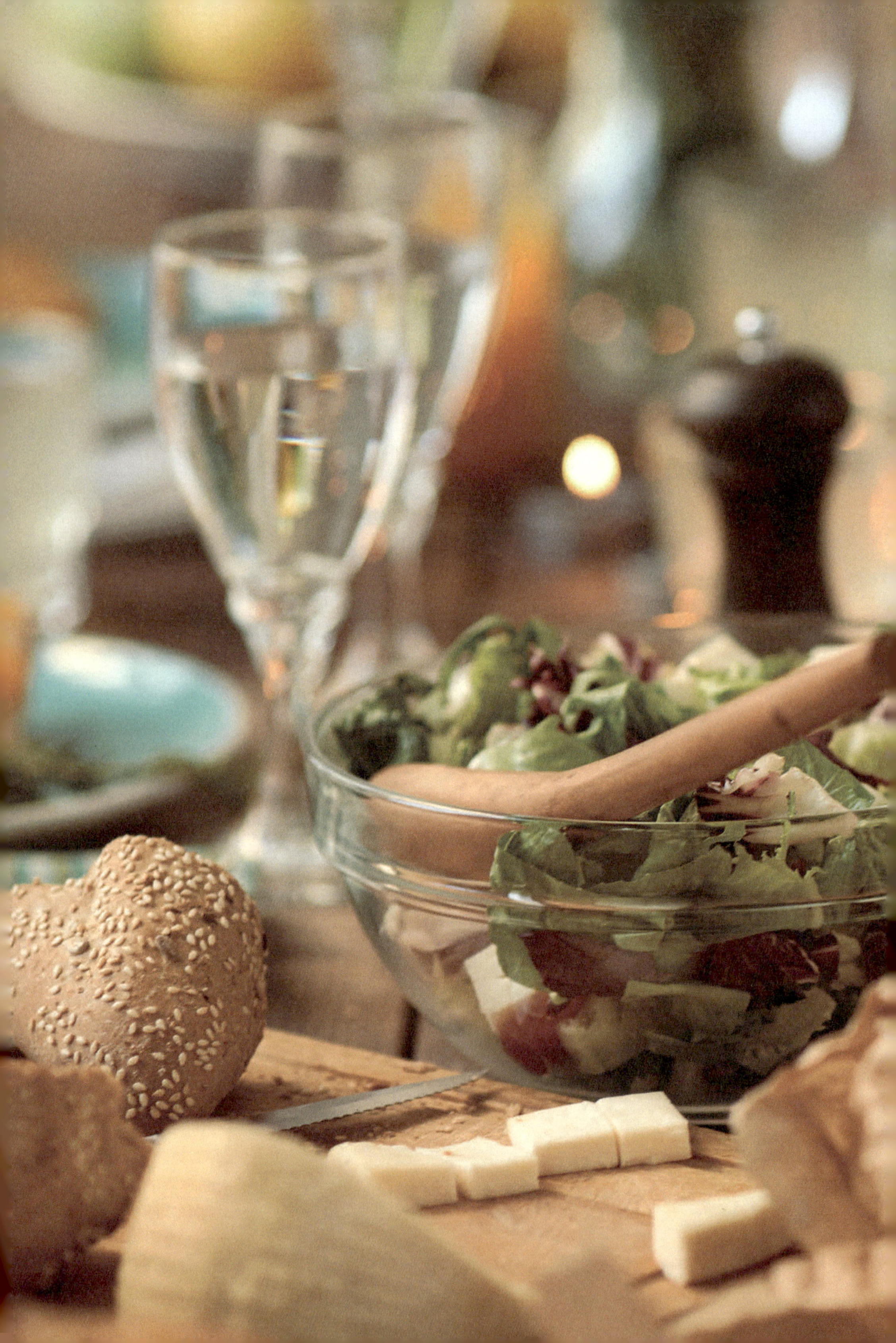

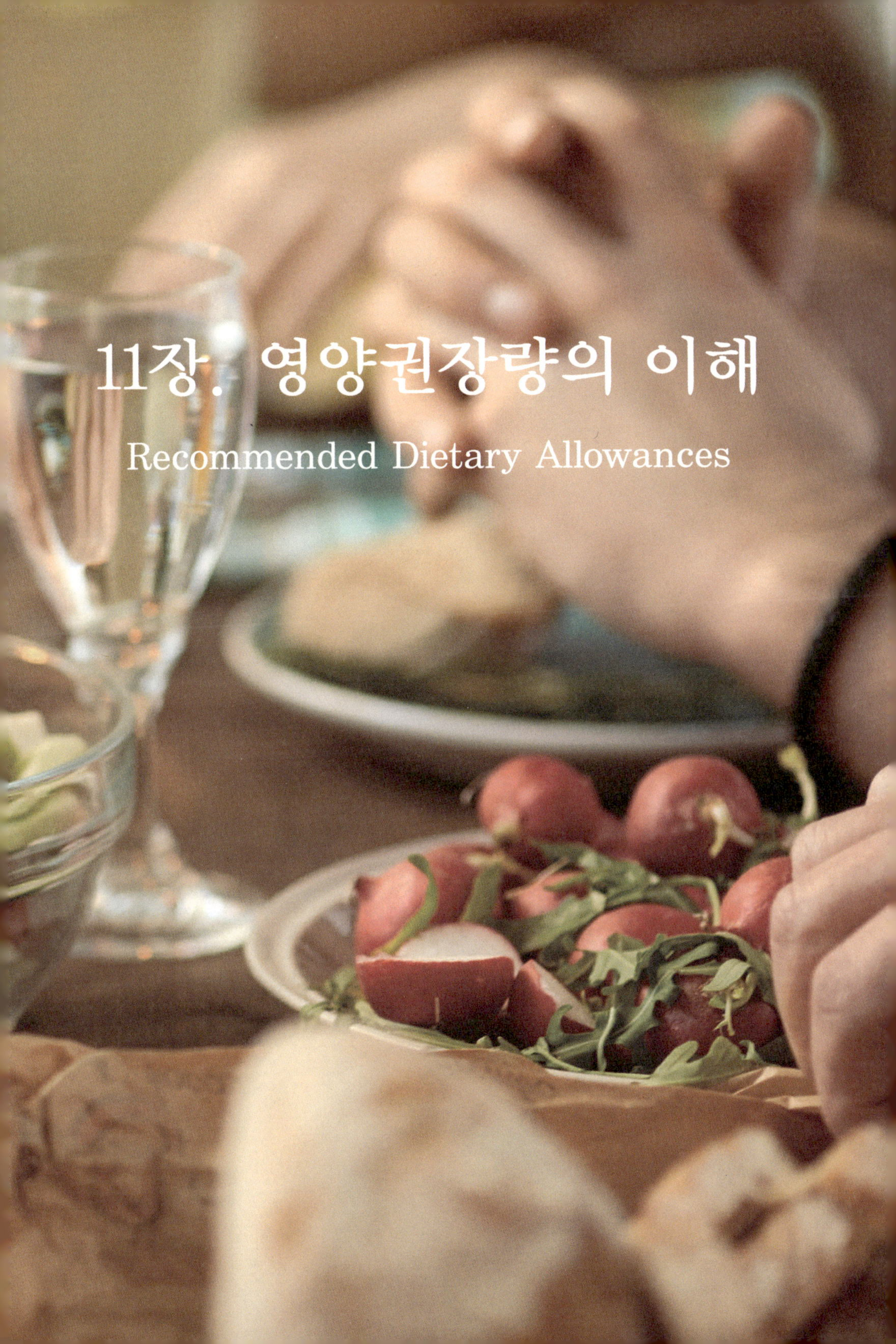

11장. 영양권장량의 이해

Recommended Dietary Allowances

11장. 영양권장량에 대한 이해

"어느날 갑자기 내 접시위에 있는 것은
살아 숨쉬는 생명이었다는 것을 깨닫고
더이상 모른척 할 수 없었다."
–엘렌 드자누르–

11.1. 들어가는 글

우리생활에 필요한 영양소의 섭취량으로 흔히 영양권장량을 기준으로 설정한다. 그러나 영양권장량은 결핍의 위험을 피하기 위하여, 인구집단의 필요량의 평균이 아니라 평균값에서 표준편차의 2배인 97.5%의 사람들이 충족될 수 있도록 설정한 것이다 (그림 1-13참조). 따라서 어떤 개인에 대해 영양권장량이 기준이 되지는 않는다. 즉, 어떤 개인이 영양권장량보다 적게 섭취하고 있더라도 부족하다고 하지는 않는다. 왜냐하면 영양권장량의 대략 20내지 30%를 빼면 평균이 나오며, 평균에서 표준편차의 두배를 더하고 뺀 값의 범위내는 모두 정상분포안에 포함되기 때문이다.

오히려 결핍에 대한 염려보다는 지용성비타민이나 철분과 같은 경우에서 볼수 있듯이, 인체에 필요한 영양소도 과잉섭취가 될때 오히려 독성을 나타낼수 있기에 과다 섭취도 주의를 해야 한다.

채식에 대한 관점은 1970년대 이전에 결핍의 가능성이 높은 식단이었다. 그러나 1980년이후로 채식은 영양소 과잉섭취로 인한 독성의 가능성이 적은 식단으로 바뀌었고 최근에는 결핍과 과잉의 문제가 적은 이상적인 영양공급방법으로 주목받고 있다.

본 장에서는 결핍으로 인한 질병에 주목하여 영양소를 하나씩 밝혀나가는 영양학의 역사와 현대의 영양소과잉으로 인한 만성병의 증가라는 배경에서 “채식패러다임”의 변화가 어떻게 이루어져왔는지를 알아본다. 그리고 노령화와 만성병이 증가하는 현대사회에 던지는 메시지는 무엇인지 살펴본다

11.2. 필수영양소로서 단백질과 미네랄의 발견

1816년 프랑스의 마겐디(Magendie)는 개에게 탄수화물이나 지질만 먹였을때 몸의 단백질이 상당히 감소하는것을 발견하였다. 이어서 1827년에 영국인 프로우트(Prout)는 고등동물의 영양은 단백질들, 탄수화물들 그리고 지방들일 수 있다고 하였다.

이후 1850년까지 칼슘, 인, 나트륨, 칼륨, 염소, 철의 여섯가지 미량원소들이 동물들의 생존에 필요함이 밝혀졌다. 독일의 화학자 리비히는 탄수화물, 지질, 단백질, 몇가지 미네랄이 영양적으로 충분히 섭취되어야 하는 필수요소이며, 식품의 영양적 가치는 그들의 총화학적 구성에 근거한다고 제시하였다. 이는 리비히의 통으로 널리 알려져 있다. 즉 영양소들은 전체적으로 균형있게 섭취를 해야하며 이중에 필수적인 성분이 하나라도 부족하면 마치 나무통의 한부분이 깨어져서 그곳으로 물이 흘러나가는것처럼 몸의 균형이 깨어지게 된다.

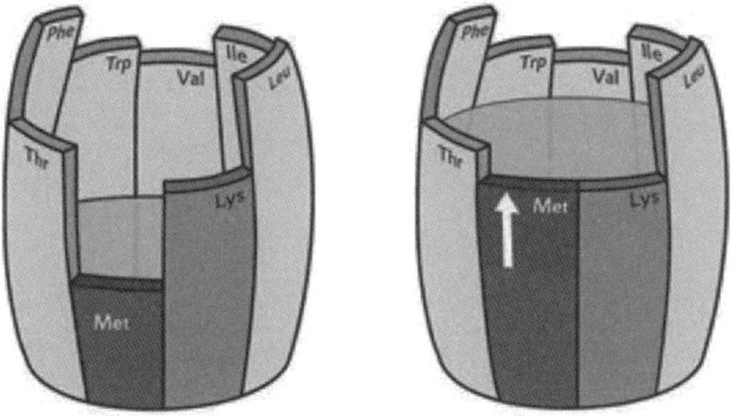

그림 11-1. 리비히의 법칙

11.3. 필수영양소로서 비타민들의 발견

1847년 영국의 피레이라(Pereira)는 인간의 건강을 위해선 넓은 범위의 다양한 식품들이 필요하며 만약 몇가지 식품의 섭취부족이 괴혈병과 같은 질병과 관련될 수 있다고 주장하였다. 이것은 인체에 필요한 영양소로 기존에 알려진 영양소들 이외에 추가로 비타민등이 필요함을 암시하는 것이었다. 이어서 루닌(Ivanovich Lunin)과 소친(C.A. Socin)은 쥐에게 그때까지 알려져 있던 영양소들인 단백질들, 지방들, 탄수화물들 그리고 몇가지 미네랄들을 정제하여 먹였을 때 5주 이상 생존하지 못하는 것을 발견하였다.

11.4. 일본선원들의 각기병과 현미

1880년대 다까끼(Kanehiro Takaki)는 일본 해군의 선원들에게 각기병이 만연한 것을 발견하였다. 각기병은 영어로 "beriberi"로서 그 뜻은 "나는 할 수 없다(I cannot)"이다. 그 증상은 체중이 감소하고 근육이 약해지며 통증이 발생될 뿐만 아니라 심장박동이 불규칙해지고, 감각의 인지와 감정의 교란등이 발생하게 된다.

영국해군들에게는 이런 증상이 없었기에 일본군과 함께 두 그룹간에 공급되는 식품의 차이에 대한 비교가 진행되었다. 다까끼는 영국해군들의 보다 많은 단백질섭취에 주목하고, 일본해군선원들의 식단에 우유와 고기 그리고 백미의 일부를 보리로 대체하였고 일본해군의 각기병 증상들은 개선되었다. 그러나 실제로 각기병은 단백질부족 때문이 아니라 비타민B_1(티아민)의 부족때문에 발생하는 것이었고, 정제되지 않은 통곡류인 보리에 포함되어 있었기 효과가 있었던 것이다 [1].

티아민은 탄수화물대사, 단백질대사, 지질대사 특히 신경세포의 미엘린화에 중요하며, 뇌에서 글루타민산이나 가바(GABA)와 같은 신경전달물질 생성에 필요하다.

11.5. 동인도 정착민들의 각기병과 쌀겨치유

1880년대에 네덜란드령 동인도 제도(현재의 인도네시아)에서는 현지 정착민들과 자바섬의 감옥에 수감된 죄인들에게서 각기병이 만연하였다 (그림 11-2). 특히 유럽정착민들에게서 그 증세가 심각하였다. 동인도회사는 그 원인을 알아내기 위해 의료팀을 파견하였다. 파견된 팀의 일원이었던 군의관이었던 에크만(Christian Eijkman)은 현미경을 통하여 환자들의 혈액과 마시는 물 그리고 먹는 음식등을 조사하였다 [2].

그는 우연히 닭이 각기병과 유사한 증상을 나타내는 것을 보게 된다. 곧바로 그는 그 닭들의 피를 분석하였으나 어떠한 박테리아 등을 발견할 수는 없었다. 결국 그는 백미가 주로 구성된 식이로 인하여 만성적으로 어떤 영양소가 결핍되었고, 그것이 각기병의 원인일 것이라고 가정하였다. 그는 군인병원에서 사람들에게 공급되는 음식을 닭에게 모이로 주었고, 그 닭들에게 각기병과 유사한 신경학적인 증상이 나타남을 확인하게 된다. 그러나 닭들에게 도정한 후 남은 껍질을 같이 먹이자 각기병과 같은 증상은 나타나지 않았고 건강하였다. 그는 고탄수화물섭취가 소화관내에서 독성물질을 생성하도록 하였고, 쌀겨는 그 독성을 해독하였다고 결론내렸다.

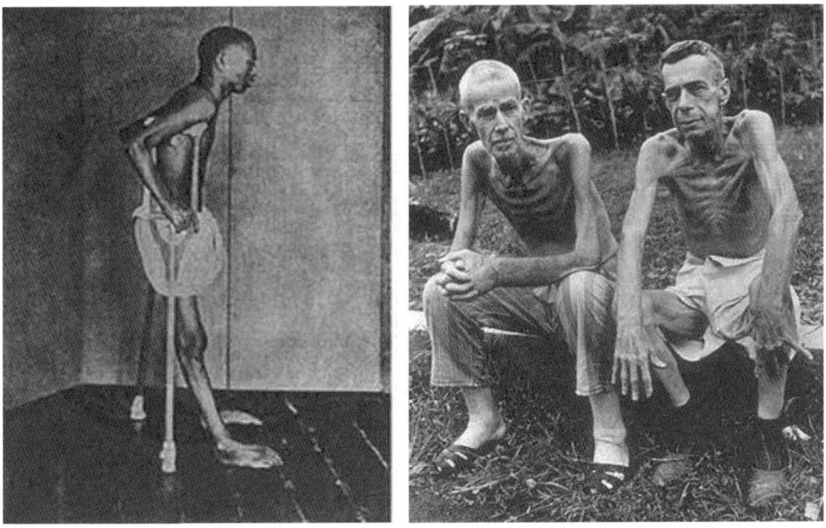

그림 11-2. 각기병의 증상

http://en.wikipedia.org/wiki/Beriberi

11.6. 지용성비타민과 수용성비타민의 발견

1909년과 1913년 사이에 맥컬럼(E.V. McCollum)과 데이비스(Margaret Davis)는 유지방을 먹인 쥐는 성장을 잘 하였으나 돼지기름이나 올리브유로 대체하면 성장이 지체되는 것을 발견하였다. 이들은 유지방에서 활성물질을 추출한 후 올리브유에 첨가하였다. 그런다음 그것을 쥐에 섭취하자 쥐는 다시 성장을 하였다. 연구팀은 이 물질을 지방용해성 A (fat-soluble A)라고 이름붙인다.

맥컬럼과 데이비스는 연구를 더욱 진전하여 에크만의 각기병연구에 사용하였던 정제된 백미와 지방용해성 A를 함께 섭취시켰을때 여전히 성장이 멈추는 것을 발견하게 되었고, 이것을 수용성-B(water-soluble B)라고 이름붙였다 [1]. 1915년까지 4종류의 아미노산, 세개의 비타민, 그리고 여섯개의 미네랄들이 필수영양소로 확인되었다. 그리고 1950년까지 거의 대부분의 필수영양소들이 확인되었는데 여기에는 9종류의 아미노산들, 필수지방산들, 12가지 비타민들 그리고 11가지 미네랄들이 포함된다.

표 11-1. 지용성비타민의 결핍증과 과잉증

종 류	급원식품	체내기능	결핍증	과잉증
비타민 A (레티놀)	녹황색 채소	시홍 구성체, 상피세포 보호	야맹증, 시력상실, 안구건조증	두통, 구토, 식욕감퇴, 근육과 뼈의 통증
비타민 D	햇빛, 효모, 옥수수, 귀리, 화본과 식물	뼈의 성장, 칼슘흡수 증진	구루병(어린이) 골다공증(성인)	구토, 설사, 체중감소, 신장 손상
비타민 E (토코페롤)	씨앗, 녹황색 채소	항산화제 (항암작용)	적혈구 용혈, 빈혈	거의 무독성
비타민 K	녹황색, 채소, 곡류, 과일, 견과류	혈액응고	출혈(내출혈)	거의 무독성

11.7. 필수영양소의 기준

1950년까지 연구된 것을 종합하여 하퍼(Alfred E. Harper)는 필수영양소의 기준을 다음과 같이 설정하였다.

1. 성장, 건강, 생존을 위해 식이로 요구되는 물질
2. 식이에서 없거나 부족하면 특징적인 결핍증상이 나타나고 결국 사망하게 된다.
3. 성장지체나 결핍의 특징적인 신호들은 그 영양소나 그 전구체에 의해서만 방지될 수 있다.
4. 어떤 특정 섭취량 이하에서 성장반응이나 결핍증상의 심각도는 섭취한 양에 비례한다.
5. 그 물질은 체내에서 합성되지 않아서 생애동안 특정기능을 위하여 필요하다.

11.8. 영양권장기준의 설정

1950년까지 필수영양소의 존재와 기능들이 밝혀지면서 영양소결핍으로 인한 질병들은 최소한 선진국에서 사라진다. 1940년 미국에서는 국가연구위원회에서 식품과 영양위원회가 구성되고 국민의 건강을 위지하기 위해 섭취해야 하는 영양소들의 허용량의 기준을 설정하게 된다.

그리고 1941년 미국인들을 위한 권장하는 영양허용량(Recommended Dietary Allowance: RDA)이 처음 만들어졌다. 그러나 이들 권장량들은 단기간의 동물성장실험에 기반을 둔 것이었고, 인간을 대상으로 한 장기간의 긴 생애동안을 대상으로 진행된 것이 아니었다. 1939년 코넬대에서 맥케이(Clive McCay)는 영양적으로 충분하지만 제한된 양의 섭취시킨 쥐가 섭취하는 양을 자유롭게 허용한 쥐보다 성장이 천천히 이루어졌지만 보다 오래 생존함을 발견하게 된다 [3].

영양소과잉섭취로 인한 부작용의 인식

1943년 이후로 줄곧 이용하였던 권장영양허용량(Recommended Dietary Allowance)이라는 용어는 1997년 영양섭취기준들(Dietary Reference Intakes)로 바뀌게 된다. 그리고 1997년 이전에는 영양소의 결핍을 방지하는것에 초점이 맞추어졌다면 이후로는 과잉섭취로 인한 부작용에 대한 관심이 추가된다. 그것은 영양과잉과 관련된 만성질병의 감소라는 목적이 포함되어야 했기 때문이다. 예를 들어 호주의 경우 비타민C의 권장영양섭취량(DRI)을 정할때 다음의 네가지 항목을 기준으로 하였다 [2].

"괴혈병을 방지하는 양, 피부에 포화를 방지하는 양, 비헴철의 흡수를 최대화하는 양, 위암의 발생을 최소화하는 양."

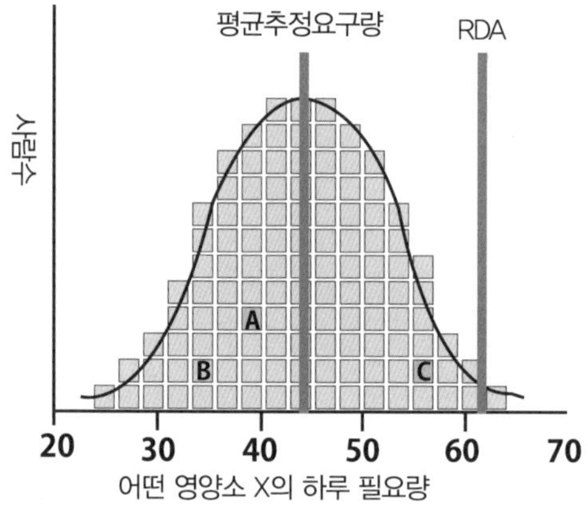

그림 11-3. 영양권장량(RDA)과 평균추정량의 비교

1. 하나의 네모는 한사람을 의미한다. A는 40이라는 양이 필요하지만, B는 35, C는 55 이상의 양이 필요하다. 따라서 A, B, C 모두 RDA보다 적지만 결핍이라고 하지는 않는다. 평균부근에 가장 많은 사람들이 있으며 모두 정상범위내에 있다.
2. 영양권장량(RDA)는 평균추정필요량보다 높게 설정되어 있다. RDA는 95%의 사람들이 부족하지 않도록 기준이 되어 있다. 단 에너지의 경우는 평균이 RDA이다.

4가지 영양섭취기준들

영양섭취기준들(Dietary Reference Intakes; DRIs)은 건강한 사람들을 대상으로 계획되고 측정된 것으로서 영양섭취량에 대한 참조값이다. 현대 영양학에서 정한 영양섭취기준들에는 네가지가 있으며, 권장섭취량(Recommended Nutrient Intake: RNI), 충분섭취량(Adequate Intake; AI), 상한섭취량(Tolerable Upper Intake Level, UL), 평균필요량(Estimated Average Requirement)이 포함된다.

권장섭취량(Recommended Nutrient Intake: RNI)은 이전에 권장식이허용량(Recommended Dietary Allowance: RDA)으로 불리었으며 RDA와 동일한 의미를 갖는다. 이러한 영양참조값들은 실험과 관찰등을 통하여 얻어진 데이타에 근거하여 만들어졌지만, 이들 데이타 중에는 아직 명확한 메카니즘의 규명이 되지 못하고, 제한된 범위의 연구결과에 근거한 것이 있을 수 있다. 영양섭취기준들은 계속해서 수정보완되고 있으며 따라서 제시된 수치를 절대적인 관점에서 받아들이기 보다는 참조값으로 이해하는 것이 좋을 것이다.

영양섭취량과 관련된 네가지 기준들에 대한 이해는 건강한 영양소섭취를 위한 적절한 응용, 참고과정에 도움이 될 수 있다. 먼저 EAR에 대해 알아보자. EAR은 연령에 따른 생애주기와 성별에 따라 정해진 것으로서 건강한 사람들 중 절반에게 충분히 섭취되는 양을 의미한다. 참조영양섭취량(Reference Nutrient Intakes: RNI)에서는 16가지로 생애주기그룹을 나누었고 각 그룹마다 평균값이 정해진다 [3]. 예를 들어 20세의 남성의 경우 키를 재어보면 아주 작은 사람부터 매우 큰 사람까지 다양하며 이것을 그래프상에 나타내면 좌우대칭의 종모양이 된다. 즉, 키가 아주 크거나 작은 사람은 좌우의 극단에서 적은 수가 있으며 평균근처에 가장 많은 사람들이 모여 있다. 마찬가지로 같은 나이나 성별이라 할지라도 사람들마다 키나 몸무게나 체질이나 유전적 요인들이 다르기에 필요로 하는 영양소의 양의 분포를 그래프상에 나타내면 종모양이 된다. 그리고 그 양의 중간값이 EAR이 된다. 분포의 모양이 좌우로 치우지지 않은 대칭일때 중간값은 평균값과 동일하다.

RDA는 매일의 평균적인 식이섭취수준이 연령과 성별에 근거하여 거의 모든 건강한 사람들의 요구량에 모자람이 없는 양을 기준으로 한다. RDA를 설정하는 근거는 EAR이다. 즉, EAR을 근거로 하여 표준편차를 만들고 평균에서 표준편차의 2배를 더한값이 RDA가 된다. 이렇게 하면 대략 100명중 상위 97.5%에 위치하게 되며 이것은 97.5%의 사람들에게는 과잉인 수치가 된다. 따라서 EAR이 없는 영양소의 경우에는 RDA도 정해질 수 없다.

$$RDA = EAR + 2 \times S.D.(\text{표준편차})$$

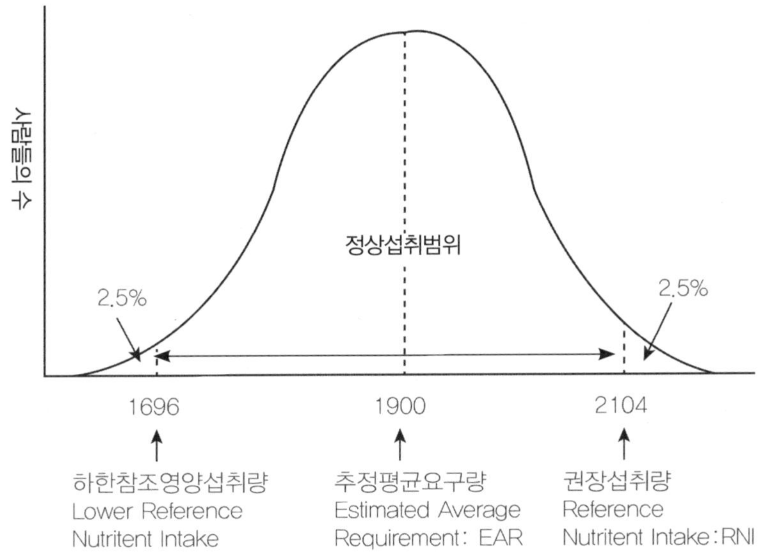

그림 11-4. 영양소의 정규분포와 권장섭취량

편차 = 변량–평균

분산 = 편차의 제곱을 모두 합한값/변량의 개수

표준편차 = 분산의 제곱근

	A	B	C	D	E
필요한 양	1400	1800	1900	2000	2400
필요한양–평균	1900–1400	1900–1800	1900–1900	1900–2000	1900–2400
	500	100	0	–100	–500
(필요량–평균)^2	25000	10000	0	–10000	–250000
합한값/5	(500)+(100)+(0)+(–100)+(–500) =520000/5=10400				
(합한값/5)제곱근	√(10400) =102				

11.9. 영양소들의 표준편차를 구하는법

표준편차를 이해하는 것은 중요하다. 왜냐하면 평균과 표준편차를 알면 대략적인 분포를 알수 있기 때문이다.

(1) 평균구하기

A, B, C, D, E의 다섯 사람들이 필요로 하는 어떤 영양소의 값이 각각 1400, 1800, 1900, 2000, 2400이라고 하자. 이들 다섯명의 평균은 (1400+1800+1900+2000+2400)/5 = 1900이 된다.

(2) 평균과 변량들의 차이값 구하기

평균값 1900과 다섯명의 필요로 하는 영양소의 차이(편차)를 각각 구하면, 500(1900−1400), 100(1900−1800), 0(1900−1900), −100(1900−2000), −500(1900−2400)이 된다.

(3) 차이값을 제곱한후 변량의 수로 나누기 (분산구하기)

차이값들을 모두 더하면 500+100+0+(−100)+(−500)=0이 되므로, 이 값들의 분포정도를 알기 위해서는 편차값에 제곱을 하여 −값을 양수로 만들어서 차이값들이 상쇄되지 않도록 한다. 즉, 각 차이를 제곱한 후 모두 더한 후에 변량의 갯수인 5로 나누면 분산이 된다. 즉, $(500)^2+(100)^2+(0)^2+(-100)^2+(-500)^2 = 520000$, $520000/5 = 10400$

(4) 분산을 제곱근 하여 표준편차 구하기

분산을 제곱근을 씌우면 $\sqrt{10400} = 102$가 되며 이를 표준편차라 한다.

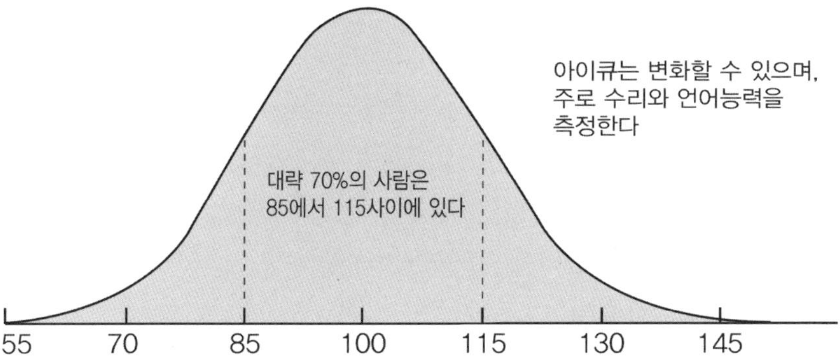

지적으로 매우낮음 2.3%	낮은 지능 13.6%	평균 34.1%	평균 이상 34.1%	높은 지능 13.6%	우수한 지능 2.1%	천부적인 지능 0.13%

그림 11-5. 표준편차에 따른 샘플들의 포함범위(아이큐의 예)

평균을 중심으로 1표준편차(1σ)를 더하고 뺀 범위에는 대략 68.2%의 샘플들이 포함된다. 평균에서 2표준편차를 더하고 뺀 범위내에는 샘플의 95.4%가 포함된다. 자연계에서 이 범위내는 일반적으로 정상범위로 간주한다. 완전 채식어린이의 평균 아이큐는 119로 평균적으로 상위 10% 이내가 된다.

(5) 분포도 만들기

평균값인 1900에 표준편차의 두배를 더하면 1900+2×102=2102 이 된다. 즉, 2102값은 어떤 집단의 97.5%의 사람에게 부족할 위험이 없을만큼 충분한 양이다. 만약 데이타가 표준편차를 얻을 수 있을 정도로 충분하지 못하다면, RDA는 추정된 분산의 정도에 따라 EAR에 일정수를 곱하여 정한다. 예를 들어 추정된 분산값이 EAR의 10%라면 RDA=1.2 × EAR이 되며, 추정된 분산값이 EAR의 15%라고 가정하게 되면 RDA=1.3 × EAR. 이 되는 식이다.

EAR을 구하기에 충분한 과학적인 근거가 없고 따라서 RDA를 계산할

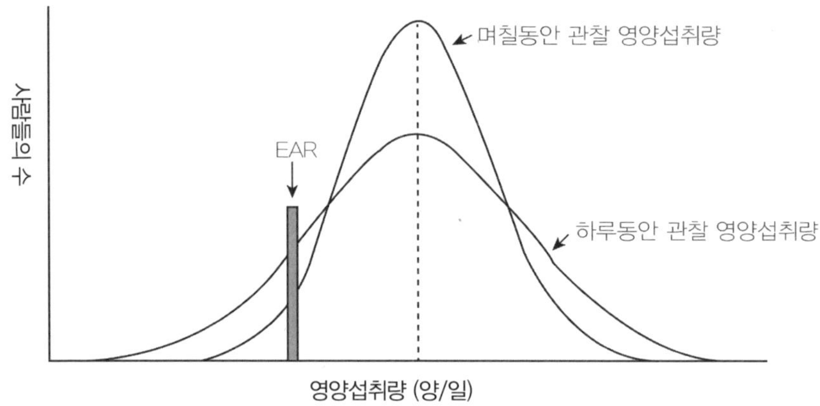

그림 11-6. 하루와 여러날 동안의 영양섭취량 분포

영양섭취기준들(Dietary Reference Intakes; DRIs)의 적절한 번역

§권장섭취량(Recommended Dietary Allowance: RDA)

-> 권장 영양 허용량

§평균필요량(Estimated Average Requirement, EAR)

-> 추정된 평균 필요량

§상한섭취량 (Tolerable Upper Intake Level, UL)

-> 감내할 수 있는 상한 섭취량

수 없는 경우에 대신 쓰이는 것이 충분섭취량 AI이다. 충분섭취량 AI는 건강한 그룹의 사람들이 섭취하는 영양소의 양을 관찰이나 실험을 통하여 얻게 된다. 대표적인 예로 유아의 영양섭취기준은 다른 음식이나 우유는 먹지 않고 모유만을 섭취하는 건강한 아기들이 먹는 모유가 함유한 영양소에 근거한다. 한국인 영양섭취기준에서 AI로 설정된 것은 10여가지로 비타민 E, 비타민K 등이 포함된다(표 11-2).

상한섭취량 UL은 어떤 집단에 있는 거의 모든 구성원들에게 부작용이 없는, 일일 최대섭취량을 의미한다. 만약 충분섭취량 AI를 넘어서게 되면 그 부작용의 위험은 증가하게 된다. 감내할 수 있는(tolerable)이라는 용어가 사용된 이유는 AI라는 기준이 유익한 효과와 관련이 있기보다는 생물학적으로 감내할 수 있는 최대량이라는 것을 강조하기 위한 것이다 [3]. 즉, 대부분의 건강한 사람들에게 섭취하는 영양소가 RDA나 충분섭취량 AI보다 넘어서게 되면 건강상으로 아무런 유익이 없다는 것이다. 상한섭취량 UL 설정값은 특정한 영양소를 강화한 식품이나 식품첨가물이 들은 식품들을 자주 먹게 될 때 참조값으로서 유용하게 이용될 수 있다. 특히 만성적으로 이용하는 식품의 경우, 축적되어 작용하는 영양소의 경우 상한섭취량 UL의 참조가 필요하다. 추정된 평균섭취량(EAR)의 경우 하루동안에 관찰되는 양과 며칠동안의 관찰된 양은 차이가 있을 수 있다. 즉, 어떤 사람이 섭취하는 영양소는 어떤 날에는 적게 섭취하지만 그 다음날에는 많이 섭취할 수가 있다. 따라서 그림 11-6에서 보듯이 영양소섭취가 하루동안에 관찰된 영양소의 섭취량은 보다 넓은 분포를 가지게 되지만, 며칠동안을 평균하게 되면 그 분포의 범위는 좁아지고, 과잉이나 결핍된 사람들의 수는 적어지게 된다.

11.10. 영양소 과잉섭취의 위험성

불과 몇십년전까지만해도 영양적 관점에서 인류의 역사는 늘 결핍의 시간속에 있었다. 당연히 과학적으로나 사회적으로 영양에 대한 관점은 영양소들의 결핍으로 인한 문제를 방지하는것에 초점이 맞추어졌다. 그러나 세계적으로 만성병의 증가의 증가와 함께 영양섭취의 기준은 변화하게 된다. 즉, 영양섭취의 기준은 부족으로 인한 결핍뿐만 아니라 과잉섭취로 인한 독성의 문제를 방지하는 것이 중요한 주제에 포함된다. 권장섭취량(Recommended Nutrient Intake, RNI)은 연령별 인구집단의 평균필요량에 표준편차의 2배를 더한것이 기준이 되고, 그것은 상위에서 설정하므로 실질적으로는 97.5%의 사람이 부족의 위험이 없을 정도로 충분한 양이 기준이 된다. 즉 영양섭취기준은 키, 몸무게, 유전적특성, 환경적 특성이 다른 사람들로 구성된 집단에서 특정 개개인에 맞춤식으로 설정된 것이 아니다.

뿐만 아니라 권장섭취량의 설정은 단순히 생리적 필요량에만 근거하지 않는다. 즉, 과학적으로 부족함이 없는 필요한 양을 계산한 후에 생체내의 불완전한 이용률과 개인차를 고려하여 여유분을 추가함으로써 재조정될 수 있다. 따라서 권장섭취량의 기준에 맞추어 영양소를 섭취를 하게 된다면, 일정 비율의 개인들에게는 실제 필요량보다 과잉이 될 가능성이 필연적으로 발생하게 된다. 이러한 문제점에 대해 캠벨교수는 웹사이트 NutritionAdvocate.com에 '1일 권장량 : 라벨을 벗길시간'이라는 글에서 다음과 같이 말한다.

"1일 영양권장량은 최소요구량이 아니다. 결핍의 위험을 무릅쓰지 않기 위해 필요한 양보다 훨씬 많은 양을 책정해 놓은 것이다"

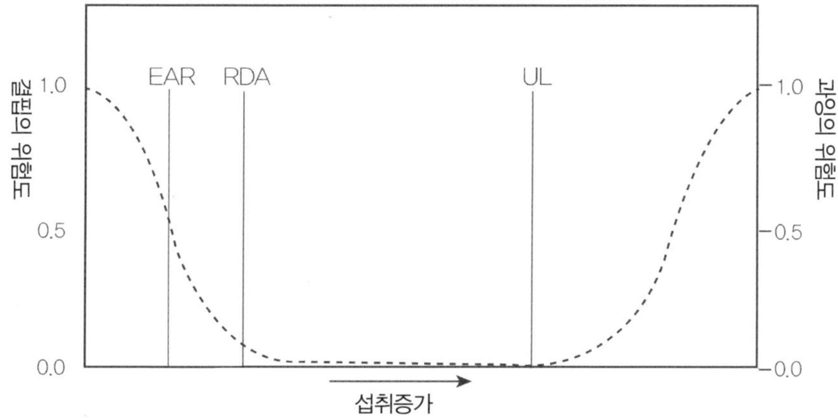

그림 11-7. 영양섭취기준들과 결핍과 과잉섭취의 위험성의 가정

추정평균요구량(EAR)은 결핍의 위험이 50%인 섭취이다. RDA는 97.5%의 사람들이 충분히 섭취하는 양이며, 결핍의 위험은 단지 2.5%의 사람이다. RDA와 UL 사이의 섭취량은 결핍과 과잉의 위험이 없는 범위에 있다. UL이상의 섭취량에서는 점점 과잉섭취로 인한 위험성이 증가하게 된다.

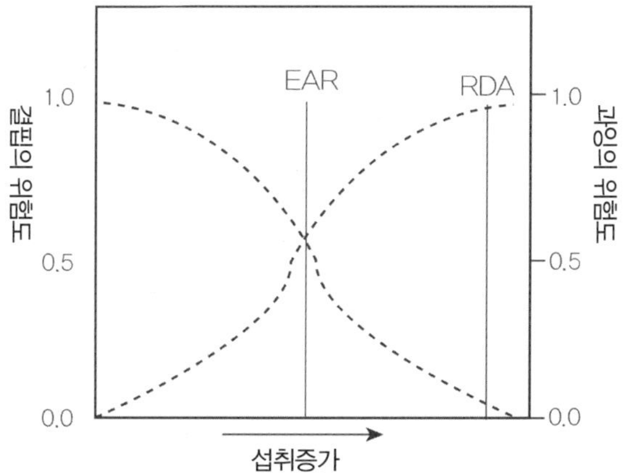

그림 11-8. 축적되는 영양소의 결핍과 과잉 위험도

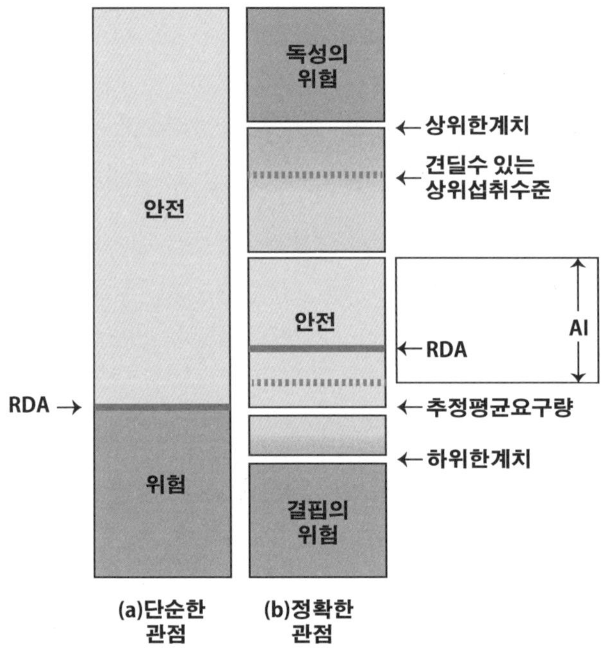

그림 11-9. 영양권장량의 단순한 관점(a)과 정확한 관점(b)

우리의 삶에 절대적으로 필요한 산소나 물의 경우도 지나치게 농도가 높아지거나 많이 섭취하게 되면 생명에 위협이 될 수도 있는 것에서 볼 수 있듯이, 어떠한 영양소든 과잉섭취를 하게 되면 인체에 오히려 독이 될 수 있다. 영양과잉으로 인한 질병들의 급증과 함께, 영양에 대한 연구가 진행되면서 영양소는 결핍의 위험성 뿐만 아니라 과잉섭취와 체내축적에 대한 문제점들이 드러나게 되었다. 이와 관련되어 영양섭취기준에 섭취상한선이라는 개념이 등장한다. 그리고 권장량 이하로도 충분히 건강한 생활이 가능하다는 인식이 증가하면서 영양기준에도 다양한 설정들이 생겨나게 된다.

표 11-2. 한국인 영양섭취기준들

	평균필요량과 권장섭취량	충분섭취량	상한섭취량
열량	O		
다량영양소			
단백질	O		
식이섬유	O		
수분		O	
수용성비타민			
비타민C	O		O
비타민B1 (티아민)	O		
비타민B2 (리보플라빈)	O		
비타민B3 (니아신)	O		O
비타민B6 (피리독신 등)	O		O
엽산	O		O
비타민B12	O		
비타민B5 (판토텐산)		O	
비타민B7 (비오틴)		O	
지용성비타민			
비타민A	O		O
비타민D		O	O
비타민E		O	O
비타민K		O	
다량무기질			
칼슘	O		O
인	O		O
나트륨		O	O
염소		O	
칼륨		O	
마그네슘	O		O
미량무기질			
철	O		O
아연	O		O
구리	O		O
불소		O	O
망간		O	O
요오드	O		O
셀레늄	O		O
몰리브덴			O

11.11. 단백질권장량과 한국인의 단백질 과잉섭취의 위험

단백질필요량은 현재 질소균형에 근거하여 추정한다. 즉 인체에서 배설되는 질소의 양을 추정함으로써 필요한 단백질을 계산해내는 것이다. 전체 단백질 중 질소의 함량은 대략 16%로서, 이를 역산하면 인체에 배출되는 질소량에 6.25를 곱하면 단백질 필요량이 된다. 그림 11-10에서 보면 질소균형이 0인 지점이 단백질섭취량이 균형을 이루는 지점으로 105mg 질소/kg/day이 된다. 6.25g의 질소-단백질전환인자를 곱하면 19세에서 50세까지의 성인의 경우 추정된 평균필요량 (EAR)은 0.66g/kg/day (105mg × 6.25)가 된다. 즉 57kg의 여성이라면 평균적으로 하루에 38g의 단백질이면 충분하며, 70kg몸무게의 남성이라도 하루 47g의 단백질이면 충족되는 것이다 [4]. 만약 RDA기준으로 하게 되면 EAR에 25.7%를 곱하면 되며 이때 97.5%의 사람들에게 충분한 양이 된다 (그림 11-10와 그림 11-11).

국민건강영양조사에서 발표한 자료에 의하면 2013년에 이미 한국인은 영양섭취기준에 대한 섭취비율이 단백질의 경우, 남성은 176%, 여성은 144%로 과잉섭취를 나타내고 있었다 [5]. 단백질은 탄수화물이나 지방에 비해서 과잉섭취하였을 때 인체에 저장되지 못한다. 왜냐하면 질소는 독성이 있기 때문인데 이 때문에 인체는 단백질에서 질소를 떼어내어 암모니아로 만든후 곧바로 간으로 이동시켜서 무독한 요소로 만든다. 그런 다음 요소는 신장으로 이동하여 소변으로 배설된다 (그림 11-13).

과잉의 질소는 미처 요소로 변환되지 못하고 혈중을 돌아다니게 되며 이를 고암모늄혈증이라 한다. 고암모늄혈증은 간세포내의 요소합성효소의 결핍이나 손상으로 인해서 일어나지만 단백질과잉으로 인해서도 발생할 수 있는 것이다. 혈액내의 암모니아농도 증가는 인체에 위험한데 특히 신경계에 작용하여 뇌변증(encephalopathy)을 일으키거나 심하면 사망할수도 있다. 표 11-3에서 보면 서구식이에 비해 유란채식을 할때 소변의 암모늄과 요산수치가 유의하게 감소되는 것을 확인할 수 있다. 표 11-4는 국민건강영양조사에서 나온 결과로 이미 우리나라의 성인 남성은 단백질 섭취가 권장량의 176%이고 여성도 144%로 이미 과잉섭취상태임을 알수 있다. 그러나 이 수치는 상위 97.5%를 기준으로 한 것으로서 평균값으로 비교한다면 평균보다 두배이상 섭취한다고 해석이 된다.

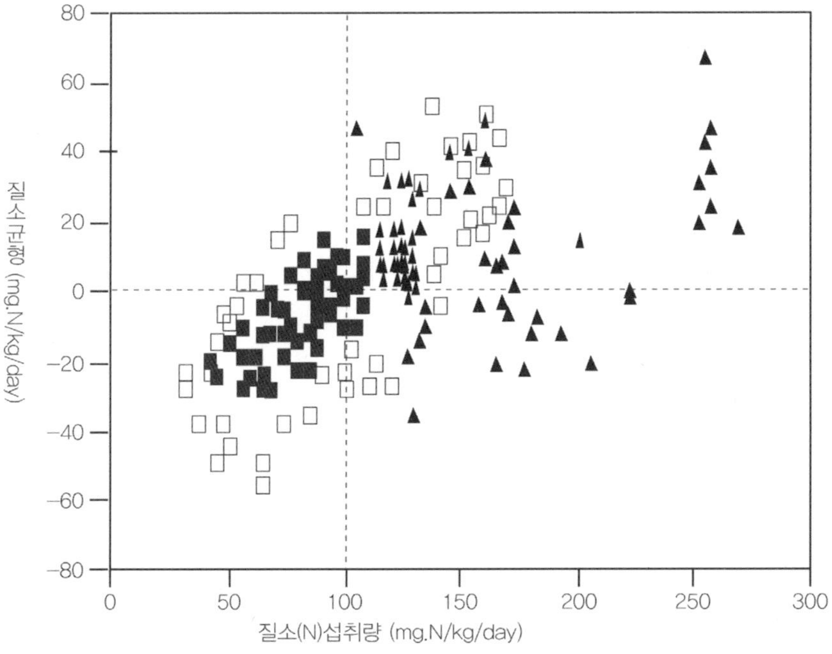

그림 11-10. 건강한 성인에서 질소섭취량과 질소손실량의 균형관계

평균질소요구량은 질소균형이 0인 지점이다

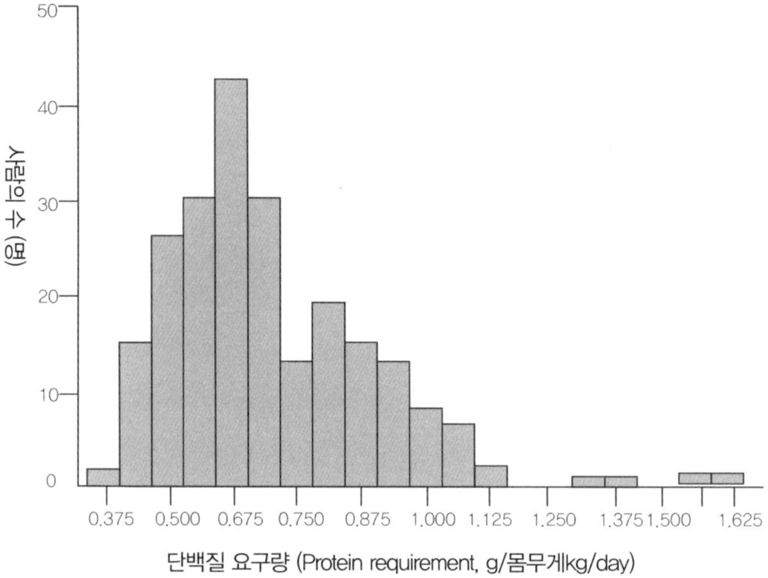

그림 11-11. 225명의 성인을 대상으로 추정된 단백질 요구량(Rand et al., 2003)

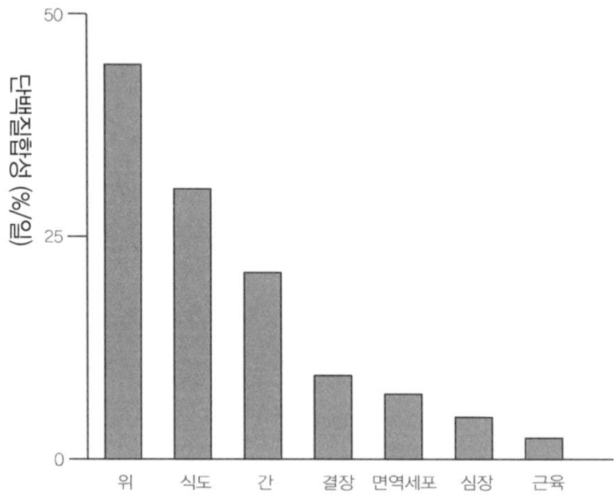

그림 11-12. 인체조직에서 단백질합성의 분율

단백질합성속도는 L-[^{13}C]루신 이나 L-[^{2}H]페닐알라닌을 조직단백질에 투입함으로써 측정되었다. 단백질분율은 매일 합성되는 단백질을 나타낸다.

표 11-3. 식이에 따른 소변의 성분변화 [7]

측정변수	기준	서구식이	비채식	유란채식	p
소변량 (L/24hr)	1.29 ± 0.49	1.48 ± 0.38	2.30 ± .39	2.45 ± 0.76	〈0.001
pH	6.01 ± 0.47	5.95 ± 0.34	6.51 ± 0.22	6.80 ± 0.21	〈0.001
나트륨 (mmol/d)	159 ± 75	176 ± 40	146 ± 13	102 ± 48	0.045
염소 (mmol/d)	164 ± 66	169 ± 39	139 ± 17	106 ± 43	0.024
암모늄 (mmol/d)	30.8 ± 12.2	38.7 ± 5.1	25.6 ± 6.4	18.7 ± 5.9	〈0.001
인산 (mmol/d)	32.6 ± 8.1	35.4 ± 5.5	29.4 ± 3.5	25.2 ± 6.3	0.043
황산 (mmol/d)	18.5 ± 9.2	22.5 ± 3.1	18.1 ± 1.9	16.1 ± 3.7	0.004
크레아티닌 (mmol/d)	16.1 ± 4.4	16.9 ± 2.00	15.3 ± 1.3	13.8 ± 3.2	0.183
요산 (mmol/d)	3.59 ± 0.94	3.91 ± 0.67	2.93 ± 0.32	2.58 ± 0.52	〈0.001
RS 요산	2.90 ± 2.70	2.71 ± 2.82	0.41 ± 0.41	0.18 ± 0.15	0.009

RS 요산: (relative supersaturation with respect to uric acid)
과포화요산상대위험도, Eur J Nutr (2003) 42:332-337

표 11-4. 한국인의 2013년 영양섭취기준에 대한 섭취비율(%)

영양소	남자	여자
에너지	106	96
단백질	176	144
칼슘	76	66
인	176	138
철	207	145
비타민A	115	108
티아민	208	171
리보플라빈	112	107
나이아신	120	102
비타민C	97	101
나트륨	333	241
칼륨	95	78

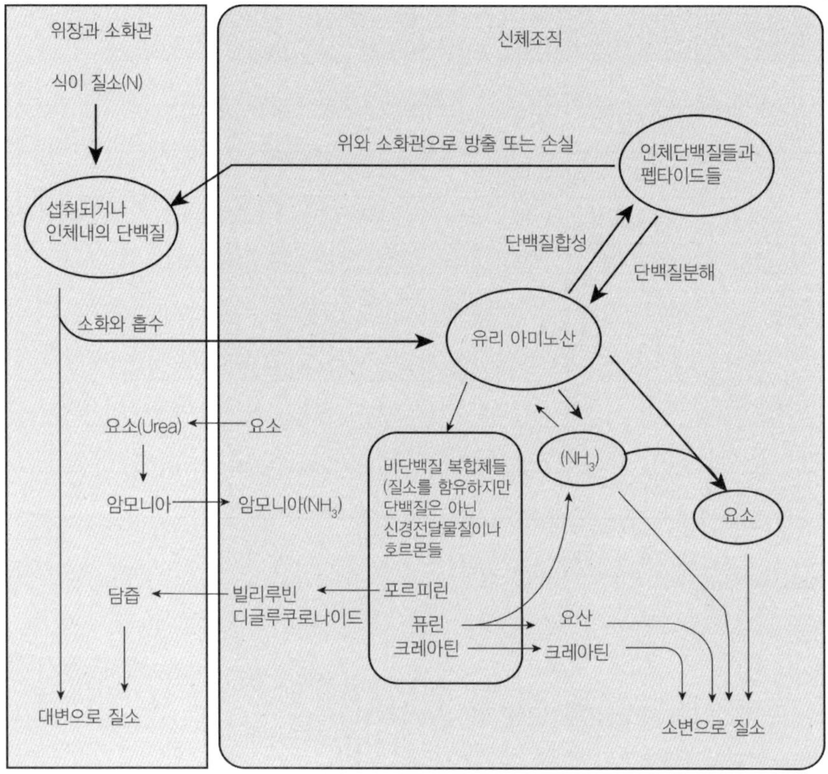

그림 11-13. 인체에서 질소의 순환

11.12. 기초대사량

대사는 유기체가 에너지를 생성하고 이용하는 과정이며, 대사율(代謝率, metabolic rate)은 에너지를 생산하고 이용하는 속도를 의미한다. 즉, 아무런 활동이나 성장이 없을 때에도 혈액순환과 호흡, 단백질 합성, 그리고 뇌세포와 같은 경우 이온펌프의 작동을 위해서 동물들에게는 에너지가 필요하며 이를 기초대사율이라 한다. 역사적으로 최초의 기초대사율(Basal metabolic rate; BMR)은 라브와지에 의해 측정된 것으로서 식사후의 휴식상태에서도 필요한 최소한의 대사율로 정의된다 [6, 7].

진화론적으로 어류, 파충류, 포유류로 진화하면서 기초대사율은 증가하는데, 이것은 동시에 필연적으로 소모산소의 증가라는 댓가를 지불해야 한다. 포유류는 신체구조와 세포의 분화, 그리고 세포내의 분자수준의 다양한 변화로써 그 요구를 충족시킨다.

표 11-5에서 제시된 인체의 기관대사율을 보면 10kg의 유아의 경우 전체에서 쓰는 에너지의 45%를 뇌에서 쓴다. 반면 심장은 6%, 신장 5%, 간 19%, 폐 4%에 지나지 않는다. 신체발달이 완성된 성인의 경우에도 뇌는 몸무게의 단지 2% 남짓이지만 에너지의 21%를 사용하며, 이러한 양은 심장의 10%나 신장의 7%에 비해서도 월등히 많은것을 알 수 있다 [8]. 신체 전체에 비해 뇌가 사용하는 에너지비율은 침팬치가 13%, 쥐가 7%인데, 이러한 비교를 통해서도 인간의 뇌가 사용하는 에너지량은 매우 많은 양이다.

기초대사율은 휴식기 대사율과 동의어로 사용하곤 하는데, 조용히 등을 대고 누운 상태에서 기본적인 인체기능을 유지하는데 필요한 에너지를 의미한다. 좌식활동을 하는 경우 하루 에너지 소모량의 대략 60내지 75%를 차지한다[9]. 기초대사율은 여성에 비해 남성이 높은 수치를 보이며 연령

표 11-5. 유아와 성인의 기관대사율[10]

기관	10kg유아				70kg성인			
	OMR/Kg	무게	OMR	%	OMR/Kg	무게	OMR	%
	kcal/kg/일	kg	kcal/기관/일		kcal/kg/일	kg	kcal/기관/일	
뇌	260	0.92	240	45	260	1.4	365	21
심장	600	0.05	30	6	600	0.3	180	10
신장	400	0.07	28	5	400	0.3	120	7
간	350	0.30	105	19	350	1.6	560	32
폐(추정)	200	0.12	24	4	200	0.8	160	9
합계		1.46	427	79			1385	79
총BMR			540				1780	

BMR: Basal Metabolic Rate(기초대사율), OMR: Organ Metabolic Rate(기관대사율)

이 증가하면서 낮아진다. 대략 인체의 총 에너지 소모량 중에서 70%는 신체기관들이 작동하기 위해서 소모되는 것으로 추정한다. 나머지 중 20%는 육체적인 활동을 위해서, 그리고 10%는 체온이나 소회를 위해 온도를 일정하기 유지하기 위해서 사용된다[10]. 체중과 신체조성을 조절하는데 중요한 역할을 하기에 임상연구나 일반인을 대상으로 한 연구에서 필요성이 높아지고 있다. 기초대사율을 구하는 몇가지 공식이 있다.

초기 해리스-베네딕트(Harris-Benedict)식은

남성: P =13.7516×체중(kg) + 5.0033×키(cm) −6.7550×연령(연) +66.4730 kcal

여성: P=9.5634×체중(kg) + 1.8496×키(cm) −4.6756×연령(연) +655.0955 kcal

표 11-6. 세포의 에너지 사용내역[11]

내용	비율		
미토콘드리아 외	~10%		
양성자누출	~20%		
ATP생성	~70%	Na^+-K^+-ATPase활동	20-25% 간 10% / 뇌와 신장 60%
		단백질합성	20-25%
		Ca^{2+}-ATPase활동	~5%
		포도당신생합성	~7%
		엑틴-마이오신 ATPase	~5%
		기타 ATP 이용과정	~6%

수정된 해리스-베네딕(Harris-Benedict)식은

남성: P =13.397×체중(kg) + 4.799×키(cm) + 5.677×연령(연) + 88.362 kcal

여성: P= 9.247×체중(kg) + 3.098×키(cm) −4.3306×연령(연) + 447.593 kcal

미플린 식(Mifflin St Jeor Equation)

P =10.0×체중(kg) + 6.25x키(cm) + 5.0x연령(연) + s (kcal)

S =+5(남성) , −161(여성)

캐치-맥아들식(Katch-McArdel Formula)

P=370 + 21.6×LBM

LBM:lean body mass, 여성의 경우 30%이며, 1262kcal가 기초대사량이 된다.

한국여대생 120명을 대상으로 한 보고에 의하면 REE로는 1257.2±147.9 kcal/day, Harris-Benedict, WHO/UNU and Cunningham으로는 1373.3±45.4kcal/day, 1290.0±61.7 kcal/day 그리고 1187.6±49.2 kcal/day였다[11]

기초대사율은 사람들마다 차이가 많은데, 스코틀랜드에서 150명의 성인을 대상으로 한 연구에 의하면 1027kcal(4301kJ)에서 2499kcal(10455kJ)까지 차이가 나고 있었다. 분석을 한 결과 이러한 차이는 fat free mass의 차이에 의해 62.3%가 설명되는 것으로 나타났다. 다른 요인들로는 연령(1.7%)과 fat mass(6.7%)였고 나머지는 알수 없었다[12]. 또다른 연구에 의하면 동일한 lean body mass(지방을 뺀 몸무게)임에도 기초대사량의 상위 5%는 하위 5%에 비해서 기초대사량이 28~32% 높았다[13]. 또다른 연구에 의하면 몸무게 43kg으로 동일한 mean body mass인데 한사람은 1075kcal, 또다른 사람은 1790kcal로 715kcal나 차이가 나고 있었다[13].

현대인은 주로 좌식생활을 많이 하며, 교통수단의 발달로 도보를 통한 활동조차 급격히 감소하고 있는 추세이다. 반면 칼로리의 공급은 이전시대와는 비교할바 없이 손쉬워지게 되었다. 섬유소가 풍부하였던 과거와 달리 정제된 칼로리의 과다공급은 필연적으로 비만과 당뇨, 심혈관질환, 암 등의 다양한 질환으로 이어지게 되었다. 영양권장량의 정의와 기준들에 대한 논의가 필요한 것이다.

11.13. 최근까지 인류의 역사는 굶주림의 역사

동물들의 진화는 먹이에 의존한다. 자연계의 동물들은 끊임없이 먹을것을 찾아다닌다. 육식동물들의 뾰족한 송곳니나 날카로운 발톱에서 확인할 수 있듯이 동물들의 생긴 모양뿐만 아니라 생화학적 기능들도 먹을거리의 효율적인 획득과 이용에 초점이 맞추어져있다. 다윈의 자연선택설이라는 진화론에 근거한다면 먹을것의 부족은 본질적으로 진화의 기본장치이다.

자연선택설은 과잉생산→개체변이→생존경쟁→적자생존→자연선택이라는 순서를 따른다. 즉, 생물들은 자연이 지지해줄 수 있는 것보다 많은 자손을 낳고, 많이 낳은 자손들은 유전적으로 조금씩 차이가 있다. 자연환경에 따라 유전변이가 타당한 것은 살아 남기가 쉽고 그렇지 못한것은 도태된다. 결국 자연환경에 적응한 유전자가 세대를 거쳐서 전달되며 이것이 자연선택이며 곧 진화의 동력이 되는 것이다.

인류의 역사를 돌이켜보아도 1960년대까지 세계적으로 먹을거리는 항상 부족한 상태에 있었다. 노벨문학상을 받은 펄벅의 "대지"라는 작품은 100여년전 중국대륙의 농사꾼을 등장인물로 삼는데, 기근에 자식들을 서로 바꾸어먹는 장면들이 나온다. 우리나라에서도 몇십년전만 하여도 굶어죽는 사람들이 속출하던 보릿고개가 있었고 현재 인구의 상당수는 그런 기억들이 생생하다.

먹을거리의 생산이 제한될수 밖에 없었던 것은 단백질합성을 위한 질소를 대기에서 얻어야 했기 때문이다. 대기중의 질소는 화학적으로 세개의 공유결합을 하여 매우 안정하였기에 쉽게 분해되지 않았고, 번개가 칠때나 뿌리혹박테리아를 통하여 생물계에 유입된다. 그러나 그 양은 제한이 있었고 이 때문에 식물들이 생산하는 식량은 늘 부족하였다.

질소비료의 합성과 곡물생산의 증가 그리고 공장식 축산

기아의 상황들이 호전된 것은 인공적으로 질소비료를 합성하는 기술이 개발된 이후부터이다. 하버법 또는 하버-보슈법이라 불리는 이 방법은 촉매를 사용하여 약 200기압, 400~500도에서 암모니아를 만들 수 있다. 이 암모니아를 질산이나 황산과 혼합하면 질산암모늄이나 황산암모늄이라는 질소비료가 된다.

하버는 1918년 그리고 보쉬는 1931년 이 연구를 통해 노벨화학상을 받는다. 전쟁동안 무기를 만들기 위해 만들어졌던 화학공장들은 2차 대전후 질소비료공장으로 전환되기 시작하였고, 질소비료가 대량으로 생산되면서 곡물생산은 1960년 이후 35년간 2배나 증가하게 된다(그림 11-14).

곡물의 생산은 증가하였으나 제 3세계의 가난한 사람들은 곡물을 살 여력이 없었다. 선진국들은 남아도는 곡물을 활용하는 방안으로 축산을 주목한다. 즉 이전에 방목하여 풀을 먹던것에서 공장식으로 밀집된 공간에 곡물을 먹여서 가축들을 기르는 방식이 전개된 것이다. 그리고 축산의 성장은 육류소비의 증가가 뒷받침 하였기에 가능하였다. 동시에 영양소과잉과 관련된 비만, 당뇨, 고혈압, 심혈관질환과 같은 대사증후군과 암, 골다공증 등의 질병들이 증가하게 된다.

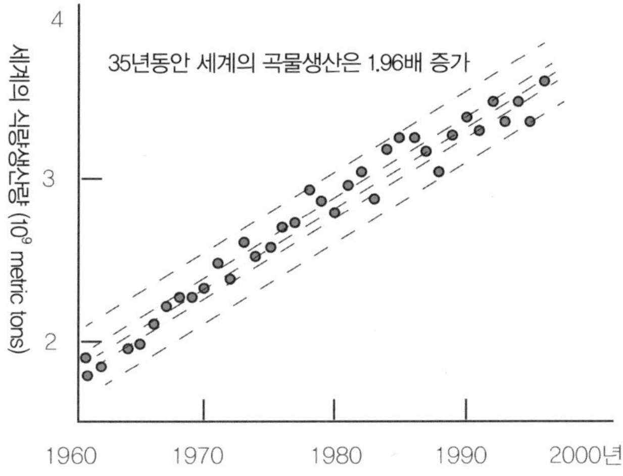

(a)

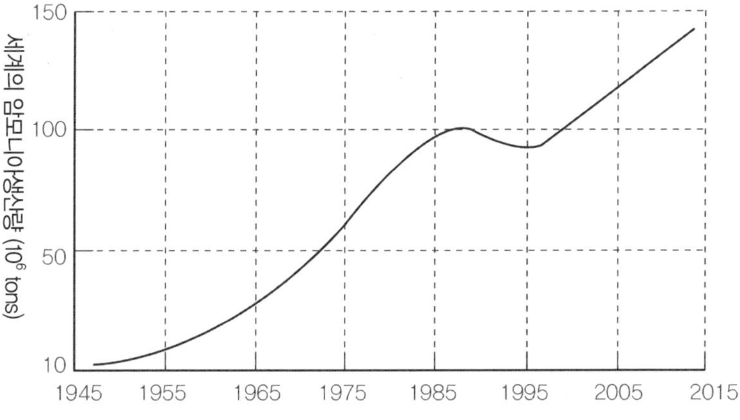

(b)

그림 11-14. FAO에 의한 자료에 의한 세계식량생산(a)과 질소비료생산량(b)

FAO 자료에 따르면 곡물, 거친 곡물 및 뿌리 작물의 합계로 측정 한 세계 식량 생산량은 1961 년에서 1996 년 사이에 거의 두 배가되었다. 위의 그림은 회귀분석에서 95 %와 99 % 신뢰 구간.

11.14. 채식 패러다임 혁명

1970년대의 채식 패러다임은 결핍의 식단

1970년대 기아에 대한 기억들이 생생하고, 영양소결핍이 산업화된 국가에서조차 만연하던 시절에 채식에 대한 연구는 그 수도 적었다. 따라서 채식인의 영양에 대한 주제는 필연적으로 "결핍과 관련된 질병들"에 집중될 수밖에 없었다. 채식에 대한 연구보고는 병원을 방문한 채식인들의 사례보고가 중심이 되었고, 지금과 같은 만성질환이 아니라 단기간의 영양소 결핍에 집중되었다. 이들 연구는 통제된 조건속에서 특정영양소를 표적으로 한 동물실험이나 시험관실험 등이었다. 이러한 환경에서 채식식이는 영양소가 결핍된 모형으로, 동물성식품에 기반한 식이는 영양소를 풍부하게 제공한다고 제시된다 (그림 11-15).

1980년의 채식 패러다임은 과잉 섭취를 방지하는 식단

그러나 점점 세계적으로 부유한 국가들을 중심으로 심혈관질환, 당뇨, 암 등을 포함한 다양한 퇴행성질환들이 급증하게 되면서 서구식의 육류에 기반한 식이에 대해 논의들이 일어났다 [14]. 그리고 채식식이에 대한 새로운 관점의 연구들이 진행된다. 가난한 나라의 사람들에게는 잘 나타나지 않는 질병들이 서구의 부유한 국가들에서는 점점 증가하고 있는것에 주목하여, 부유한 국가의 채식인들에 대한 연구가 증가하게 되었다.

최근의 채식패러다임은 과잉과 결핍을 최소화하는 이상적인 식단

식물에 기반한 식이는 영양소의 다양성과 풍부함에서 부족하지 않았을 뿐만 아니라 심혈관질환, 당뇨, 비만 등 만성적인 질병들에서 유익한 결과

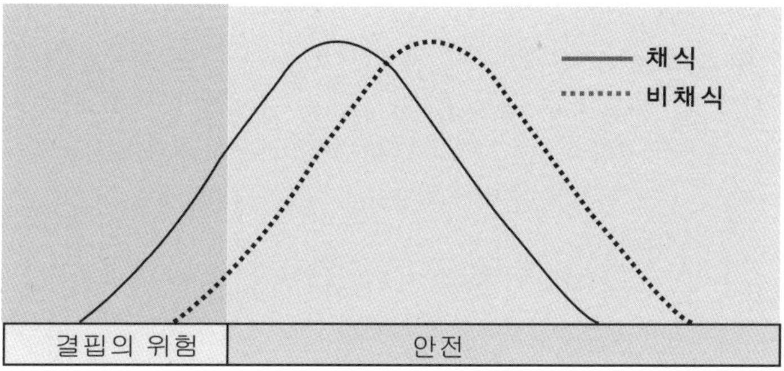

(a) 초창기 모델

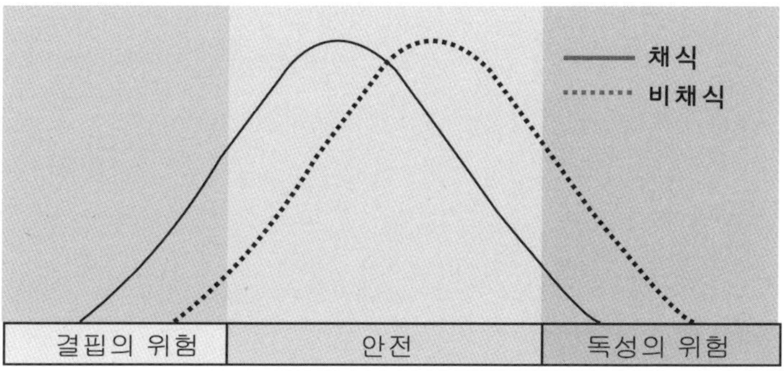

(a) 과도기 모델

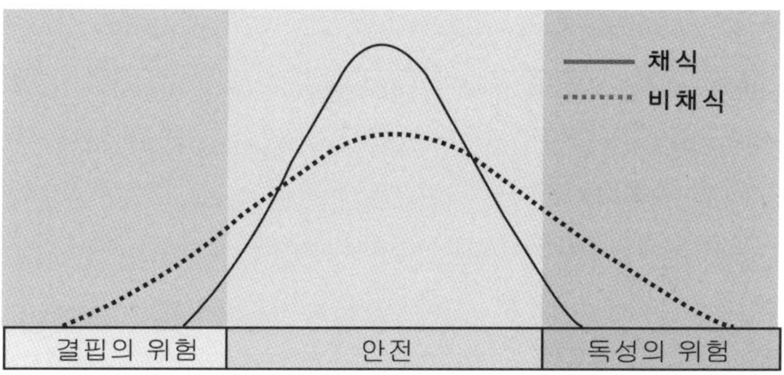

(a) 현대 모델

그림 11-15. 채식모형의 패러다임 혁명

를 보였다. 통밀이나 현미와 같은 통곡류들은 풍부한 섬유소와 다양한 영양소를, 그리고 견과류는 오메가3지방산을 포함한 양질의 필수지방산을 공급하고 있었다

반면 동물성식품, 즉 고기섭취는 이 모든 질병들과 매우 직접적인 관련을 보이고 있었다. 총지방섭취량, 포화지방, 콜레스테롤, 단백질, 염분 등 많은 영역에서 동물성식품은 과잉섭취의 원인을 만들었고, 결국 이들 영양소의 과잉은 독성의 위험으로 인한 만성병들의 발생이라는 결과를 낳은 것이다. 그리하여 채식패러다임은 육식에 비해 결핍의 위험은 많지만 과잉으로 인한 부작용은 적다라는 것으로 바뀌게 된다.

최근에는 식물성호르몬들에 대한 연구가 진행되고 있다. 현대의 채식모형은 과잉의 위험도 적지만 결핍의 위험도 적은 안전한 식이로 변화하고 있다.

출처

1. Jansen BC: Early nutritional researches on beriberi leading to the discovery of vitamin B1. Nutr Abstr Rev Ser Hum Exp 1956, 26:1–14.

2. Carpenter KJ, Sutherland B: Eijkman's contribution to the discovery of vitamins. J Nutr 1995, 125:155–163.

3. McCay CM, Maynard LA, Sperling G, Barnes LL: The Journal of Nutrition. Volume 18 July—December, 1939. Pages 1–13. Retarded growth, life span, ultimate body size and age changes in the albino rat after feeding diets restricted in calories. Nutr Rev 1975, 33:241–243.

4. Stipanuk MH: Protein and Amino Acid Requirements. In Biochemical, Physiological, Molecular Aspects of Human Nutrition. Edited by Stipanuk MH. PA. USA.: SAUNDERS ELSEVIER; 2006

5. 2013년 국민건강영양조사 [https://knhanes.cdc.go.kr/knhanes/index.do]

6. Hulbert, A. and P. Else, Basal metabolic rate: history, composition, regulation, and usefulness. Physiological and Biochemical Zoology, 2004. 77(6): p. 869–876.

7. Blaxter, K., Energy metabolism in animals and man. 1989: CUP Archive.

8. Lennie, P., The cost of cortical computation. Current biology, 2003. 13(6): p. 493–497.

9. Cooper, J.A., et al., Assessing validity and reliability of resting metabolic rate in six gas analysis systems. Journal of the American Dietetic Association, 2009. 109(1): p. 128–132.

10. McArdle, W.D., F.I. Katch, and V.L. Katch, Exercise physiology: nutrition, energy, and human performance. 2010: Lippincott Williams & Wilkins.

11. Chang, U.-J. and K.-R. Lee, Correlation between measured resting energy expenditure and predicted basal energy expenditure in female college students. Journal of the Korean Society of Food Science and Nutrition, 2005. 34(2): p. 196–201.

12. Johnstone, A.M., et al., Factors influencing variation in basal metabolic rate include fat-free mass, fat mass, age, and circulating thyroxine but not sex, circulating leptin, or triiodothyronine. The American Journal of Clinical Nutrition, 2005. 82(5): p. 941–948.

13. John R. Speakman, Elzbieta Krol, and Maria S. Johnson, The Functional Significance of Individual Variation in Basal Metabolic Rate. Physiological and Biochemical Zoology, 2004. 77(6): p. 900–915.

14. Sabate J: The contribution of vegetarian diets to health and disease: a paradigm shift? Am J Clin Nutr 2003, 78:502S–507S.

http://canpro5.kns.or.kr/
Tel. 02-3452-0435, 0436

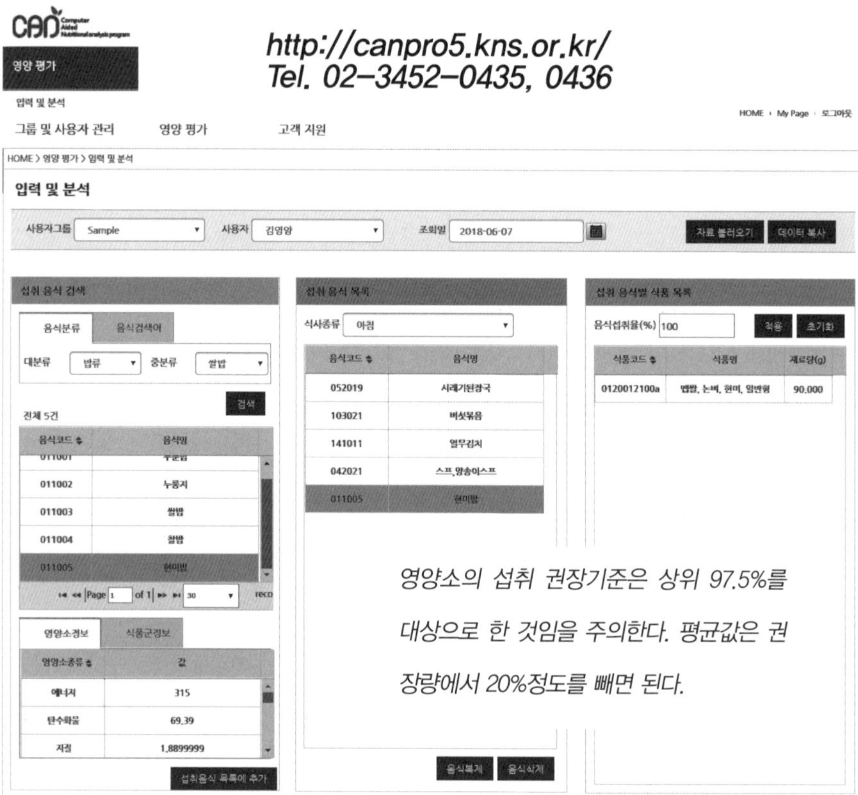

영양소의 섭취 권장기준은 상위 97.5%를 대상으로 한 것임을 주의한다. 평균값은 권장량에서 20%정도를 빼면 된다.

한국영양학회에서 운영하는 식품의 영양소분석 프로그램을 이용하여 자신만의 다양한 식단을 쉽게 구성하고 영양소를 확인해볼수 있다. 2008년 6월현재 일반용 이용요금은 연간 3만3천원이다.

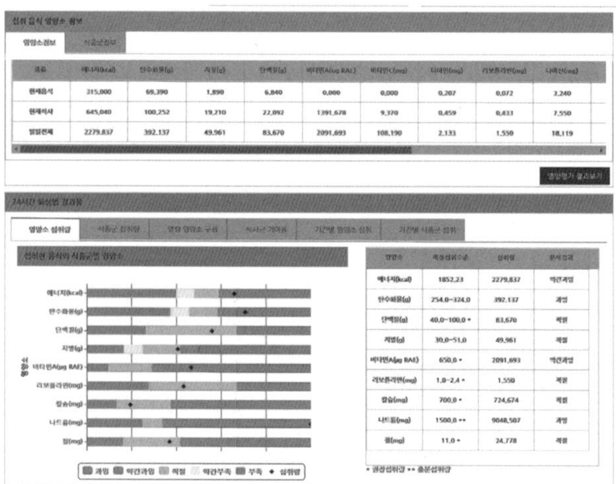

표 11-7. 채식급식 식단의 예 (기숙학교)

	월	화	수	목	금
아침	현미밥 콩비지찌개 감자미트조림 콩나물무침 배추김치 갈릭바게트빵 사과(조석)	기장밥 김치수제비국 아삭이고추+장 깨순나물볶음 아몬드시리얼+두유 바나나	완두콩밥 김치순두부국 감자전+양념장 야채찐만두+초간장 배추김치 유자쥬스 사과(조석)	렌틸콩밥 아욱된장국 두부회 볶음김치 토스트 바나나라떼 마카로니콘셀러드 콩살들이볶음	수수밥 조랭이미역국 호박미트볶음 김말이+캐찹 배추김치 깻잎양념장 모닝빵+딸기잼 거퐁포도
	582.4/21.3/108.8/4.4	917.8/28.9/686.8/8.3	731.5/16.3/179.5/3.7	910.6/34.9/299.6/7	701.1/13.1/108.3/3.7
점심	흑미밥 된장찌개 도토리묵야채무침 육미채 카레크로켓+케찹 배추김치 아이스슈 메론	자장면 모듬밥 두부국 단무지무침 깍두기 시나몬파이 식혜	야채볶음밥 유부김치국 콘찜. 배추김치 방울토마토 12 양상추샐러드+오리엔탈	차조밥 육개장 미나리콩나물찜 오곡까스+어니언* 야채군만두+초간장 배추김치 꽈배기. 참외	김치덮밥 근대된장국 까르보나라떡볶이 플레이크 아이러브요거트 바나나
	712.2/20.4/135.9/4.5	1027.9/33.7/174.7/3.6	558.8/17.3/109/4.4	1013.3/29.5/245.1/6.5	832.2/25.5/325.2/5.9
저녁	옥수수밥 김치콩나물국 얼갈이무침 감자채볶음 두부탕수 배추김치 링도넛 아이스홍시	잡곡밥 브로컬리크림스프 두부조림 들깨콩나물무침. 메밀전병 배추김치 깨찰빵스틱 대추방울토마토	수수밥 얼갈이두부된장국 치커리겉절이 고구마까스+케찹 소시지머스터드 모듬김치 모듬쥬스 모듬과일	검정콩밥 들깨감자국. 베지슬라이스(쌈용)* 콩깐풍기+케찹* 군감자 배추김치 머스켓코코 상추쌈.	현미밥 복주머니유부국 시금치무침 야채햄케찹볶음. 김치만두탕수 . 배추김치 모닝빵+딸기잼 요구르트
	812.5/18.8/206.4/8.4	803.6/31.7/587/60.1	785.8/24.1/165.4/5.6	1001.7/41.6/243.7/7.9	907.7/26.2/238.3/5.1

*식단표 아래의 숫자는 에너지/단백질/칼슘/철분 의 순서이다.
예) 월요일 아침 582.4(에너지 kcal) / 21.3(단백질 g) / 108.8(칼슘 mg) / 4.4(철분 mg)
* 보다 자세한 식단의 구성은 http://www.sahmyook.hs.kr 의 학교급식식단표에서 확인할 수 있다. 위의 식단은 필자가 일부 수정하였다.
* 전라북도 교육청에서는 다양한 채식요리를 포함한 〈채식건강식단 자료집 e-book〉을 무료로 제공하고 있다. 문의는 전라북도교육청 인성건강과 TEL. 063)239-3385
*위의 식단을 이용하여 한국영양학회에서 운영하는 캔프로 영양분석프로그램으로 직접 칼로리와 다양한 영양소들을 확인할 수 있다.

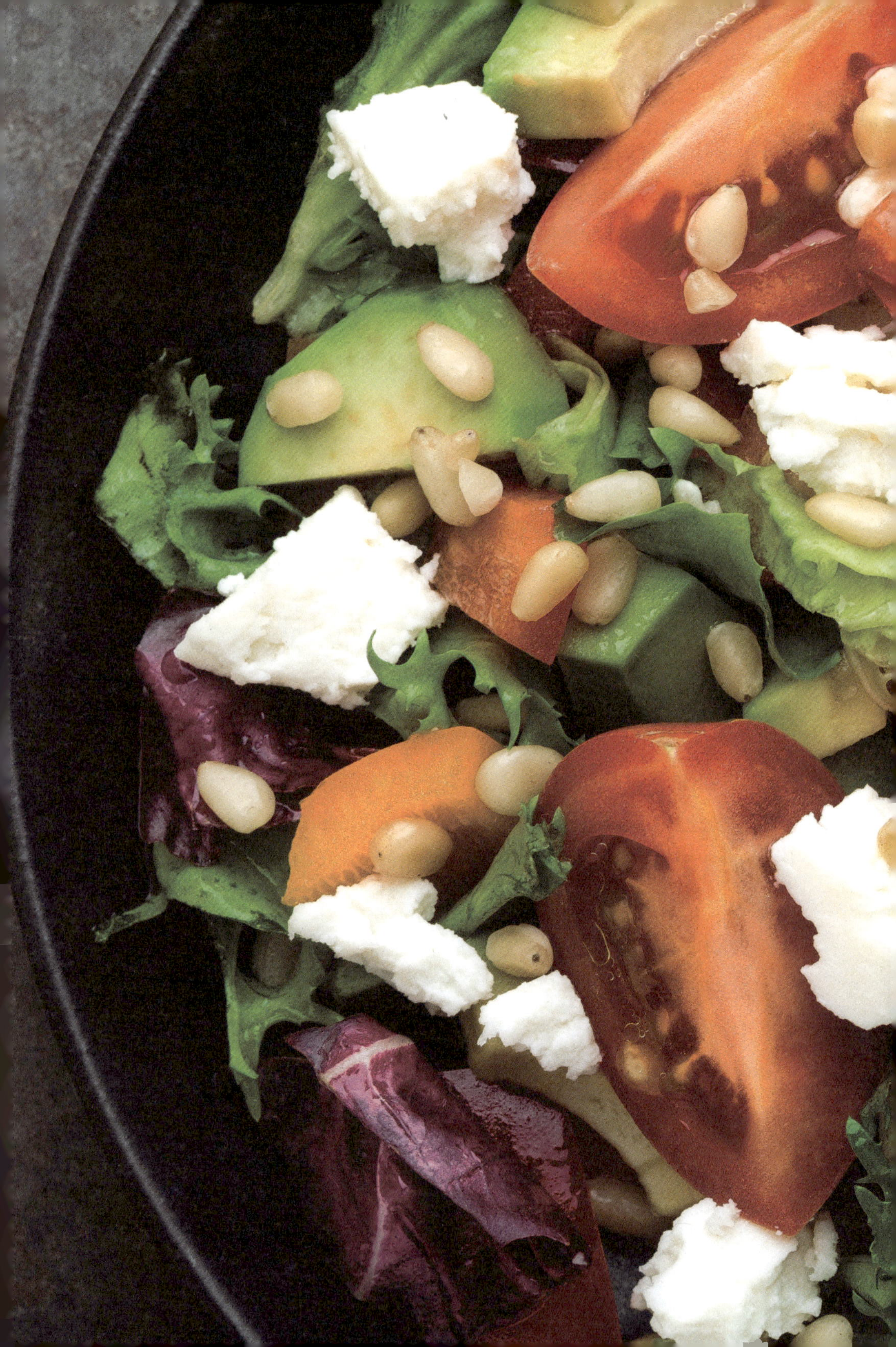

12장. 예방영양학과 채식

Preventive Nutrition and Vegetarian Diet

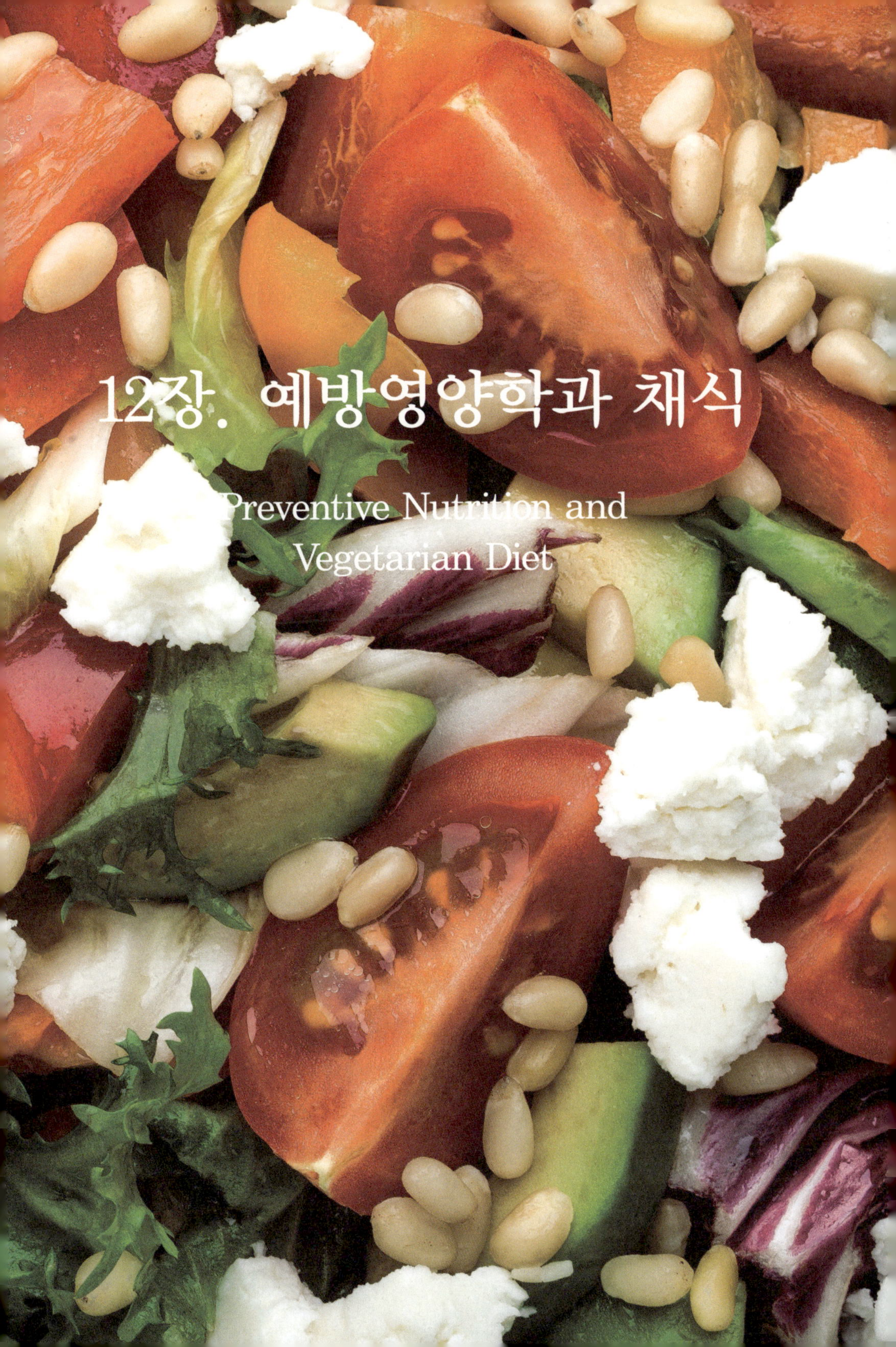

12.1 채식의 정의

Vegetarian(채식인)이라는 단어가 처음 쓰인것은 1839년으로 채식인들의 첫 모임이 있었던 영국에서이다. 이는 'veget(able)'과 '-arian'을 조합한 것이다. 'Veget'는 라틴어 'vegetus'에서 유래하는데 그 뜻은 'vigorous(원기왕성한)', 'energetic(정력적인)', 'lively(생기에 넘친)', 'move(움직이다)', 'excite(일으키다)' 이다 [1]. "Vegetarian"이 고안되기 이전까지 식물에 기반한 식이를 '피타고라스 식이법'이라 불린 것에서 알 수 있듯이 서구역사에서 채식에 대한 피타고라스의 영향은 매우 크다 [2, 3]. 피타고라스의 채식식이에 영향을 받은 인물들로는 소크라테스, 플라톤, 중세 교부신학자들 중 다수, 레오나르도 다빈치, 뉴턴 등이 포함될 수 있다. 보다 자세한 내용은 저자의 "역사속의 채식인"을 참조할 수 있다. 우리나라에서 채식(菜食)의 어원은 불분명하나 아마도 vegetarian 에서 vegetable(채소)을 유추하고 채식으로 불렀을 것이다. 채소라는 의미가 강하게 포함된 채식은 영양학적 오해를 불러일으키곤 한다. 그러나 채식은 다양한 종류의 식물성식품들을 포함한다. 주된 영양소의 함량에 근거하여 채식의 식품영역은 크게 세 그룹으로 나뉠 수 있는데, 첫번째 탄수화물 공급원으로서 곡류, 두번째는 단백질과 지질공급원으로서 콩류, 견과류, 종실류, 세번째는 수용성비타민과 파이토케미칼의 공급원으로서 과일류,채소류, 해조류이다 (표12-1). 채식인의 범위는 포함하고 있는 식이의 영역에 따라 절반채식인, 어패류채식인, 유란채식인, 완전채식인 등으로 나뉠 수 있다. 절반(semi)채식은 가금류는 포함하지만 네발달린 포유류는 포함하지 않는 채식이며 이러한 식이를 하는 사람을 절반 채식인(semi-vegetarian)이라 한다. 포유류와 닭 그리고 가금류를 식이에 포함하지 않지만 어류와 해산물은 포함하는 경우를 생

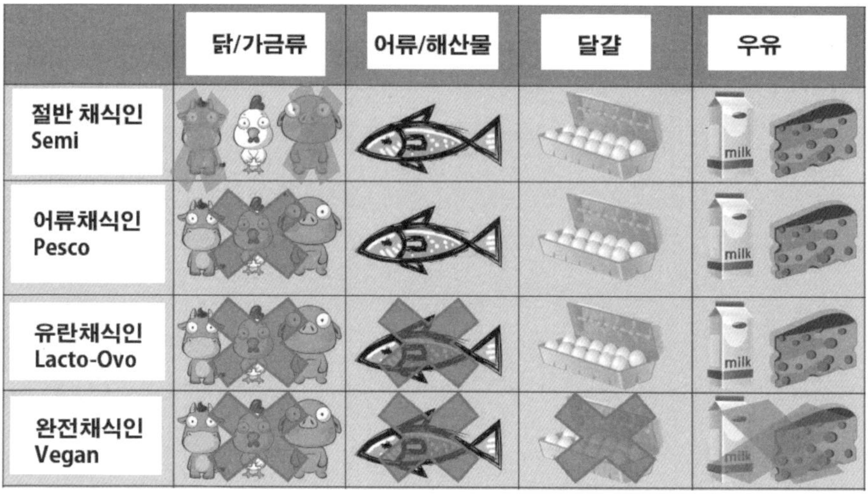

그림 12-1. 채식인의 다양한 스펙트럼

선채식인(pesco-vegetaria)이라 한다. 유란채식인(lacto-ovo vegetarian)은 유제품과 계란(난류)은 포함하는 채식으로서 세계 채식인협회에서 정의하는 채식의 최소기준은 유란채식부터이다 [4]. 그리고 유제품과 난류를 일체 포함하지 않는 채식을 "완전채식인(vegan)"이라 하며 이는 1944년 영국의 도널드 왓슨에 의해 처음 제안되었다 [5] (표 12-1). 이상에서 보듯이 채식인은 식이의 범위에 있어서 매우 넓으며, 균일한 집단이 아니라는 것을 알 수 있다. 뿐만 아니라 채식을 시작한 시기와 기간의 상이함이 존재한다. 이로 인하여 다양한 채식연구에서 그 결과가 때로 유의미한 통계치를 나타내지 않는 경우도 있다. 그러나 건강과 관련된 대부분의 연구에서는 채식의 엄격성 또는 완전성으로 접근할수록 그리고 채식의 기간이 길어질수록 채식에 대한 유익한 효과는 크다

표 12-1. 채식식품군의 주요영양소 비율

주영양소	식품군	종류	탄수화물	단백질	지질
탄수화물	통곡류	현미,통밀,보리 등	70-75%	7-10%	1-2%
단백질 + 지질	콩류	녹두,팥,완두 등	20-50%	18-20%	20-30%
	대두	대두	18-20%	38-40%	15-17%
	종실류	들깨,해바라기씨	18-20%	18-20%	40-50%
	견과류	호두,아몬드,땅콩	20-25%	15-18%	50-60%
수용성 비타민류	채소류	근채류,엽채류	5-6%	2-5%	0.1-1%
	과일류	사과,배,자두 등	10-15%	0.1-1%	0.1-1%

채식식품군은 크게 세가지 그룹으로 나뉠 수 있는데, 탄수화물이 풍부한 통곡류, 단백질과 지질이 풍부한 콩류, 대두, 종실류, 견과류 그리고 수용성 비타민류가 풍부한 채소류, 과일류로 나뉠 수 있다. 여기에는 나와 있지 않지만 해조류도 여러 비타민과 미네랄이 풍부한 매우 훌륭한 전통식품으로 채소류와 과일류와 같은 그룹으로 포함될 수 있다. 매 식단에서 세가지 식품그룹을 포함시킨다면 영양적으로 결핍될 가능성은 낮아진다.

12.2. 삼위일체 채식식품군, 삼위일체 채식법

현대영양학에서는 주요 영양소를 섭취하는 요령으로 5군식품군 또는 6군식품군을 이용한다. 대표적인것이 1군 단백질군, 2군 칼슘군, 3군 비타민, 무기질군, 4군 탄수화물군, 5군 지방군과 같은 식이다. 1군의 단백질군으로는 쇠고기나 닭고기와 같은 육류와 콩류를 포함하였고, 칼슘군으로는 우유나사골, 멸치, 김 등이 포함된다. 무기질, 비타민군으로는 사과, 포도, 배추, 시금치, 당근과 같이 과일과 채소류가 포함된다. 그리고 탄수화물군으로는 쌀, 고구마, 감자, 밀가루 옥수수 등이 포함된다. 지방군으로는 참기름, 식용유, 호두 등이 포함된다.

그렇다면 채식으로 이들 식품군을 충족시킬 수 있을 것인가? 결론부터 말하자면 충분하다. 하지만 채식식품의 주요 영양소에 근거한다면, 굳이

다섯가지 식품군으로 나눌 필요가 없다. 몇가지 이유가 있는데, 첫째, 앞서 설명한 바와 같이 칼슘 권장량은 섭취 상위 97.5% 대상자를 기준으로 한 것이다.따라서 현재와 같이 어떤 집단의 섭취평균값이 권장량의 70% 정도를 섭취한다면 충분한 것이다. 오히려 과잉의 칼슘은 백내장의 원인이 될 수 있고 혈관에 쌓여서 동맥경화의 원인이 될 수 있다. 칼슘의 대부분은 뼈에 저장되어 필요할때 분해되어 혈액의 농도를 조절해주는데, 인체세포내의 칼슘농도는 혈액에 있는 칼슘농도의 1만분의 1 내지 10만분의 1 정도로 매우 저농도이다. 어떠한 세포작용을 위해 세포막에 있는 칼슘이온 통로가 열리면 혈액과 세포내의 농도기울기에 의해 혈액에서 세포내로 칼슘이 이동을 하게 된다. 이러한 관점에서도 지나치에 높은 농도의 칼슘은 인체 세포의 대사에도 부적절한 이상반응을 일으킬수 있다.

두번째는 콩이나 견과류, 종실류의 경우 양질의 단백질과 함께 지방이 풍부하다는 점이다. 따라서 굳이 단백질군과 지방군을 나눌 필요가 없다. 즉, 채식으로는 단백질군과 지방군이 하나로 되어 단백질/지방군이 된다. 표 12-1에서 제시된 바와 같이 단백질/지방군은 단백질과 지방의 비율에 따라 크게 세가지로 나뉠 수 있다. 콩류는 단백질이 18~20%인 반면 지질은 20~30%이다. 대두의 경우는 단백질함량이 보다 높아서 38~40%이며 대신 지질은 15~17%로 다소 감소한다. 종실류는 단백질이 18~20%이지만 지질은 무려 40~50%나 된다. 그리고 견과류는 단백질이 15~18%이고 지방은 50~60%에 이르게 된다.

따라서 식물성식품으로는 3군식품군으로 구성하면 된다. 첫번째 식품군은 탄수화물군으로로 현미나 통밀이 여기에 포함된다. 두번째 식품군은 단백질/지방군으로 콩이나 종실류, 견과류가 된다. 세번째는 미네랄 비타민류로서 과일이나 채소, 해조류가 된다. 따라서 식단을 짤때에는 이들 세가

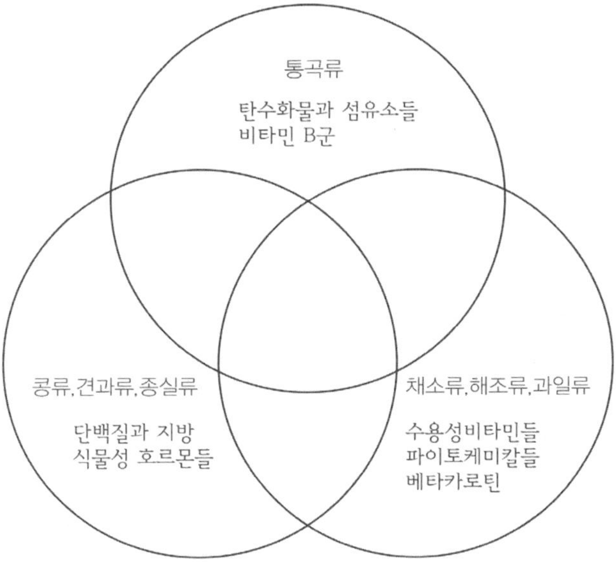

그림 12-2. 삼위일체 채식군
채식식단을 만들때에는 세가지 식품군을 포함하는 것이 좋다. 첫째는 통곡류를 통해 섬유소가 풍부한 탄수화물을, 두번째는 콩류, 견과류, 종실류를 통해 양질의 단백질과 지질을, 세번째는 채소류, 해조류, 과일류를 통해 수용성비타민들과 파이토케미칼, 항산화제를 공급받는 것이다.

지 식품군이 가능한 한 모두 포함되도록 하면 특별한 경우가 아니라면 영양소가 부족할 이유가 없다.

이것을 그림으로 나타내면 그림 12-2와 같은 삼위일체 채식군이 된다.

12.3. 채식의 이유와 유익

채식의 이유 및 유익은 크게 네가지로 나뉠 수 있다. 환경보호, 건강증진, 기아해결, 동물보호이며 여기에 종교적전통이나 영성과 관련된 영역이 포함될 수 있다. 채식의 이유에 관한 연구조사들에 의하면 채식의 동기는 50% 정도는 건강의 이유 때문이며 최근에는 환경적인 문제나 동물의 생명권과 관련되어 채식을 시작하는 경우가 증가하고 있다[6]. 종교적으로는 전통적으로 동양의 힌두교와 불교가 채식을 권장하였으며, 기독교에서는 재림교에서 채식을 권장한다. 그리고 상당수의 인도계열의 요가와 명상단체에서 채식을 권장하고 있다.

현대의 선진국뿐만 아니라 개발도상국에서도 식품의 과잉소비가 만연해 있지만, 20세기 초까지 역사적으로 인류는 기아에 시달려 왔다. 그것은 자연계에서 번개나 뿌리혹박테리아 등으로 통한 생물계로 유입되는 질소고정량의 제한 때문이었다. 기아의 상황이 호전된 것은 20세기 초에 하버와 보슈가 화학에너지를 이용하여 공업적으로 질소를 고정하게 되면서부터이다. 하버-보슈법에 의하면 200기압, 400~500℃와 철 촉매조건에서 암모니아를 대기로부터 만들 수 있다. 그리고 이 암모니아를 진산이나 황산과 혼합하면 질산암모늄이나 황산암모늄이라는 질소비료가 생산된다. 2차 대전 이후 남아도는 화학무기공장은 질소비료 공장으로 전환되고 이어서 녹색혁명으로 이어지게 된다[7].

1960년대 이후 35년동안 세계적으로 생산하는 곡물생산은 1.9배로 급증하였는데 이것은 역사상 유래가 없는 변화였다. 이제는 잉여곡물의 처리가 중요한 문제로 대두되었다. 왜냐하면 제3세계는 소비할 수 있는 경제력이 되지 않았기 때문이다. 이에 대한 중요 해결책으로 고안된 것은 가축의 사

<Box 1> 축산과 관련된 환경과 기아문제

환경문제

(1) 소는 인간의 20배, 돼지는 4배의 배설물을 내 놓는다. 그리고 이들 대부분은 축산 오폐수로 방류되어 환경을 오염시킨다. 비용증가로 인하여 오폐수 처리는 대개 되지 않는 경우가 많다.

(2) 1kg의 식품을 생산하기 위해 필요한 물의 양은 다음과 같다. 토마토 110리터, 쌀 3천리터, 밀 1천리터, 소고기 10만 리터

(3) 전세계 목초지의 60퍼센트 이상은 수용량을 넘어서 과도한 동물들을 키우고 있다. 이로인하여 목초지는 점점 사막화되고 있으며, 대체지를 만들기 위해 열대 삼림들이 파괴되고 있다. 1900년 이래 중미 숲의 25%이상이 방목을 위해 벌채되었으며, 농지의 3분의 2는 가축사육을 위해 사용되고 있다.

기아문제

(1) 가축사료로 쓰이는 곡물은 매년 4억 명을 먹여 살릴수 있는 양이다.

(2) 전 세계 곡물 생산의 40퍼센트는 가축사료용이다.

료로 전환하는 것이었다. 방목하여 풀을 먹던 가축들의 절반은 공장식축산으로 전환되어 좁은 우리에서 곡물을 먹고 키워지게 된다. 세계적으로 370억의 가축이 키워지고 있으며 이를 위해 필요로 하는 곡물은 전 세계 곡물 생산량의 40%에 다다른다 [8].

육류섭취량의 증가와 함께 세계적으로 만성병이 증가하고 의료비용이 국가재정과 가계파산에 상당한 비율을 차지하기 시작하는 것도 이 시기와 맞물려 있다. 관련된 질병의 목록에는 비만, 당뇨, 고혈압, 심혈관질환과 같은 대사증후군 뿐만 아니라 암, 골다공증, 담석, 류마티스, 자가면역질환들까지 포함된다. 그리고 영양학계에서 결핍의 위험뿐만 아니라 칼로리의 과잉섭취로 인한 부작용과 몇가지 영양소들의 과잉독성에 대한 연구들이 보고되는 시기이기도 하다.

12.4. 채식서적들과 채식의 확산

서구에서 1970년대 이후로 대중적으로 채식에 대한 관심이 증가하게 된 것은 채식과 관계된 몇몇 대중서적의 등장에 힘입은 바 크다. 프란시스 무어 라페는 〈작은 행성을 위한 식사 [9]〉라는 작은 책자를 통하여 환경과 기아에 관한 채식의 중요성을 역설하였다. 그리고 피터 싱어는 〈동물해방 [10, 11]〉을 통하여 가축으로 사육받는 동물들의 열악한 환경과 잔인한 도살에 대한 윤리적인 부분에서 대중의 관심을 환기시키게 된다. 유명한 베스킨 라빈스의 상속자 존 로빈스는 〈육식이 세상을 망친다 (Diet for a New America) [8, 12]〉를 통하여 채식을 함으로써 얻어지는 건강적인 유익함을 강조하였다.

학문적으로 환경과 관련되어 채식의 중요성을 알리고 있는 이들 중 대표격은 피멘틀과 제레미 리프킨이다. 피멘틀은 다양한 연구논문들과 〈식품, 에너지, 사회(FOOD, ENERGY, AND SOCIETY) [13]〉를 통하여 그리고 리프킨은 〈육식의 종말 [14, 15]〉을 통하여 환경, 에너지 측면에서, 지구의 지속가능성을 위한 채식의 의미를 설명하고 있다.

학술적으로 영양학적 측면에서 다룬 서적으로는 존 사바테의 〈채식인 영양(Vegetarian Nutrition) [16]〉, 메시나의 〈채식식이에 대한 영양사 가이드 (The Dietitian's Guide to Vegetarian Diets) [17]〉 그리고 니일 네들리의 〈웰빙 생활습관 (Proof Positive) [18, 19]〉 등이 있다.

전문가들이 쓴 대중서로는 콜린 캠벨의 〈무엇을 먹을 것인가〉와 맥두걸의 〈어느 채식의사의 고백〉이 있다. 우리나라에서는 채식식이의 질병치유와 관련한 임상사례들이 대중서로서 송숙자박사에 의해 보고된 바 있다

[20, 21]. 그리고 채식요리를 포함한 다양한 영역과 관련된 채식서적이 꾸준히 소개되고 있다.

이들 서적에 소개된 내용들은 인용된 연구의 상이성에 의해 구체적 수치에서 약간의 차이가 있긴 하지만 환경과 기아와 관련되어 대체로 Box 1 같은 내용을 포함하고 있다.

인과관계의 고리를 좀더 확대해보면 식이패턴과 관련된 영역은 더욱 넓어지게 된다. 주지하다시피 세계에서 일어나는 전쟁들의 주요원인 중 하나가 자원확보를 위해서이다. 특히 석유로 대표되는 화석연료는 중요한데, 화석연료의 수요 중 상당 비율이 축산과 관련된다. 축산을 위한 곡물생산, 수송, 포장, 판매 등 일련의 과정을 포함한 필요는 우리의 상상을 넘어선다.

뿐만 아니라 중국과 인도의 경우에서와 같이 인구대국의 경제력이 증가하면서 함께 대두되는 가축소비량의 증가는 세계적인 곡물가격의 증가를 일으키게 된다 [22]. 다른 공산물과 달리 곡물생산량은 제한될 수밖에 없기에 식량과 관련된 안보는 점점 중요한 주제로 성장하게 될 것이다. 피멘틀과 리프킨은 식물을 직접 섭취하는 것과 동물을 통하여 섭취하는 것에 매우 큰 에너지 격차가 존재함을 강조한다. 즉, 가축사료로 투입되는 곡물의 절반이상은 가축의 열에너지로 소멸된다. 그리고 배설물과 소화 할 수 없는 부산물들을 제외하면 실제 이용할 수 있는 양은 더욱 적어진다. 흥미로운 것은 2천년 전 소크라테스가 육식으로 인하여 파생될 문제들에 대해 매우 정확하게 예언하고 있다는 점이다.

"맛있는 요리와 고기요리들이 필요할 것입니다. 게다가 우리는 농장의 돼지를

<Box 2> 채식과 관련된 의료비의 감소 [25]

암사망의 40%는 고기를 먹는 식이 때문에 발생한다.

모든 암에 대한 사망률은 일반인을 1로 보았을 때 채식인은 0.61

채식을 하는 재림교인의 당뇨발생은 일반인의 45%

채식인에 비해 비 채식인의 당뇨진단은 남성이 1.9배, 여성이 1.6배 높다.

담석은 채식인을 1로 보았을때 비채식인은 1.9

담낭절개는 채식인이 1.5%, 비채식인은 6.8%

비채식인에 비해 채식남성의 경우 수축기압은 8mmHg, 이완기압은 6mmHg가 낮고, 채식여성의 경우는 둘 다 8mmHg이 낮다.

채식인에 비해 비채식인의 고혈압이 여성은 1.75배 남성은 1.74배 높다.

평균 체질량지수(BMI)는 비 채식인이 25.1kg/m^{2}로 채식인의 22.9kg/m^{2}보다 상당히 높다.

위해 사람들이 필요로 할 것입니다. 이 동물은 우리의 초기 도시에서는 필요하지 않았기에 존재하지 않았습니다. (중략)

그리고 만약 우리가 그렇게 산다면, 우리는 이전보다도 더 많이 의사를 필요로 하게 될 것입니다. 그리고 그 인구를 먹여 살리기에 충분하였던 땅은 이제 작아지고 불충분해지게 될 것입니다. 그렇다면 우리는 우리 이웃의 땅의 일부를 빼앗아야만 하지 않겠습니까? 만약 우리가 방목지와 경작을 위해 충분히 가지기를 원한다면 말입니다. 그리고 그 다음 단계는 전쟁이 될 것입니다. 지금 우리는 아직 전쟁의 효과들이 선한가 악한가를 논의하지 않겠습니다. 다만 우리는 지금 전쟁의 기원을 발견하였습니다. 그것은 이와 같은 요소로부터 옵니다. 그것은 도시와 도시에 사는 개개인들에게 가장 큰 악의 근원인 것입니다 [23]."

소크라테스에 의하면 세상의 전쟁의 근원은 육류섭취이다. 가축을 키우기 위해서는 보다 많은 영토가 필요로 하게 된다. 채식을 하던 초기의 국가에서는 충분하던 땅이, 이제는 부족하게 되고 전쟁을 일으켜야 한다. 그리고 보다 많은 사람이 필요로 해져서 가축을 키울 노예가 필요하다. 뿐만 아니라 고기를 먹게 되면서 많은 병이 증가하고 이 때문에 더욱 많은 의사가 필요해진다.

12.5. 건강과 채식

건강과 관련된 채식연구는 크게 두가지로 나뉠 수 있는데 첫째는 영양적으로 충분한가와 두번째는 다양한 질병에 대한 채식의 예방과 치유효과이다. 영양적으로 충분한가에 대한 연구는 동물보호와 동양의 종교들이 서구에 확산되면서 채식인이 증가하는 1970년대부터 시작되었다. 당시까지 영양과 관련된 주제들은 대개 결핍과 관련되어 있었다 [16]. 따라서 채식에 대한 영양학계의 관점은 결핍의 가능성이었다. 그러나 의심과 관련된 면밀한 일련의 연구들의 결과에 의하면 채식은 영양적으로 문제가 없으며 오히려 건강과 관련되어 바람직하다. 이들 연구들의 최종판은 미국와 캐나다가 포함된 북미 영양사협회의 채식에 대한 입장이라는 공식논문으로 요약될 수 있다 [24].

> "인생의 주요 시기를 유아기, 아동기, 청소년기, 임신, 수유기로 볼때, 각종 채식 식단은 각 주기에 필요한 영양소를 만족시킬 수 있고, 정상적인 성장을 할 수 있게 해 준다. 아동기나 청소년기에 있어서 채식은 장기적으로 건강한 식습

관을 길러주고, 영양 면에서도 콜레스테롤, 포화지방산 및 총 지방 섭취를 적게 해 주고 과일, 채소 등을 통해 식이섬유 섭취를 높여주는 이점이 있다. 채식아동들은 또한 비 채식아동보다 날씬하면서도 혈청 콜레스테롤수치가 더 낮은 것으로 알려져 있다 [24]."

채식의 예방과 치유효과에는 다양한 질병의 목록이 포함된다. 심혈관질환, 비만, 당뇨, 류마티스관절염, 암, 담석 등이 대표적이다. 연구들의 실험방법과 조건에 따라 예방과 치유효과의 정도와, 통계적인 유의미성의 유무라는 차이가 나긴 하지만 대체적인 경향성은 채식의 치유효과를 나타내고 있다. 주목할만한 논문은 비록 20여년전에 보고된 것이기는 하지만, 1995년에 2명의 의학박사가 포함된 3명의 연구자가 보고한 고기와 관련된 의료비용의 증가라는 논문이다 [25]. 이들은 선행연구들의 결과보고에 근거하여 다양한 질병들에 서 상당한 비율의 의료비가 채식을 함으로써 감소될 수 있을 것이라 하였다 (Box 2). 이것은 암발생원인의 3분의 1 이상이 육류로 인한것이라는 연구들을 떠올리게 한다.

질병예방과 치유에 대한 채식의 유익한 효과는 복합적인 요소가 포함된다. 그림2에서 보듯이 섭취열량, 콜레스테롤, 중성지방섭취는 감소되고, 섬유소, 식물성호르몬, 파이토케미칼, 항산화제, 비타민류, 그리고 수분의 섭취는 증가한다. 이들 영양적 요소들은 개별적으로 움직이지 않고 함께 그룹으로 나타나며 대사증후군과 같은 만성병과 매우 밀접한 관련성을 가지기에 보건영양학적으로 중요한 주제가 된다.

12.6. 채식을 할때 매년 35조원에서 70조원의 의료비가 감소

국민건강보험심사평가원에서 발표한 〈건강보험통계연보〉를 통해서 우리나라의 상위 5개의 만성질환으로 인한 질병비를 구하고, 버나드의 연구결과에 적용해보았다. 우리나라에서 2010년에 암의 경우는 대략 매년 3조 정도가 지출되고 있는데 계산한 결과 그중에 46%인 최대 1조 3천 정도가 채식을 하였다면 감소될 수있다 뇌혈관 질환은 1조천억원 중에서 1조2천48억원, 심장질환은 1조2천780억 중 3천억원이, 당뇨는 1조3천500억원에서 4천185억원 채식을 하였을때 감소될 액수이다. 100조원의 의료

표 12-2. 사망률상위 5개 질환으로 인한 진료비

구분		진료비 (십억원)			진료실인원 (명)		진료비/진료실인원 (천원)	
		2005	2010	증가율 (%)	2005	2010	2005	2010
암	전체	1,261	3,176	151	545,682	876,941	2,312	3,621
	65세 이상	456	1,248	174	196,416	326,199	2,322	3,825
뇌혈관 질환	전체	529	1,606	204	576,325	839,742	918	1,913
	65세 이상	300	1,019	240	313,250	508,904	957	2,003
심장질환	전체0.7 pt	468	1,278	173	944,986	1,144,316	495	1,117
	65세 이상	220	698	217	377,983	563,689	583	1,238
당뇨병	전체	305	1,350	343	1,610,575	2,016,261	189	670
	65세 이상	122	609	398	552,982	821,625	221	741
만성하기도 질환	전체	301	651	116	4,376,371	5,070,579	69	128
	65세 이상	98	247	152	702,358	961,783	140	257

출처: 국민건강보험심사평가원, 『건강보험통계연보』, 각년도

※ 암(C00-C97), 뇌혈관질환(I60-I69), 심장질환(I05-I09, I20-I25, I30-I52), 당뇨병(E10-E14), 만성하기도질환(J40-J47)

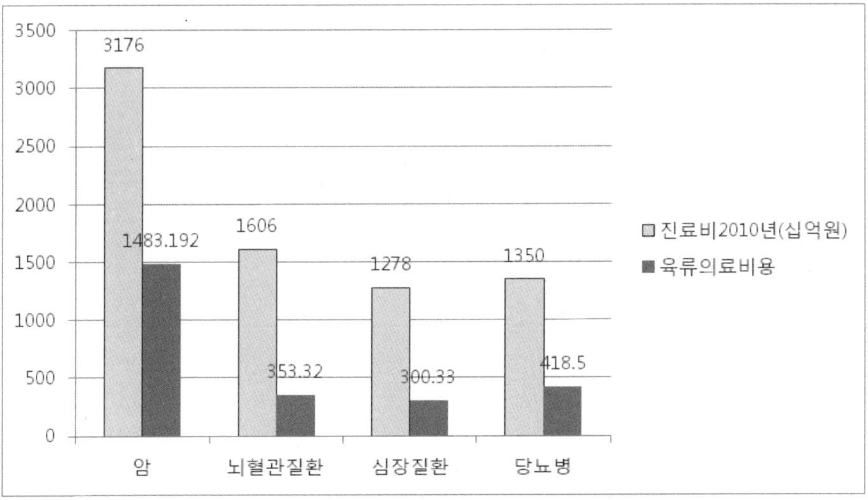

그림 12-3. 육류섭취로 인한 추가적인 진료비(한국, 2010년 기준, 최소절감비율 적용시)

비중 채식을 하면 절감될 수 있는 비용은 버나드의 연구에 근거한다면 작게는 35조원에서 많게는 70조원이다. 고령화로 인하여 노인장기요양보험 지출은 매년 6600억원씩 증가할 것으로 예상되며, 현재 매년 100조의 의료비용은 향후 2030년까지 누적적자가 400조에 다다를 것으로 추산된다. 서구복지국가들 중 국가채무가 발생하는 근저에는 과중한 의료비가 있음을 인식해야 한다. 지속가능한 국가를 위해서도 채식식이패턴으로의 전환은 피할수 없는 것이다. 부작용을 최소화하면서 채식패러다임에 근거한 시스템을 만들기 위해서 관련된 다양한 제도적 정비가 시급하다. 이 과정에서 관련 산업의 발전도 이루어질 것이다.

표 12-3. 육류섭취로 인한 의료비 증가액 (버나드 연구를 한국의 현실에 적용하였을 때)

질환명	진료비 2010년	육류섭취로 인한 의료비용 증가		
		최소	최대	육류섭취로 인한 의료비 증가율
암 (십억원)	3176	1483.192	1483.192	46.70%
뇌혈관질환 (십억원)	1606	353.32	1284.8	22–80%
심장질환 (십억원)	1278	300.33	300.33	23.5%
당뇨병 (십억원)	1350	418.5	483.084	31–37.8%
합계(십억원)	7410	2555.342	3551.406	35–48%

* Barnard ND, Nicholson A, Howard JL : The medical costs attributable to meat consumption. Prev Med 1995, 24:646–655. 버나드의 연구는 정신질환, 사회적비용은 포함되지 않은 것이다.

** 버나드의 연구는 유란채식인을 중심으로 한 것이며, 완전채식인과 비채식인을 비교하면 채식을 함으로써 감소될 수 있는 의료비용은 더욱 증가하게 된다.

출 처

1. Geiss HC, Otto C, Hund-Wissner E, Parhofer KG: Effects of ezetimibe on plasma lipoproteins in severely hypercholesterolemic patients treated with regular LDL-apheresis and statins. Atherosclerosis 2005, 180:107-112.

2. 이광조: 역사속의 채식인. 서울: 살림출판사; 2008.

3. Berry R: Famous Vegetarians and Their Favorite Recipes. N.Y. USA: Pythagorean Pub; 1993.

4. Union IV : What does 'vegetarian' mean? ; 2014.

5. Stepaniak J : Being Vegan. Lowell house anodyne; 2000.

6. 진상현, 고은주 : 채식에 대한 영양학 전공자와 일반 대학생의 인식 불균형. 환경사회학연구 2004, 7:115~139.

7. Jan Willem Erisman, Mark A. Sutton, James Galloway, Klimont Z, Winiwarter W: How a century of ammonia synthesis changed the world. Nature Geoscience 2008, 1:636 - 639.

8. 로빈스 존 : 육식, 건강을 망치고 세상을 망친다. 서울: 아름드리 미디어; 2000.

9. Lappe FM : Diet fo a Small Planet. Ballantine Books; 1985.

10. 싱어 피: 동물해방. 서울: 연암서가; 2012.

11. Singer P: Animal Liberation. Ecco Press; 2001.

12. Robbins J: Diet for a New America. HJ Kramer; 1998.

13. Pimentel D, Pimentel MH: FOOD, ENERGY, AND SOCIETY. 3rd edn. FL, USA: CRC Press; 2008.

14. 리프킨 제: 육식의 종말. 서울: 시공사; 2008.

15. Rifkin J: Beyond Beef: The Rise and Fall of the Cattle Culture Plume; 1993.

16. Sabate J: Vegetarian Nutrition. CRC Press; 2001.

17. Messina V: The Dietitian's Guide to Vegetarian Diets: Issues and Applications. Jones & Bartlett Learning; 2004.

18. Nedley N: Proof Positive: How to Reliably Combat Disease and Achieve Optimal Health Through Nutrition and Lifestyle. Neil Nedley; 1999.

19. 네들리 니: 웰빙 생활습관. 시조사; 2005.

20. 송숙자 : 천연치료의 기적. 삼영출판사; 2011.

21. 송숙자 : 자연치유 식이요법. 오블리제; 2011.

22. 한석호 승 : 국제곡물 가격 상승 원인과 2011년 국내물가 파급영향. 오리마을, 92:50–59.

23. Plato: Republic. 3rd edn : Hackett Pbu Co; 2004.

24. American Dietetic A, Dietitians of C: Position of the American Dietetic Association and Dietitians of Canada: vegetarian diets. Can J Diet Pract Res 2003, 64:62–81.

25. Barnard ND, Nicholson A, Howard JL : The medical costs attributable to meat consumption. Prev Med 1995, 24:646–655.

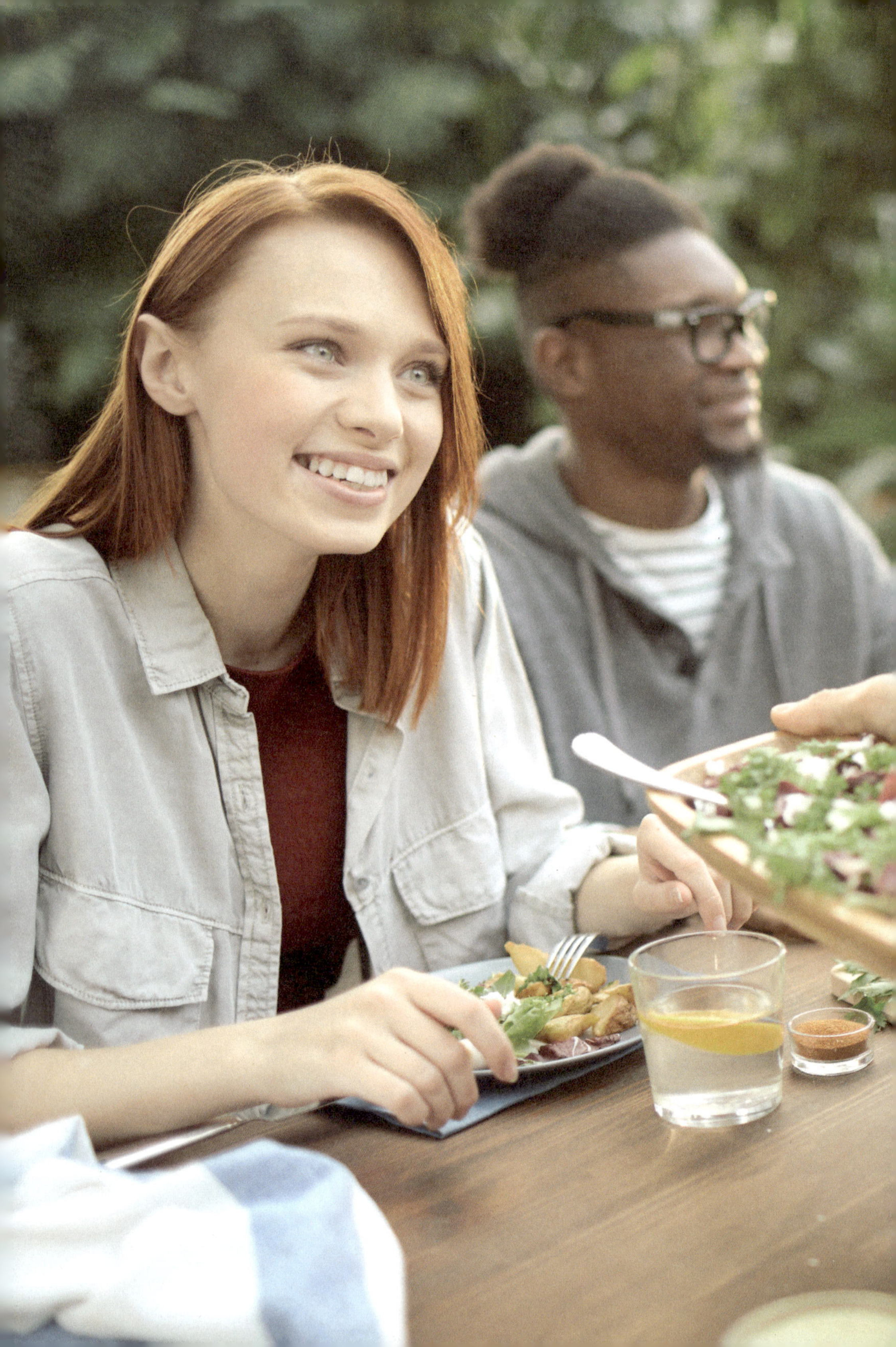

끝 맺는말

Epilogue

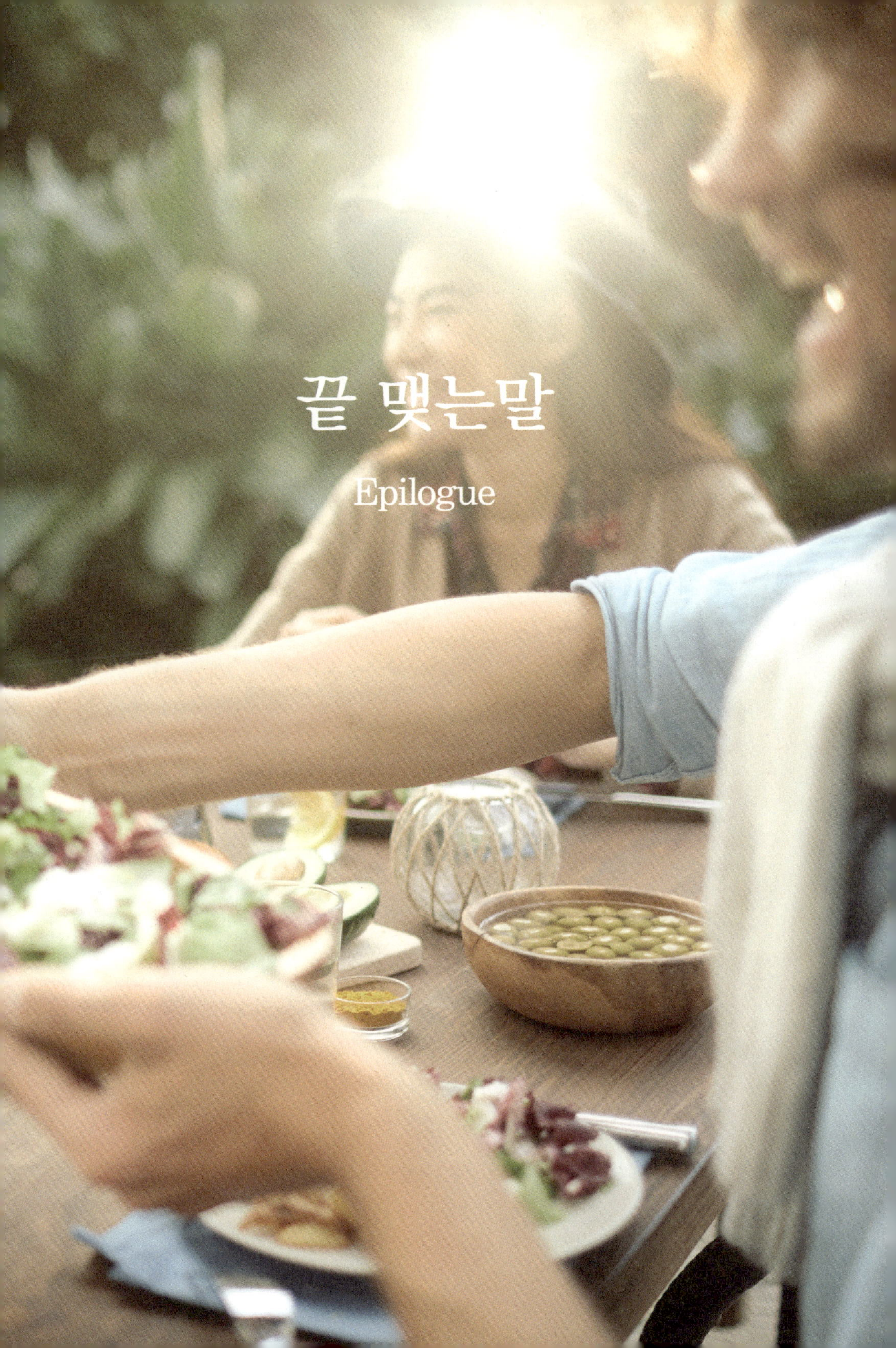

이 책의 시작

나에게서 영양과 치유에 대한 지식의 첫 번째 경험은 대학을 다니며 아르바이트로 공사장에서 일할 때였다. 같이 벽돌을 나르던 형뻘 되던 동료는 땀을 닦으며 물한잔 마시면서 쉬는 시간에 자기 이야기를 하였다. 암에 걸렸었는데, 치료비도 없고 그냥 죽으려고 굶었는데, 며칠후에 설사와 같이 몸에서 썩은내가 나는 물과 변들이 마구 쏟아져 나온 후 암이 나았다고 하였다.

본격적인 영양과 치유에 대한 정보들은 2005년에 식품영양학을 공부하러 입학하였던 대학원을 휴학하고 고 송숙자교수님의 채식건강상담실에 책상 하나를 얻어서 지낼때였다. 송숙자 교수님은 몇 대에 걸쳐서 제7일 안식일 재림교인이셨는데, 당시 삼육대학교에서 식품영양학과 교수로 재직하시다가 은퇴를 하시고, 시조사 내에 작은 사무실을 얻어서 무료로 식이상담을 하고 계셨다. 나는 1999년경에 하이텔 채식동호회를 만들고 채식운동을 하면서 우연히 신문에서 송숙자교수님의 채식관련 기사를 보고 무작정 전화를 걸고 찾아뵈었고, 이후 채식캠페인 등을 할 때 부탁을 드려 강의나 다양한 지원을 받곤 하면서 가까워 있었다. 당시 채식운동에 의기투합하였던 배복기(자유영혼 심심)와 함께 송숙자교수님 사무실에서 자리를 얻어서 채식운동도 기획하고 채식잡지도 만들면서, 방문객들과 교수님의 대화들을 자연스럽게 듣게 되었다. 때로는 이분들을 직접 인터뷰하면서 동영상으로 촬영을 하고 다음카페 등에 누구나 볼수 있도록 올리기도 하였고 채식잡지에 기사로 올리기도 하였다. 질병은 다양하였지만 송숙자교수님의 처방은 비슷했는데, 단식을 며칠 한 후에 통곡류, 견과류, 채소가 중심이 된 채식 위주로 소식을 하는 것이었다. 그리고 가능하면 저녁은 굶거나 일찍 먹도록 하였으며, 과일과 들깨를 믹서에 갈아서 아침으로 대신하였다. 본고는 이러한 경험속에 저널들을 참고하여 2005년에 초안을 만들었던 글이다. 박사학위를 받고나서 조금씩 보완하여 지금의 3판이 되었다.

채식과 삶

사람들은 행복한 삶을 원한다. 현상세계가 인과관계에 근거하여 존립한다는 것을 인식한다면, 행복한 삶을 원한다면 그 원인을 만들면 된다. 행복한 삶의 중요한 조건 중 하나는 육체의 건강이다. 육체의 건강은 마음의 건강과 더 나아가 영적인 건강과 밀접한 관련을 가지고 있다. 이들 세가지 요소들 중에서 육체적 건강은 가장 아래에서 다른 두가지와 상호작용하면서 지지하고 있다. 본고에서 치유(healing)이라 제목을 정한것도 채식이 단지 육체만이 아니라 마음과 영성의 치유와도 관련이 있음을 표현하기 위한 것이다.

건강한 육체는 건강한 음식과 건강한 호흡을 통해서 가능하다. 이 두가지는 모든 생명체의 존립기반이다. 진화론적 관점에서 인간은 오랜시간 동안 과일을 먹고 자라왔고 따라서 과일이 인체에 가장 적합하고 이를 통해 가장 행복한 상태가 가능하다고 여겨진다. 현실적으로 우리는 행복한 삶을 위해 다양한 식물성식이패턴을 권장한다.

인간의 채식진화가설

지구가 진화의 마지막 최근 시기에서 씨맺는 나무들을 탄생시켰고, 인간은 나무위를 옮겨다니면서 과일을 먹으면서 진화를 하였다. 다른 동물들과 비교할바 없이 강력한 악력(움켜쥐는 힘)과 초식동물에만 존재하는 어금니와 입안의 아밀라아제효소, 과일을 잘 잘라먹을 수 있도록 발달한 앞니 등이 그 명백한 증거의 목록에 포함된다.

인간이 초원으로 내려오면서 나뭇가지를 움켜쥐던 손은 돌맹이나 다른 자연물들을 도구로 이용하게 되었다. 도구를 이용하면서 언어가 발달을 하게 되었고, 언어와 문자의 발달을 통해 인간의 추상능력은 더욱 확장되었다.

오랫동안의 과일식을 하던 인간은 1만년전 곡류의 발견을 통해 인구가 급증할 수 있었고, 도시를 만들어낼 수 있었다. 1만년동안 시간적으로 지역적으로 다양한 기후의 열악한 상황속에서 육류의 섭취가 있었지만 대부분의 인류에게 주요 영양원은 식물들이었다. 식물들은 자신의 성장과 번식을 위해 생산한 다양한 영양소와 항산화물질들, 비타민들을 인간에게 제공해 주었다.

채식과 자연치유

오랜시간동안 인간의 신체는 지구환경에 적응해왔다. 다른 동물과 비할 바 없이 높은 에너지생성효율을 이루기 위해 소화계, 호흡계, 순환계, 신경계, 비뇨계 등 인체의 십여개의 시스템들이 정교하게 그 구조와 기능을 개발해온 것이다. 참으로 인체는 신묘막측한 구조로 그 기능을 완수하도록 되어있다. 인간의 신체는 원래 건강한 상태가 정상이며, 질병이 비정상인 것이다. 인간에게 가장 적합한 물질적 에너지원인 식물성 식이와 복식호흡을 통해 산소공급을 원활하게 해 주면 인체는 고도의 효율로 에너지를 생성함으로써 인체를 건강상태와 경우에 따라서는 그 이상의 상태로까지 변환을 시키기도 한다. 이로인해서 단지 현미콩밥에 몇가지 채소만으로 사람들이 온갖 질병에서 치유되는 현상들이 나타나는 것이다.

반면 인체에 적합하지 않은 육류와 같은 에너지형태를 공급하게 되면 인체는 어려움 속에서 최대한 적응으로 하려 스트레스를 받게 된다. 인체의 십여개 시스템들이 모두 스트레스를 받게 된다. 일반적으로 알려진 것은 혈관이 막힘으로써 순환계가 고장나고, 노폐물이 제대로 걸러지지 못해

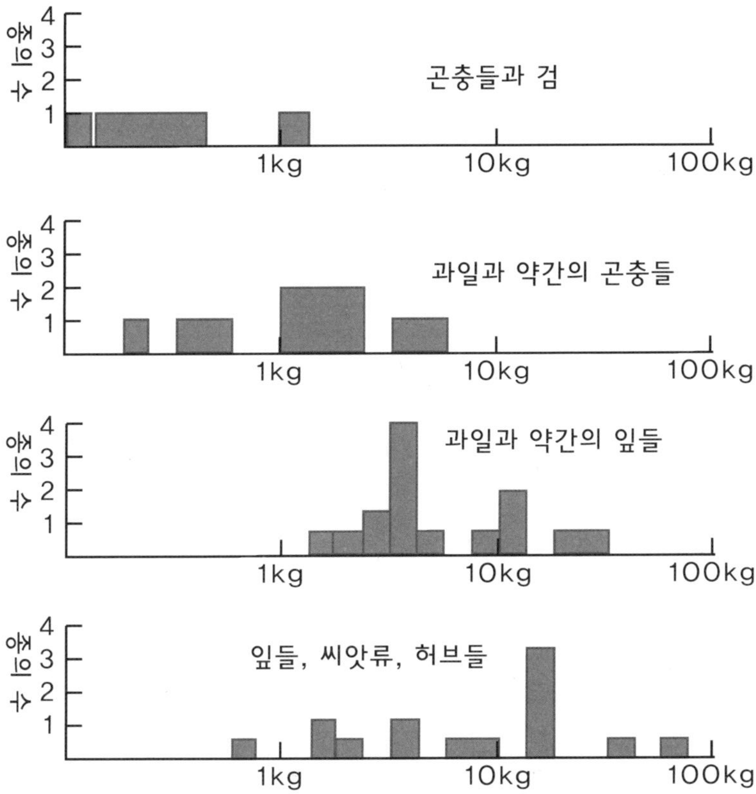

그림 1. 영장류들의 몸무게와 주요 먹이의 종류
인간과 가장 가까운 종들인 영장류들은 거의 대부분 식물성 음식을 주식으로 한다. 영장류들의 몸무게에 근거한 먹이의 종류를 고려한다면 인간은 주로 과일과 잎들, 허브들을 섭취하였다고 추론된다. 필자는 다가불포화지방산이 풍부한 견과류가 등장함으로써 인간의 뇌발달이 촉진되었을 것이라 추정한다. 실제로 고등동물일수록 뇌에서 다가불포화지방산의 비율이 높아진다. 출처: Boyd, R. and J.B. Silk, How Humans Evolved: Seventh Edition. 2014: W.W. Norton. p.127

서 비뇨계가 고장난다. 아직까지 그 메카니즘이 드러나지 못한 것 중 하나는 신경내분비계와 면역계이다.

채식과 마음, 그리고 신경내분비계

콜레스테롤은 인체의 다섯가지 스테로이드 호르몬의 수치를 변화시킴으로써, 인체의 수백 또는 수천가지 유전자스위치를 교란시킨다. 인체에는 48가지 핵수용체(nuclear receptor)가 존재하는데, 이들은 인체의 모든 세포에서 유전자를 조절한다. 이들 핵수용체에 신호를 주는 작은 분자를 리간드라고 하며, 다섯가지 스테로이드 호르몬이 그 역할을 한다. 뿐만 아니라 식물성의 다양한 성분들이 48가지 핵수용체의 리간드로 작용할 것이라 필자는 추정한다. 이에 대한 소개를 9장 내분비계에서 간략히 하였다. 채식과 내분비계의 관련 연구가 앞으로 진행된다면 그 결과는 흥미로울 것이다.

시상하부, 뇌하수체라는 기관을 통해 내분비계와 신경계는 연결된다. 따라서 호르몬의 변화는 곧 신경계의 변화로 이어진다. 물론 그 반대도 마찬가지다. 이러한 관점에서 육식과 채식은 내분비계의 차이를 낳고, 이것은 신경계에도 영향을 줄 것이라는 논리는 자연스럽다. 이러한 관점에서의 실험중 하나가 본고 5장 신경계의 끝부분에 소개하였다. 공감능력은 인간의 중요한 특성중 하나이다. 타인의 고통을 자신의 것으로 느끼는 거울뉴런과 같은 뇌구조는 인류의 문화와 문명, 예술이 가능하게 한 생물학적 원천이다. 채식과 육식의 식이패턴은 이러한 뇌의 반응을 달리하게 만든다. 이것은 사회적으로 정치, 사회보장, 교육정책등에 대한 견해차이로 나타나게 될 것이다. 따라서 식이에 따른 사회학이 가능해진다. 필자는 향후 영양사회학, 영양심리학, 영양신경내분비학이 발전하게 될 것이라 추정해본다.

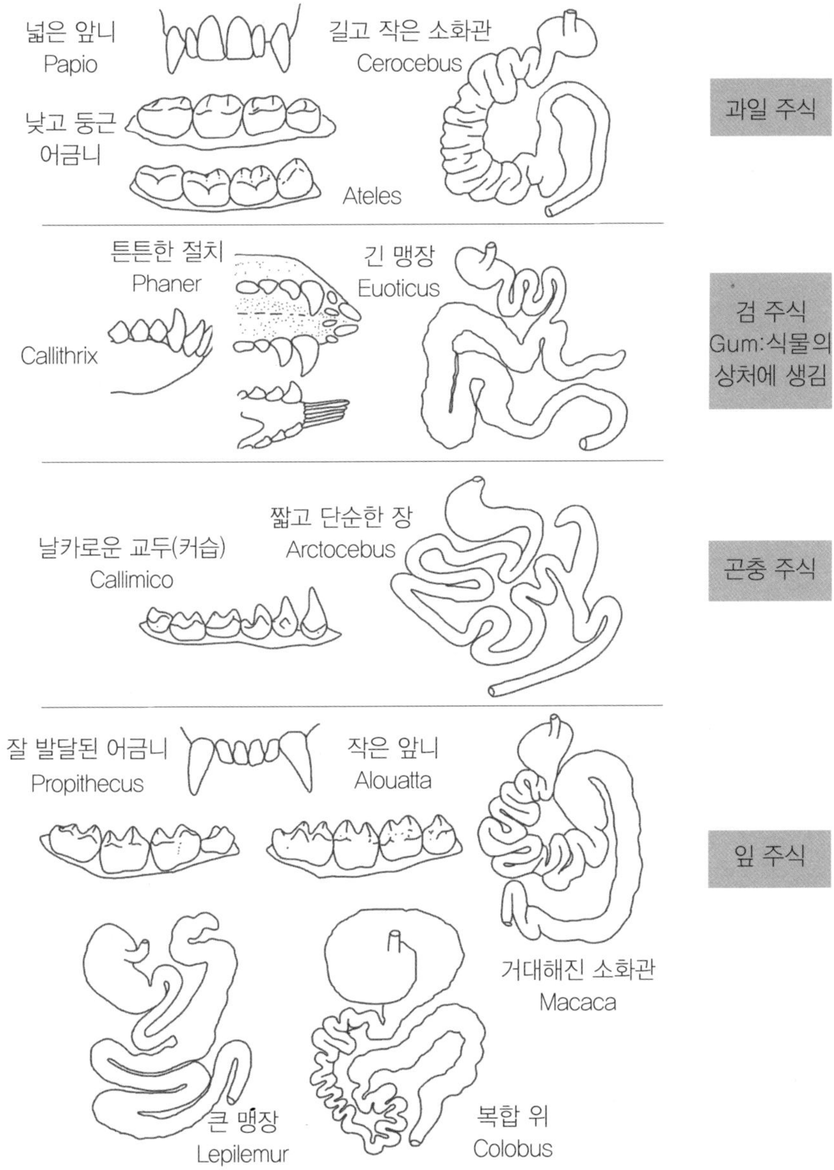

그림 2. 영장류들의 소화관구조와 주요 먹이의 종류
인간과 가장 가까운 종들인 영장류들은 거의 대부분 식물성 음식을 주식으로 한다. 영장류들의 소화관에 근거한 먹이의 종류를 고려한다면 인간은 주로 과일과 잎들, 허브들, 견과류들을 섭취하였다고 추론된다. 출처: Boyd, R. and J.B. Silk, How Humans Evolved: Seventh Edition. 2014: W.W. Norton. p.116

채식과 의료비, 지속가능한 국가

채식의 다양한 이점에 대한 보고가 지속되고 있다. 이것은 흔들릴수 없는 너무나 명백한 사실이고, 그 메카니즘에 대한 연구가 이어지고 있는 것이다. 1950년대부터 2차 세계전쟁이후 질소합성비료의 생산이 늘어나면서 곡류의 생산이 함께 증가하게 되었다. 짧은 시간동안 생산이 증가된 곡물들을 해결하고자 곡물사료로 전환이 이루어졌고, 유사이래로 인류는 매우 저렴한 가격으로 육류를 섭취하게 되었다. 이와함께 암, 심혈관질환, 당뇨, 비만, 골다공증, 우울증, 아토피, 등 다양한 질환들이 급증하게 되었다. 동시에 각국에서는 의료비로 인한 재정의 위기를 경험하게 된다.

고령화와 함께 만성적으로 치료가 평생 진행되어야 하는 질병들의 만연화는 인류의 문명에 활력을 떨어뜨리는 중요한 요소가 되었다. 우린나라에서도 이삼십년이내에 국민 4명중 한명이 65세 이상의 노인이 되고, 의료비 적자는 2030년에는 400조까지 이를 것이라 한다. 의료비로 인한 국가파산은 이제 시간문제일뿐이다. 그 이면에는 육류소비의 급증이 도사리고 있다. 이러한 연결고리를 인식한 선진국에서는 정책적으로 채식식이패턴을 권장하고 있다. 이에 대해서 필자는 '국가의료비와 세계의 채식정책(서리태, 2015)'에서 소개하였다.

채식으로 인해 감소될 수 있는 의료비용에 대해 11장의 말미에서 소개하였던 버나드 등 연구팀은 작게는 35% 많게는 70%까지 제시하였다. 2015년 현재 우리나라 의료비 100조원에 대입한다면 채식을 통해 매년 35조에서 70조원까지 절감할 수 있다. 이렇게 절감되는 비용은 노인연금의 현실화, 무상보육, 고등학교, 대학교의 무상화, 다양한 사회안전망구축 등을 통해 사회적 건강을 위해 보다 생산적으로 쓰일 수 있을 것이다. 수많은 합리적 이성에 근거한 증거들과 논리들이 제시되고 있는데, 우리가 무엇을 위해서 망설여야 하는지 공동체가 자문해볼 필요가 있다.

현재 축산업이 축소되면서 새로운 영역에서 산업들이 발달하게 될 것이다. 정책을 입안하여 보다 지속가능한 새로운 방향으로 환경을 조성해야 한다.

채식정책과 지속가능한 국가

채식정책으로 몇가지 시급한 것들이 있다. 첫째는 학교급식이다. 채식의 확산을 위해 이미 광주, 전북, 전남 등에서는 학교급식에서 시범적으로 채식급식을 일주일에 한번 제공하고 있다. 이것은 영유아보육으로 확대되어야 한다. 3세까지 뇌세포는 일생중 가장 활발히 성장한다. 5장에서 소개한 바와 같이 비채식과 채식어린이의 아이큐가 평균 18이상 차이가 난다는 것은 육류섭취가 뇌발달에 얼마나 나쁜 영향을 주고 있는가를 추정하게 한다. 이것은 단순히 아이큐뿐만 아니라 감성지능, 예술, 체육 등 뿐만 아니라 신체적 건강 등 다양한 영역에서 부정적인 영향을 미치고 있을 것이다.

두번째 필요한 것은 국민건강영양조사에서 채식여부와 채식수준에 대한 조사가 필요하다는 것이다. 이를 통해 보다 방대한 영역에서 과학적이고 실증적으로 식이패턴과 건강과의 관련성을 연구할 수 있을 것이다.

세번째는 공공급식 등에서 현미나 통곡류를 선택제공하도록 해야한다. 이것을 위해서 양곡정책에서 현미보다 백미의 가격을 높게 책정하도록 할 수 있다. 이렇게 되면 일반 소규모식당에서도 현미공급을 보다 용이하게 될 수 있다.

본고는 채식의 건강적 유익과 관련된 다양한 연구문헌들을 인체 10개시스템으로 소개하였다. 향후 보다 최신의 자료를 보완하여 계속 발전시켜 나갈수 있기를 기대한다.

부록 표1. 채식요리들의 분류 (출처: 한울벗 채식나라 www.hanulvut.com/)

분류	요리종류
밥	현미밥, 참쌀현미밥, 콩밥, 완두밥, 팥밥, 호두밥, 아몬드밥, 견과류밥, 땅콩밥, 캐슈넛현미 곤드레밥, 톳밥, 깻잎밥, 렌틸콩밥, 퀴노아밥, 콩나물밥, 수수밥, 오트 현미밥, 병아리콩밥, 시금치밥, 무밥, 두부밥, 우엉밥, 가지밥, 토마토밥, 느타리 두부덮밥, 밤밥, 은행밥, 대추밥, 발아현미밥, 우거지밥, 연근밥, 표고버섯밥, 죽순밥, 돌솥밥, 취나물밥, 무화과밥, 팽이버섯밥, 표고버섯밥, 고구마밥, 도토리묵밥, 해바라기씨밥, 녹차밥, 차조밥, 김치밥, 호두은행밤밥, 기장밥, 현미오곡밥.
죽	팥죽, 호박죽, 매생이죽, 퀴노아 야채죽, 들깨죽, 야채죽, 버섯야채죽, 귀리죽, 야채율무죽, 브로콜리 현미죽, 우거지죽, 옥수수죽, 두유죽, 시금치죽, 호두죽, 캐슈넛죽, 흑임자죽, 호박고구마죽, 사과연근죽, 현미콩죽, 잣죽, 연자죽, 녹두죽.
스프	야채스프(버섯,무,당근), 토마토스프, 버섯스프, 옥수수스프, 검정콩 스프, 샐러리 사과스프, 밤스프, 완두콩스프, 우엉두유스프.
국	된장국, 시금치국, 콩나물국, 쑥된장국, 봄동버섯된장국, 시래기된장국, 들깨가루 시래기된장국, 무청된장국, 표고버섯감자탕, 청경채 표고버섯국, 옹심이 미역국, 감자미역국, 무국, 쑥국, 들깨미역국, 매생이 무우국, 떡국, 봄동된장국, 질경이 된장국, 감자된장국, 들깨미역떡국, 쑥된장국, 토마토된장국, 팽이버섯무국, 호박잎된장국, 표고버섯시금치된장국, 감자쑥국, 토란국, 야채만두국, 양배추된장국, 상추국, 두부국, 오이냉국, 시래기된장국, 양배추감자국, 김국.
찌게/탕	청국장, 된장찌게, 두부강된장찌게, 들깨무청양배추비지찌개, 순두부찌게, 김치찌게, 우엉들깨탕, 숙주버섯탕, 묵은지두부찌게, 아보카도두부찌게, 들깨버섯순두부탕, 애호박된장찌게, 감자토마토탕, 들깨토란탕, 들깨채소된장국, 채소육개장, 토마토김치찌게, 들깨두부전골, 마파두부.
무침	시금치무침, 콩나물무침, 냉이무침, 깻잎, 쑥갓무침, 숙주무침, 무장아찌무침,봄동겉절이, 된장고추박이, 파래무침, 참외장아찌무침, 복숭아무침, 가지무침, 가지나물무침, 숙주브로콜리무침, 햇가시리무침, 깻잎무침, 마늘쫑 장아찌, 취나물무침, 방풍나물무침, 곰피무침, 돌나물무침, 콜레비무침, 무우무침, 아마씨가루 정경채무침, 두부톳나물무침, 세발나물무침, 고춧잎무침, 무말랭이무침, 무생채무침, 수박무침, 아몬드 더덕무침, 두릅무침, 미나리무침, 톳무침, 참나물, 봄동무침, 유부시금치무침, 들깨시금치무침, 두부된장무침, 허브가지무침, 도라지무침, 더덕된장무침, 민들래무침, 버섯초무침, 연근초무침, 미역줄기무침, 꽈리고추무침, 숙주나물무침, 고들빼기무침, 콜라비검은깨무침, 두부냉이무침, 야콘무침, 청포묵무침, 김무침, 도토리묵무침, 시래기청국장무침,들깨무나물무침, 미역초무침.

부록 표2. 백미와 현미콩밥의 영양소비교

영양소	칼로리 (kcal)	단백질 (g)	지질 (g)	탄수화물 (g)	섬유소 (g)	
현미콩밥	544	21.2	8.37	94.8	9.81	
백미	522	9.9	0.6	115.2	1.44	
현미콩밥/백미	**1.04**	**2.14**	**13.95**	**0.81**	**6.81**	
권장섭취량	2400	55	–	–	29	
영양소	칼슘 (mg)	인 (mg)	철 (mg)	나트륨 (mg)	칼륨 (mg)	아연 (mg)
현미콩밥	51.3	520	3.90	21.9	702	3.28
백미	21	100.5	1.95	3	153	2.25
현미콩밥/백미	**2.73**	**5.17**	**2.0**	**7.3**	**4.59**	**1.46**
권장섭취량	700	700	10	1.5	–	9
영양소	비타민B1 (mg)	비타민B2 (mg)	비타민 B6 (mg)	니아신 (mg)	엽산 (ug)	비타민E (mg)
현미콩밥	0.456	0.156	0.96	6.90	62.1	2.29
백미	0.15	0.045	0.165	2.1	5.4	0.6
현미콩밥/백미	**3.04**	**3.47**	**5.81**	**3.29**	**11.5**	**3.82**
권장섭취량	1.2	1.4	1.5	16	400	10

*** 현미콩밥과 백미밥은 칼로리는 비슷하지만 백미에 비해 현미콩밥은 지질이 3.95배, 섬유소는 6.81배나 많다. 뿐만 아니라 에너지대사와 신경기능의 작용에 중요한 역할을 하는 비타민B1은 3.04배, 비타민B2는 3.47배, 비타민B6는 5.81배, 엽산은 11.56배나 많다.**

부록 표3. 3대 채식 식품군에 근거한 메뉴분류

	통곡류	양념	반찬	물의 양	음료
한국	밥,떡,잡채,국수	간장,고추장,된장, 식초 등	무침, 김치 등	국/찌개	즙
서양	빵, 파스타	드레싱, 식초, 두유 등	샐러드 등	스튜/스프	쥬스

〈과학과 초월의 길목에서〉 이광조 저

우리몸의 모든 구성성분과 에너지의 공급원은 음식이다. 음식은 호흡을 통해 공급된 산소와 결합함으로써 에너지를 발생시킬 수 있다. 호흡을 통한 에너지의 전환은 인간의 존재목적이다. 이것은 우주의 시작부터 우주, 은하계, 태양계, 지구, 생명의 진화과정에 대한 이해를 통해 확인할 수 있다. 불교, 기독교, 힌두교, 도교, 선도, 카발라, 요가 등 불리는 이름과 철학논리는 다를지라도 근본핵심원리는 호흡을 통한 변용, 초월에 있다.우리는 왜 태어나서 살고 있을까? 나란 누구이며, 무엇인가? 이에 대한 물음은 호흡을 통해서 해답을 얻을 수 있다. 본고는 지금까지의 과학적 진보로 이루어진 결과들과 함께 종교적, 철학적, 신비적인 체험들에 대한 보고들을 일관성있는 하나의 논리로 연결하고자 기획되었다. 이를 통하여 인간의 본래 태어난 목적을 이해하고 그것을 향해 나아갈 수 있는 방법들을 찾을 수 있을 것이다. 더 나아가 우리 사회가 인간의 태어난 본래 삶의 목적에 부합하는 방식으로 시스템을 만들 수 있을 것이다.

목차

2부. 신경내분비, 호흡, 마음

3부. 초월과 과학

4부. 초월과 공동체

〈아토파지와 단식의 암치유와 암예방〉 이광조 저

암은 굶으면 낫는다. 왜냐하면 암은 미토콘드리아가 손상되어 있어서 지질을 에너지원으로 이용할 수 없기 때문이다. 미토콘드리아는 세포의 발전소로 진핵세포에너지의 90%를 생산한다. 인체에는 350그램정도의 포도당이 글리코겐형식으로 저장되어 12시간이면 고갈이 된다. 하지만 인체의 지질함유량은 13kg으로 78일 이상을 에너지원으로 공급할 수 있다. 따라서 단식을 하면 인체는 포도당이 아니라 지질을 주요 에너지원으로 사용하게 된다. 암세포는 미토콘드리아가 파괴되어 있기에 지질을 에너지원으로 이용할 수 없어서 굶어서 죽게 되는 반면 정상세포는 지질과 지질이 변화된 케톤체를 에너지원으로 이용하여 단식과정에서 오히려 더욱 건강하게 된다. 왜냐하면 단식과정에서 아토파지라는 메카니즘이 작동하기 때문이다. 아토파지는 세포외부에서 에너지를 공급하지 않을때 세포내부에서 에너지를 공급하고자 세포내부의 엉긴 단백질들과 손상된 미토콘드리아를 분해하여 에너지원으로 재활용하는 과정이다. 이것은 2016년도 노벨의학생리상의 주제이기도 하다. 본고는 단식을 통해서 인체내의 혈당과 지질 케톤체의 이용변화과정을 다양한 그림을 이용하여 설명하면서, 어떻게 해서 단식이 암을 치유할 수 있는가를 과학적인 원리로 설명하고 있다.

지금까지 아토피지와 관련된 수만편의 논문들이 전문저널을 통해 발표되었지만 정작 인체를 대상으로 한 단식연구는 거의 전무하다. 현대의학은 단식을 하면 자연스럽게 진행되는 아토파지의 치유과정을 약물을 이용하여 진행하고자 하고 있는 것이다. 이윤과 결부된 현대의학은 단식을 통한 치유과정을 적극 권하기 어렵게 하고 있다. 저자는 이러한 실정에서 국가와 지방자치단체에서 국립, 또는 공립 단식원을 무료로 또는 실비로 운영하여 국민건강을 도모해야 한다고 제안한다. 의료인들이 함께 단식을 진행함으로써 보다 신뢰하고 안전하게 단식을 시행하고, 이 과정에서 다양한

목차

정보를 얻음으로써 보다 효과적인 단식의 과정을 진행할 수 있을 것이다.

단식을 통한 아토파지과정은 단지 암 뿐만 아니라, 당뇨, 심혈관질환, 치매의 예방과 치유에도 효과적인 방법이다.

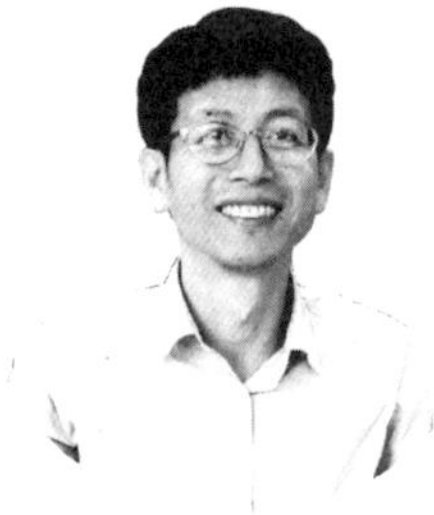

이광조
/식품영양학박사 (soypaper@daum.net)
/(현) 채식영양연구소 소장 (02-714-6259)

캠페인 중심의 채식운동을 하던 중 학문적으로 채식의 영양적 측면에 대한 이해가 필요함을 느끼고 2004년 서울대학교 식품영양학과 대학원에 진학, 2014년 2월 식품영양학으로 박사 학위를 받았다

활동

-1999년 한국최초의 채식동호회 조직
-서울대채식인모임을 구성하여 카페운영
-서울대와 동국대에 채식식당제안
-다양한 채식관련 학술대회와 강연

저서

-채식 치유학(서리태, 2017년)
-대사증후군과 채식치유(서리태, 2017)
-세계의 채식연구(서리태,2014년)
-세계의 완전채식연구(서리태,2014년)
-역사속의 채식인(살림출판사,2008년)
-우리몸은 채식을 원한다(현암사,2006년)
-채식 이야기(연합뉴스,2003년)